全国中医药行业高等教育“十四五”规划教材
全国高等中医药院校规划教材（第十一版）

护理学基础

（新世纪第四版）

（供护理学专业用）

主　编　杨巧菊

中国中医药出版社
·北　京·

图书在版编目（CIP）数据

护理学基础 / 杨巧菊主编 . —4 版 . —北京：
中国中医药出版社，2021.6（2024.5重印）
全国中医药行业高等教育“十四五”规划教材
ISBN 978-7-5132-6824-0

Ⅰ . ①护…　Ⅱ . ①杨…　Ⅲ . ①中医学—护理学—中医学院—教材　Ⅳ . ① R248

中国版本图书馆 CIP 数据核字（2021）第 052701 号

融合出版数字化资源服务说明

全国中医药行业高等教育“十四五”规划教材为融合教材，各教材相关数字化资源（电子教材、PPT 课件、视频、复习思考题等）在全国中医药行业教育云平台“医开讲”发布。

资源访问说明

扫描右方二维码下载“医开讲 APP”或到“医开讲网站”（网址：www.e-lesson.cn）注册登录，输入封底“序列号”进行账号绑定后即可访问相关数字化资源（注意：序列号只可绑定一个账号，为避免不必要的损失，请您刮开序列号立即进行账号绑定激活）。

资源下载说明

本书有配套 PPT 课件，供教师下载使用，请到“医开讲网站”（网址：www.e-lesson.cn）认证教师身份后，搜索书名进入具体图书页面实现下载。

中国中医药出版社出版
北京经济技术开发区科创十三街 31 号院二区 8 号楼
邮政编码　100176
传真　010-64405721
山东华立印务有限公司印刷
各地新华书店经销

开本 889 × 1194　1/16　印张 28　字数 748 千字
2021 年 6 月第 4 版　2024 年 5 月第 4 次印刷
书号　ISBN 978-7-5132-6824-0

定价　98.00 元
网址　www.cptcm.com

服 务 热 线　010-64405510　　微信服务号　zgzyycbs
购 书 热 线　010-89535836　　微商城网址　https://kdt.im/LIdUGr
维 权 打 假　010-64405753　　天猫旗舰店网址　https://zgzyycbs.tmall.com

如有印装质量问题请与本社出版部联系（010-64405510）

《护理学基础》编委会

主　编

杨巧菊（河南中医药大学）

副主编

吕利明（山东中医药大学）
刘月仙（南京中医药大学）
张银华（湖南中医药大学）
苏春香（北京中医药大学）
郑丽维（福建中医药大学）
熊振芳（湖北中医药大学）

编　委（以姓氏笔画为序）

王　雨（云南中医药大学）
王　洋（长春中医药大学）
王东梅（黑龙江中医药大学）
王庆玲（首都医科大学）
毛智慧（辽宁中医药大学）
刘　慧（河北中医学院）
杨支兰（山西中医药大学）
杨翔宇（成都中医药大学）
邹　芳（江西中医药大学）
张　琼（河南中医药大学）
张锦玉（上海中医药大学）
张璐姣（贵州中医药大学）
陈　芳（福州理工学院）
庞晓丽（天津中医药大学）
徐　宏（哈尔滨医科大学）
黄丽群（陕西中医药大学）

《护理学基础》
融合出版数字化资源编创委员会

全国中医药行业高等教育“十四五”规划教材
全国高等中医药院校规划教材（第十一版）

主　编

杨巧菊（河南中医药大学）

副主编

吕利明（山东中医药大学）　　刘月仙（南京中医药大学）
张银华（湖南中医药大学）　　苏春香（北京中医药大学）
郑丽维（福建中医药大学）　　熊振芳（湖北中医药大学）

编　委（以姓氏笔画为序）

王　雨（云南中医药大学）　　王　洋（长春中医药大学）
王东梅（黑龙江中医药大学）　　王庆玲（首都医科大学）
毛智慧（辽宁中医药大学）　　刘　慧（河北中医学院）
杨支兰（山西中医药大学）　　杨翔宇（成都中医药大学）
邹　芳（江西中医药大学）　　张　琼（河南中医药大学）
张锦玉（上海中医药大学）　　张璐姣（贵州中医药大学）
陈　芳（福州理工学院）　　庞晓丽（天津中医药大学）
徐　宏（哈尔滨医科大学）　　黄丽群（陕西中医药大学）

全国中医药行业高等教育“十四五”规划教材
全国高等中医药院校规划教材（第十一版）

专家指导委员会

彭代银（安徽中医药大学校长）
董竞成（复旦大学中西医结合研究院院长）
韩晶岩（北京大学医学部基础医学院中西医结合教研室主任）
程海波（南京中医药大学校长）
鲁海文（内蒙古医科大学副校长）
翟理祥（广东药科大学校长）

秘书长（兼）

陆建伟（国家中医药管理局人事教育司司长）
侯卫伟（中国中医药出版社有限公司董事长）

办公室主任

周景玉（国家中医药管理局人事教育司副司长）
李秀明（中国中医药出版社有限公司总编辑）

办公室成员

陈令轩（国家中医药管理局人事教育司综合协调处处长）
李占永（中国中医药出版社有限公司副总编辑）
张峘宇（中国中医药出版社有限公司副总经理）
芮立新（中国中医药出版社有限公司副总编辑）
沈承玲（中国中医药出版社有限公司教材中心主任）

编审专家组

全国中医药行业高等教育“十四五”规划教材
全国高等中医药院校规划教材（第十一版）

前 言

为全面贯彻《中共中央 国务院关于促进中医药传承创新发展的意见》和全国中医药大会精神，落实《国务院办公厅关于加快医学教育创新发展的指导意见》《教育部 国家卫生健康委 国家中医药管理局关于深化医教协同进一步推动中医药教育改革与高质量发展的实施意见》，紧密对接新医科建设对中医药教育改革的新要求和中医药传承创新发展对人才培养的新需求，国家中医药管理局教材办公室（以下简称“教材办”）、中国中医药出版社在国家中医药管理局领导下，在教育部高等学校中医学类、中药学类、中西医结合类专业教学指导委员会及全国中医药行业高等教育规划教材专家指导委员会指导下，对全国中医药行业高等教育“十三五”规划教材进行综合评价，研究制定《全国中医药行业高等教育“十四五”规划教材建设方案》，并全面组织实施。鉴于全国中医药行业主管部门主持编写的全国高等中医药院校规划教材目前已出版十版，为体现其系统性和传承性，本套教材称为第十一版。

本套教材建设，坚持问题导向、目标导向、需求导向，结合“十三五”规划教材综合评价中发现的问题和收集的意见建议，对教材建设知识体系、结构安排等进行系统整体优化，进一步加强顶层设计和组织管理，坚持立德树人根本任务，力求构建适应中医药教育教学改革需求的教材体系，更好地服务院校人才培养和学科专业建设，促进中医药教育创新发展。

本套教材建设过程中，教材办聘请中医学、中药学、针灸推拿学三个专业的权威专家组成编审专家组，参与主编确定，提出指导意见，审查编写质量。特别是对核心示范教材建设加强了组织管理，成立了专门评价专家组，全程指导教材建设，确保教材质量。

本套教材具有以下特点：

1.坚持立德树人，融入课程思政内容

将党的二十大精神进教材，把立德树人贯穿教材建设全过程、各方面，体现课程思政建设新要求，发挥中医药文化育人优势，促进中医药人文教育与专业教育有机融合，指导学生树立正确世界观、人生观、价值观，帮助学生立大志、明大德、成大才、担大任，坚定信念信心，努力成为堪当民族复兴重任的时代新人。

2.优化知识结构，强化中医思维培养

在“十三五”规划教材知识架构基础上，进一步整合优化学科知识结构体系，减少不同学科教材间相同知识内容交叉重复，增强教材知识结构的系统性、完整性。强化中医思维培养，突出中医思维在教材编写中的主导作用，注重中医经典内容编写，在《内经》《伤寒论》等经典课程中更加突出重点，同时更加强化经典与临床的融合，增强中医经典的临床运用，帮助学生筑牢中医经典基础，逐步形成中医思维。

3.突出“三基五性”，注重内容严谨准确

坚持“以本为本”，更加突出教材的“三基五性”，即基本知识、基本理论、基本技能，思想性、科学性、先进性、启发性、适用性。注重名词术语统一，概念准确，表述科学严谨，知识点结合完备，内容精炼完整。教材编写综合考虑学科的分化、交叉，既充分体现不同学科自身特点，又注意各学科之间的有机衔接；注重理论与临床实践结合，与医师规范化培训、医师资格考试接轨。

4.强化精品意识，建设行业示范教材

遴选行业权威专家，吸纳一线优秀教师，组建经验丰富、专业精湛、治学严谨、作风扎实的高水平编写团队，将精品意识和质量意识贯穿教材建设始终，严格编审把关，确保教材编写质量。特别是对32门核心示范教材建设，更加强调知识体系架构建设，紧密结合国家精品课程、一流学科、一流专业建设，提高编写标准和要求，着力推出一批高质量的核心示范教材。

5.加强数字化建设，丰富拓展教材内容

为适应新型出版业态，充分借助现代信息技术，在纸质教材基础上，强化数字化教材开发建设，对全国中医药行业教育云平台“医开讲”进行了升级改造，融入了更多更实用的数字化教学素材，如精品视频、复习思考题、AR/VR等，对纸质教材内容进行拓展和延伸，更好地服务教师线上教学和学生线下自主学习，满足中医药教育教学需要。

本套教材的建设，凝聚了全国中医药行业高等教育工作者的集体智慧，体现了中医药行业齐心协力、求真务实、精益求精的工作作风，谨此向有关单位和个人致以衷心的感谢！

尽管所有组织者与编写者竭尽心智，精益求精，本套教材仍有进一步提升空间，敬请广大师生提出宝贵意见和建议，以便不断修订完善。

国家中医药管理局教材办公室
中国中医药出版社有限公司
2023年6月

编写说明

为适应新时代我国中医药行业高等教育教学改革和中医药人才培养的需要，切实落实《国务院办公厅关于加快医学教育创新发展的指导意见》，国家中医药管理局教材办公室、中国中医药出版社组织开展了全国中医药行业高等教育“十四五”规划教材的编写工作。《护理学基础》是护理学专业（本科）“十四五”规划教材之一，主要供全国高等医药院校护理学专业本科、大专教学使用，也可作为新护士规范化培训和临床护理人员继续教育的参考书。

本教材在编写过程中，严格遵循“教材继承性和创新性相结合”的原则，在汲取前一版教材优点的基础上，充分吸收国内外同类教材的新知识，紧密联系临床护理实践，使教材内容力求体现思想性、科学性、先进性、启发性和实用性。

《护理学基础》（第4版）有两个变化：①结构的变化。根据教育部印发的《高等学校课程思政建设指导纲要》，增加了课程思政模块，以体现教材服务教育、立德树人的根本任务。②内容的变化。部分章节如预防与控制医院感染、标本采集、静脉治疗护理技术操作规范、心肺复苏等内容，根据最新行业标准和学科发展最前沿进行修改、增新和扩展，以体现教材的时代感。此外，本教材还配套有数字化教材，包括电子课件、复习题、视频等，有助于学生学习和教师教学。

本教材由全国22所高等医学院校的23位护理学专业教师合作编写而成，其中第一章绪论由杨巧菊编写，第二章环境由毛智慧编写，第三章预防与控制医院感染由刘月仙、王庆玲编写，第四章患者的入院和出院的护理由庞晓丽编写，第五章护士的职业防护由郑丽维编写，第六章患者的清洁卫生由王洋编写，第七章舒适与安全由王东梅编写，第八章休息与活动由张璐姣编写，第九章生命体征的评估与护理由陈芳、张琼编写，第十章冷热疗法由杨翔宇编写，第十一章饮食与营养由吕利明编写，第十二章排泄护理由熊振芳、黄立群编写，第十三章药物疗法由邹芳、张锦玉编写，第十四章静脉输液与输血由杨巧菊、杨支兰编写，第十五章标本采集由王雨编写，第十六章病情观察及危重症患者的抢救和护理由张银华、徐宏编写，第十七章临终护理由刘慧编写，第十八章医疗与护理文件由苏春香编写。

在整个教材的编写过程中，我们得到了中国中医药出版社和所有编者所在单位相关领导和同事们的大力支持，在此一并致谢！

教材内容尚需接受课堂教学和医院临床工作的实践检验，热情欢迎各位专家、同行和广大师生给予关注并提出宝贵意见，以便再版时修订提高！

《护理学基础》编委会

2021年4月

目 录

第一章
绪 论

扫一扫，查阅本章数字资源，含PPT、音视频、图片等

护理学（nursing）是一门在自然科学和社会科学理论指导下的综合性应用学科，是研究有关预防保健与疾病防治过程中的护理理论与技术的科学。百余年来，护理学经历了从简单的清洁卫生护理到以疾病为中心的护理，再到以患者为中心的整体护理，直至以人的健康为中心的护理的发展历程，通过实践、教育、研究并借鉴其他学科的知识，不断充实和完善，逐渐形成了自己独特的理论和实践体系，成为一门独立的学科。护理学包括理论和实践两大范畴。护理学基础是护理学理论与实践的重要组成部分，对培养具有扎实的护理基本知识和娴熟的护理基本技能的合格护理人才起着举足轻重的作用。

一、课程地位和基本任务

（一）课程的地位

护理学基础是护理学科的基础，是护理学专业课程体系中最基本、最重要的课程之一，在护理学专业教学中占有非常重要的地位，是护理学专业学生在校学习期间的必修课程，其内容包括临床护理工作中最常用的基本理论、基本知识和基本技能。它既是医学基础知识与护理知识之间的桥梁，又是护理学基础课与专业课之间的桥梁，是护理学专业学生学习临床专业课的必备前期课程。

（二）课程的基本任务

护理学基础是学习临床专科护理（如内科护理学、外科护理学、妇产科护理学、儿科护理学等）的基础，是运用护理学的基本知识和基本技能，满足患者基本需要的重要课程。护理学基础以患者为中心，针对复杂的致病因素和疾病本身的特异性所导致的患者在生理功能、机体代谢和心理状态等方面的异常变化，采取科学的护理对策，帮助或指导患者解除由于这些变化而带来的痛苦和不适，使之处于协调、适应的最佳身心状态，促进健康和恢复健康。

因此，护理学基础的基本任务是以培养护理学专业学生良好的职业道德和职业情感为核心，使其树立整体护理的观念，掌握护理学基础中的基本理论知识和基本操作技能，并将所学的理论知识和基本技能灵活地运用于临床护理实践中，履行护理人员“促进健康、预防疾病、恢复健康和减轻痛苦”的重要职责。

1. 促进健康（health promotion） 促进健康的目标是帮助人们维持最佳健康水平或健康状态，应用所学的知识帮助人们获取有关维持或增进健康所需的知识及资源，如使人们理解和懂得参加适当的运动、平衡的膳食等有益于增进健康。

2. 预防疾病（prevent disease） 预防疾病的目标是帮助护理对象减少或消除不利于健康的各种因素，包括生物学因素、环境因素、社会心理因素及生活方式等，以维持护理对象的健康状态，预防疾病的发生。如帮助服务对象戒除吸烟、酗酒等不良嗜好。

3. 恢复健康（health restoration） 人们出现影响健康的问题或患病后，通过运用护理学基础的知识和技能，改善其健康状况，如协助残疾者参与他们力所能及的活动，使他们从活动中得到锻炼，获得自信，最大可能地恢复健康。

4. 减轻痛苦（relief suffering） 减轻个体和人群的痛苦是护理工作的基本职责和任务。通过学习和实践护理学基础，能够将相关知识和技能运用于临床护理实践，帮助个体和人群减轻身心痛苦。

二、课程内容和学习目的

（一）课程内容

护理学基础是护理学专业课程体系中的专业基础课程，内容涵盖护理工作所必需的护理基本理论、基本知识和基本技能，包括患者的生活护理、满足治疗需要的护理、病情观察和健康教育等。具体包括环境、患者入院和出院的护理、预防与控制医院感染、护士的职业防护、患者的清洁卫生、舒适与安全、休息与活动、生命体征的评估与护理、冷热疗法、饮食与营养、排泄、药物疗法、静脉输液与输血、标本采集、病情观察及危重症患者的抢救和护理、临终护理、医疗与护理文件等。

（二）学习目的

护理学基础包括满足患者基本需要的一系列护理活动，既包括满足患者生理方面的需要，如清洁、休息、活动、饮食、排泄等，也包括满足患者心理、社会方面的需要，如安全、尊重等。同时，护理学基础的教学活动和实践活动既有助于帮助学生明确作为一名合格护士的自身价值，也有助于培养学生良好的职业道德和职业情感，使学生具有救死扶伤的道术、心中有爱的仁术、知识扎实的学术、本领过硬的技术、方法科学的艺术，成为医德高尚、医术精湛的人民健康守护者。护理学基础的教学宗旨在于帮助学生掌握并灵活运用护理学基础理论与技术，满足患者的基本需要，为服务生命全周期、健康全过程打下坚实的基础。学生完成本课程内容的学习后，能够：

1. 具备良好的职业道德和职业情感 护理的服务对象是人，人是生理、心理、社会、精神、文化相统一的开放性整体。服务对象的特殊性决定了从事护理工作的护理人员必须具备“敬佑生命、救死扶伤、甘于奉献、大爱无疆”的医者精神，遵守护理人员的伦理道德行为规范，始终把人民群众生命安全和身体健康放在首位，尊重患者，善于沟通，为服务对象提供人道主义的照顾，使其从身心上获得舒适，减轻痛苦，促进康复。

2. 获得满足患者生理、心理和社会需求所必备的基本知识和基本技能 通过本课程的学习，帮助学生牢固地树立终生为人类健康事业服务的思想和决心，用扎实的护理理论知识、娴熟的基础护理操作技能，为患者提供优质的护理服务，满足患者生理、心理和社会需求，提高患者生活质量，使其尽可能达到健康的最佳状态。

3. 认识自身价值，树立正确的价值观 护理是科学和艺术的结晶。科学是对知识进行系统地探讨；而艺术则是有意识地将学到的技能加以创造和升华，再由特殊的方式表达出来。通过对护理学基础课程的学习，帮助学生认识自身价值是做好护理工作的原动力，使其认识到护理是一门科学也是一门艺术，在工作中努力做到护理的科学性和艺术性的统一。

三、课程的学习方法与要求

（一）理论学习

学习护理学基础的理论知识时，要结合前期所学的各门课程，如解剖学、生理学、药理学等知识，帮助理解护理学基础中的概念、原理等，同时掌握重要的原则、目的、技能操作程序、方法、注意事项等内容，做到知其然又知其所以然。

学生要加强自主学习，充分利用慕课等网络资源，做好课前主动预习，积极参与课堂，课后勤奋自学。

1. 课前主动预习 通过课前预习，了解将要学习的内容及其重点和难点，为课堂上听讲和寻求教师的指导做好充分的准备；也可通过预习对已学的相关知识进行回忆、比较和分析，借以加深理解和巩固所学过的知识，并将它们有机地联系，组成新的知识体系。课前预习有助于培养和提高自学能力、记忆能力和分析问题的能力，是提高课堂学习效果的重要环节。课前预习的主要内容是下一堂课或下一阶段将要学习的内容；预习资料主要为慕课、教材（包括前期已学习过的教材）、相关参考书籍和文献，同时还要参阅教学大纲，也可以在预习后做一些习题；预习方法主要为泛读，学习授课视频、做测试，直到了解学习内容的基本要点为止。预习要避免浮光掠影、流于形式，也要防止在疑难知识点上过多纠缠，要讲究学习效率。对于自学能力强、时间充足或学习精力充沛的学生，可以进行精读，做自学笔记，达到基本掌握的程度。对于教师将采取学导式教学法、讨论式教学法、问题式教学法的教学内容，其课前预习的要求较高，学生必须自学与学习内容相关的知识，而且要带着问题学习，掌握知识的要点，并为在课堂上的发言、讨论做好充分准备。

2. 积极参与课堂 课堂学习是理论学习的关键环节。通过课堂学习，培养科学思维，准确地理解科学的概念、原理和原则等，也会有助于培养思想政治素质。所以，课堂学习是一种全面而深入的学习。学生在课堂学习中，必须全神贯注，在教师的启发下积极思考，使自己的思维尽可能地活跃；必要时将知识的关键点、难点或疑点记录下来，不必将教师所讲的内容全部照抄下来。在自学式、讨论式的教学中，要踊跃发言，多向教师提问，积极参与讨论。下课后及时向教师提出自己的不懂之处，以寻求教师的指导。

3. 课后勤奋自学 课后自学是加深理解所学知识的根本环节。通过自学或复习，达到完全掌握学习内容的目的。课后自学要讲究学习方法，先对学习的内容进行自测，评价自己对知识的掌握程度；然后精读教材内容，上网查阅有关文献资料，根据自己的思维方式将学习的内容重新进行整理，从而抓住知识的要点，并为知识的理解和记忆做好准备；再者，要经常性地、反复地复习，与他人进行学习交流、讨论，直到自己完全掌握所学的知识为止。会学习的学生，还会将所掌握的知识与以前所学的知识或以后将要学习的知识联系起来，使自己的知识逐渐系统化。

（二）实践学习

护理学基础是一门实践性非常强的课程，学生在理论学习的同时要获得照顾患者所需的基础护理技能操作，还要进行实践学习，实践学习包括实验室学习和临床学习两种。

1. 实验室学习 是实践学习的一个重要环节，也是学生学习并掌握基础护理学技能的重要方

法之一。学生只有在实验室模拟的临床护理情境下反复练习，能够独立、熟练地完成各项基础护理技能操作，达到教学大纲所要求的标准，才能够到临床真实的患者身上实施各项护理技能操作。因此要求学生：

（1）认真对待实验课　实验课学习前要了解实验的目的、意义，复习与实验课相关的理论知识和基本实验技能，预习实验讲义，了解实验课的基本内容和实验方法等；进入实验室前要按照要求穿好工作服，戴好护士帽，穿好护士鞋。

（2）严格遵守实验室规章制度　在实验室内严禁大声喧哗、嬉笑打闹，严禁坐床，爱护实验室内的所有设备及物品（包括模型人、操作用物等），保持实验室清洁卫生，实验结束后要收拾、整理好实验室物品，并将所用过的仪器设备回归原处，离开实验室前要关好门窗、水电。

（3）认真观看教师示范　教师示范是护理技能学习的重要环节。在实验课学习的过程中，要认真听教师讲授，仔细观看教师的示范操作；教师示范过程中，如有疑问或没有看清楚的地方，应在示范结束后及时提出。

（4）认真做好模拟练习　观看教师示范后，自己动手练习时，先做好操作前的各项准备工作（包括心理上的准备），全面、准确地了解操作的步骤，并深入思考为什么要按照这样的操作步骤进行操作；要根据教师的示范，严格按照正确的操作程序逐步进行模拟练习。练习中力求每一步骤都能符合操作标准，并以评判性思维对待传统的操作步骤及操作方法，逐渐发现更科学、合理的操作方法，练习中如有问题应及时请教实验课指导教师，有计算机辅助教学系统设备的可通过相关视频自学，或通过虚拟仿真实验平台练习。练习过程中要仔细、认真，细心观察，深入思考；要树立严谨求实的科学态度，养成爱护公共财物的良好品质，自觉培养与他人合作的能力。

（5）加强课后练习，熟练掌握基本操作　技能学习是一个循序渐进、不断熟练的过程，熟练的技能操作技巧来源于手脑并用，需要学生课后不断进行练习。目前，大多数护理院校都不同程度地将实验室向学生开放，学生应根据自身情况，有效利用实验室开放时间，针对性地进行技能操作练习，以强化技能训练，熟练掌握技能操作。

2. 临床学习　临床学习是理论联系实践的最佳形式，也是巩固提高学生护理学基础操作技能的一种有效的学习方法，包括临床见习、实习。临床学习，一方面可以使学生加深对所学理论知识的理解和掌握；另一方面在真实的临床护理场景下，可以促进其职业道德和职业情感的形成。实习前，学生的各项技能操作必须在实验室进行练习，达到教学所规定的要求，方可在患者身上进行操作，以确保患者的安全。学生在临床实际护理情境中为患者实施基础护理的各项技能操作之初，需在教师的指导下进行，以后逐渐过渡到自己独立完成。为了提高临床见习、实习的效果，应树立良好的职业道德和职业情感，以护士的标准严格要求自己，认真对待每一项基础护理技能操作，虚心接受临床教师的指导和帮助，善于思考和总结。

（1）树立良好的职业道德和职业情感　要树立整体护理的观念，树立高度的责任心和责任感，在临床实习中要关心、尊重、同情、爱护患者，全心全意为患者服务，尽可能地满足患者提出来的各种合理要求。

（2）以护士的标准严格要求自己　进入临床后，应自觉遵守医院的各项规章制度，注意自己的行为对整个专业的影响，按照护理人员的伦理道德规范行事。

（3）认真对待每一项基础护理技能操作　应珍惜珍贵的临床见习、实习经历，珍惜每一次操作机会。严格遵守无菌技术操作原则和严格执行查对制度，按照正确的操作程序和方法在患者身上实施各项操作，确保患者的舒适和安全。

（4）虚心接受临床教师的指导和帮助　临床教师具有丰富的临床经验和带教经验，他们了解

学生刚进入临床时的感受和状态，是学生临床学习的主要支持者，应有效利用临床教师这一重要的学习资源，尊重他们、主动请教问题并虚心接受他们的指导。此外，如在临床学习中遇到困难时，应主动寻求临床教师的帮助，以避免对工作及自身造成不良影响。

（5）*善于思考和总结* 在临床学习中要边学边做，边观察边思考，注重理论联系实践，并将已有的知识作为一种工具与手段，在面对各种复杂的问题及各种选择的时候，能正确取舍，勇于创新实践，在实践中不断总结经验，提升自身综合能力。

护理学基础是学习其他临床护理课程的基础，是护理专业课程体系中重要的专业课程之一。学生只有了解护理学基础课程在整个护理专业课程体系中的地位和任务，明确本课程的学习目的，按照正确的学习方法和要求进行学习，才能有效掌握护理学基础的基本理论、基本知识和基本技能，为将来学习其他护理学专业课程及从事临床护理工作奠定良好的基础。

思考题

1. 护理学基础课程学习的目的和任务是什么？
2. 在进行护理学基础课程的实验室学习和临床学习时应遵循哪些基本要求？
3. 谈谈你将如何学习护理学基础这门课程？

第二章
环　境

扫一扫，查阅本章数字资源，含PPT、音视频、图片等

环境（environment）是人类进行生产和生活活动的场所，是人类生存和发展的基础。机体与环境不断进行着物质、信息、能量的交换和转移，使机体与周围环境之间保持着动态平衡。环境也是护理学的四个基本概念之一，护理学家们赋予了它更深刻的含义。环境是影响人类生命和生长的全部机体内部因素和外界条件的总和，能对人产生积极或消极作用，人也可以影响环境，两者是相互作用，相互影响的。

第一节　环境与健康

人类依存于环境，不断与之相适应，同时又通过自身的生产活动不断改造环境。人类的健康与环境息息相关，良好的环境可以促进人类健康，反之不仅造成生态系统危机，还会危害人类健康。如何提高环境质量，使之有利于人类的生存与健康，是当今社会十分关注的问题。护理人员是以维护生命、增进健康服务于人类的，因此，保护环境，关爱生命，是每位护理人员应尽的责任与义务。

一、环境概述

（一）环境的概念

环境是指围绕着人群的空间及其中可以直接、间接影响人类生活和发展的各种自然因素、社会因素的总体。从广义上讲，环境是影响机体生命和生长的全部外界条件的总和。它包括大气、水、海洋、土地、矿藏、森林、草原、野生生物、自然遗迹、人文遗迹、风景名胜区、自然保护区、城市和乡村等，是人类生存与生活的空间、资源及其他事物。

（二）环境的分类

人类的环境分为内环境和外环境。

1. 内环境　包括人的生理环境和心理环境。

（1）生理环境　人体有许多不同的系统，如呼吸系统、循环系统、消化系统、泌尿系统、神经系统、内分泌系统等，为了维持生理平衡状态，各系统之间持续不断地相互作用，并与外环境进行物质、能量和信息交换。

（2）心理环境　是指一个人的心理状态。人患病后通常会对心理活动产生负面影响。一些心理因素也是许多疾病的诱发或致病因素，如急性或慢性应激事件可导致高血压、溃疡病等。此外，心理因素对疾病的进程、疗效、预后及患者和亲属的生活质量均会产生不同程度的影响。

2. 外环境 外环境包括所有对生物体有影响的外界因素，由自然环境和社会环境组成。

（1）自然环境 包括生活环境和生态环境，如大气、阳光、水、土壤、交通、动物、植物等。生活环境的好坏会直接影响人类的生活和健康，同时也在一定程度上影响经济和社会的发展进程；生态环境是由生物群落及其非生物环境组成的不同层次、不同类型的大自然环境，它会长时期、大范围地对人类产生间接影响。

（2）社会环境 包括政治、经济、文化、教育、法律、社会交往、风俗习惯和宗教等，它对人的形成和发展进化起着重要作用。

所有生物体都有一个内环境和外环境，内环境可帮助生物体适应外环境的改变，并且使之能够和外环境交换，维持生命所需要的物质。因此，维持内环境平衡是延续生命的必备条件，而外环境对生物体的生活质量又具有重要意义。

人的生理环境、心理环境、自然环境和社会环境相互影响、相互制约。无论生理、心理、自然环境或社会环境任何一个方面发生问题，都可能影响人的健康，如环境污染可能导致疾病，而因疾病住院又可能导致心理情绪的变化或社交隔离、人际关系改变等。此外，有些生理方面的疾病还源于心理方面的问题。

二、环境与健康

人类的健康与环境息息相关，人们一方面通过自身的应对机制不断地适应环境；另一方面，环境质量的优劣又直接影响着人们的健康。良好的环境不仅可以使人心情愉悦，而且还可以促进患者早日康复；相反，恶劣的环境则会对人类健康造成极大威胁。

正常情况下，人与环境之间保持着动态平衡，但当环境遭受污染，人通过接触或食入污染物并在机体内蓄积达到一定剂量时，就会破坏人体内原有的平衡状态而引起疾病，甚至贻害子孙后代。此外，自然资源的滥用和消耗对人类的生存亦构成威胁。因此，人们逐渐认识到环境中一些影响健康的因素。

（一）自然环境因素对健康的影响

良好的自然环境是人类生存和发展的基础，如果人类赖以生存的物质基础遭到破坏，就会对人类健康造成直接或间接的影响。

1. 气候对健康的影响 自然环境的变迁，气候的异常，如台风、地震、干旱、洪水、沙尘暴等不仅对生态系统造成破坏，也给人类健康带来了威胁。另外风寒、燥热、潮湿等气候变化，常与某些疾病的发生与流行有关。持续的高温环境可导致中暑，并有导致肾脏、循环系统疾病的危险；极冷的环境有增加呼吸道疾病和发生冻伤的可能。

2. 地形、地质对健康的影响 地形地质在发展的过程中，形成了地壳表面化学元素的不均匀分布，造成了某些地域的化学元素过多或过少，这些化学元素通过土壤、水、空气、食物等影响人体的健康。如饮食、饮水环境中碘的缺乏会导致碘缺乏症的发生，患地方性甲状腺肿；环境中氟过量会导致地方性氟中毒，患氟骨症；地方性砷中毒、克山病等都与当地的地质特征与某些化学元素含量有关。

3. 自然环境因素失衡对健康的影响 随着科学技术的进步和社会生产力的发展，人类利用和控制环境的能力不断提高，但同时也给环境带来了污染。如工业废弃物和生活废弃物的排放，以及人工合成的化学物质与日俱增，使空气、水、土壤等自然环境受到破坏而威胁到人类的健康。

（1）空气污染

1）室外空气污染：大气污染对健康的影响，取决于大气中有害物质的种类、性质、浓度和持续时间，也取决于个体的敏感性。

大气污染主要的污染物概括起来分为颗粒状污染物和有害气体。悬浮在空气中小于 100μm 的颗粒物称为悬浮颗粒物，其中粒径小于 10μm 的称为可吸入颗粒物。可吸入颗粒物随人体呼吸进入呼吸道和肺部，损伤黏膜、纤毛和肺泡，增加气道阻力和引发炎症。长期持续地作用，还会诱发慢性阻塞性肺部疾患并出现继发感染，特别是对患有心肺疾患的老人和儿童危害更大。一氧化氮、二氧化氮、二氧化硫等大气中的有害气体会刺激呼吸道，引起支气管反射性收缩、痉挛、咳嗽、打喷嚏等，严重时还可引起肺气肿、肺源性心脏疾病等。二氧化硫还可影响机体生长发育并有致癌作用。此外，大气中无刺激作用的有害气体（如一氧化碳），由于不易被人体嗅觉器官所察觉，其危害性比刺激性气体还要大。

2）室内空气污染：室内环境是人们接触最频繁、最密切的外环境之一。人们有 80% 以上的时间是在室内度过的，室内空气质量的优劣直接关系到每个人的健康。

室内空气污染的种类及其程度与室外存在着明显差异，而且要严重得多。除了室外的大气污染物经空气流通进入室内以外，室内各种建筑装饰材料、复印机、放射性污染物等都是重要的室内污染源。此外，烹饪产生的油烟也危害身体健康。

吸烟是导致癌症、慢性支气管炎、肺气肿等多种疾病的主要危险因素。烟草中的尼古丁毒性很大，是吸烟致病的主要物质之一。吸烟不仅对吸烟者本人有害，而且在被吸烟者污染的室内，不吸烟的人同样会受到烟雾的危害。因为，吸烟者吸入体内的主流烟雾仅占整个烟气的 10%，而 90% 的侧流烟雾则弥漫在空气中。世界卫生组织为了引起公众对吸烟问题的重视，将每年的 5 月 31 日定为“世界无烟日”。

（2）水污染　水是维持人类生命所必需的物质，机体的新陈代谢、体温调节、排泄等生命活动都离不开水。水环境的质量将直接影响人类的身体健康。水污染可以引起急性或慢性中毒；发生以水为媒介的传染病，如伤寒、痢疾、霍乱等；此外，长期接触或饮用被砷、铬、镍、铍、苯胺和多环芳烃等污染的水，可诱发癌症或引起胎儿畸形。

（3）土壤污染　土壤是生态系统物质交换和物质循环的中心环节。土壤污染主要是指土壤存积的有机废弃物或含毒废弃物过多，影响或超过了土壤的自净能力。

土壤污染对人体的影响是间接的。被化学物质污染后的土壤，通过雨水冲刷、渗透、携带等会对农作物、地面水或地下水造成污染，进而引起人、畜中毒。

被病原体污染的土壤能传播伤寒、副伤寒、痢疾、病毒性肝炎等传染病；土壤污染还可传播钩虫病等寄生虫病。

（4）噪声污染　噪声主要来源于工业、交通、生活噪声等。噪声对人体健康造成的潜在危害是多方面的，轻度噪声可使人烦躁、精神不集中及干扰睡眠等，严重的可造成暂时性或永久性的听力损伤。儿童还会出现智力发育迟缓、体重减轻等现象。

噪声与其他有害、有毒物质引起的污染不同，它没有污染物，且对环境的影响不积累，传播的距离也有限，且一旦声源停止，噪声便会消失。

（5）辐射　辐射可源于日光、X 线、治疗及工业的辐射，人暴露在这些辐射下易造成灼伤、皮肤癌及一些潜在的危害。辐射对机体造成的损伤与所接受的辐射强度和时间有关。

思政课堂

环保事业的先行者——蕾切尔·卡逊

20 世纪 40 年代，农药滴滴涕（DDT）的使用量不断增加，蕾切尔·卡逊读到有关 DDT 的研究成果后，确信 DDT 对整个生态系统造成了危害，于是着手调查，并陆续发现随意喷洒 DDT 等杀虫剂和除草剂危害生物及人类的大量证据。就在她完成了癌症与杀虫剂关系的资料收集之后，不幸罹患乳腺癌，并出现了转移，为了环保事业她与时间赛跑。1962 年，她的著作《寂静的春天》一经发表就引发了巨大的反响，公众对 DDT 危害生态环境义愤填膺，而化学工业界、全美农业化学品联合会等知名组织则对她进行有组织的攻击。她不仅要独自忍受这些人身攻击，还要忍受病痛的折磨。她为了搜集证据，奔走于大面积使用过化学杀虫剂的地区，亲自观察、采样、分析，而这无疑进一步损坏着她已经患上癌症的身体。

1963 年，她在纪录片中表达了滥用农药给生态环境造成的严重后果，重申了保护人类生存环境的迫切要求。美国成立咨询委员会证实了关于农药危害性的结论是正确的，并全面禁止 DDT 的生产和使用，其后世界各国纷纷效法。

《寂静的春天》成为促使环境保护事业迅速发展的导火线。令人遗憾的是，在出版后几个月，蕾切尔·卡逊被癌症夺去了生命。她对加强对环境的关注和爱护的呼吁，最终促使了“世界地球日”的设立。

（二）社会环境因素对健康的影响

1. 社会经济 直接影响着人类的衣、食、住、行，以及社会、医疗保障等方面，它是满足人群的基本需要及卫生服务和教育的物质基础，人群的健康水平与社会经济发展水平有着密切的关系。

2. 社会阶层 反映人们所处的社会环境。由于不同社会阶层经济收入、价值观、所受的教育程度等存在差异，故健康状况随之也出现差别。

3. 社会关系 人是生活在由一定社会关系结合而成的社会群体之中，包括家庭、邻里、朋友、工作团体等，这些基本社会群体共同构成社会网络。人在社会网络中的关系是否协调将会影响机体的健康。

4. 文化因素 广义地讲，文化是指人类在社会历史发展过程中所创造的物质和精神财富的总和；狭义地讲，文化是指人们普遍的社会习惯，如衣食住行、生活方式、行为规范等。文化因素影响人们对社会环境和物质环境的适应，同样也影响人群的健康状况及疾病的模式。

5. 生活方式 是人们长期受一定文化、民族、风俗等影响而形成的生活习惯、生活意识，它包括先天受家庭环境养成的习惯和后天形成的习惯。一个人的生活方式与健康有着直接关系。

6. 卫生服务系统 是否完善，与人类的健康有着直接关系。目前，由于世界各国卫生资源的拥有、分配和利用存在较大的差异，故健康状态也随之存在巨大的差别。

三、环境与护理

南丁格尔通过对多年的临床护理实践总结，阐述了环境对健康的影响，她指出“一般认为症状和痛苦是不可避免的，并且发生疾病常常不是疾病本身的症状而是其他的症状——全部或部

分需要空气、光线、温暖、安静、清洁、合适的饮食等”。因此，作为护理人员，只有了解环境、健康与疾病的关系，才能更好地完成护理的基本任务：减轻痛苦、预防疾病、恢复健康、促进健康。

（一）国际护士会的倡导

1975 年，国际护士会明确阐述了护理专业与环境的关系：保护和改善人类环境，已成为人类为生存和健康而奋斗的主要目标。该目标要求每一个人和每一个专业团体都要承担以下职责：保护人类环境，保护世界资源，研究它们的应用对人类的影响及如何避免人类受影响。其中护士的职责是：

1. 帮助发现环境对人类的不良影响及积极影响。

2. 护士在与个体、家庭、社区和社会接触的日常工作中，应告知他们如何防护具有潜在危害的化学制品、有放射线的废物等，并应用环境知识指导预防和减轻潜在性危害。

3. 采取措施预防环境因素对健康所造成的威胁。同时加强宣传，教育个体、家庭、社区及社会对环境资源如何进行保护。

4. 与卫生部门共同协作，提出住宅区对环境与健康的威胁。

5. 帮助社区处理环境卫生问题。

6. 参加研究和提供措施，早期预防各种有害于环境的因素；研究如何改善生活和工作条件。

（二）保护人类健康，满足人们需要

人类需要清洁、舒适、安静、优美的生活和工作环境，而环境污染会危害人类健康。随着人们生活水平的提高，人们期望环境质量与生活水平的提高相适应，为了满足人类的需要，护理人员有责任和义务学习、掌握有关环境的知识，并运用所学的知识，开展健康教育并为之努力保护和改善环境。

第二节　医院环境

医院是指以向人提供医疗护理服务为主要目的的医疗机构。医院环境是专业人员以健康照顾、治疗为目的的前提下创造的安全、舒适的治疗性环境。因此，医院环境的设计和布置应以服务对象为中心，且尽可能地满足患者的需要。

一、医院环境的特点与分类

（一）医院环境的特点

医院（hospital）是对特定的人群进行防病治病的场所。医院能否为患者提供良好的治疗性环境，不仅会影响患者就医期间的心理状态，还会影响其疾病的恢复。因此，为患者提供安全、舒适、优美、适合健康恢复的治疗性环境非常重要，良好的医院环境应具备以下特点。

1. 服务专业性　患者是具有生物和社会属性的生命有机体。因此，对其服务的医护人员必须要具有扎实的专业理论知识、熟练的操作技能及丰富的临床经验。特别是在医疗护理技术不断发展、更新的今天，既要科学地照顾患者，还要在医疗卫生科普知识和法律知识不断增强的同时，尽可能地满足患者多方位的健康需求；与此同时，也要求医护人员在专业分工越来越精细的现代

医院中要团结协作，给患者提供更高质量的医疗综合服务。

2. 安全舒适性　医院是患者治疗疾病、恢复健康的场所，首先应满足患者安全舒适的需要。

（1）治疗性安全　安全舒适感首先来源于医院的物理环境，包括空间、温度、湿度、空气、光线、噪声的适量控制、清洁卫生的维持等，医院的建筑设计、布局、安全设施等均应符合有关标准。

（2）生物环境安全　医疗环境中，病原微生物的种类繁多且密度相对较高，因此，要建立相应的管理机构，健全各项规章制度且严格执行，加强三级监控，防止院内感染的发生。

（3）医患、护患关系和谐　医护人员应热情、耐心地对待每一位患者，理解、尊重患者，努力创造良好的人际关系，有利于患者的身心健康。

3. 管理统一性　医院应在“一切以患者为中心”的思想指导下，根据具体情况制定相应的制度，统一管理。

（1）病室整洁，物品摆放以根据需求及使用方便为原则。

（2）工作人员应仪表端庄、服装整洁大方，严格遵守相关工作制度，努力为患者提供一个良好的治疗、休养环境。

（3）治疗后用物及时撤去，排泄物、污染物及时清除等。

4. 文化特殊性　广义的医院文化泛指医院主体和个体在长期的医学实践中创造的特定的物质财富和精神财富的总和，包括医院硬文化和软文化两方面。医院硬文化主要是指医院内的物质状态，主体是物，如医疗设备、医院建筑等有形的东西。医院软文化主体是人，它是指医院在历史发展过程中形成的具有本医院特色的思想、观念等意识形态和行为模式，以及与之相适应的制度和组织结构。医院硬文化是医院软文化形成和发展的基础，而医院软文化一旦形成则对医院硬文化具有促进作用。

狭义的医院文化是指医院在长期医疗活动中逐渐形成的以人为核心的文化理论、价值观念、生活方式和行为准则等。良好的医院文化是构建和谐医患、护患关系的必要条件。

（二）医院环境的分类

医院环境是医务人员为患者提供医疗和护理的场所，按环境性质划分，可分为物理环境和社会环境；按环境地点划分，可分为门诊环境、急诊环境和病区环境。

1. 按环境性质划分

（1）物理环境　指医院的建筑设计、基本设施及院容院貌等物质环境，属于硬环境。它是表层的、具体的、有形的，是医院存在和发展的基础。

（2）社会环境　包括医疗服务环境及医院管理环境。医院是社会的一个特殊组成部分，护理人员应为患者创建轻松、和谐的氛围并建立良好的护患关系，同时帮助患者尽快适应医院的社会环境。

1）医疗服务环境：指以医疗护理技术、人际关系、精神面貌及服务态度为主的人文社会环境。它包括医院的学术氛围、服务理念、人际关系、文化价值等，属于软环境。医疗服务环境的好坏可促进或制约医院的发展。

2）医院管理环境：包括医院的规章制度、监督机制等，也属于软环境。医院管理环境应以人为本，体现医院文化。

2. 按环境地点划分

（1）门诊环境　门诊是医院医疗工作的第一线，它作为医院重要的窗口之一，是医院直接对患者提供诊断、治疗和预防保健的场所。门诊环境具有患者数量多、人群流动性强、就诊时间短、病情观察受限、诊疗环节错综复杂、多元文化服务性强等特点。

（2）急诊环境　急诊科是医院抢救急、危、重症患者的重要场所，对危及生命的患者及意外灾害事件，能提供快速、高效的服务，是构成城市急救网络的基本组成部分，在医疗服务中占有重要地位。急诊工作具有患者发病急、病情重、变化快等特点。

（3）病区环境　病区是医务人员为患者提供医疗服务的主要功能区，是住院患者在医院接受诊断、治疗、护理及休养的主要场所，是医护人员开展医疗、预防、教学、科研活动的重要基地。

医院环境是医院树立社会形象及影响广大患者对医院综合评价和心理认同的重要因素。良好的医院环境需要软、硬环境相互促进、共同发展。

二、医院环境的调控

随着人民生活质量的提高，消费观念也逐渐趋向追求高质量与美观舒适的生活空间。医院环境直接影响患者的身心舒适和治疗效果，而良好的医院环境是保证医院各项工作正常进行、促进患者身心康复的基本条件。因此，创造与维护一个适宜的医院环境是护理人员的重要职责。当医院的环境不能满足患者康复需求时，护理人员应采取适当的措施对其进行调控。

（一）医院物理环境的调控

医院的物理环境直接影响患者的身心舒适及治疗效果，良好的医院环境应考虑空间、温度、湿度、通风、噪音、光线、装饰等因素。

1. 空间　在医院条件许可的情况下，尽可能地让患者有一定的活动空间，对于儿童，还必须考虑到游戏活动的空间。此外，为了治疗和护理操作方便，病床之间的距离应不少于 1m，且床与床之间应有围帘，以方便在进行某些操作时遮挡患者，保护其隐私，有条件的医院可提供单人病室。

2. 温度　适宜的温度可使患者感到舒适、安宁，减少机体消耗，降低肾脏负担，且有利于休息、治疗及护理工作的进行。一般病室温度以 18 ～ 22℃为宜，手术室、产房、婴儿室以 22 ～ 24℃为佳。室温过高不利于机体散热，且易使人烦躁并干扰消化及呼吸功能；而室温过低则使人畏缩、肌肉紧张、缺乏动力，还有可能让患者在接受诊疗护理时着凉。

为满足患者身体舒适的需要，病室应备有室温计，以便随时评估室内的温度而加以调节。夏季酷热，可使用空调或电风扇来调节室温；冬天严寒，可用暖气或其他取暖设备来保持适宜温度。此外，还应根据气温变化来增减患者的盖被及衣服；在进行治疗、护理活动时，也应尽量避免不必要的暴露，防止患者受凉。

3. 湿度　湿度为空气中含水分的程度。病室湿度一般指相对湿度，即在单位体积的空气中，一定温度的条件下，所含水蒸气的量与其达到饱和时含量的百分比。湿度过高，可抑制出汗，加重肾脏负担，患者会感到潮湿，气闷，尿液排出量增加；湿度过低，机体会蒸发大量水分，引起口干舌燥、咽痛、烦渴等不适，对呼吸道疾患或气管切开患者尤为不利。病室湿度通常以 50% ～ 60% 为宜。

病室应备有湿度计，护士可根据评估情况对病室湿度进行适当的调节。如室内空气湿度大于室外时，可使用空气调节器或除湿器降低湿度，也可打开门窗使空气流通；夏季室内湿度过低则可在地面上洒水，冬季可在暖气或火炉上放置水壶，也可使用加湿器以达到提高湿度的目的。

4. 通风 既可以调节室内温、湿度，又可以降低室内空气中微生物的密度，改善空气质量，增加患者的舒适感。污浊的空气中由于含氧量不足，可使人出现烦躁、倦怠、头晕、食欲不振等，影响患者休养。通风换气，可使室内空气保持新鲜，同时也是降低室内空气污染的有效措施。通风效果会随通风面积、室内外温度差、通风时间及室外气流速度而异，一般通风30分钟即可达到置换室内空气的目的。通风时应注意避免对流风直吹患者，冬季特别要注意为患者保暖，防止感冒。

5. 噪声 凡是与环境不协调的声音或引起心理上或生理上不愉快的声音，称为噪声。噪声不仅使人不愉快，且对健康有影响。噪声的危害程度视音量的大小、频率的高低、持续时间和个人对噪声的耐受性而定。

噪声的单位是分贝（dB）。人若长时间处于90分贝以上高音量环境中，可出现焦躁、易怒、头痛、失眠等症状，并可导致耳鸣、血压升高、血管收缩和肌肉紧张；若噪声强度高达120分贝以上时，则可造成高频率的听力损失，甚至永久性失聪。根据世界卫生组织规定的噪声标准，医院白天病区较理想的噪音强度在35～40分贝。医院周围环境的噪声虽非护士所能控制，但护理人员应尽可能地为患者创造舒适、安静的环境，为此，工作人员应做到“四轻”：

（1）说话轻 说话声音不可太大，但也不可耳语，因为耳语易使患者产生误会与恐惧。

（2）走路轻 工作时应穿软底鞋，走路时脚步要轻巧。

（3）操作轻 操作时动作轻稳，推车轮轴要定时滴注润滑油，以减少摩擦发出的噪声。

（4）开关门轻 病室的门及椅脚应钉橡胶垫；开关门窗时，注意轻开轻关，不要人为地发出噪声。

此外，病区内电视、电话及呼叫系统的音量也要小。护士在注意自身行为时，还应向患者及家属宣传保持病室安静的重要性，以取得他们的积极配合，共同创造一个良好的休养环境。

6. 光线 病室采光有自然光源和人工光源。日光是维持人类健康的要素之一，卧床患者接受日光照射，不但可以增进身心舒适，而且还可以通过日光的变化减少与外界的隔离感。因此，应让阳光直接射入病室或协助患者到户外接受阳光照射，但应避免光线直接照射患者的面部。

人工光源常用于满足夜间照明及保证特殊检查及治疗护理的需要，其设计及亮度可依其作用进行调节，楼梯、药柜、抢救室、监护室内的灯光亮度要强。普通病室除一般吊灯外，还应配有地灯装置，以保障夜间在不干扰患者睡眠的情况下进行正常的巡视工作；病室内还应根据需要设置立式鹅颈灯，为特殊诊疗提供方便；床头灯开关应设置在患者易于触及的地方。

7. 装饰 优美的环境、合理的布局使人精神愉悦、身心舒适，病室装饰应整洁美观且简单。现代医院不仅需要按各专科的性质来设计和配备不同颜色，而且还可应用各种颜色的窗帘、被单等来布置患者单位。如儿科病室的床单和护士服应多选用粉色来增强温馨甜蜜感，从而减轻患儿对医院的恐惧心理；手术室、监护室则应选用绿色或蓝色，给人以安静、舒适、信任的感觉。医院环境的颜色如果搭配得当，不仅可促进患者身心舒适，而且还可收到良好的辅助治疗效果。

（二）医院社会环境的调控

医院担负着预防、诊断、治疗疾病及促进公众健康的任务，它与人的生、老、病、死有着密切的关系，为了保证患者获得安全、舒适的治疗性环境，护理人员应该为患者创造和维持一个良好的医院社会环境，特别是对初次住院的患者，更应帮助其尽快适应这一特殊的社会环境。

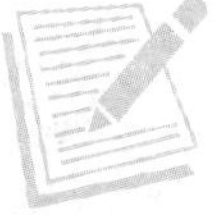

1. 人际关系（interpersonal） 是在社会交往过程中形成的，是建立在个人情感基础上的、彼此为寻求某种满足建立起来的人与人之间的相互吸引或排斥的关系。而在医院环境中，人际关

系可以直接或间接地影响患者的康复。

人在患病时通常会伴随着情绪及行为上的一些变化，如住院后因无法参与正常社会交往活动，继之出现烦躁、焦虑、依赖等心理。对于住院患者，主要的人际关系包括护患关系和病友关系。

（1）护患关系　是指护理人员与患者的关系。它是一种特殊的人际关系，是服务者与服务对象的关系。它是在护理工作中，护士与患者之间产生和发展的一种工作性、专业性和帮助性的人际关系。良好的护患关系有助于患者身心的康复。因此，在医疗护理活动中，护理人员应不分民族、信仰、性别、年龄、职业、职位高低、经济状况，对所有患者均一视同仁，认真负责；一切从患者利益出发，尽可能地满足其身心需求；尊重患者的权利与人格，说话时注意语气、语速，让患者感受到护理人员的诚恳、友善；对待工作要严肃认真、一丝不苟，从而让患者获得安全感、信赖感。在医疗护理活动中，医护人员的操作技术尤其受到患者的关注。因此，操作时要稳、准、轻、快，从而赢得患者的信赖，同时工作中护士要精神饱满，亲切自然，着装合体，举止大方。此外，护理人员还应善于调控自己的情绪，以积极、乐观的情绪去感染患者，从而使其积极主动配合治疗与护理，以促进早日康复。

总之，护理人员在为患者提供护理服务时，既要考虑到患者的生理需要，同时也要考虑到其心理、社会方面的需要，并努力为患者创建一个安全与舒适的心理、社会环境。

（2）病友关系　病室中的每个人都是社会环境中的一员，在共同的治疗康复生活中相互影响。病友间在交谈中常涉及一些疾病治疗、康复保健的知识，往往起到了义务宣传员的作用。此外，病友间的相互帮助与照顾，有利于增进友谊，同时还可以帮助新入院患者尽快消除陌生感和不安情绪，共同促进疾病的康复。

群体气氛与每个患者有直接关系，而每个患者又会被群体气氛所影响。所以，护理人员应帮助病友间营造乐观向上的氛围，从而有利于疾病的康复和护理工作的顺利进行。但对病情轻重不同的患者，尽量分别安置，以避免不良刺激。

2. 医院规章制度　是每个医院根据各自的具体情况而制定的规则，如入院须知、探视规则、陪住制度等。健全完善的医院规章制度即保证了医疗护理工作的正常进行，又可以预防和控制医院感染的发生，为患者营造一个良好的休养环境，从而达到帮助患者尽快恢复健康的目的。

医院各种规章制度对患者既起到一定的指导作用，同时对患者又是一种约束。如按时熄灯睡觉，部分患者难以接受。为了让患者及其家属理解、支持、配合相关的规章制度，护理人员应该根据患者的具体情况，主动给予帮助和指导。

（1）耐心解释，取得理解　向患者及家属耐心解释医院规章制度的内容和执行的必要性，以得到患者和家属的理解、支持，使其主动配合，自觉遵守和执行各项规章制度。

（2）允许患者对其周围的环境具有部分自主权　患者入院后，凡事都需要遵守医院规章制度，服从医护人员的安排，常处于被动地位，很容易产生压抑感。因此，在不违反院规的前提下，尽可能让患者拥有其个人的环境，并对其居住空间表示尊重，如在进入病室时应先敲门；帮助患者整理床单位或衣物时，应先取得其同意等。

（3）满足患者需求，尊重探视人员　探视者可给予患者关怀，同时满足了患者归属感和自尊等的需要。因此，护理人员要尊重前来探视患者的亲属和朋友，但若探视时间不当、来访者过多或探视者不受患者欢迎，则要适当地加以劝阻和限制。

（4）提供有关信息　在做任何检查、治疗或护理工作之前或过程中，都应该给予患者适当的知识及信息，以消除其困惑、恐惧等心理，使其更好地配合治疗、护理，达到恢复健康的目的。

（5）尊重患者的隐私权 在为患者进行治疗护理时，应适当遮挡患者。凡涉及患者隐私的问题，包括检查、治疗、诊断结果等，护士有义务为患者保密。

（6）鼓励患者自我照顾 疾病使部分患者生活自理能力下降或活动被限制，需要依赖他人照顾生活时，护理人员应在患者病情允许的情况下，鼓励患者参与自我护理，通过自我护理可以恢复其自信心与自护能力，有利于疾病的康复。

院规对初次入院患者的影响较为突出。因此，患者入院后，护士首先应热情接待患者，并主动自我介绍，同时介绍病室环境及医院相关规章制度，让患者尽快熟悉医院、科室环境。在此过程中，护理人员应以患者为中心，并通过自身的行为赢得患者的信任，进而更好地维持患者的身心状态，最终促进其恢复健康。

（三）医院门诊环境的调控

1. 门诊的设置和布局 门诊设有与医院各科室相对应的诊室，并设有导诊台或预检分诊室、挂号处、收费处、预防保健科、注射室、药房、检验科、影像检查室、便民服务中心、治疗室和候诊室等。候诊室应设在诊室附近，光线充足，空气流通，并有足够座位。每间诊室配备诊查床，并设置私密性保护设施，诊查桌桌面摆放常规检查用具、处方单、检查申请单及化验单，并放置有序，室内还应设洗手池和洗手液。治疗室内备有各种抢救物品和设备，如吸氧装置、电动负压吸引器、除颤仪等。随着现代化信息技术的发展，自助预约系统、电子叫号系统、多媒体查询触摸屏、电子病历、微平台等现代化信息工具的应用，能及时向患者提供咨询、预约、查询、缴费、宣教等服务，改善患者就医体验，体现以患者为中心的服务理念。

2. 门诊的护理工作

（1）预检分诊 门诊护理人员应主动热情接待患者，询问病史，观察并评估病情，根据丰富的临床经验初步判断病情的轻重缓急和隶属专科，做到先预检分诊，后挂号诊疗，使患者及时正确就诊。

（2）安排候诊与就诊 患者挂号后，分别到各科候诊室依次就诊，护理人员应做好相应工作：准备好各种检查器械和诊治用物，做好开诊前的准备；分开整理初诊和复诊病案，收集整理各种化验单和检查报告单等；维护整洁、安静的候诊环境，维持良好的就诊秩序，按照挂号的先后顺序安排就诊；观察患者的病情变化，对高热、休克、呼吸困难、出血或剧痛的患者，应立即安排提前就诊或送入急诊室处理；遇年老体弱或病情较重者，可安排优先就诊；根据病情测量体温、脉搏、呼吸、血压，并将其记录在门诊病案上，必要时协助医生进行相关工作。

（3）治疗工作 根据医嘱执行治疗，如注射、换药、导尿等。认真执行各项规章制度和技术操作规程，严格查对制度，防止差错事故的发生。

（4）消毒隔离 门诊患者流量大，容易发生交叉感染，因此要认真做好消毒隔离工作，定期清洁和消毒地面、墙壁、桌椅、扶手、轮椅、平车等。如遇传染病或疑似传染病的患者，应分诊到隔离门诊就诊，并及时做好疫情报告工作。

（5）健康教育 在患者候诊、就诊的过程中适时向患者及家属开展内容丰富、形式多样的健康教育。健康教育的内容包括门诊诊疗环境介绍、相关疾病知识和合理用药知识等。健康教育的形式有口头宣传、图片宣传栏、赠送宣传小册子、集体讲解示范、视频、动画等。

（6）预防保健 护理人员经过培训可以直接参与健康体检、疾病普查、预防接种等工作。

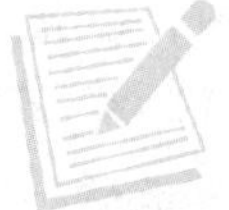

（7）护理门诊 由取得相应专科护士资质的护理专家坐诊，为患者提供专业的护理服务，如伤口/造口护理、经外周深静脉置管（PICC）护理、糖尿病健康教育与管理等。

（四）医院急诊环境的调控

1. 急诊的设置和布局 急诊应设立预检分诊处、各诊疗室、治疗室、抢救室、观察室、监护室、挂号室、收费室、检验室、B超室、X线室、药房等，为急诊患者提供及时连贯的服务。急诊环境应宽敞明亮，整洁通风，光线充足，设有专用通道和宽敞的出入口，突出醒目的路标及指示牌，夜间有明显的灯光。

2. 急诊的护理工作

（1）预检分诊　当急诊患者到达时，应根据患者主诉及主要症状、体征，初步判断病情危重程度及隶属专科，安排救治程序及分配专科就诊，做到"一问、二看、三检查、四分诊"。遇到传染性疾病患者或疑似患者应及时隔离，做好消毒、隔离与疫情报告；遇有危急重患者应立即通知值班医生并配合抢救；遇到意外灾害事件应立即通知护士长及相关部门快速启动应急预案；遇到法律纠纷、刑事案件、交通事故等情况，在积极救治的同时，应尽快报告医院保卫部门或直接与公安部门取得联系，并请家属或陪送者留下以配合工作。

（2）抢救工作　包括急救物品的准备和配合抢救

1）物品准备：完备齐全的急救物品和抢救设备是挽救患者生命的关键。所有抢救物品应做到"五定"，即定数量品种、定点安置、定专人保管、定期消毒灭菌和定期检查维修。护理人员应保证所有抢救物品处于良好的备用状态，抢救物品完好率达100%。

2）配合抢救：严格按照抢救程序和操作规程实施抢救措施。当发现患者病情危急，护士应当立即通知医生。医生到达前，护士应根据病情做出初步诊断，并立即实施必要的紧急救护，如吸氧、吸痰、止血、建立静脉通路、人工呼吸、胸外心脏按压等，为抢救争取时间。医生到达后，立即汇报处理情况，积极配合抢救，正确执行医嘱，密切观察病情动态变化，及时、准确、清晰地做好抢救记录。

3）病情观察：急诊设有一定数量的观察床，以收治需要进行短时观察治疗即可离院的患者、暂时不能确诊的患者、已经确诊但因各种原因暂时不能住院的患者。留观时间一般为3～7天。观察室护理工作包括：入室登记，建立病案；认真填写各项记录，书写病情报告；加强对留观患者的病情观察，及时执行医嘱，做好晨晚间护理，加强心理护理；做好观察室患者及家属的管理工作，维护观察室良好的秩序，保持观察室环境的整洁安静。

（五）医院病区环境的调控

1. 病区的设置和布局 每个病区设有普通病室、危重病室、抢救室、治疗室、换药室、处置室、护士站、医生办公室、医护休息室、示教室、库房、配膳室、洗涤间和开水间等。护士站应位于病区的中心位置，同时应与治疗室、抢救室、危重病室相邻，便于观察和抢救患者。每个病区应设30～40张病床为宜，每间病室设2～4张病床，病床之间的距离至少为1米，配有空调、电视、壁柜、卫生间、床旁呼叫系统、中心供氧装置、中心吸引装置、输液轨道、围帘等设施。

2. 病区的护理工作 病区护理工作应以患者为中心，满足患者生理、心理、社会等方面的需求，促进患者康复。

（1）按照护理程序开展工作，评估患者健康状况，正确提出护理诊断，合理制订护理计划，全面落实护理措施，及时评价护理效果，随时补充、修改护理计划。

（2）正确执行医嘱，协助医生完成各项诊疗和抢救工作，严格遵守护理操作规程，杜绝各种差错事故的发生。

（3）做好患者入院、出院、转科、转院的护理工作及临终患者的身心护理。

（4）经常巡视病房，进行病情观察，了解患者病情变化及治疗效果。

（5）做好患者的生活护理，满足患者清洁、舒适、安全等方面的需要。

（6）了解患者心理需求及变化，及时进行心理护理。

（7）做好病区消毒隔离工作，预防医院感染的发生。

（8）做好患者的入院介绍、在院健康教育、出院指导。

（9）严格按照要求书写各种护理文件，并按要求保管。

（10）加强病区环境管理，避免和消除一切不利于患者康复的环境因素。

（11）参与护理教学和科研工作，不断提高临床护理的质量和水平。

第三节 患者床单位的准备

患者床单位是指医疗机构提供给患者使用的家具和设备，它是患者住院时用以休息、睡眠、饮食、排泄、活动与治疗的最基本的生活单位。

一、患者床单位及构成

对于患者来说大多数时间均在床单位内活动，因此，患者的床单位要以舒适、安全和有利于患者康复为前提。患者床单位的固定构成包括床、床垫、床褥、枕芯、棉胎或毛毯、大单、被套、枕套、橡胶单和中单（需要时）、床旁桌、床旁椅、过床桌（需要时），另外还包括墙上照明灯、呼叫装置、供氧和负压吸引管道等设施（图 2–1）。

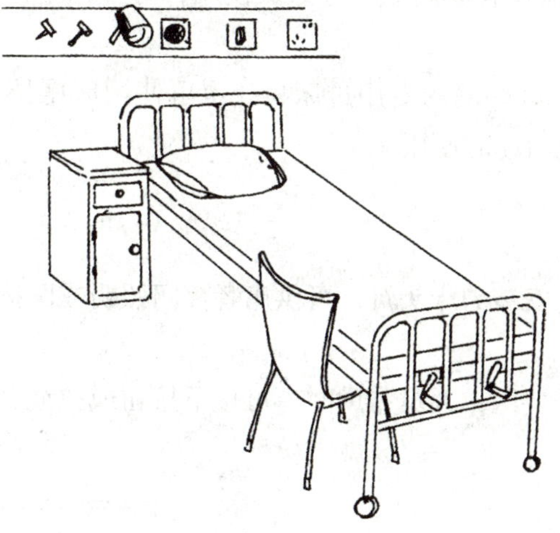

图 2–1 患者床单位及构成

（一）床单位

1. 床 是患者在医院睡眠和休息的主要用具，也是病室中的设备之一。因此，病床一定要符合实用、耐用、舒适、安全的原则。

普通病床（图 2–2）高 0.5m、长 2m、宽 0.9m。此外，随着医疗设备的发展及临床工作的需要，目前医院也选用多功能病床（图 2–3），它可以根据患者或病情的需要，改变床位的高低、变换患者的姿势等，控制按钮在患者可触及的范围内，便于清醒患者自主调节。

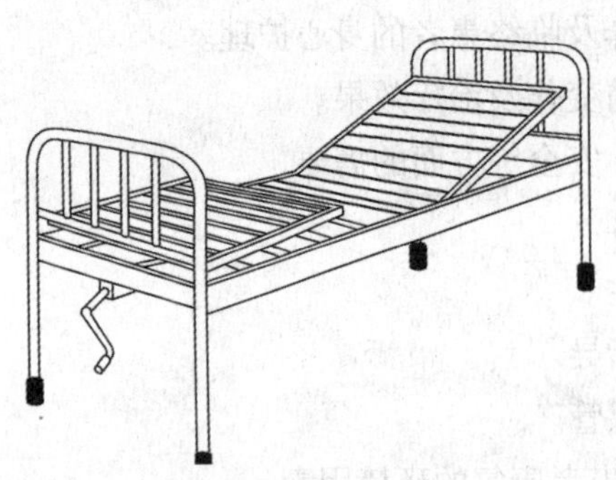
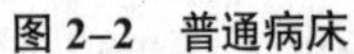

图 2–2　普通病床

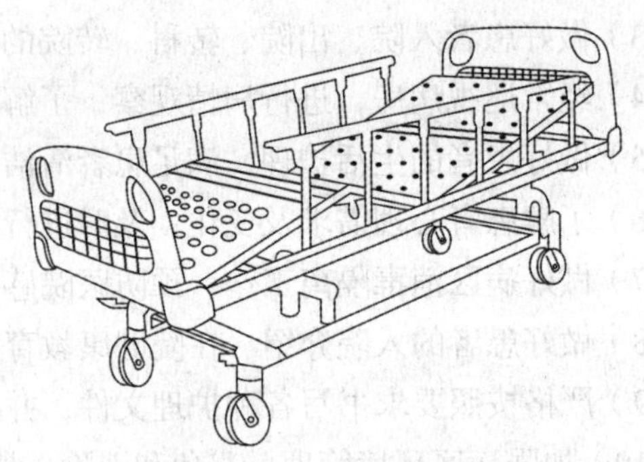

图 2–3　多功能病床

2. 床垫　长、宽规格与床一致，厚度通常为 10cm。多选用棕丝、棉花、马鬃或海绵垫芯。

3. 床褥　长、宽与床垫的规格一致，一般选用棉花做褥芯，因它吸水性强且可防止床单滑动。

4. 枕芯　长 0.6m，宽 0.4m，内装木棉、蒲绒、荞麦皮或人造棉等。

5. 棉胎　长 2.3m，宽 1.6m，胎芯多选用棉花，也可选用人造棉等。

6. 大单　长 2.5m，宽 1.8m，选用棉布制作。

7. 被套　长 2.5m，宽 1.7m，选用棉布制作，开口在尾端，有系带或尼龙搭扣。

8. 枕套　长 0.65m，宽 0.45m，选用棉布制作。

9. 橡胶单　长 0.85m，宽 0.65m，两端与棉布缝制在一起，棉布长 0.4m。

10. 中单　长 1.7m，宽 0.85m，选用棉布制作。

11. 床旁桌　放置在患者床头一侧，用于摆放患者日常所需的物品或护理用具等（图 2–1）。

12. 床旁椅　供患者、探视者家属或医务人员使用，每个床单位至少要配有一把床旁椅（图 2–1）。

13. 过床桌（床上桌）　可移动的专用过床桌，也可使用床尾挡板，架于床档上，供患者进食、阅读、写字或从事其他活动时使用。

（二）辅助设备

1. 床头灯　床头墙壁上安装的床头灯，可供患者夜间照明或医护人员治疗、护理操作时使用（图 2–4）。

2. 呼叫装置　当患者需要医护人员帮助时，可按下按钮或拉绳，护士站相应床号的信号灯会闪烁并有提示音（图 2–5）。

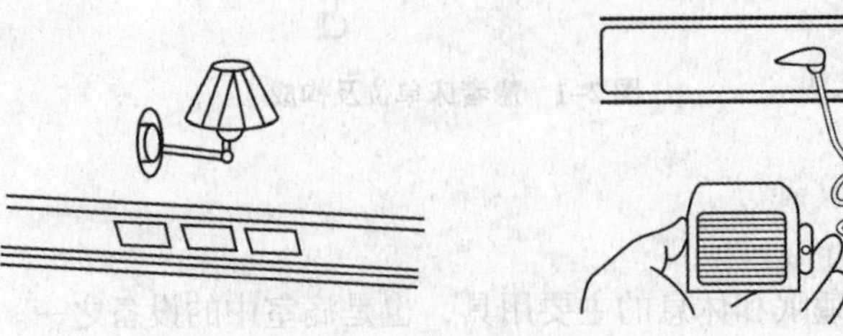

图 2–4　床头灯　　　　图 2–5　呼叫装置

3. 中心供氧、中心负压吸引装置　床头墙壁上设有中心供氧、中心负压吸引装置，当患者需要氧气供给或吸痰时使用。

二、人体力学在护理学中的应用

人体力学（body mechanics）是运用力学原理研究维持和掌握身体的平衡，以及人体从一种姿势转换为另一种姿势时身体如何有效协调的一门科学。正确的姿势只需消耗较小的能量，就能发挥较大的工作效能；而不正确的姿势易造成肌肉、肌腱、韧带的劳损而影响人体健康。

护理人员在执行各项操作中正确运用力学原理，维持良好的姿势，可减轻自身肌肉紧张及疲劳，提高工作效率。同时，运用力学原理协助患者维持正确的姿势和体位，避免肌肉过度紧张，可增进患者的舒适感，促进康复。

（一）常用的力学原理

1. 杠杆作用 杠杆是利用直杆或曲杆在外力作用下能绕杆上一固定点转动的一种简单机械。杠杆的受力点称力点，固定点称支点，克服阻力（如重力）的点称阻力点。支点到动力作用线的垂直距离称力臂，支点到阻力作用线的垂直距离称阻力臂。当力臂大于阻力臂时，可以省力；力臂小于阻力臂时就费力；而支点在力点和阻力点之间时，可以改变用力方向。人体的活动主要与杠杆作用有关，在运动时，骨骼好比杠杆，关节是运动的支点，骨骼肌是运动的动力。它们在神经系统的调节和各系统的配合下，骨骼肌牵拉骨骼，使之绕着关节轴活动，对身体起着保护、支持和运动的作用。根据杠杆上力点、支点和阻力点的相互位置不同，杠杆可分为三类。

（1）平衡杠杆 支点在动力点和阻力点之间的杠杆。这类杠杆的动力臂与阻力臂可等长，也可不等长。例如，人的头部在寰枕关节上进行低头和仰头的动作，即属平衡杠杆运动。寰椎为支点，支点前后各有一组肌群产生作用力（F1，F2），头部重量为阻力（L）。当前部肌群产生的力（F2）与阻力（L）的力矩之和与后部肌群产生的力（F1）的力矩相等时，头部趋于平衡（图2-6）。

（2）省力杠杆 阻力点在动力点和支点之间的杠杆。这类杠杆的动力臂总是比阻力臂长，所以省力。例如，人用足尖站立时，足尖是支点，足跟后的肌肉收缩为作用力（F），体重（L）落在两者之间的距骨上，这种动作属于省力杠杆。由于力臂较大，所以用较小的力就可以支持体重，达到省力的目的（图2-7）。

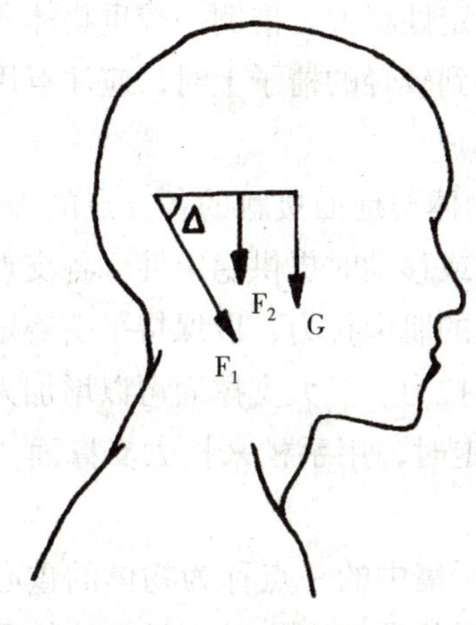

图2-6 头部平衡杠杆作用

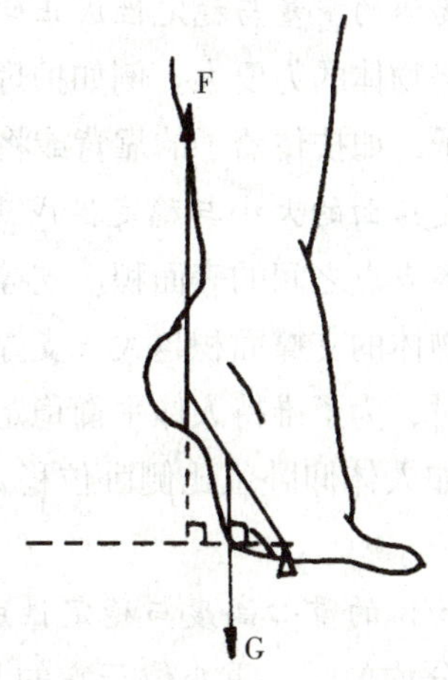

图2-7 足部省力杠杆作用

（3）速度杠杆　动力点在阻力点和支点之间的杠杆。这类杠杆的动力臂总是比阻力臂短，因而费力。虽然费力，但能得到较大距离的移动，获得较大的运动速度。使用的目的在于工作方便。这类杠杆是人体最常见的杠杆作用。例如，用手臂举起重物时的肘关节运动，肘关节是支点，手臂前肌群（肱二头肌）的力作用于支点和重量之间，由于力臂较短，就得用较大的力，但却赢得了速度和运动范围。手臂后肌群（肱三头肌）的力和手中的重物的力矩使手臂伸直，而肱二头肌的力矩使手臂向上弯曲，当二者相等时，手臂则处于平衡状态（图 2-8）。此外，在护理工作中用镊子夹取物品也属于速度杠杆。

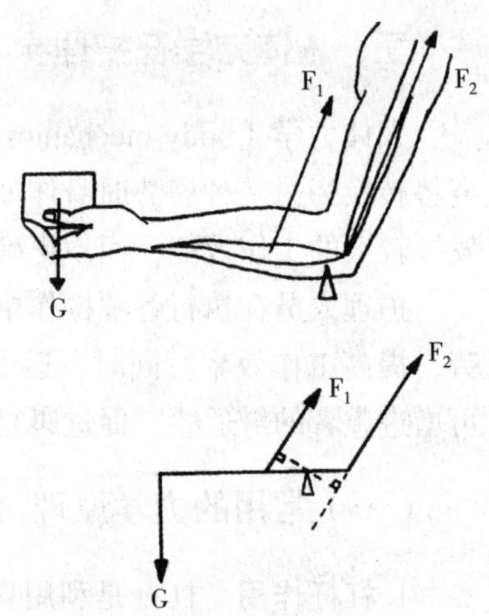

图 2-8　手臂速度杠杆作用

2. 摩擦力　相互接触的物体在接触面上发生的阻碍相对滑动的力为摩擦力。摩擦力的大小取决于正压力和摩擦系数的大小，正压力是指垂直于接触面的压力，摩擦力的方向与运动力的方向相反。当物体有滑动的趋势但尚未滑动时，作用在物体上的摩擦力称为“静摩擦力”，静摩擦力与使物体发生滑动趋势的力的方向相反，它的大小与该力相同，并随力的增大而增加，当力加大到物体即将开始运动时，静摩擦力达到最大值，称为最大静摩擦力。物体在滑动时受到的摩擦力称为“滑动摩擦力”；物体滚动时受到的摩擦力称“滚动摩擦力”。最大静摩擦力和滑动摩擦力与接触面上的正压力成正比，比例系数分别称为“静摩擦系数”和“滑动摩擦系数”，通称“摩擦系数”，其大小主要决定于接触面的材料、光洁程度、干湿程度和相对运动的速度等，通常与接触面的大小无关。

干燥、粗糙平面的摩擦系数大于平滑面的摩擦系数。因此，增加摩擦力可以防止滑倒，如在拐杖的头端加上橡皮头，能够增加摩擦系数，使其稳定。

3. 平衡与稳定　为了使物体保持平衡，必须使作用于物体的一切外力相互平衡，也就是通过物体重心的各力的合力应等于零；而且不通过物体重心的各力矩的总和也等于零。人体局部平衡是整个人体平衡不可缺少的一部分，而整个人体平衡也是由各个局部平衡来实现的。物体或人体的平衡与稳定，是由其重量、支撑面的大小、重心的高低及重力线和支撑面边缘之间的距离而决定的。

（1）物体的重量与稳定性成正比　物体重量越大，稳定性越大。推倒一较重物体所用的力比推倒一较轻物体的力要大。例如护理操作中，要把患者移到较轻的椅子上时，应注意用其他的力量支持椅子，如扶住椅子的靠背或将椅子靠墙。

（2）支撑面的大小与稳定性成正比　支撑面是人或物体与地面接触的各支点的表面构成的，并且包括各支点之间的表面积。支撑面可为站立、提重物或移动时提供稳定性。各支点之间的距离越大，物体的支撑面积越大。支撑面小，则需付出较大的肌肉拉力，以保持平衡稳定。如用一只脚站立时，为了维持人体平衡稳定，肌肉必须用较大的拉力。扩大支撑面可以增加人或物体的稳定性，如人体仰卧位比侧卧位稳定；老年人站立或行走时，用手杖来扩大支撑面，可增加稳定性。

（3）物体的重心高度与稳定性成反比　重力的作用所集中的一点称为物体的重心。当物体的组成成分均匀时，重心位于它的几何中心。如物体的形状发生变化时，重心的位置也会随之变化。

人体重心的位置随着躯干和四肢的姿势改变而改变。在直立垂臂时，重心位于骨盆的第二骶椎前约 7cm 处（图 2–9）；如把手臂举过头顶，重心随之升高；当身体下蹲时，重心下降，甚至吸气时膈肌下降，重心也会下降。人或物体的重心越低，稳定度越大。

重力线必须通过支撑面才能保持人或物体的稳定。重力线是重量的作用线，是自重心垂直于地面的线。竖直向下的重力与竖直向上的支持力，二者大小相等、方向相反且作用在一条直线上，即处于平衡状态。人体只有在重力线通过支撑面时，才能保持动态平衡。如人从座椅上站立起身时，应该先将身体向前倾，一只脚向后移，使重力线落在扩大的支撑面内，这样才可以平稳地站起来（图 2–10）。如果重力线落在支撑面外，重量将会产生一个破坏力矩，使人体倾倒。

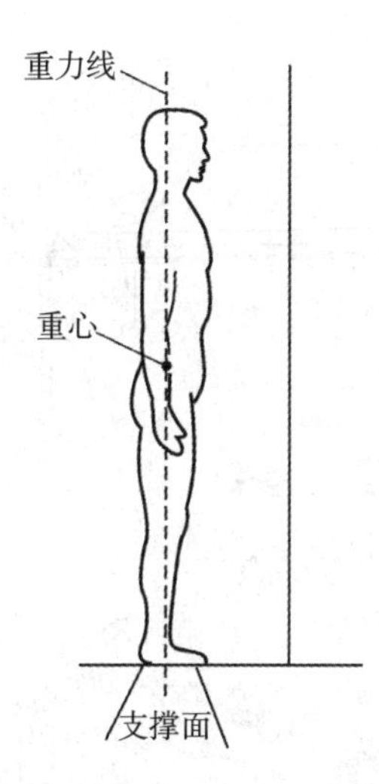

图 2–9 人体直立时重心在骨盆中部

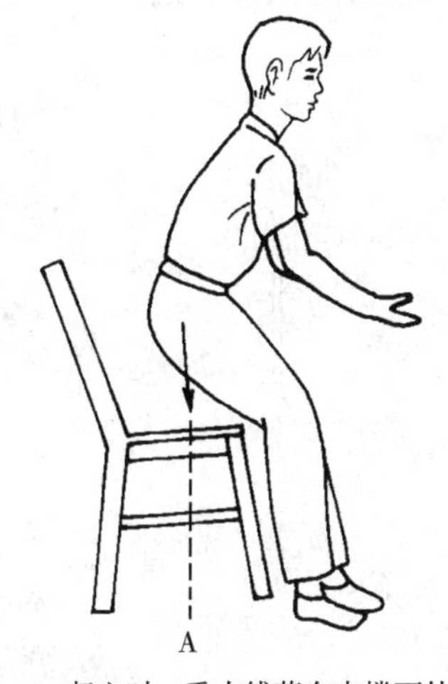

A. 起立时，重力线落在支撑面外，身体向后落座的趋势，不易站起

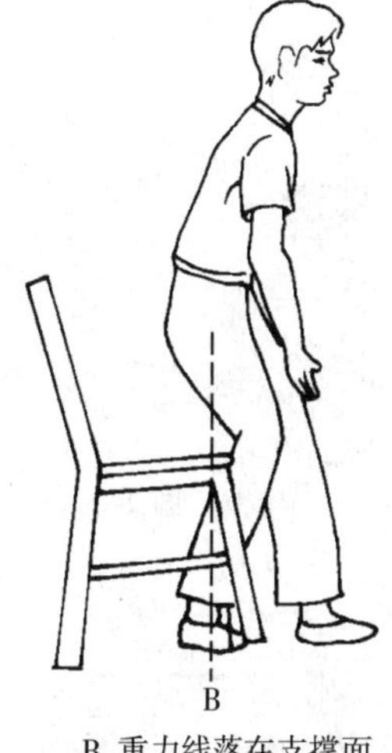

B. 重力线落在支撑面内，姿势正确

图 2–10 人体从坐位变立位时，重力线的改变

（二）人体力学在护理工作中的应用

1. 利用杠杆作用 护士操作时应靠近操作物；两臂持物时，两肘紧靠身体两侧，上臂下垂，前臂和所持物体靠近身体，因阻力臂缩短，而省力。在必须提取重物时，最好把重物分成相等的两部分，分别由两手提拿。若重物由一只手臂提拿，另一只手臂则向外伸展，以保持平衡。

2. 扩大支撑面 护士在操作中，应该根据实际需要将双下肢前后或左右分开，以扩大支撑面。协助患者移动体位时，应尽量扩大支撑面，如患者侧卧时，应两臂屈肘，一手放于枕旁，一手放于胸前，两腿前后分开，上腿弯曲在前，下腿稍伸直，以扩大支撑面，稳定患者的卧位。

3. 降低重心 护士在取位置低的物体或进行低平面的护理操作时，双下肢应随身体动作的方向前后或左右分开，以增加支撑面，同时屈膝屈髋，由于身体是下蹲姿势，降低了重心，重力线在支撑面内，保持了身体的稳定性。

4. 减少身体重力线的偏移 护士在提物品时应尽量将物体靠近身体；抱起或抬起患者移动时，应将患者靠近自己的身体，以使重力线落在支撑面内。

5. 尽量使用大肌肉或多肌群 进行护理操作时，在能使用整只手时，避免只用手指进行操作；在能使用躯干部和下肢肌肉的力量时，尽量避免只使用上肢的力量。如端治疗盘时，应五指分开，托住治疗盘并与手臂一起用力。使用多肌群，不易疲劳。

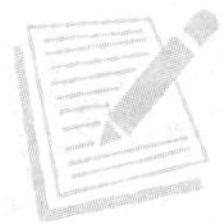

6. 用最小肌力做功 护士在移动重物时，应注意平衡、有节律，并计划好所要移动的位置和方向，以直线方向移动，尽可能用推或拉代替提取。

将人体力学的原理正确地运用到护理操作中，可有效地起到节力省力的作用，从而提高工作效率，还可减少护理工作中由于用力不当，发生意外损伤或肌肉劳损的机会；同时，运用力学原理保持患者良好的姿势和体位，可以增进患者的舒适度，促进其康复。

三、铺床法

为了给患者提供安全舒适的环境，铺床法是护理人员必须掌握的基本技能之一。铺床法的基本要求是舒适、平整、紧扎、安全、实用。常用的铺床法有备用床（图 2–11）、暂空床（图 2–12）、麻醉床（图 2–13）和卧床患者更换床单法（图 2–14）。

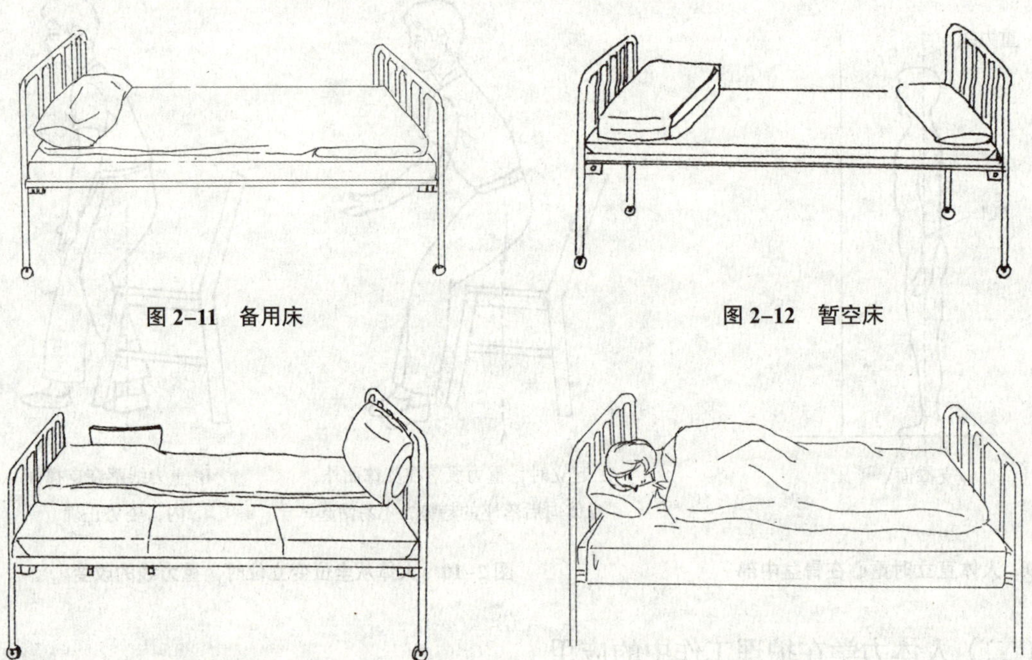

图 2–11 备用床

图 2–12 暂空床

图 2–13 麻醉床

图 2–14 卧床患者更换床单

（一）备用床（closed bed）

【目的】保持病室整洁、美观，准备接收新患者。

【评估】

1. 病室内有无患者在进行治疗或进餐。

2. 病床、床褥及床垫是否完好、安全。

3. 床旁设施如床旁桌、床旁椅、呼叫系统、照明灯是否完好。

【计划】

1. 护士准备 衣帽整洁，修剪指甲，洗手，戴口罩。

2. 用物准备 护理车、床、床垫、床褥、棉胎或毛毯、枕芯、大单或床褥罩、被套、枕套。

3. 环境准备 病室内无患者在进行治疗或进餐，清洁、通风等。

【实施】操作步骤见表 2–1。

表 2-1 备用床操作步骤

操作步骤	要点与说明
1. 备物、放置 按使用顺序备齐用物，放于护理车上推至床旁。移开床旁椅至床尾正中，离床约 15cm，用物置椅上	· 用物自上而下按使用顺序摆放：床褥、大单、棉胎、被套、枕芯 · 方便操作 · 提高工作效率及节省体力
2. 移开床旁桌 离床 20cm 左右	· 便于铺床头角
3. 翻转床垫 用纵翻法或横翻法翻转床垫，上缘齐床头	· 避免床垫局部经常受压而凹陷
4. 铺床褥 将床褥齐床头平铺在床垫上	· 床褥中线与床面中线对齐
5. 铺大单或床褥罩 ▲大单法	
（1）将大单横、纵中线对齐床面横、纵中线放于床褥上，同时向床头、床尾一次打开	· 正确运用人体力学原理，双下肢左右分开，站在床右侧中间
（2）将靠近护士一侧大单向近侧下拉散开，将远离护士一侧（对侧）大单向远侧散开	· 双下肢前后分开，两膝稍弯曲，使用肘部力量
（3）铺近侧床头角：护士移至床头将大单散开平铺于床头，右手托起床垫一角，左手伸过床头中线将大单折入床垫下（图 2-15A）；在距床头约 30cm 处向上提起大单边缘，使其呈等腰梯形，以床沿为界将下半部分床单塞于床垫下，再将上半部分平整的塞入床垫下（图 2-15B ～ F）	· 铺大单的顺序：先床头后床尾再床中；先近侧，后对侧
（4）移至床尾，同法铺好床尾角	
（5）移至床中间，两手下拉大单中部边缘塞于床垫下（图 2-15G）	· 使大单平紧、美观
（6）转至床对侧，同步骤（3）～（5）铺对侧大单	
▲床褥罩法	
（1）将床褥罩横、纵中线对齐床面横、纵中线放于床褥上，一次将床褥罩打开	
（2）同大单法（3）～（6）的顺序分别将床褥罩套在床褥及床垫上	· 床褥罩平紧 · 床褥罩角与床褥、床垫角吻合
6. 套被套（或毛毯）	
（1）将被套横、纵中线对齐床面横、纵中线放于大单上，先向床头侧打开被套，使被套上端距床头 15cm，再向床尾侧打开被套	
（2）将近侧被套向近侧床缘下拉散开，将远侧大单向远侧床缘散开	· 被套中线与床中线对齐
（3）将被套尾部开口端的上层打开至 1/3 处	· 有利于棉胎放入被套
（4）将棉胎放于被套尾端开口处，棉胎底边与被套开口边缘平齐（图 2-16A）	· 备物时，将棉胎纵向三折，再“S”形折叠
（5）拉棉胎上缘中部至被套被头中部，充实远侧棉胎角于被套顶角处，展开远侧棉胎，平铺于被套内；再充实近侧棉胎角于被套顶角处，展开近侧棉胎平铺于被套内（图 2-16B）	
（6）移至床尾中间逐层拉平盖被，系好系带；盖被上端距床头 15cm，两侧边缘向内折叠和床缘平齐（先左侧，后右侧），尾端反折至齐床尾	· 盖被内平整 · 床面整齐、美观

续表

操作步骤	要点与说明
7. 套枕套　站床尾处将枕套套于枕芯外，系好系带，横放于床头盖被上，开口端背门	· 枕头充实平整
8. 移回床旁桌、床旁椅	
9. 推护理车离开病室	· 放于指定位置
10. 洗手	

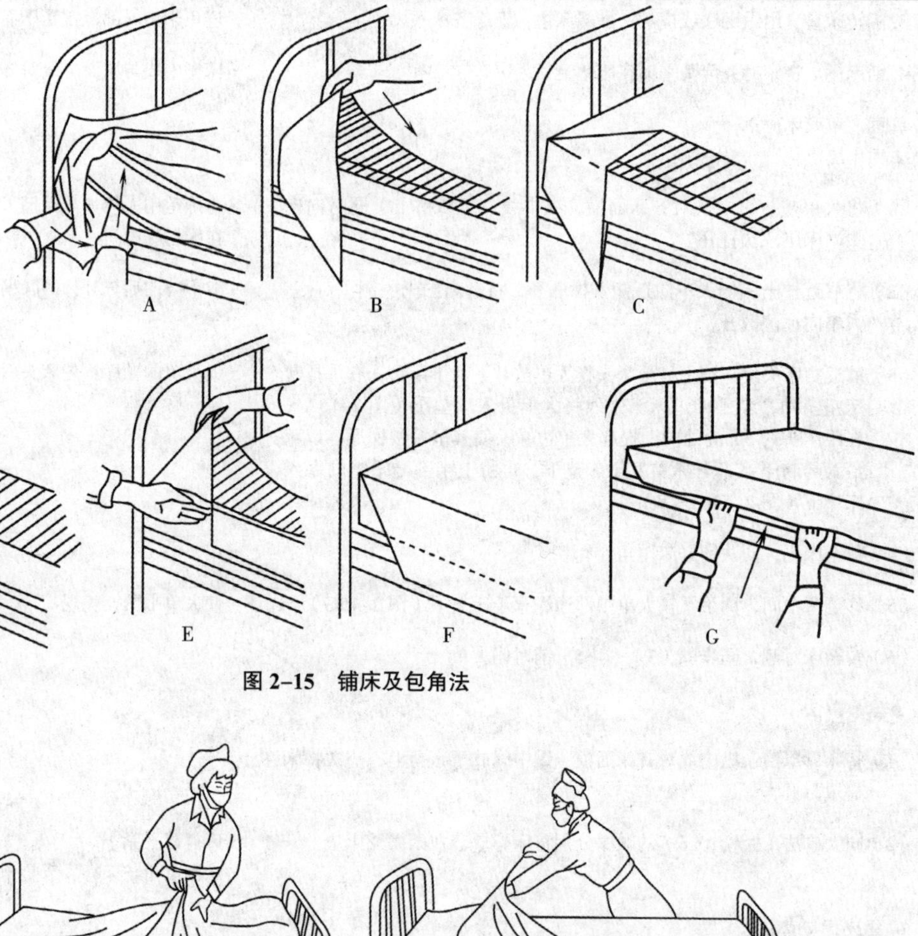

图 2–15　铺床及包角法

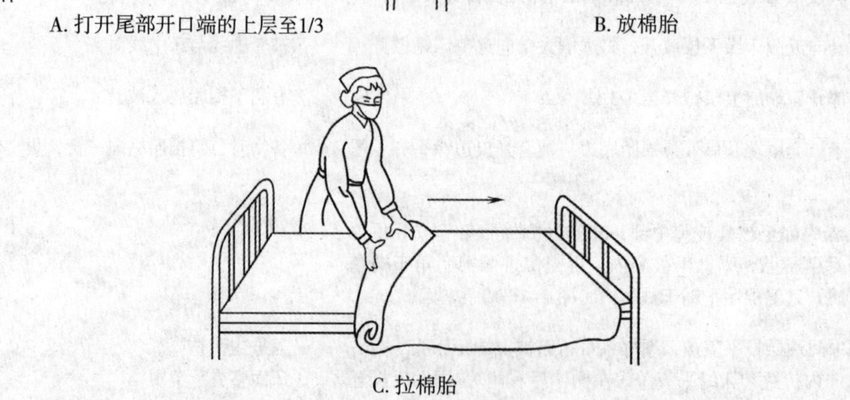

A. 打开尾部开口端的上层至1/3

B. 放棉胎

C. 拉棉胎

图 2–16　套被套

【评价】

1. 物品准备齐全，动作协调连贯，遵循省时、节力的原则。

2. 符合平紧、美观、舒适、安全、实用、耐用的原则。

3. 病室及床单位环境整洁、美观。

【注意事项】

1. 大单、被套中缝与床中线对齐，四角平整、扎紧。

2. 被褥里外要平整，被头充实，两边内折对称。

3. 枕头平整、充实，开口背门。

（二）暂空床（unoccupied bed）

【目的】

1. 供新入院患者或暂时离床患者使用。

2. 保持病室整洁。

【评估】

1. 患者是否可以暂时离床活动或外出检查。

2. 床单位是否洁净。

【计划】

1. 护士准备 衣帽整洁，修剪指甲，洗手，戴口罩。

2. 用物准备 同备用床。

3. 环境准备 病室内无患者治疗或进餐。

【实施】操作步骤见表 2-2。

表 2-2 暂空床操作步骤

操作步骤	要点与说明
1. 同备用床 1 ～ 6	
2. 将备用床盖被扇形三折于床尾，并与之平齐	· 方便患者上下床活动
3. 同备用床 7 ～ 10	

【评价】

1. 同被套式备用床。

2. 方便患者上下床。

【注意事项】

1. 同被套式备用床。

2. 注意省时省力。

（三）麻醉床（anesthetic bed）

【目的】

1. 便于接受和护理麻醉手术后的患者。

2. 使患者安全、舒适，预防并发症。

3. 防止床上用物被血液、呕吐物等污染，便于更换。

【评估】

1. 患者诊断、病情、手术部位及麻醉方式。

2. 术后可能需要的治疗、护理或抢救用物。

【计划】

1. 护士准备 衣帽整洁，修剪指甲，洗手，戴口罩。

2. 用物准备

（1）同被套式备用床，另加橡胶单、中单或一次性中单。

（2）麻醉护理盘

治疗巾内放置开口器、压舌板、舌钳、牙垫、治疗碗、纱布数块、氧气导管、吸痰导管、棉签、平镊。

治疗巾外放置胶布、血压计、听诊器、手电筒、弯盘、护理记录单和笔。

其他：输液架，必要时备吸痰和给氧装置。

3. 环境准备 病室无患者治疗或进餐。

【实施】操作步骤见表 2–3。

表 2–3 麻醉床操作步骤

操作步骤	要点与说明
1. 同备用床步骤 1 ～ 5（5）铺好近侧大单	
2. 铺橡胶单和中单	· 防止呕吐物、分泌物或伤口渗液污染床单位
（1）于床中部或床尾铺橡胶单和中单，两单的边缘同时平整地塞入床垫下	· 腹部手术铺在床中部；下肢手术铺在床尾 · 若需铺在床中部，橡胶单和中单的上缘应距床头 45 ～ 50cm
（2）于床头铺另一橡胶单和中单，上缘平床头，下缘压在中部的橡胶单和中单上，两单的边缘同时平整地塞入床垫	· 橡胶单和中单的上缘应与床头平齐，下缘应压在中部橡胶单和中单上 · 非全麻手术患者，只需在床中部铺橡胶单和中单
3. 转至对侧，依次铺好对侧大单、橡胶单和中单	· 中线要齐，各单要平紧、美观
4. 同备用床步骤 6 套被套	
5. 将盖被三折叠于背门一侧	· 便于患者手术后由平车移至床上
6. 同备用床步骤 7 套枕套，将枕头横立于床头	· 开口背门
7. 移回床旁桌、床旁椅	· 床旁椅放于背门一侧
8. 麻醉护理盘放置于床旁桌上，其他物品按需要放置	
9. 推护理车离开病室	· 放于指定位置
10. 洗手	

【评价】

1. 同被套式备用床。

2. 用物齐全，便于抢救、治疗和护理。

【注意事项】

1. 病床单位设施及性能完好。

2. 用物准备应符合患者手术麻醉种类或病情。

（四）卧床患者更换床单法（change an occupied bed）

【目的】

1. 保持患者床单位的清洁。
2. 预防压疮等并发症。
3. 满足患者舒适的需要。

【评估】

1. 患者年龄、病情、生命体征、意识状态等。
2. 患者心理状况、合作程度等。
3. 患者床单位的清洁状况。

【计划】

1. 护士准备 衣帽整洁，修剪指甲，洗手，戴口罩。

2. 患者准备 了解更换床单的目的、方法、注意事项及配合要点。

3. 用物准备 根据评估结果准备用物，如清洁大单、中单、被套、枕套、床刷及床刷套，按铺床顺序放于护理车上。

4. 环境准备 同病室内无患者治疗或进餐，酌情关闭门窗。

【实施】操作步骤见表 2–4。

表 2–4 卧床患者更换床单法操作步骤

操作步骤	要点与说明
1. 推护理车至床旁 将放置用物的护理车推至床旁	
2. 核对、解释 向患者解释操作的目的及配合要点	· 以取得患者的理解和合作
3. 放平床头和膝下支架	· 方便操作
4. 移开床旁桌椅 床旁桌离床约 20cm，移床旁椅至床尾正中约 15cm	· 方便操作
5. 移患者至对侧 松开床尾盖被，将患者枕头移向对侧，并协助患者移向对侧侧卧，背向护士	· 注意患者卧位安全，防止坠床，必要时加床栏
6. 松近侧污单 从床头至床尾松开并拉出近侧各层床单	· 保持恰当的姿势，注意节力
7. 清扫近侧橡胶单和床褥	
（1）将中单上卷塞入患者身下	· 中单污染面向上内卷
（2）清扫橡胶单并将其搭于患者身上	
（3）将大单上卷塞入患者身下	· 大单污染面向上内卷
（4）清扫床褥	· 自床头至床尾；自床中线至床外缘
8. 铺近侧清洁大单、橡胶单、中单	
（1）同备用床步骤 5（1）铺大单	· 大单中线与床中线对齐
（2）将近侧大单下拉散开，对侧大单内折翻卷塞于患者身下	· 大单正面向内翻卷
（3）同备用床步骤 5（3）～5（5）	

续表

操作步骤	要点与说明
（4）放平橡胶单，铺清洁中单于橡胶单上，将对侧中单内折翻卷塞于患者身下；再将近侧橡胶单、中单一起塞入床垫下铺好	·中单清洁面向内翻卷
9. 移患者至近侧　协助患者平卧，将患者枕头移向近侧，并协助患者面向护士侧，卧于已铺好的一侧	·注意患者卧位安全，防止坠床
10. 松对侧污单并取出中单　护士转至对侧，松开各层床单并取下污中单放于大单尾部	
11. 清扫对侧橡胶单和床褥	
（1）清扫橡胶单并将其搭于患者身上	
（2）将大单自床头内卷至床尾处并取出，放置护理车污袋内	
（3）清扫床褥	
12. 铺对侧清洁大单、橡胶单、中单	
（1）同备用床步骤 5（3）～5（5）铺对侧大单	
（2）放平橡胶单，拉平翻卷的中单并一同塞入床垫下	
13. 取舒适卧位　协助患者平卧并将其枕头移向中间	·询问患者有无不适
14. 套被套	
（1）同备用床步骤 6（1）～6（3），将被套平铺于盖被上	
（2）自污被套内将棉胎取出，装入清洁被套内	·若患者能够配合，可请其配合抓住被头两角
（3）同备用床步骤 6（5）～6（6）铺	
（4）撤出污被套放入污物袋中	
15. 更换枕套　抬起患者头部取出枕头更换枕套	·将污枕套撤下放入污物袋中
16. 移回床旁桌、床旁椅	
17. 推护理车离开病室	·放于指定位置
18. 洗手	

【评价】

1. 操作熟练、规范，能正确运用人体力学原理且注意节力。
2. 操作过程中患者无不适。
3. 更换后患者感觉清洁、舒适。

【注意事项】

1. 同备用床。
2. 操作过程中要注意与患者沟通并观察有无病情变化。
3. 操作中注意保护患者且防止着凉或坠床。
4. 有导管的患者更换床单时，应注意防止导管脱落、移位、扭曲、受压。

思考题

1. 患者，女，70岁。2天前受凉后突发高热，体温最高达39.5℃，伴寒战、咳嗽、胸痛，自服阿司匹林后体温下降至38.5℃，伴大汗、头晕、乏力、口渴，24小时尿量约500ml，4小时前出现烦躁不安，四肢厥冷速来急诊，以“右下肺肺炎”收入院。

请问：

（1）作为急诊科护士，应从哪些方面实施护理服务？

（2）患者入院后，作为病区护士，为接收患者应做哪些准备？

（3）如何为患者营造舒适的心理社会环境？

（4）根据患者情况如何调控医院的物理环境？

2. 患者，男，42岁。因腿部被锈钉刺伤后数日，出现咀嚼不便，张口困难，随后牙关紧闭及全身肌肉强直性收缩，阵发性痉挛，入院诊断为“破伤风”。

请问：

（1）安置此患者的适宜病室温度应为多少？

（2）如何为患者创造一个安静的治疗环境？

（3）对于病室光线的调控应注意哪些？

3. 患者，女，62岁。因吞咽困难1个月就诊，诊断为“食管癌”收入院。今天上午拟在全麻下行“剖胸探查食管癌根治术”。

请问：

（1）患者送至手术室后病区护士应为其准备哪种床单位？

（2）除铺床用物外，还需准备哪些物品？

（3）在铺床时应运用哪些人体力学的原则？

4. 患者，女，74岁。因“确诊肺癌要求第3次化疗”住院，患者精神萎靡，极度消瘦，患者近3天出现流涕，偶有咳嗽，为单声轻咳，无咳痰，昨夜高热，出汗较多，晨间护理时需为其更换床单。

请问：

（1）如何帮助患者适应住院环境？

（2）在为患者更换床单前需要做哪些环境准备？

（3）为患者更换床单的注意事项有哪些？

第三章
预防与控制医院感染

扫一扫，查阅本章数字资源，含PPT、音视频、图片等

医院感染是现代医学发展中的一个普遍关注的公共卫生问题，近年来，医院感染爆发事件不断发生，不仅影响患者的身心健康，增加患者的痛苦和医疗费用，同时也威胁着医护人员的健康，给个人、家庭和社会造成重大经济损失。

医院感染管理是医院管理工作的重要内容之一，是根据医院在诊疗过程中出现感染的客观规律，运用有关的理论和方法，对医院感染进行科学、规范的控制，以减少医院感染的发生。世界卫生组织（WHO）提出有效预防与控制医院感染的关键措施为清洁、消毒、灭菌、无菌技术、隔离、合理使用抗生素、消毒与灭菌效果的监测。随着医学的发展，各种侵入性诊治手段增多，抗菌药物和免疫抑制剂的应用，患者的免疫机能下降等，使多重耐药菌株不断出现，导致医院感染的发生率升高，医院感染预防和控制面临着严峻的挑战。

第一节　医院感染概述

医院是患者集中的地方，病原微生物密度高、种类多，容易造成病原体的扩散，加上患者的抵抗力下降，容易导致医院感染的发生。医院感染不仅增加患者的痛苦，而且使住院时间延长，病床周转率降低，增加了医疗费用，造成直接的经济损失。因此应健全医院感染的管理制度，提高医护人员对医院感染的认识，掌握预防和控制医院感染的相关知识，严格执行预防和控制医院感染的各项技术。

一、医院感染的概念与分类

（一）医院感染的概念

我国卫生部（现国家卫生健康委员会）2006 年 9 月施行的《医院感染管理办法》中关于医院感染（nosocomial infection）的定义：医院感染是指住院患者在医院内获得的感染，包括在住院期间发生的感染和在医院内获得而出院后发生的感染，但不包括入院前已开始或入院时已处于潜伏期的感染。医院工作人员在医院内获得的感染也属医院感染。

1. 医院感染的含义

（1）医院感染关注的人群主要是住院患者和医务人员。实际上应包括一切在医院活动的人群，除住院患者和医务人员外，还有门诊患者、陪护者、患者家属等，但这些人流动性大，获得感染的因素复杂。

（2）医院感染发生的地点是在医院内，不包括入院前已开始或入院时已处于潜伏期的感染。

（3）有潜伏期的病原体感染，潜伏期是判断发生感染的时间和地点的依据。

2. 属于医院感染的情况　①无明确潜伏期的感染，入院48小时后发生的感染。②有潜伏期的感染，住院日超过平均潜伏期后发生的感染。③本次感染直接与上次住院有关。④在原有感染的基础上出现其他部位新的感染（慢性感染的迁徙灶除外），或在原感染已知病原体的基础上又分离出新的病原体（排除污染和原来的混合感染）的感染。⑤新生儿在分娩过程中和产后获得的感染。⑥由于诊疗操作激活的潜在感染，如疱疹病毒、结核杆菌等的感染。⑦医务人员在医院工作期间获得的感染。

3. 不属于医院感染的情况　①皮肤黏膜开放性伤口只有细菌定植而无炎症表现。②由于创伤或非生物因子刺激而产生的炎症表现。③新生儿经胎盘获得（出生后48小时内发病）的感染，如单纯疱疹、弓形体病、水痘等。④患者原来的慢性感染在医院内急性发作。

（二）医院感染的分类

1. 根据感染发生的部位分类　全身各系统、各部位都可能发生感染。常见的医院感染部位有肺部感染、尿路感染、伤口感染、皮肤及其他部位感染等。

2. 根据病原体的来源分类　可分为内源性和外源性感染。

（1）内源性感染（endogenous infections）　也称自身感染（autogenous infections），指各种原因引起的患者在医院内遭受自身固有菌群侵袭而发生的医院感染。寄居在患者体内的正常菌群，通常情况下不致病，但当机体免疫功能受损或抵抗力降低时会成为条件致病菌而引起患者自身感染。

（2）外源性感染（exogenous infections）　也称交叉感染（cross infections），指各种原因引起的患者在医院内遭受非自身固有病原体侵袭而发生的医院感染。病原体来自患者体外，通过直接或间接的途径使患者发生感染。

3. 根据病原体的种类分类　可分为细菌感染、病毒感染、真菌感染、支原体或衣原体感染等。其中细菌感染最常见。

二、医院感染发生的条件

医院感染的发生必须构成感染链，感染链由感染源、传播途径和易感宿主组成，当三者同时存在，并有相互联系的机会，就会导致医院感染的发生。切断其中任一环节，将不会发生医院感染。

（一）感染源

感染源是指病原微生物自然生存、繁殖并排出的宿主（人或动物）或场所，又称病原微生物贮源。内源性感染的感染源是寄居在患者某些部位（如呼吸道及口腔黏膜）的正常菌群，在机体抵抗力下降时引起自身感染。外源性感染的感染源主要有：①已被病原体感染的患者：是最重要的感染源。已感染患者能排出具有增殖和致病能力的病原体。某些已遭受感染的患者，病原体在患者体内增加了毒力和耐药性，再排出体外，将成为致病力很强的感染源。②病原携带者：是医院感染中另一重要感染源。病原微生物不断增殖并经常排出体外，但携带者往往无自觉症状，因而经常被忽视。③动物感染源：如老鼠、蚊子、苍蝇等动物都可能感染或携带病原微生物成为感染源，其中鼠类临床意义最大。④医院环境：医院的空气、医疗设备、手术器械、药物甚至生活及医疗垃圾等被病原微生物污染而成为感染源。

（二）传播途径

传播途径是指病原微生物从感染源传播到易感宿主的途径和方式。在医院环境中，内源性感染是通过病原体在患者机体内易位而实现。外源性感染通常通过以下途径传播：

1. 接触传播 是医院感染中主要而常见的传播途径。有直接接触传播和间接接触传播两种形式。

（1）直接接触传播 感染源直接（不经媒介）将病原微生物传给易感宿主，如母婴间风疹病毒、巨细胞病毒、艾滋病病毒、水痘病毒等。

（2）间接接触传播 感染源排出的病原微生物通过媒介传递给易感宿主。最常见的是病原微生物从感染源经由医务人员的手、医疗用品和设备（如氧气湿化瓶、呼吸机管道），以及病室内用具传给他人。医院中污染的水和食物也可作为媒介，通过消化道传播疾病，这类传播涉及的范围较广泛，常致医院感染暴发流行。

2. 空气传播 指病原微生物经由悬浮在空气中的微粒（$\leqslant 5\mu m$）传播疾病。从感染源排出的带菌飞沫、附着有病菌的空气尘粒及医疗设备污染后生成的能悬浮于空气中的带菌气溶胶，通过空气流动传播。如开放性肺结核患者排出结核杆菌，通过空气流动传播给易感宿主。

3. 飞沫传播 感染者在咳嗽、喷嚏或谈笑时，从口腔、鼻孔喷出很多微小液滴，称飞沫。若易感者在1米内，这些含有病原微生物的飞沫会移动到易感人群的口、鼻黏膜和眼结膜上引起易感宿主感染。另外在某些诊疗护理操作中，如吸痰、洗牙等也会产生飞沫，因此执行操作时需戴口罩，必要时戴防护眼罩。

4. 其他途径 如生物媒介传播，携带病原微生物的动物作为传播的中间宿主，通过接触、叮咬、被食入等方式使易感宿主致病，如蚊子传播疟疾、乙型脑炎。

（三）易感宿主

易感宿主是指对感染性疾病缺乏免疫力而易被感染的人。若把易感者作为一总体，则称为易感人群。病原体进入人体后是否引起感染主要取决于病原体的毒力和宿主的易感性，病原体的毒力与其数量和种类有关，而宿主的易感性与宿主的防御功能和致病菌的定植部位有关。

医院感染的常见易感人群有老年人、婴幼儿、产妇；严重慢性疾病（如癌症、糖尿病）患者；免疫系统受损（如艾滋病）者或使用免疫抑制剂（如器官移植术后）者；皮肤黏膜屏障作用损害（如严重烧伤）的患者；长期大量使用抗生素者；接受侵入性操作（如膀胱镜、冠状动脉造影）者；休克、昏迷、大手术后患者等。

三、医院感染发生的相关因素

（一）机体方面的因素

机体方面主要包括生理、病理和心理等因素，这些因素使个体抵抗力下降、免疫功能受损，患者成为易感宿主，从而导致医院感染的发生。

1. 生理因素 包括年龄、性别等。老年人和婴幼儿医院感染发生率高，原因是老年人随着年龄的增长，脏器功能衰退，机体免疫功能降低。婴幼儿特别是早产儿自身免疫系统发育不完善，易发生医院感染。女性尿道较男性短、直，较易发生尿道感染；女性特殊生理期如月经期、妊娠期、哺乳期时，个体抵抗力低，是发生医院感染的高危时期。

2. 病理因素　患者对病原微生物的抵抗力降低，如恶性肿瘤、血液病、糖尿病等疾病导致患者机体抵抗力下降，同时，由于治疗需要接受化疗、放疗，使用激素或免疫抑制剂，对个体的免疫系统功能产生抑制作用，而容易导致感染发生。

昏迷或半昏迷患者易误吸而引起吸入性肺炎，或长期卧床引起肺部感染。皮肤或黏膜损伤（如外伤、手术等因素）破坏了自然屏障作用，伤口内有坏死组织、血肿、渗出液等积聚，有利于病原微生物的生长繁殖，易导致医院感染的发生。营养不良也是发生医院感染的危险因素之一。

3. 心理因素　情绪在一定程度上可影响个体的免疫功能。如患者情绪乐观时可提高机体免疫功能，减少医院感染的机会。

（二）机体外在因素

1. 侵入性诊治手段增多　随着医学的发展，现代诊疗技术中侵入性诊治手段增多，如器官移植、内窥镜、动静脉导管、气管切开或气管插管、留置导尿、血液净化、人工机械辅助通气等，破坏了皮肤和黏膜的屏障功能，损伤了机体的防御系统，使病原体容易侵入机体。

2. 大量抗生素的滥用　治疗过程中应用多种抗生素或集中使用大量抗生素，使患者体内正常菌群失调，耐药菌株增加，致使病程延长，感染机会增多。

3. 医院布局不合理　医院布局不符合消毒隔离的要求，不利于消毒隔离。传染病房、手术室、监护室等区域的设备与布局未按要求设置，门诊患者的就诊未按单向流动，从而导致细菌的扩散和疾病的蔓延。

4. 医院感染的规章制度不全　如有些医院没有健全的门急诊预检、分诊制度，住院部没有入院卫生处置制度，致使感染源传播。对探视者未进行必要的限制，以致由探视者或陪住人员把病原菌带入医院的可能性增加。

5. 医务人员对医院感染及其危害性认识不足　虽然建立了医院感染管理组织和相应的规章制度，但医护人员没有严格执行无菌技术和消毒隔离制度，或缺乏对消毒灭菌效果的监测，不能有效地控制医院感染的发生。每一个医护人员都应从保护患者健康出发，严格执行消毒隔离制度、常规及实施细则，并劝告患者与探视者共同遵守。

四、医院感染的预防与控制

（一）建立医院感染管理机构，实施三级管理

医院感染管理机构是一个完整独立的体系，住院床位在100张以上的医院通常设三级管理部门，包括医院感染管理委员会、医院感染管理科和各科室医院管理小组；100张床位以下的医院设有分管医院感染管理工作的部门；其他医疗机构有医院感染管理专（兼）职人员。

在医院感染管理委员会的领导下，建立三级护理管理体系：①一级管理：病区护士长和兼职监控护士；②二级管理：科护士长；③三级管理：护理部副主任（应为医院感染管理委员会副主任），严格监控管理。

（二）健全各项规章制度，依法管理和监督

国家卫生健康委员会颁发多项法律法规、规范和标准来健全医院感染各项规章制度，医院感染管理人员应依法管理和监督，做好医院感染的预防和日常管理。发现医院感染病例或疑似病

例，及时处理及汇报。发现法定传染病，按《传染病防治法》相关规定及时报告。

与医院感染管理有关的法律法规包括《中华人民共和国传染病防治法》《突发公共卫生事件应急条例》《医疗废物管理条例》《艾滋病防治条例》《消毒管理办法》《医疗机构传染病预检分诊管理办法》《医疗机构管理条例实施细则》《医院感染管理办法》等。行业规范和规章制度包括《医院感染管理规范》《医疗机构消毒技术规范》《无菌技术操作规程》《医院消毒卫生标准》《医院消毒隔离制度》《医院感染监测制度》《医院感染爆发报告制度》《消毒灭菌监测制度》《一次性医疗用品的管理制度》《医疗废物分类目录》《医院污水处理制度》等。

（三）落实医院感染管理措施，阻断感染链

采取措施控制感染源、切断传播途径和保护易感人群。

1. 改进医院建筑与布局　为防止细菌的扩散和疾病的蔓延，对传染病房、超净病房、手术室、监护室、观察室、探视接待室、供应室、洗衣房、营养室等，在设备与布局上都应有特殊的要求。如医院门诊患者的就诊流程设置合理，使就诊人员单向流动。

2. 做好控制医院感染的措施　加强手术室、ICU、产房、消毒供应室、导管室、门急诊等重点部门的消毒管理；切实做好清洁、消毒、灭菌工作，以清除物体表面或环境的病原体，并加强消毒灭菌的效果检测工作；做好洗手技术、无菌技术及隔离技术的监督检测工作。

3. 采取合理的诊断治疗方法　合理使用抗生素，对应用免疫抑制剂等易感患者采取相应的保护措施。

（四）加强医务人员医院感染知识教育

预防和控制医院感染的有效措施之一就是对医院各级各类医务人员、工勤人员、患者、探视人员进行医院感染知识的教育。

1. 医院感染防控知识应纳入岗位规范化培训和考核中，医护人员定期参加预防与控制感染相关知识的培训，严格掌握医院感染诊断标准和医院感染专业知识。

2. 医护人员应严格执行各项诊疗技术操作规程，加强手的清洁与消毒。

3. 加强自我防护，严格执行标准预防制度，杜绝医务人员医院感染的发生。

第二节　清洁、消毒、灭菌

清洁、消毒、灭菌是有效预防与控制医院感染的关键措施之一，包括医院环境的清洁和消毒，诊疗器械、药物等的消毒和灭菌。

一、基本概念

清洁（cleaning）是指用清水、去污剂和机械洗刷等物理方法清除物体表面的有机物、无机物和可见污染物的过程，目的是去除和减少微生物数量而非杀灭微生物。适用于医院地面、墙壁、家具、医疗护理用具等物体表面的处理，也是物品消毒、灭菌前的必要步骤。常用的清洁方法有水洗、清洁剂清洗、机械去污和超声清洗等。

消毒（disinfection）是指用物理、化学或生物的方法清除或杀灭传播媒介上病原微生物，使其达到无害化的处理。

灭菌（sterilization）是指用物理或化学的方法清除或杀灭传播媒介上的一切微生物，包括致

病和非致病微生物及细菌芽孢和真菌孢子的过程。灭菌方法被广泛应用于医疗护理工作的各个环节。

二、消毒、灭菌的方法

消毒灭菌法分物理消毒灭菌法和化学消毒灭菌法两大类。物理消毒灭菌法是采用干热、湿热或辐射等物理方式来清除或杀灭病原微生物的方法；化学消毒灭菌法是利用液体或气体的化学消毒剂来清除或杀灭病原微生物的方法。由于每种方法都有其优点和局限性，使用中应根据所用设备的类型和实际的消毒灭菌效果、物品的性质与病原微生物的种类和数量选择合适的消毒灭菌方法。

（一）物理消毒灭菌法

1. 机械除菌法　指用机械方法，如冲洗、刷、擦、扫、抹、铲除和过滤等方法，除掉物体表面、水中、空气中、人畜体表的有害微生物。这种方法虽不能杀灭病原微生物，但可大大减少其数量和引起感染的机会，且简单、方便、实用、花费少。现代化医院的手术室、ICU、保护性隔离室等的空气净化常采用层流通风和过滤除菌法。层流通风是使室外空气通过孔隙＜0.2μm的高效过滤器，采用垂直或水平的气流方法，以均匀的速度输送到室内，通过回风口把空气带出房间，使室内空气中的尘粒和微生物随气流排出房间。过滤除菌法可除掉0.5～5μm的尘埃。

2. 热力消毒灭菌法　热力消毒灭菌（heat disinfection sterilization）是应用最早、效果可靠、使用最广泛的方法。其杀灭微生物的机制主要是利用热力作用破坏微生物的蛋白质、核酸、细胞壁和细胞膜，从而导致其死亡。

常用的热力消毒灭菌法有干热法和湿热法两种。干热法是通过空气导热，导热较慢；而湿热法是通过水蒸气及空气导热，导热快，穿透力强。因此干热灭菌所需要的温度比湿热高，灭菌所需要的时间较湿热长。

（1）干热消毒灭菌法

1）燃烧灭菌法（burning sterilization）：是一种简单、迅速、彻底的灭菌法。包括：①焚烧：适用于污染的废弃物、病理标本、带脓性分泌物的敷料和纸张及医疗垃圾等，可直接投入点燃的焚烧炉内焚烧。②烧灼：即直接用火焰灭菌。常用于微生物实验室接种环的消毒灭菌，也适用于某些金属器械、搪瓷类物品急用时。金属器械可放在酒精灯火焰上烧灼20秒；搪瓷碗或盆可倒入95%乙醇少许，慢慢转动盆边，使乙醇分布均匀，点火燃烧直至熄灭。

燃烧法注意事项：①远离易燃、易爆物品如氧气筒、汽油等，以确保安全。②锐利刀剪禁用此法以免锋刃变钝。③燃烧过程中不得添加乙醇。

2）干烤灭菌法（dry-heat sterilization）：将器具放入特制的烤箱内进行灭菌。适用于耐高温、不耐湿的物品，如油剂、粉剂、玻璃器皿、金属制品等的灭菌，不适用于塑料制品、纤维织物等物品的灭菌。灭菌所需的时间、温度应根据待灭菌物品的性质来决定。一般为箱温控制在160℃，时间2小时；箱温170℃，时间1小时；箱温180℃，时间30分钟。

干烤灭菌注意事项：①物品干烤前应清洗干净。②干烤时注意物品包装不宜过大，体积不超过10cm×10cm×20cm。③放物量不超过烤箱内腔高度的2/3，物品禁止与烤箱壁或烤箱底直接接触。④灭菌时间从烤箱内温度达到要求时算起。⑤灭菌结束后当烤箱内部温度降至40℃以下再打开烤箱。

（2）湿热消毒灭菌法

1）煮沸消毒法（boiling　disinfection）：是应用最早的消毒方法之一，其操作简便，不需特殊设备且效果可靠，可用于食具、搪瓷类、金属类、玻璃类、橡胶类等耐热、耐湿物品的消毒。在煮沸消毒前应将物品刷洗干净，再将其完全浸没水中，水沸后开始计时。在1个大气压下，水温达100℃后，煮沸5～10分钟可以杀灭细菌的繁殖体，达到消毒效果，煮沸15分钟即可杀灭多数细菌的芽孢。

注意事项：①煮沸消毒前，物品必须刷洗干净。②物品不宜放置过多，一般不超过消毒容器容量的3/4；物品要全部浸入水中，水面应至少高于物品最高处3cm；大小相同的盆、碗不能重叠，器械的轴节或盖打开后放入水中；空腔导管需先在腔内灌满水。③根据物品性质决定放入水的时间：玻璃器皿冷水放入，橡胶制品水沸后放入。④消毒所需时间应从水沸后算起，若中途加入物品，则需要等水沸后重新计时。⑤高山地区，由于气压低、沸点也低，应延长消毒时间，一般海拔每增高300m，应延长消毒时间2分钟。⑥煮沸消毒金属器皿时，在水中加入碳酸氢钠配成1%～2%的溶液，其沸点可达到105℃，除增加杀菌效果外，还有防锈去污作用。⑦消毒后应将物品及时取出，置于无菌容器内。

2）压力蒸汽灭菌法（autoclave sterilization）：是热力灭菌中使用最普遍、效果最可靠的一种方法。主要利用饱和蒸汽在一定压力下释放的潜热杀灭一切细菌繁殖体、芽孢和病毒，具有快速杀灭微生物、灭菌循环过程短且容易控制和检测、不破坏环境、无毒性残留物等优点。常用于各类器械、敷料、搪瓷类、橡胶、玻璃制品等耐高温、耐高压、耐潮湿物品的灭菌，不适用于凡士林等油类和滑石粉等粉剂的灭菌。目前医院使用的压力灭菌器分为下排气式或预真空式压力蒸汽灭菌器。

下排气式压力蒸汽灭菌器：利用重力置换原理和冷热空气的比重差异，热蒸汽在灭菌器中从上而下将冷空气自底部排气孔排出，由饱和蒸汽取代冷空气，利用蒸汽释放的潜热使物品灭菌。但这种方式如果排气不彻底，会残留少量冷空气影响灭菌效果。下排气式压力蒸汽灭菌器压力升至102.9kPa，温度121℃，20～30分钟可达灭菌目的。下排气式压力蒸汽灭菌器分为手提式压力蒸汽灭菌器、卧式（或立式）压力蒸汽灭菌器。手提式压力蒸汽灭菌器是一种便于移动和携带的小型灭菌器，使用方便，适用于无菌物品用量少的基层医疗单位，如学校医务室、诊疗所等。

预真空式压力蒸汽灭菌器：用特制的真空泵将灭菌器内部抽成真空，使其形成2.0～2.7kPa的负压，再输入热蒸汽，蒸汽可迅速穿透至物品内部进行灭菌。由于灭菌器内的冷空气排除彻底且为负压，温度可达132℃～134℃、压力可提高到205.8kPa，因此只需4分钟即可灭菌。此种灭菌方法冷空气排除彻底，灭菌周期短，工作效率高，灭菌效果可靠，在临床应用较多。预真空式压力蒸汽灭菌器多为卧式，也有小型台式。预真空式压力蒸汽灭菌器按抽真空的方法不同分为两种类型，一类是一次抽真空法，另一类是脉动真空法。脉动真空法因采用多次抽真空方法，灭菌效果更可靠。

快速压力蒸汽灭菌法适用于对少量、应急物品的快速灭菌，一般灭菌时要求物品裸露。灭菌器分为下排式、预真空和正压排气3种，其灭菌时间和温度与灭菌器种类、是否带孔有关。

压力蒸汽灭菌法注意事项：①灭菌前物品必须清洗干净并擦干或晾干。②灭菌物品包装大小要适宜：灭菌包裹不宜过大，器械包的重量＜7kg，敷料包的重量＜5kg；下排式灭菌包体积不可超过30cm×30cm×25cm，预真空灭菌包体积不可超过30cm×30cm×50cm。③灭菌器内物品放置合理：物品应保持适当间隔并避免与锅壁上方和左右两侧接触，易于滞留水分的物品应放在灭菌器内的边缘区；尽量将同类物品放在一起灭菌，若必须将不同类放在一起，以最难达到的灭菌物品所需的温度和时间为准。装载时布类物品在上，金属、搪瓷类物品在下，以免蒸汽遇冷变成冷凝水滴，致使包裹潮湿，影响灭菌效果。有孔的容器灭菌前应将筛孔打开，以利于蒸汽进

入，灭菌完毕迅速将孔关闭。④操作时严格遵守操作规程，随时观察灭菌器压力和温度情况。⑤被灭菌物品应待干燥后才能取出备用。⑥做好灭菌效果监测。

压力蒸汽灭菌效果的监测：监测方法包括物理监测法、化学监测法和生物监测法。①物理监测法：又称工艺监测，每次灭菌时应连续监测并记录灭菌时的压力、温度、时间等参数，温度波动范围应在3℃以内，时间为能满足最低灭菌时间要求，同时记录所有临界点的时间、温度和压力值，结果应符合灭菌要求。其中，温度监测是借助留点温度计进行，将留点温度计放入需灭菌物品的包内或灭菌器内的中心位置，待灭菌后检查读数是否达到灭菌所要求的温度。②化学监测法：通过化学指示物受热后呈现的颜色变化来判断灭菌是否合格，是临床广泛使用的常规监测手段。目前化学指示剂有化学指示卡（121℃、132℃化学指示卡）（图3–1）、化学指示胶带（图3–2）和B–D指示图。化学指示卡用于灭菌包中心情况监测，化学指示胶带用于灭菌包表面的监测。灭菌前将化学指示卡置于待灭菌包裹的中心位置，化学指示胶带粘贴在需要灭菌物品的包装外面，如化学指示卡、指示胶带颜色改变均符合灭菌要求，则表示灭菌合格。B–D试验是用于预真空压力蒸汽灭菌器空气排除效果的监测，监测灭菌器内是否有冷空气残留，每次灭菌前均应进行。③生物监测法：是利用生物指示物经压力蒸汽灭菌处理后，再检验细菌芽孢存活情况，以判断灭菌效果，应每周监测1次。常用对热耐受较强的非致病性嗜热脂肪杆菌芽孢作为指示剂，生物指示剂有芽孢悬液、芽孢菌片（常用）和菌片与培养基混合的指示管。灭菌前将菌片分别放于标准试验包的中心部位，放于灭菌器内，待灭菌完毕，用无菌镊子将其取出并放入溴甲酚紫葡萄糖蛋白胨水的无菌培养基内，在56℃温箱中培养1周，培养基不变色提示全部菌片无细菌生长，表示灭菌合格。

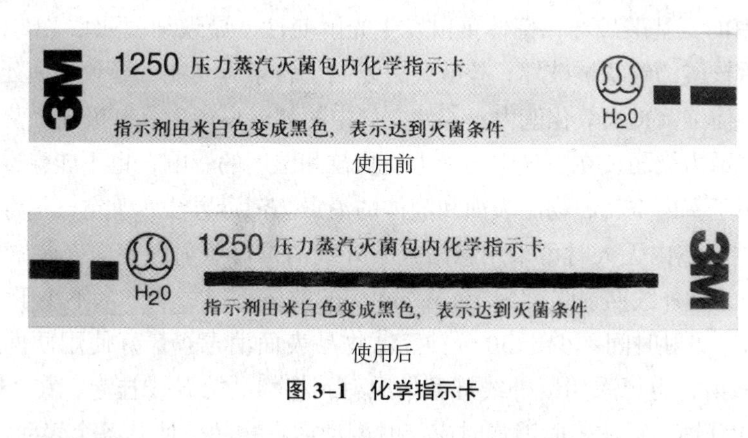

图3–1　化学指示卡

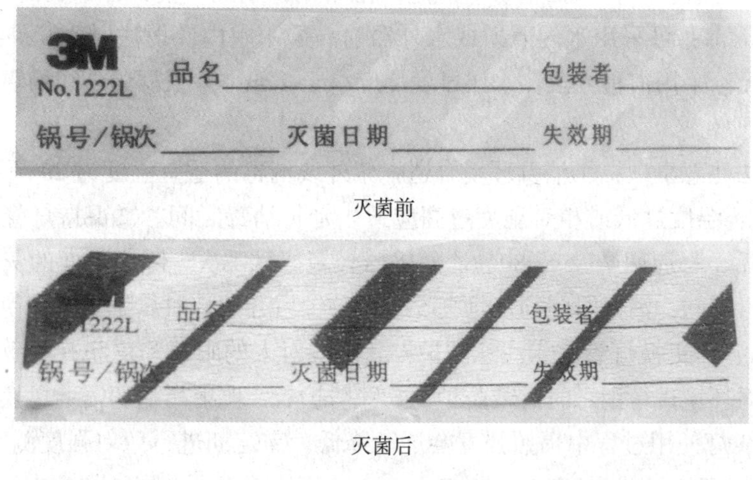

图3–2　化学指示胶带

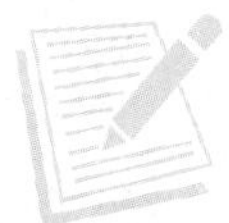

3）低温蒸汽消毒法（low temperature steam disinfection）：是用较低温度杀灭物品中的病原菌或特定微生物。将温度控制在 73 ～ 80℃范围内，时间持续 10 ～ 15 分钟，即可杀灭大多数的致病微生物，达到消毒目的。临床主要用于不耐高热物品，如内镜、麻醉用具、塑料制品等的消毒。用于乳类、酒类消毒时，又称巴氏消毒法。

4）流通蒸汽消毒法（flowing steam disinfection）：在常压下用 100℃左右的水蒸气消毒，消毒时间应从水沸后产生水蒸气开始计时，一般持续 15 ～ 30 分钟，可达消毒目的，常用于餐具、茶具等的消毒。

3. 辐射消毒法 主要利用紫外线的杀菌作用，使细菌菌体蛋白质发生光解、变性，最终导致细菌死亡，达到消毒目的。

（1）日光曝晒法（sunshine disinfection） 利用日光紫外线、干燥和热力的作用，起到消毒目的。主要用于床垫、被褥、毛毯、衣服、书籍等的消毒。通常将物品放在日光下曝晒 6 小时，2 小时翻动一次，使被晒物各面都能直接受到日光照射。

（2）紫外线消毒法（ultraviolet disinfection） 紫外线灯的光源装置主要是石英低压汞灯，电流通过时使汞蒸汽辐射出紫外线光波，紫外线属电磁波辐射，其波长范围是 200 ～ 275nm，杀菌作用最强的波段是 250 ～ 270nm。紫外线灯有普通直管热阴极低汞压紫外线消毒灯、高强度紫外线消毒灯、低臭氧紫外线灯、高臭氧紫外线消毒灯四种，目前医院消毒多使用功率为 30W 和 40W 的低臭氧紫外线灯管；紫外线消毒器有紫外线空气消毒器、紫外线表面消毒器、紫外线消毒箱三种。

紫外线可杀灭多种微生物，包括杆菌、病毒、真菌、细菌繁殖体、芽孢等。其作用机理为：①使菌体蛋白质中的氨基酸破坏，菌体蛋白发生光解变性，导致细菌死亡。②细菌核酸的 DNA 受到紫外线照射后核酸的碱基被破坏，核酸失去复制、转录等功能，导致细菌死亡。③降低菌体内氧化酶的活性，使细菌丧失氧化能力。④使空气中的氧电离产生具有极强杀菌作用的臭氧。

由于紫外线穿透力极弱，在空气中会受尘埃颗粒和湿度的影响，也不能穿透固体、玻璃、纸张，因而主要适用于室内空气、物品表面和液体的消毒。消毒方法：①空气消毒：室内有人时选紫外线空气消毒器，室内无人时可采用悬吊式紫外线消毒灯照射。室内安装紫外线灯（30W 紫外线灯，在 1m 处的紫外线照射强度＞ $70\mu W/cm^2$）的数量平均每立方米不小于 1.5W，有效照射距离不应超过 2m，照射时间不少于 30 分钟。②物品表面消毒：最好使用便携式紫外线表面消毒器近距离移动照射，也可采用紫外线灯悬吊照射，将物品摊开或挂起，在 25 ～ 60cm 距离内直接照射 20 ～ 30 分钟。物体表面消毒时应定时翻动消毒物品，使其各个表面均受到直接照射。③水或其他液体消毒：可采用水内照射或水外照射。采用水内照射法时，紫外线光源应装有石英玻璃保护罩。无论采用何种方法，水层厚度均应小于 2cm，并根据紫外线的辐照强度确定水流速度。

紫外线消毒法注意事项：①消毒环境合适：紫外线消毒的适宜温度为 20 ～ 40℃，相对湿度为 40% ～ 60%，若温度过低或相对湿度过高应适当延长消毒时间。②保持灯管清洁：灯管壁表面保持清洁、无垢，每周用 75%～ 80% 乙醇棉球轻轻擦拭 1 次，除去上面的灰尘和污垢。③正确计算和记录消毒时间：消毒时间须从灯亮 5 ～ 7 分钟后开始计时。记录灯管使用时间，使用时间超过 1000 小时，需更换灯管。④注意防护：紫外线对人的眼睛和皮肤有刺激，可引起紫外线眼炎或皮炎，故对环境进行消毒时需戴防护镜，穿防护衣，照射后病房需通风换气。⑤定期监测灭菌效果：紫外线灯使用过程中辐照强度会逐渐降低，需定期进行照射强度测定。普通 30W 直管型紫外线灯新灯管的辐照强度应≥ $90\mu W/cm^2$，使用中辐照强度应≥ $70\mu W/cm^2$。辐照强度＞

80μW/cm²，需每半年检测 1 次，照射强度＜ 70μW/cm² 需更换灯管。30W 高强度紫外线灯的辐照强度应≥ 180μW/cm²。

紫外线消毒效果的监测：①物理监测法：用紫外线辐射照度计测定灯管辐射强度，开启紫外线灯 5 分钟后，将仪器探头置于紫外线灯下正中垂直 1 米处，仪表稳定后即显示出该点所受紫外线照射的强度。②化学监测法：利用化学指示卡检测紫外线的照射强度，开启紫外线灯 5 分钟后，将光敏涂料的指示卡放在紫外线灯下正中垂直距离 1 米处，照射 1 分钟，观察指示卡色块颜色，与标准色块比较，读出照射强度。③生物监测法：应用标准菌片在紫外线消毒后，通过计算杀菌率来判断紫外线消毒效果，一般每月 1 次。

（3）臭氧消毒法（ozone disinfection）　臭氧灭菌灯内的臭氧发生管通电后能将空气中的氧气转换成高纯度臭氧，可杀灭细菌繁殖体、病毒、芽孢、真菌。主要用于空气、物品表面的消毒，目前医院床单位消毒多采用该方法。臭氧在常温下为强氧化气体，稳定性极差，容易爆炸；臭氧对人体有毒，空气消毒时人员必须离开，消毒结束后 20 ～ 30 分钟方可进入。

4. 电离辐射灭菌法（ionizing radiation sterilization）　又称冷灭菌，是利用放射性核素 ^{60}Co 发射高能 γ 射线或电子加速器产生的高能电子束进行辐射灭菌，能穿透物品，杀死一切微生物，具有广谱灭菌作用。具有穿透力强、不受包装形式限制、灭菌速度快等优点，因不使物品升温，主要适用于不耐热物品的灭菌，如精密医疗器械、一次性医用塑料制品（注射器、输液器、输血器）、药物、食品、工业产品、生物医学制品等。但因辐射灭菌受到设备、条件、专业知识的限制，因此仅适用于大规模生产厂家的消毒灭菌处理。

5. 微波消毒法（microwave disinfection）　微波是频率高、波长短的电磁波，在电磁波的高频交流电场中，细菌体内的蛋白质、核酸等高速旋转、振动，使细菌蛋白质、核酸变性死亡。微波可穿透布、纸、玻璃、陶瓷、塑料等物质，有节能、作用快速、无环境污染等优点，目前医院多用于餐具、食品和药品及耐热非金属器械的消毒。

微波消毒灭菌时注意：①水是微波的强吸收介质，可提高消毒效果，对干燥物品应事先加湿处理。②微波无法穿透金属面，因此不能用金属器皿盛装消毒物品。③加强防护，防止微波对人体伤害，应关好微波器具门后消毒，以防止微波的泄漏等。

6. 过氧化氢低温等离子体灭菌法　过氧化氢低温等离子体灭菌法使用过氧化氢为灭菌介质，其气态分子在真空条件下被特定电磁波激发形成低温等离子体，使器械表面附着的微生物灭活，达到对器械灭菌的目的。可用于不耐热、不耐湿的物品，如电子仪器、光学仪器等的灭菌。灭菌参数：过氧化氢作用浓度 >6mg/L，灭菌腔壁温度 45 ～ 65℃，灭菌周期 28 ～ 75 分钟。

过氧化氢低温等离子体灭菌法使用注意事项：①物品在灭菌前必须清洁干燥，用专用灭菌袋或无纺布包装；②物品装量不超过灭菌腔容积的 2/3，不能重叠放置物品；③能吸收水分的吸湿材料如木质器械、棉织物、纱布等不能使用该法灭菌。

（二）化学消毒灭菌法

化学消毒灭菌法是利用液体或气体的化学药物涂、擦、拭、浸泡或熏蒸等方式作用于微生物，引起微生物代谢障碍，或使蛋白质凝固变性，或使细胞膜的通透性改变引起细胞破裂、溶解，以达消毒或灭菌目的。

1. 化学消毒剂的使用原则

（1）坚持合理使用的原则，能不用时则不用，必须用时则尽量少用，能采用物理方法消毒灭菌的，尽量不用化学消毒灭菌法。

（2）根据物品的性能和微生物特性选用恰当的消毒剂。

（3）使用时严格掌握消毒剂的有效浓度、消毒时间和使用方法。

（4）器械物品在消毒前先洗净、擦干，浸泡消毒时物品的轴节分开，管腔内灌满药液，并使物品全部浸入液面下，保证消毒灭菌的效果。

（5）消毒液中不能放置纱布、棉球等物，以免因其吸附消毒液而降低消毒效力。

（6）消毒液应定期更换，易挥发的随时将瓶盖盖严，并定期检测、调整浓度。

（7）消毒灭菌后的物品需用无菌生理盐水冲洗后再使用。

（8）熟悉消毒剂的毒副作用，做好工作人员的防护。

2. 化学消毒剂的使用方法

（1）浸泡法（immersion） 将物品洗净擦干，浸泡在规定浓度的消毒液中，在一定时间内达到消毒灭菌作用。常用于耐湿、不耐高温物品的消毒与灭菌。

（2）擦拭法（rubbing） 用规定浓度的消毒剂擦拭被污染物品表面或皮肤，达到消毒作用。常用于墙壁、厕所、家具及皮肤等的消毒，如可用含氯消毒液擦拭床旁桌、地面等。

（3）喷雾法（nebulization） 在规定时间内将一定浓度的消毒剂用喷雾器均匀喷洒在空间和物品表面进行消毒灭菌。常用于地面、墙壁、空气等的消毒。

（4）熏蒸法（fumigation） 在密闭空间内将一定浓度的消毒剂加热或加入氧化剂，使其产生气体，在规定时间内进行消毒灭菌。常用于手术室、病室的空气消毒，以及不耐高温、湿热的精密仪器的消毒，也可在密闭容器内用熏蒸法对血压计、听诊器及传染病患者用过的票证等污染物品进行消毒灭菌。

3. 化学消毒剂的种类 根据化学消毒剂对微生物杀灭作用的强弱，消毒剂可分为4类。

（1）灭菌剂（sterilant） 指可杀灭一切微生物，包括细菌繁殖体、芽孢、病毒、真菌及其孢子，使物品达到灭菌要求的制剂。如甲醛、戊二醛、过氧乙酸、环氧乙烷等。

（2）高效消毒剂（high-efficacy disinfectant） 指可杀灭一切细菌繁殖体、病毒、真菌及其孢子，并对细菌芽孢有显著杀灭作用的制剂。如部分含氯消毒剂等。

（3）中效消毒剂（intermediate-efficacy disinfectant） 指可杀灭除细菌芽孢以外的细菌繁殖体、真菌、病毒等微生物的制剂。如醇类、碘类、部分含氯消毒剂。

（4）低效消毒剂（low-efficacy disinfectant） 指能杀灭细菌繁殖体、亲脂病毒的制剂。如新洁尔灭、洗必泰、氯已定等。

应根据消毒的对象、要求达到的消毒水平及可能影响消毒功效的各因素选择最适宜、最有效的消毒剂。

4. 化学消毒剂使用效果的影响因素 化学消毒剂的有效浓度、消毒过程中应维持的酸碱度、温度和相对湿度、消毒时间、消毒物品的有机物质污染程度、微生物的种类及其抗药性等都影响消毒液的效果。

5. 临床常用的化学消毒剂（表3-1）

表 3-1　常用的化学消毒剂

消毒剂名称	消毒水平	作用原理	使用范围	注意事项
戊二醛（glutaraldehyde）	灭菌	与微生物的蛋白质反应，使之灭活	①适用于不耐热医疗器械、器具与物品的消毒与灭菌 ②使用前加入 0.3% 碳酸氢钠，调节 pH 值至 7.5 ～ 8，浓度为 2% ～ 2.5% ③常用浸泡法，灭菌需 10 小时，消毒需 10 ～ 30 分钟	①应密封、避光，置于阴凉、干燥、通风处保存 ②定期测定浓度，每 2 周更换消毒液 1 次，浸泡金属类器械时加入 0.5% 亚硝酸钠防锈 ③灭菌后以无菌方式取出，使用前无菌蒸馏水冲洗 ④对皮肤黏膜有刺激性，对人体有毒性，在通风良好处配制、使用，做好个人防护
环氧乙烷（ethylene oxide）	灭菌	低温为无色液态，超过 10.8 ℃为气态。与菌体蛋白结合，干扰微生物酶的正常代谢，使之死亡	①适用于不耐高温、湿热如精密仪器、化纤织物、塑料制品等的灭菌 ②环氧乙烷灭菌器：大型一般用于处理大量物品的灭菌；中型一般用于一次性使用诊疗用品的灭菌；小型多用于医疗卫生部门处理少量医疗器械和用品。按照环氧乙烷灭菌器生产厂家的操作说明和指导手册，根据物品种类、包装大小、装载量与方式不同，选择适宜的温度、浓度和时间等灭菌参数	①易燃易爆，置阴凉通风、无火源处，贮存温度＜ 40℃，相对湿度 60% ～ 80% ②有一定毒性，必须在密闭的环氧乙烷灭菌器内进行灭菌，并做好个人防护 ③灭菌前需彻底清洗干净，因为环氧乙烷难以杀灭无机盐中的微生物，因此不可用生理盐水清洗 ④灭菌后须清除环氧乙烷残留后方可使用 ⑤每次灭菌后需进行效果监测及评价
过氧乙酸（peracetic acid）	灭菌	能产生新生态氧，使菌体蛋白氧化，使细菌死亡	①适用于一般物品表面、食具、空气及耐腐蚀医疗器械的消毒灭菌 ②一般物品表面消毒：0.1% ～ 0.2% 溶液喷洒或浸泡 30 分钟；食品用工具、设备消毒：0.05%（500mg/L）过氧乙酸喷洒或浸泡 10 分钟；空气消毒：0.2% 过氧乙酸喷雾 60 分钟或 15% 溶液按 $7mL/m^3$ 加热熏蒸 2 小时；耐腐蚀医疗器械的高水平消毒：0.5% 过氧乙酸冲洗 10 分钟	①稳定性差，应密闭贮存于通风、阴凉、避光处，防高温引起爆炸，远离可燃物质 ②定期检测其浓度，如原液低于 12% 禁止使用 ③易氧化分解而降低杀菌力，宜现用现配 ④浓溶液有刺激性和腐蚀性，一般物品表面、食品用工具和设备消毒后应用清水冲洗去除残留消毒剂；空气消毒后应及时通风换气；耐腐蚀医疗器械消毒后需用无菌水冲洗，去除残留消毒剂 ⑤对皮肤黏膜有一定刺激性，配制时可戴口罩和橡胶手套，加强个人防护
福尔马林（formalin）（37% ～ 40% 甲醛溶液）	灭菌	使菌体蛋白变性，酶失去活性	①适用于不耐高温且易腐蚀的医疗器械的灭菌 ②常用低温甲醛蒸汽灭菌法	①必须在密闭的灭菌箱中进行，不可采用自然挥发法 ②有致癌作用，不宜用于室内空气消毒 ③对人有一定的毒性和刺激性，消毒后应去除残留甲醛气体

续表

消毒剂名称	消毒水平	作用原理	使用范围	注意事项
含氯消毒液（常用的有漂白粉、漂白粉精、优氯净、氯氨T等）	高、中效	在水溶液中可释放出有效氯，破坏细菌酶的活性而致其死亡	①适用于餐具、水、地面、墙壁及物品表面消毒 ②常用消毒方法：浸泡、擦拭、喷洒及干粉消毒法 ③对细菌繁殖体污染的物品，用含有效氯500mg/L的消毒液浸泡或擦拭10分钟以上；被乙肝病毒、结核杆菌、细菌芽孢污染的物品用含有效氯2000～5000mg/L的消毒液浸泡或擦拭30分钟以上；如用喷洒法，有效氯的含量、消毒时间均要加倍；排泄物用有效氯10000mg/L的含氯消毒剂干粉加入其中搅拌后作用2～6小时；医院污水用有效氯50mg/L的消毒液加入其中搅拌均匀，作用2小时后排放	①粉剂应于阴凉避光、防潮处密封保存，水溶液密闭保存在阴凉避光处 ②配制的溶液性质不稳定，应现配现用，定期更换 ③有腐蚀及漂白作用，不应用于有色织物及油漆家具的消毒 ④消毒后的物品应及时用清水冲净 ⑤配制时做好个人防护，应戴口罩、手套
酸性氧化电位水	高效	以高氧化还原电位为主，以次氯酸、pH、活性氧、活性氯为辅的综合效果，破坏细菌酶的活性，使菌体蛋白凝固变性	①适用于手工清洗后不锈钢和其他非金属材质器械、器具和物品灭菌前的消毒及物体表面、内镜的消毒 ②酸性氧化电位水有效氯含量（60±10）mg/L，手工清洗后的器械、器具消毒：用酸性氧化电位水流动冲洗浸泡消毒2分钟，净水冲洗30秒；物品表面消毒：擦洗浸泡10～15分钟，内镜冲洗消毒按说明书进行	①应先彻底清除器械、器具和物品上的有机物，再进行消毒处理 ②酸性氧化电位水对光敏感，有效氯浓度随时间延长而下降，宜现制备现用；储存应选用避光、密闭、硬质聚氯乙烯材质制成的容器，室温下贮存不超过3天 ③每次使用前，应在出水口处分别检测pH和有效氯浓度，检测数值应符合指标要求 ④对铜、铝等非不锈钢的金属器械、器具和物品有一定腐蚀作用，应慎用 ⑤长时间排放可造成排水管路的腐蚀，故应每次排放后再排放少量碱性还原电位水或自来水
碘伏（iodophor）	中效	破坏细菌胞膜的通透性屏障	①用于手、皮肤、黏膜和伤口的消毒。 ②外科手消毒用碘伏消毒液原液擦拭揉搓至少3分钟；手术及注射部位皮肤消毒用碘伏消毒液原液涂擦2～3遍，作用2分钟；黏膜冲洗用含有效碘250～500mg/L的碘伏稀释液直接冲洗	①应放置于阴凉避光处，干燥密闭保存 ②皮肤消毒后无须乙醇脱碘 ③对二价金属制品有腐蚀性，不做相应金属制品的消毒 ④对碘过敏者慎用

续表

消毒剂名称	消毒水平	作用原理	使用范围	注意事项
碘酊（iodine tincture）	中效	使细菌蛋白氧化变性	①适用于手术、注射部位皮肤消毒 ②消毒部位皮肤用碘酊原液擦拭2遍以上，待干后用70%～80%乙醇擦拭脱碘，作用时间为1～3分钟	①应放置于阴凉避光处，干燥密闭保存 ②对二价金属制品有腐蚀性，不做相应金属制品的消毒 ③刺激性较强，不能用于黏膜的消毒 ④对碘、乙醇过敏者慎用
乙醇（alcohol）	中效	使菌体蛋白凝固变性，干扰细菌的代谢而致其死亡。但乙醇对肝炎病毒及芽孢无效	① 70%～80%溶液可作为消毒剂，适用于手和皮肤消毒，也可用于医疗器械及精密仪器的表面消毒 ② 95%溶液可用于燃烧灭菌 ③皮肤和物体表面消毒：将消毒液擦拭皮肤或物品表面2遍，作用3分钟	①易挥发，需加盖保存，保持浓度≥70% ②不适于空气消毒及医疗器械的消毒灭菌；不宜用于脂溶性物体表面的消毒 ③易燃，禁明火 ④有刺激性，不宜用于黏膜与创面的消毒 ⑤对乙醇过敏者慎用
季铵盐类苯扎溴铵（benzalkonium bromide）	低效	阳离子表面活性剂，能吸附带阴离子的细菌，破坏细胞膜，使蛋白质变性，还可破坏细菌酶的活性，导致菌体自溶死亡	①用于手、皮肤、黏膜、物品表面的消毒 ②手的卫生消毒：用含量为1000mg/L（手部污染时含量为2000mg/L）的消毒溶液擦拭或浸泡1分钟 ③皮肤、黏膜消毒：用含量为400～1000mg/L的消毒溶液冲洗或用500～2000mg/L的消毒液擦拭或浸泡，时间均为2～5分钟；皮肤表面的小伤口消毒：1000mg/L的消毒液涂擦或冲洗1～5分钟 ④物品表面消毒：用含量为1000～2000mg/L消毒液擦拭或浸泡15～30分钟	①不能与肥皂或其他阴离子洗涤剂同用，也不能与碘或过氧化物同用 ②存在有机物时会降低消毒效果，应加大消毒液的浓度或延长作用时间 ③高浓度原液可造成严重的角膜及皮肤、黏膜灼伤，操作时须加强防护
胍类消毒剂氯己定（chlorhexidine）	低效	破坏菌体细胞膜的酶活性，使胞浆膜破裂死亡	①用于手、皮肤、黏膜的消毒 ②浓度≥2g/L氯己定乙醇溶液擦拭皮肤2遍，时间遵循产品使用说明 ③浓度≥2g/L氯己定水溶液冲洗黏膜和创面	①密闭存放于避光、阴凉、干燥处 ②肥皂、洗衣粉等阴离子表面活性剂可降低其消毒效果，不能同用 ③待消毒物品应洗净，有污垢的物品不宜使用此法消毒

三、医院清洁、消毒、灭菌工作

医院清洁、消毒、灭菌工作是指根据一定的原则、规范对医院环境、各类用品、医疗垃圾、患者分泌物及排泄物等进行消毒处理的过程，目的是最大限度地减少医院感染的发生。

（一）医院用品危险性分类

医院用品的危险性是指物品污染后对人体造成危害的程度。1968年，E.H.Spaulding将其分

为3类。

1. 高度危险性物品　指穿过皮肤、黏膜进入无菌组织或器官内部的器械，或与破损组织、皮肤黏膜密切接触的物品。如手术器械和物品、注射针头、输液和输血器材、心导管和导尿管、脏器移植物、透析器、各种硬式内镜（如腹腔镜、膀胱镜、胸腔镜和关节镜等）及活体组织钳等。

2. 中度危险性物品　指仅与完整皮肤、黏膜相接触，不进入无菌组织内的物品。如体温计、压舌板、呼吸机管道、胃镜、肠镜、喉镜、麻醉设备、阴道镜、避孕环等。

3. 低度危险性物品　指仅直接或间接地与完整的皮肤相接触，不接触黏膜，不进入人体组织的物品。如听诊器、血压计袖带、毛巾、衣被、便盆、拐杖、床档及床旁桌等。

（二）医院消毒、灭菌方法的分类

医院消毒灭菌方法众多，根据其对微生物的杀灭能力及消毒因子的浓度、强度和作用时间等，将医院消毒灭菌方法分为四个作用水平。

1. 灭菌法　是指可以杀灭一切微生物，达到无菌状态的方法。包括热力灭菌、电离辐射灭菌、微波灭菌等物理灭菌方法，以及使用环氧乙烷、戊二醛、过氧乙酸、甲醛等灭菌剂进行的化学灭菌方法。

2. 高水平消毒法　是指能杀灭一切细菌繁殖体（包括结核分枝杆菌）、病毒、真菌及其孢子和多数细菌芽孢的消毒方法。包括热力、微波、臭氧和紫外线等物理消毒方法，以及过氧乙酸、过氧化氢、含氯消毒剂等进行的化学消毒方法。

3. 中水平消毒法　是指可以杀灭除细菌芽孢以外的各种病原微生物的消毒方法。包括流通蒸汽消毒法，以及碘类、醇类、复方氯己定和复方季铵盐类消毒剂进行消毒的方法。

4. 低水平消毒法　是指只能杀灭细菌繁殖体（结核分枝杆菌除外）和亲脂病毒的消毒方法。包括刷洗、通风换气等机械除菌法，以及胍类（氯己定、洗必泰等）、金属离子消毒剂等化学消毒方法。

（三）医院消毒、灭菌方法选择的原则

为了预防和控制医院感染，医院清洁、消毒和灭菌工作必须严格遵守消毒程序，凡是接触过患者的器械和物品均应采取先预消毒再清洗，再按照以下方法选择合理的消毒灭菌方法。

1. 根据消毒物品的性质选择消毒灭菌的方法　原则是既要保护消毒物品，又要充分发挥消毒方法的作用。

（1）*耐湿、耐高温物品和器材*　应首选压力蒸汽灭菌法；耐高温的玻璃制品、干粉类和油剂类可选用干热灭菌法。

（2）*不耐湿、不耐高温和贵重仪器*　可选择过氧化氢等离子体灭菌或甲醛、环氧乙烷等化学灭菌剂进行气体熏蒸消毒和灭菌。

（3）*手术刀片、剪、缝合针等金属器械*　此类金属器械因进入人体组织，必须达到绝对无菌状态，但又要保持其锋利，可选择腐蚀性小的灭菌剂浸泡灭菌，同时注意防锈。

（4）*物体表面*　对物体表面消毒时，要考虑物体表面性质，如物体表面光滑的可以选择化学消毒剂擦拭或紫外线近距离照射消毒，表面粗糙或多孔隙的材料应选择喷雾消毒法。

2. 根据污染微生物的种类、数量选择消毒灭菌的方法　微生物的种类、数量和污染程度决定着消毒的效果，临床应采取针对性的消毒灭菌方法。

（1）对受到致病性芽孢、真菌孢子和抵抗力强、危险性高的病毒污染的物品，选用灭菌法或

高水平消毒法。

（2）对受到致病性细菌、真菌、亲水病毒、螺旋体、支原体或衣原体污染的物品，选用中水平以上的消毒法。

（3）对受到一般细菌和亲脂病毒污染的物品，可选用中水平或低水平消毒法。

（4）对受到微生物污染严重或携带有较多有机物的物品，应加大消毒剂的剂量并相对延长消毒时间。

3. 根据医院用品的危险性选择消毒灭菌的方法

（1）高度危险性物品　必须选用灭菌法，严格按照消毒程序进行，以保证杀灭一切微生物。

（2）中度危险性物品　可选择高水平消毒法或中水平消毒法，一般情况下达到消毒即可。在选用化学消毒剂时必须考虑其与物品的匹配性，力求达到最佳消毒效果。

（3）低度危险性物品　一般情况下，此类物品如果没有足够数量的病原微生物污染，不会引起患者感染，对使用过的物品选用低水平消毒法或只做一般的清洁处理即可。若存在病原微生物污染时，应针对污染微生物的种类和程度选择有效的消毒方法。

4. 根据卫生行政部门规定选择消毒灭菌方法　各医疗卫生机构和疫源地应结合自身情况，选择经过卫生行政部门检验合格、批准使用的消毒剂和消毒设备，并严格按照批准使用范围和方法进行使用。

（四）医院日常的清洁、消毒、灭菌工作

医院是各类患者聚集的地方，是各种病原微生物滋生的地方，具有多种传播途径，所以医院日常清洁、消毒、灭菌工作显得至关重要，主要包括以下几个方面的监管和实施。

1. 预防性消毒和疫源地消毒　根据有无明确感染源，医院消毒分为预防性和疫源地消毒。

（1）预防性消毒　指在未发现明确感染源的情况下，为了预防感染的发生，对可能受到病原微生物污染的物品和场所进行的消毒。如医院的医疗器械灭菌，诊疗用品及餐具的消毒，一般患者住院期间和出院后进行的消毒等。

（2）疫源地消毒　指对医院内存在着或曾经存在着感染性疾病传染源的场所和物品进行的消毒，包括随时消毒和终末消毒。随时消毒指对医院存在的疫源地内的传染源在住院期间进行的病室或床边消毒，以随时杀灭或清除由感染源排出的病原微生物。终末消毒指传染源离开疫源地后进行的彻底的消毒，如医院内的感染患者出院、转院或死亡后，对其居住过的病室及污染物品进行的消毒。应根据消毒对象及其污染情况选择合适的消毒方法，消毒人员应加强自我防护。

2. 医院环境消毒　医院是患者集中或活动的主要场所，因此医院环境常被患者、隐性感染者或带菌者排出的病原微生物所污染，并成为感染传播的媒介。医院环境的清洁与消毒是控制医院感染的基础。医院环境要保持清洁，及时清除医疗和生活垃圾，做到无灰尘、无蚊蝇、无异味、无卫生死角，环境和物品表面的消毒检测符合规范要求。

（1）环境空气消毒　从医院空气消毒的角度可将医院环境分为四类，可采用的消毒方法如下：Ⅰ类环境：包括层流洁净手术室、层流洁净病房及无菌药物制剂室等，采用层流通气法使室内空气净化。Ⅱ类环境：包括普通手术室、产房、婴儿室、早产儿室、烧伤病房、保护性隔离室、供应室无菌区及重症监护病房等，可采用低臭氧紫外线灯制备的空气消毒器或静电吸附式空气消毒器等进行空气消毒。Ⅲ类环境：包括注射室、换药室、妇产科检查室、儿科病房、急诊室、化验室、各类普通病房、诊室和供应室清洁区等，除可采用臭氧、紫外线灯、化学消毒剂熏蒸或喷洒外，还可采用Ⅱ类环境中空气消毒的方法。Ⅳ类环境：包括传染病病房，可采用Ⅱ类和

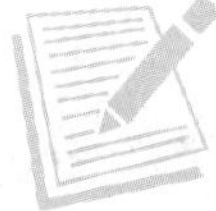

Ⅲ类环境中的空气消毒方法。

（2）环境表面消毒 ①地面：如无明显污染，每日1～2次湿式清扫；如受病原微生物污染，采用消毒液湿拖、擦洗或喷洒地面。②墙面：一般不需常规消毒，如遭病原微生物污染，应及时用消毒液擦洗或喷洒。③各类物品表面：如病床、床旁桌、床旁椅、病历夹、门及门把手等，一般采用清洁湿抹布或蘸有消毒液的抹布进行擦拭，如受到病原微生物污染，可选用消毒剂擦拭或喷洒消毒。

3. 被服类的消毒 患者住院期间统一穿着医院发放的病号服，使用医院的床单和被罩等。各科患者使用过的被服集中送到被服室，经环氧乙烷灭菌后，再送洗衣房清洗备用。如医院没有环氧乙烷灭菌间，应根据物品的种类采用不同的消毒方法。①棉织品：如患者使用后的床单、被罩、枕套、病号服等，洗涤后再高温消毒。②棉被、棉褥、毛毯及枕心等可采用日光曝晒和紫外线灯照射消毒。③感染患者使用后的被服应与普通患者使用后的被服分开洗涤和消毒。④工作人员的工作服和值班室的被服应与患者的被服分开洗涤和消毒。另外，日常工作中应加强对被服室、洗衣房、洗衣机、被服收集袋和被服接送车的消毒和管理，并注意加强对相关工作人员的防护和教育。

4. 皮肤和黏膜的消毒 皮肤和黏膜是人体天然的防御屏障，正常情况下其表面存在有一定数量的微生物，包括致病性微生物或条件致病菌，一般情况下定期的清洁即可祛除大量微生物。但若执行某些医疗活动时，则需要对局部的皮肤和黏膜进行消毒处理。消毒时应注意：①执行操作前，医务人员应加强自身手的清洁和消毒，以避免交叉感染。如接触过被致病菌污染的人或物后，不但要用肥皂和流水冲洗，还要用碘伏或其他消毒液浸泡消毒。②患者皮肤、黏膜的消毒应根据消毒部位、目的和病原微生物污染的程度选择合适的消毒剂。一般皮肤消毒可选用0.5%碘伏、0.2%安尔碘或75%乙醇涂擦。

5. 器械物品的消毒 医疗器械及其他医疗用品是造成医院感染的主要途径之一，务必根据医院不同种类危险性用品的消毒、灭菌原则和方法进行处理，有效地切断医院感染的传播途径。

6. 医院污水、污物的处理 医院污物主要包括：①生活垃圾：指一般性的生活废弃物。②医疗垃圾：诊疗、卫生过程中产生的废弃物，包括病理性废弃物、化学性废弃物、损伤性废弃物、感染性废弃物、药物性废弃物等。这些废弃物可能被病原微生物污染，是重要的感染源。为了加强医疗废物的安全管理，医务人员应根据《医疗废物管理条例》的要求，严格医疗废弃物的处理，根据废弃物的种类实施不同的收集处理方法，通常设置黑、黄、红3种颜色的污物袋，生活垃圾放入黑色袋，未被污染的废弃物如药品外包装等可以当作生活垃圾处置，医疗垃圾如敷料、棉签等放入黄色袋，放射垃圾放入红色袋，损伤性废弃物（如医用针头）置于专用的黄色锐器盒内。盛装医疗废物的每个包装袋应防渗漏。医院污水包括生活污水、医疗污水和地面雨水等，可能含有各种病原微生物和有害物质，应建立集中污水处理系统，并遵守相关规定按污水种类分开排放，否则会造成环境污染和社会危害。

（五）医院清洁、消毒、灭菌效果监测

消毒灭菌效果的监测是控制院内感染的重要措施，是评价医院消毒设备是否正常运转、所使用的消毒药剂是否有效、消毒方法是否得当、消毒效果是否可靠的手段。负责医院消毒效果监测的工作人员须经过专业培训，在执行监测过程中能够选择合适的采样时间，并严格遵守操作规程。

1. 消毒灭菌效果监测 凡灭菌后的物品、器械不能检出任何微生物。

2. 各类环境空气、物品表面、医务人员手的消毒卫生标准（表 3–2） 要求Ⅰ类、Ⅱ类环境中不得检出金黄色葡萄球菌、大肠杆菌和铜绿假单胞菌；Ⅲ类、Ⅳ类环境中不得检出金黄色葡萄球菌和大肠杆菌。早产儿室、婴儿室、新生儿室、母婴同室病房及儿科病房的物品表面和医务人员的手上，不得检出沙门菌、溶血性链球菌、金黄色葡萄球菌和大肠杆菌。

表 3–2　各类环境空气、物体表面菌落总数卫生标准

环境类别	空气平均菌落数		物体表面平均菌落数
	CFU / 皿（平板暴露时间）	CFU /m³	CFU /m²
Ⅰ类	洁净手术室符合 GB50333 要求，洁净病房≤ 4.0（30min）	≤ 150	≤ 5.0
Ⅱ类	≤ 4.0（15min）	–	≤ 5.0
Ⅲ类	≤ 4.0（5min）	–	≤ 10.0
Ⅳ类	≤ 4.0（5min）	–	≤ 10.0

注：CFU/ 皿为直径 9cm 的平板暴露法，CFU/m³ 为空气采样器法。

3. 器械物品消毒效果监测 高度危险性医疗用品必须无菌，不得检出任何微生物；中度危险性医疗用品细菌菌落总数应≤ 20CFU/（g 或 100cm²），不得检出致病性微生物；低度危险性医疗用品细菌菌落总数应≤ 200CFU/（g 或 100cm²），不得检出致病性微生物。

4. 压力蒸汽灭菌效果监测和紫外线消毒效果监测 见前面相关内容。

5. 消毒液的监测 使用中的消毒剂染菌量≤ 100CFU/mL，不得检出致病性微生物，但这种消毒液不能用于灭菌处理或浸泡，也不能用于空气喷洒和保存灭菌器械。

6. 饮用水消毒效果监测 细菌总数每毫升＜ 100 个，大肠杆菌数每 1000 毫升＜ 3 个。

7. 餐具消毒效果监测 细菌菌落总数≤ 5CFU/cm²，不得检出大肠杆菌和其他致病菌，HBsAg 阴性。

8. 卫生洁具消毒效果监测 不得检出致病菌，HBsAg 阴性。

9. 洗衣房衣物、医用污物消毒效果监测 不得检出致病菌。

10. 医院污物处理效果监测 污染物品无论是回收再使用的物品，或是废弃的物品，都必须进行无害化处理，不得检出致病性微生物。

（六）消毒供应中心（室）工作

消毒供应中心（central sterile supple department，CSSD）是医院内负责重复使用诊疗器械、物品的清洗消毒、灭菌的工作，以及向医院各科室供应灭菌物品的部门，是预防和控制医院感染的重要科室，其工作质量直接影响医院的医疗护理质量和患者安全，因此加强医院消毒供应中心的管理，对有效降低医院感染，保证医疗安全具有重要的意义。

1. 消毒供应中心的设置 消毒供应中心合理的布局是减少交叉感染的重要前提。医院消毒供应的新建、扩建和改建，应遵循医院感染预防与控制的原则，遵守国家法律法规对医院建筑和职业防护的相关要求。

消毒供应中心应接近手术室、产房和临床科室，与手术室间建立物品直接传递专用通道，通常设在住院部和门诊部的中间位置，周围环境应清洁、无污染源，应形成一个相对独立的区域，内部通风、采光良好，墙壁及天花板应无裂隙、不落尘、便于清洗和消毒，地面光滑，有排

水道。

2.消毒供应中心的布局 消毒供应中心区域分为工作区域和辅助区域，各区域标志明显、界限清楚、通行路线明确。消毒供应中心应符合物流、人流、气流洁污分开的消毒隔离管理原则，为免除消毒灭菌器材的污染，路线应符合“由污到洁”的单向工作流程，不准洁污交叉和物品逆行，物品呈污染递减逐渐净化的过程，最终达到物品的无菌状态。

医院消毒供应中心工作区域分为去污区、检查、包装及灭菌区和灭菌物品存放区。各区之间设实际屏障，去污区和检查、包装及灭菌区均应设洁、污物品传递通道和人员出入缓冲间。①去污区（污染区域）用于对重复使用的诊疗器械、器具和物品进行回收、分类、清洗、消毒（包括运输器具的清洗消毒等），此区域工作人员应采用标准防护。②检查、包装及灭菌区（清洁区域）用于对已去污的诊疗器械、器具和物品进行检查、装配、包装及灭菌（包括敷料制作等）。③灭菌物品存放区（清洁区域）用于对已灭菌物品的保管、整理和供应；一次性用物应设置专门区域存放。

医院消毒供应中心辅助区域：包括工作人员更衣室、值班室、办公室、休息室、卫浴间等。

3.消毒供应中心的工作内容 消毒供应中心的工作内容包括物品处理、无菌物品的储存管理及发放。一般物品处理流程有七个环节：回收、清洗、检查、包装、灭菌、储存、发放。特殊感染（如破伤风、气性坏疽）患者使用后的物品，应高水平消毒再清洗，再按一般物品处理。

（1）回收 物品使用后及时清除明显的污物，封闭式回收，避免反复装卸。避免在科室清点、核对污染器械、物品，减少交叉感染。回收工具每次回收后清洁消毒，干燥存放。使用后的一次性物品和医疗废物不得回收到消毒供应中心（室）再转运处理。

（2）清洗与消毒 清洗方法包括手工清洗和机械清洗，不同类型的器械、物品，采用不同的清洗方法：耐热、耐湿的器械、物品宜采用机械清洗方法；精密、复杂的器械应先手工清洗、超声加酶洗，再用机械清洗方法或手工精洗。基本流程：冲洗、清洗（手工或机械＋酶）、漂洗（自来水、去离子水或蒸馏水）、消毒（湿热方法）、润滑（水溶性油）。

（3）干燥、检查 ① 90℃下 2 分钟烘干或擦干，不宜采用放置在空气中自然晾干。②清洗质量的检查：目测或放大镜检查，有无残留物质、血渍、水垢、锈斑，不合格应重洗。③器械功能的检查：检查器械的完好性、灵活性、咬合性等。

（4）包装 包括装配、包装、封包、注明标识等步骤，器械与敷料应分室包装。①包装前应根据器械装配技术规程，核对器械的种类、规格和数量，拆卸的器械应组装。②灭菌手术器械采用闭合式包装，两层包装材料分两次包装；灭菌物品通常采用密封式包装，如是单独包装的器械，可使用一层纸袋、纸塑料等包装。③灭菌包外设有灭菌化学指示物；高度危险性物品包内放置化学指示物。④灭菌物品包装的标识应注明物品名称、数量、灭菌日期、失效日期、包装者等内容。

（5）灭菌 根据灭菌器械、器具和物品的材质、结构等特点选用不同的灭菌方法：耐高温、耐湿的器械和物品首选压力蒸汽灭菌，耐高温、不耐湿的器械和物品选用干热灭菌，不耐高温、不耐湿的器械和物品选用环氧乙烷气体或低温甲醛蒸汽灭菌。

（6）储存 已灭菌与未灭菌物品要严格分开放置，物品必须存放在洁净的柜内或架上，离地面 20 ～ 25cm、离墙面 5 ～ 10cm、距天花板 50cm，环境清洁、干燥、温度在 20 ～ 25℃，相对湿度＜ 60%。

（7）发放 遵循“先进先出”的原则，发出的过期无菌物品必须重新进行清洗包装和灭菌。

4. 消毒供应中心的管理

（1）健全规章制度　严格执行《医院工作制度》《消毒管理办法》等有关供应室管理的规定。健全岗位责任制及消毒管理、质量监测、器械管理等制度。

（2）加强无菌观念　消毒供应中心人员严格无菌观念，熟悉各种器械、物品的性能、消毒方法和洗涤操作技术，认真执行各项技术操作规程和质量检验标准，确保医疗安全。

（3）监测灭菌质量　由护士长或质量监督员负责对原材料的质量检查，对供应的无菌物品进行定期质量监测，并建立热原反应原因追查制度。

第三节　手卫生

各项诊疗、护理操作中，医务人员的手经常接触患者和污染物品，因此应做好个人防护，需进行洗手和手的消毒，防止将病菌传给自身或带出病房；同时防止将病菌传给病房内的易感者。手卫生作为控制医院感染的重要措施，正在全球范围内引起广泛重视。

一、概述

（一）基本概念

手卫生（hand hygiene）是医务人员在从事职业活动过程中的洗手、卫生手消毒和外科手消毒的总称。

1. 洗手（hand washing） 指医务人员用流动水和洗手液（肥皂）揉搓冲洗双手，去除手部皮肤污垢、碎屑和部分微生物的过程。

2. 卫生手消毒（antiseptic handrubbing） 指医务人员用手消毒剂揉搓双手，以减少手部暂居菌的过程。

3. 外科手消毒（surgical hand antisepsis） 指外科手术前医务人员用流动水和洗手液揉搓冲洗双手、前臂至上臂下 1/3，再用手消毒剂清除或者杀灭手部、前臂至上臂下 1/3 暂居菌和减少常居菌的过程。

（二）手卫生设施

手卫生设施是用于洗手与手消毒的设施设备，包括洗手池、水龙头、流动水、洗手液（肥皂）、干手用品、手消毒剂等。

（三）手卫生的管理

国家卫生健康委员会于 2019 年 11 月 26 日发布的《医务人员手卫生规范》是医疗机构在医疗活动中管理和规范医务人员手卫生的标准和指南。医院应加强手卫生的规范化管理，制定并落实手卫生管理制度，定期开展培训，提高医务人员手卫生的依从性，做好监督指导，并及时进行监测。医务人员手消毒应达到的要求：卫生手消毒后，监测手表面的菌落总数应≤ 10CFU/cm^2；外科手消毒后，监测手表面的菌落总数≤ 5CFU/cm^2。

二、洗手

医务人员的手经常直接或间接与污染物品或患者接触，通过接触传播方式将病原微生物传递

给易感宿主，容易引起医院感染。有效的洗手可以清除手上99%以上的各种暂住菌，切断通过手传播细菌的途径。

【目的】清除手上的污垢和大部分暂住菌，切断通过手传播感染的途径，以保护患者或医务人员。

【评估】医务人员在下列情况下须洗手：①直接接触每个患者前后；从同一患者身体的污染部位移动到清洁部位时。②接触患者黏膜、破损皮肤或伤口前后；接触患者的血液、体液、分泌物、排泄物及伤口敷料等之后。③穿脱隔离衣前后，脱手套后。④接触患者周围环境及物品后。⑤进行无菌操作及接触清洁、无菌物品前。⑥处理药物或配餐前。

【计划】

1. 护士准备 衣帽整洁，修剪指甲，取下手表，卷袖过肘。

2. 用物准备 流动水洗手设备、清洁剂（如洗手液）、干手物品（擦手纸或干手机），或直接备手消毒剂。

3. 环境准备 操作环境清洁、宽敞。

【实施】操作步骤见表3-3。

表3-3 洗手技术的步骤

操作步骤	要点与说明
1. 准备 打开水龙头，调节水流	·水龙头最好是感应式或脚踏式；水流不可过大
2. 湿手 冲湿双手，关上水龙头	
3. 涂剂 取适量清洁剂涂抹双手	·均匀涂抹至整个手掌、手背、手指和指缝
4. 洗手 按顺序揉搓双手、手腕及腕上10cm，通常用七步洗手法（图3-3）：①掌心相对，手指并拢相互揉搓。②手心对手背相互揉搓，两手交替。③掌心相对，双手交叉指缝相互揉搓。④手指弯曲，在另一手掌心旋转揉搓，两手交替。⑤一手握另一手大拇指旋转揉搓，两手交替。⑥五个手指尖并拢在另一手掌心旋转揉搓，两手交替。⑦回旋揉搓手腕及腕上10cm，交换进行	·双手揉搓时间至少15秒
5. 冲手 打开水龙头用流水冲净双手，关上水龙头	·冲洗双手时注意指尖向下 ·关闭水龙头时手不可触及水龙头，如没有感应式或脚控式开关，用避污纸关上水龙头
6. 干手 用擦手纸擦干或干手机烘干双手	·擦干宜使用纸巾

【评价】遵循七步洗手法，手的每个部位都清洗干净，做到有效洗手。

【注意事项】

1. 做到正确有效洗手，手的各部位洗净，特别是指尖、指缝、指关节等处。

2. 水温适当，水流不要过大，以免溅出。

3. 当手部有血液或其他体液等肉眼可见的污染时，或可能接触艰难梭菌、肠道病毒等对速干手消毒剂不敏感的病原微生物时，应用清洁剂和流动水洗手；手部没有肉眼可见的污染时，可使用速干手消毒剂消毒双手代替洗手，揉搓方法与洗手相同。临床上要求医护人员接触不同患者时（如病房集体注射或输液）均要应用速干手消毒剂涂擦双手，避免交叉感染，在ICU每个床单位均备快速消毒洗手液。

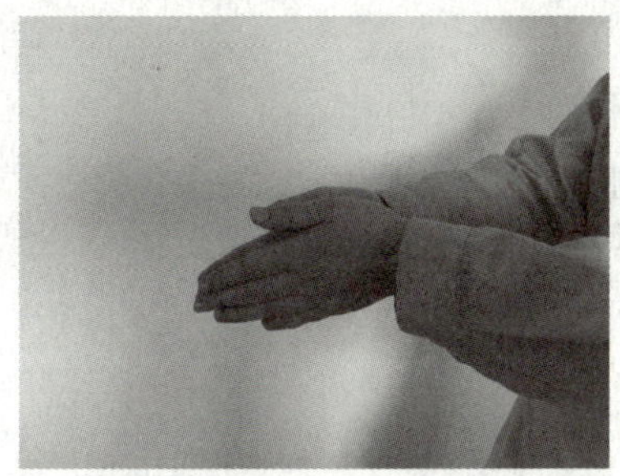

A 掌心相对，手指并拢相互揉

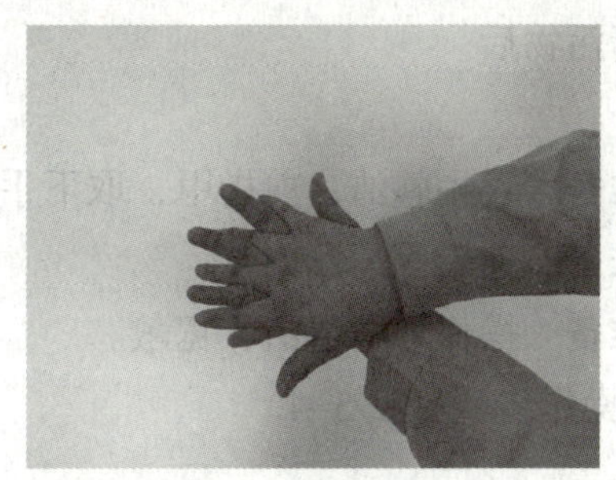

B 掌心对手背沿指缝相互揉搓，交换进行

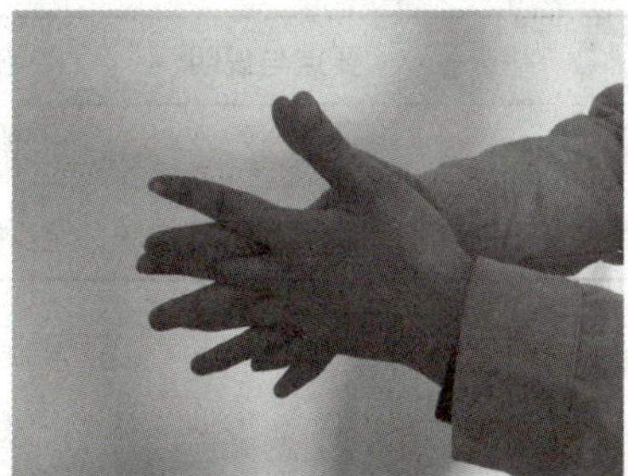

C 掌心相对，双手交叉指缝相互揉搓

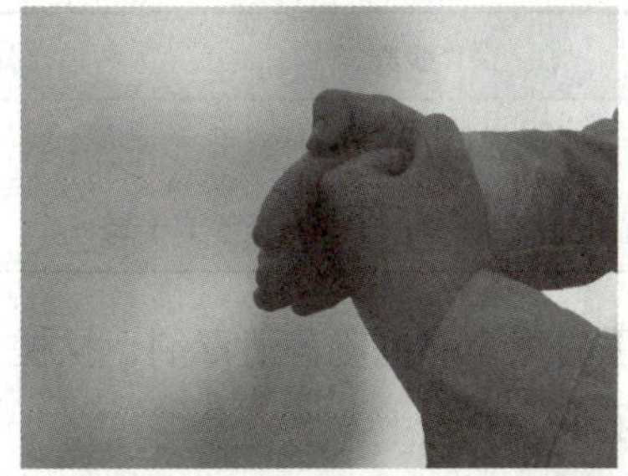

D 弯曲手指使关节在另一掌心揉搓，交换进行

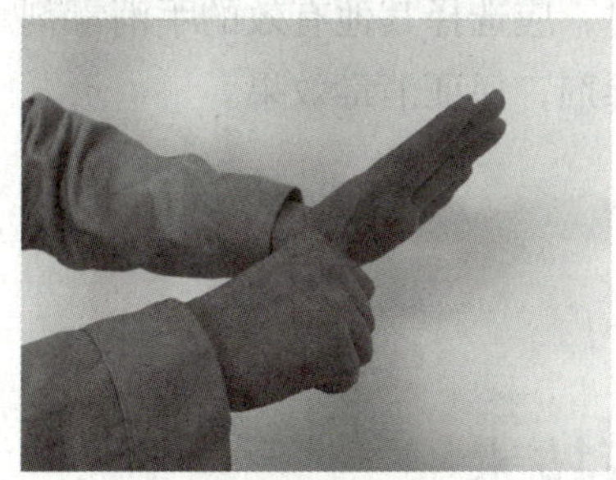

E 一手握另一手大拇指旋转揉搓，交换进行

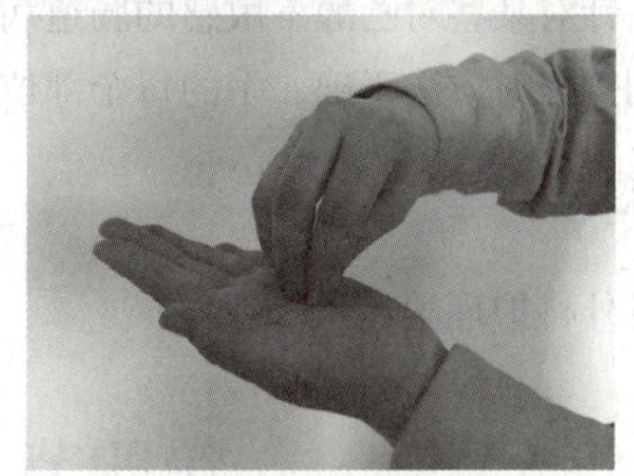

F 五个手指尖并拢在另一掌心中旋转揉搓，交换进行

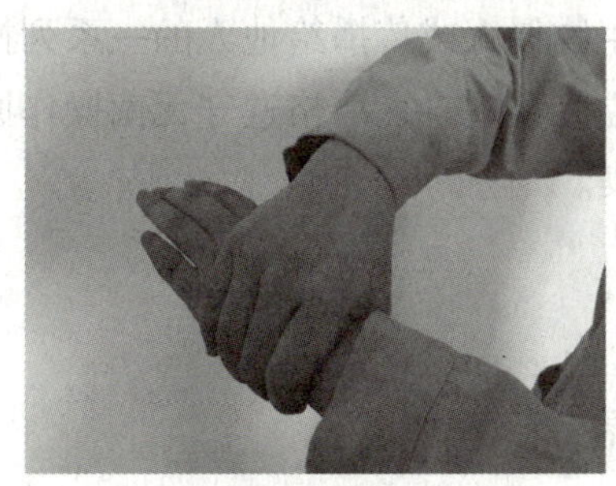

G 握住手腕回旋摩擦，交换进行

图 3-3　洗手步骤

三、卫生手消毒

医务人员在护理感染患者或接触污染物品后，仅仅洗手是不能达到要求的，还须再进行手的消毒，以达到预防交叉感染的目的。

【目的】清除致病微生物，预防交叉感染；避免污染无菌物品和清洁物品。

【评估】评估医务人员手部污染的情况，考虑是否要卫生手消毒。

医务人员在下列情况下应先洗手，再进行卫生手消毒：①接触传染病患者的血液、体液和分泌物后及被传染性病原微生物污染的物品后。②直接为传染性患者进行检查、治疗、护理后或处

理传染病患者污物后。

【计划】

1. 护士准备 衣帽整洁，剪指甲，取下手表，卷袖过肘，洗手。

2. 用物准备 速干手消毒剂。

3. 环境准备 操作环境清洁、宽敞。

【实施】操作步骤见表3-4。

表3-4 卫生手消毒的步骤

操作步骤	要点与说明
1. 涂剂 取速干手消毒剂于掌心，涂抹双手	
2. 揉搓 按照洗手的步骤揉搓双手，直至手部干燥	·揉搓时保证手消毒剂完全覆盖手部皮肤，至少持续15秒

【评价】手的每个部位覆盖消毒剂，揉搓方法正确。

【注意事项】

1. 手消毒剂应符合国家有关规定，在有效期内使用。首选速干手消毒剂，过敏人群可选择其他手消毒剂；针对某些对乙醇不敏感的肠道病毒感染时，应选择其他有效的手消毒剂。

2. 消毒剂揉搓时方法正确，手的每个部位覆盖消毒剂，保证消毒效果。

四、外科手消毒

略，详见外科护理学。

第四节 无菌技术

无菌技术是保持无菌物品不被污染、防止病原微生物侵入或传播给他人的一系列操作，是预防医院感染的基本而重要的操作技术，医护人员应树立无菌观念，严格遵守无菌操作原则，熟练掌握无菌操作技术，以确保患者安全，防止医源性感染。

思政课堂

“慎独”修养

“慎独”一词源于《礼记中庸》“莫见乎隐，莫显乎微，故君子慎其独也”。意思是当独处无人注意时，自己的行为也要谨慎不苟。护理操作在许多情况下由护士单独进行，有无按操作原则选择方案，按程序运作，按规定消毒，按要求实施，都有赖于护士的良知和责任感。有研究发现医护人员8小时内手消毒4次，可降低医院感染30%，因此规范手卫生十分必要。重症监护室(ICU)实施封闭式管理制度，由于ICU病患多，病情危重、使用气管插管机械通气、中心静脉置管、留置尿管的患者多，若医护人员手卫生不合格，换药未执行无菌技术原则，极易引发严重医院感染，危及患者生命安全。我们想要成为一名合格的护士，不仅要培养慎独精神，树立良好的职业道德、提高专业技能水平，还要对患者负责，对护理操作一丝不苟，更好地为患者健康服务。

一、概述

（一）有关概念

1. 无菌技术（aseptic technique） 是指在医疗、护理操作过程中，防止一切微生物侵入人体和防止无菌物品、无菌区域被污染的技术。

2. 无菌物品（aseptic supplies） 是指经过物理或化学方法灭菌后保持无菌状态的物品。

3. 无菌区（aseptic area） 指经过灭菌处理且未被污染的区域。

4. 非无菌区域（non-aseptic area） 指未经灭菌处理，或虽经灭菌处理但又被污染的区域。

5. 非无菌物品（non-aseptic supplies） 指未经灭菌处理，或虽经灭菌处理后又被污染的物品。

（二）无菌技术操作原则

1. 操作环境清洁、宽敞 操作室应定期消毒，无菌操作前半小时停止清扫，减少人员走动，以避免尘埃飞扬；操作台清洁、干燥、平坦，物品布局合理。

2. 工作人员仪表符合要求 无菌操作前，工作人员着装整洁，修剪指甲，洗手，戴口罩，必要时穿无菌衣（如手术时）、戴无菌手套。

3. 无菌物品管理有序 无菌物品和非无菌物品应分开放置。无菌物品必须存放于无菌包或无菌容器内，不可过久地暴露在空气中；无菌包外或无菌容器外注明物品名称、灭菌日期；无菌物品按有效期先后顺序摆放取用，必须在有效期内使用，无菌物品一经使用或过期应重新进行灭菌处理。各种包装的有效期不同：纺织品材料包装的有效期一般为 7 ～ 14 天，医用一次性纸包装的无菌物品有效期为 1 个月，医用无纺布包装的无菌物品有效期为 6 个月，由医疗器械厂家生产提供的一次性无菌物品有效期遵循包装上标识的有效期。

4. 无菌操作规范 无菌操作中加强无菌观念：操作者身体应与无菌区保持一定距离，操作时面向无菌区，但不可面对无菌区谈笑、咳嗽、打喷嚏；取无菌物品时须用无菌持物钳（镊），手不可触及无菌物品或跨越无菌区域，手臂应保持在腰部或治疗台面以上；无菌物品一经取出若未使用，也不可放回无菌包或无菌容器内；无菌物品疑有污染或已被污染则不得使用，须重新灭菌方可使用；一套无菌物品只供一位患者使用，以防交叉感染。

二、无菌技术基本操作方法

（一）无菌持物钳（镊）使用法

1. 无菌持物钳（镊）的类别 临床常用的无菌持物钳（镊）有卵圆钳、三叉钳和镊子。①卵圆钳（图 3-4）：下端有两个卵圆形小环，可用以夹取刀、剪、钳、镊、治疗碗及弯盘等。由于两环平行紧贴，不能持重物。②三叉钳（图 3-5）：下端呈三叉形，并向内弯曲。通常用以夹取盆、盒、瓶、罐、骨科器械等较重或较大的无菌物品。③镊子（图 3-6）：分长、短两种，适用于夹取棉球、棉签、针头、缝针、纱布等小物品。

2. 无菌持物钳（镊）的存放 无菌持物钳（镊）从无菌包中取出后存放于无菌容器内，每个容器只能放 1 把无菌持物钳（镊），有干式保存法和湿式保存法。

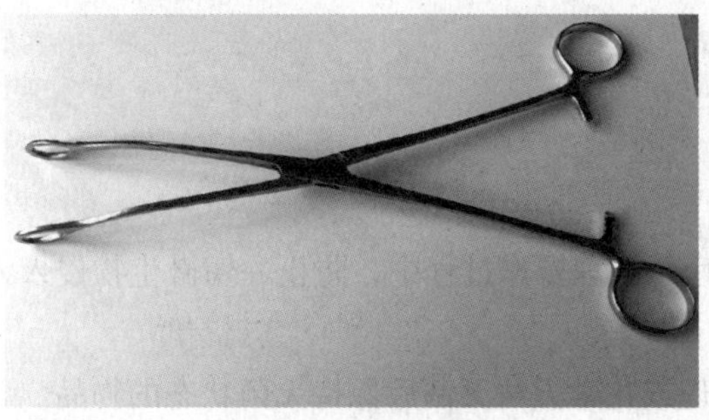

图 3-4　卵圆钳

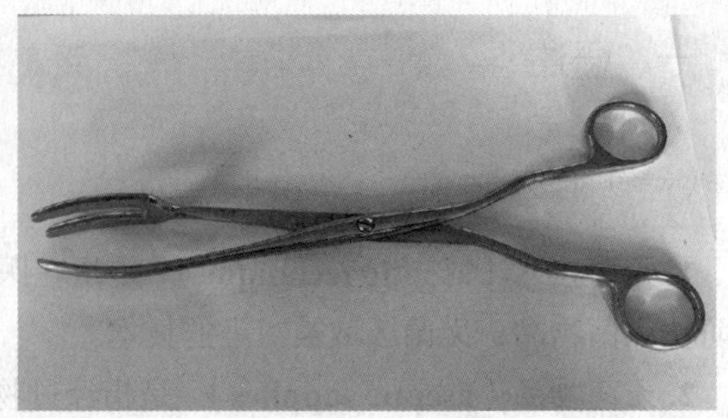

图 3-5　三叉钳

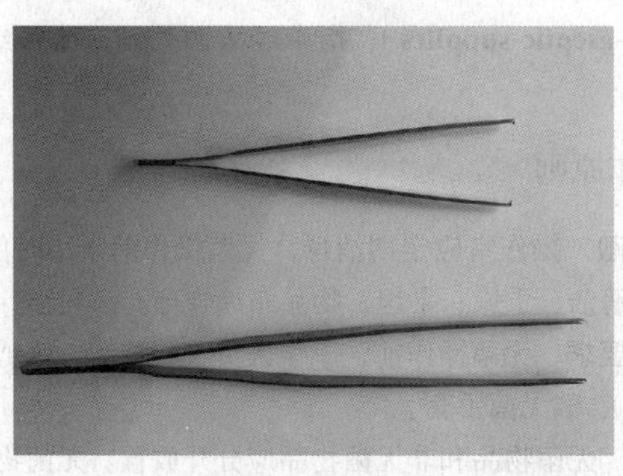

图 3-6　长镊、短镊

（1）干式保存法（图 3-7）　即用无菌干罐保存无菌持物钳（镊），使用时开包，4 小时更换 1 次，第 1 次使用时应在容器上记录打开日期、时间并签名。因干式保存法无消毒液残留，使用方便，故目前临床上主要使用干式保存法。

（2）湿式保存法（图 3-8）　指将无菌持物钳（镊）浸泡在盛有消毒液的容器中。消毒液面需浸泡持物钳轴节以上 2 ～ 3cm 或镊子长度的 1/2，浸泡时轴节需松开。无菌持物钳和浸泡容器每周清洁、灭菌 2 次，同时更换消毒液。使用频率高的科室如门诊换药室需每日清洁、灭菌。

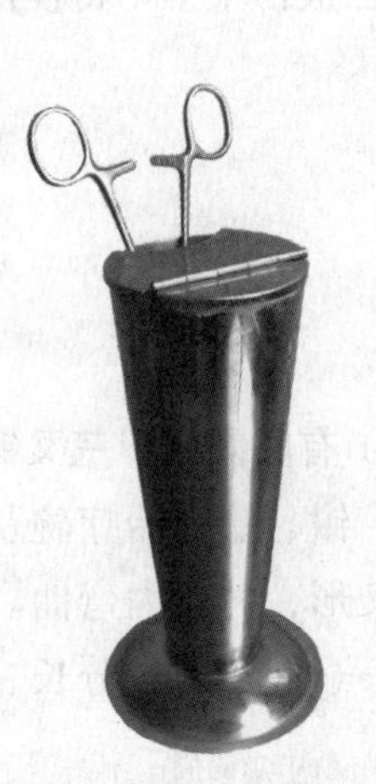

图 3-7　干式保存法

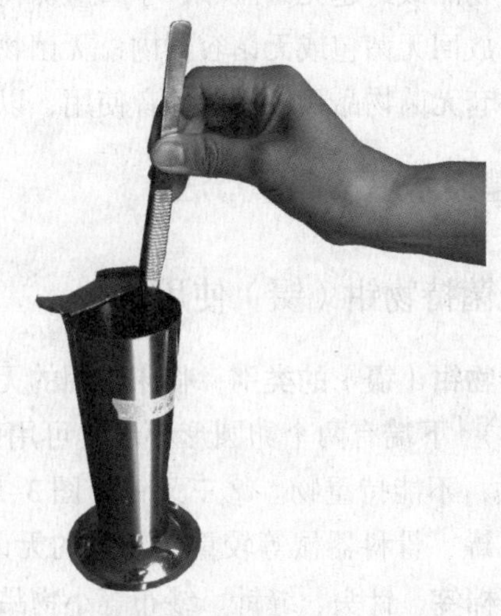

图 3-8　湿式保存法

【目的】用于取放和传递无菌物品，保持无菌物品的无菌状态。

【计划】

1. 护士准备　衣帽整洁，修剪指甲，洗手，戴口罩。

2. 用物准备　无菌持物钳（镊）、盛放无菌持物钳（镊）的容器。

3. 环境准备　操作环境清洁、宽敞，符合无菌操作原则要求。

【实施】操作步骤见表3-5。

表3-5　无菌持物钳使用法操作步骤

操作步骤	要点与说明
1. 检查　查对名称、有效日期、灭菌标识	· 确认在灭菌有效期内
2. 开盖　打开无菌持物钳的容器盖	· 不可未开盖就从盖孔中取钳
3. 取钳　手持无菌持物钳上1/3，将钳移至容器中央，闭合钳端，垂直取出	· 取、放时，无菌持物钳不可触及容器口边缘。如为消毒液保存，使用时也不可触及液面以上的容器内壁
4. 使用　就近夹取无菌物品，使用时保持钳端向下	· 无菌持物钳不可倒转向上
5. 放钳　将钳端闭合，垂直放回容器	· 使用后立即放回容器，不可在空气中暴露过久
6. 关闭容器盖	

【评价】严格执行操作规程，无菌持物钳取放合理，使用过程中未被污染。

【注意事项】

1. 取放无菌持物钳（镊）时，钳端闭合，不可触及容器口边缘。

2. 使用时保持钳端向下，不可倒转向上，用后立即放回容器。

3. 如取远处无菌物品时，无菌持物钳（镊）应连同容器移至无菌物品旁使用，避免暴露在空气中过久和污染。

4. 无菌持物钳（镊）只能用于夹取无菌物品，不能触碰未经灭菌的物品，也不可用于换药或消毒皮肤。不可用无菌持物钳夹取油纱布，防止油粘于钳端而影响消毒效果。

5. 无菌持物钳（镊）如被污染或可疑污染时，应重新消毒灭菌。

（二）无菌容器使用法

【目的】用于盛放无菌物品并保持其无菌状态。

【计划】

1. 护士准备　衣帽整洁，修剪指甲，洗手，戴口罩。

2. 用物准备

（1）无菌持物钳（镊）及其盛放的容器。

（2）盛有无菌物品（无菌器械、纱布、棉球等）的无菌容器（无菌罐、盒等）。

3. 环境准备　操作环境清洁、宽敞，符合无菌操作原则要求。

【实施】操作步骤见表3-6。

表 3-6　无菌容器使用法操作步骤

操作步骤	要点与说明
1. 检查　查对无菌容器和无菌持物钳的名称、有效期、灭菌标识	· 确认在有效期内 · 第 1 次使用，应记录开启日期、时间
2. 开盖　打开无菌容器盖，平移离开容器，内面向上放于桌面上（图 3-9）或拿在手中	· 手不可触及盖的边缘和内面
3. 取物　打开无菌持物钳容器盖，用无菌持物钳夹取无菌物品	· 无菌持物钳及无菌物品不可触及容器口边缘
4. 关盖　立即盖上无菌容器盖	· 无菌物品不可在空气中暴露过久
5. 手持无菌容器（如治疗碗）时，应托住容器底部（图 3-10）	· 手不可触及容器边缘及内面

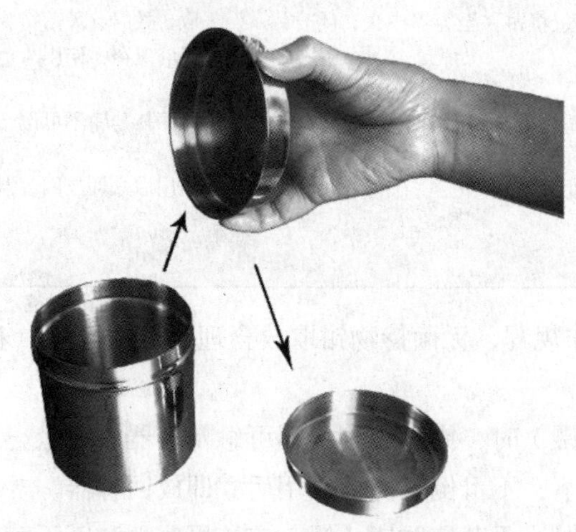

图 3-9　打开无菌容器法

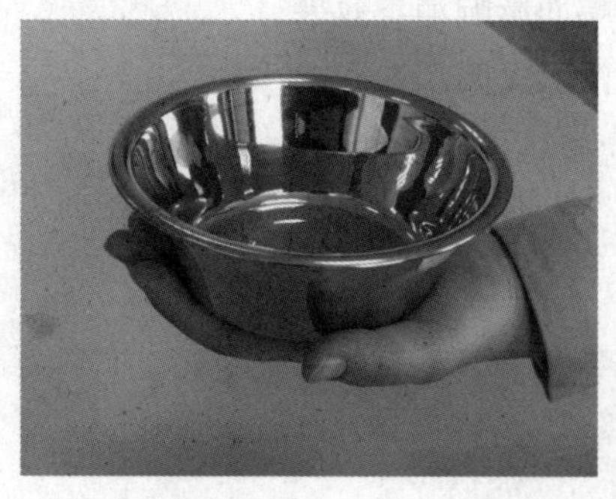
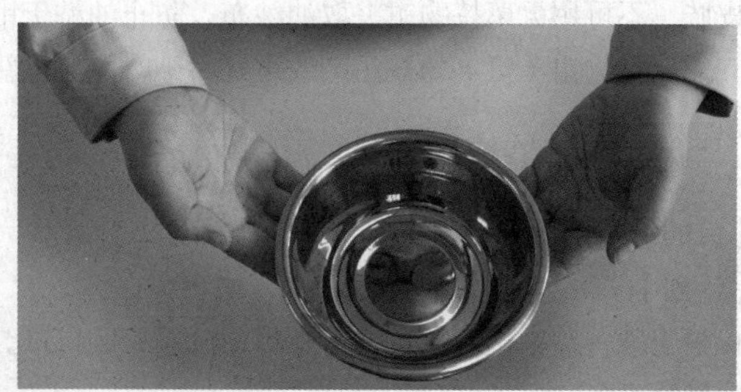

图 3-10　手持无菌治疗碗

【评价】严格执行操作规程，无菌物品取出过程中未被污染。

【注意事项】

1. 打开无菌容器盖时，手指不可触及无菌容器的内面及边缘。移动无菌容器时应托住底部。
2. 从无菌容器内取出的物品，即使未用也不可再放回无菌容器内。
3. 无菌容器应定期消毒灭菌，无菌容器一经打开有效期为 24 小时。

（三）无菌包使用法

无菌包内存放无菌物品，以保持无菌状态。无菌包布多用质厚、未脱脂的双层纯棉布，目前临床上也使用一次性的无纺包布。

无菌包灭菌前按要求包扎：将待灭菌的物品放于中央，用包布一角盖住，左右两角分别盖上，并将两角角尖向外翻折，盖上最后一角，用系带十字包扎或用化学指示胶带粘牢（图3-11）。贴上标签，标签上注明包内物品名称、灭菌日期。灭菌后包布内面为无菌面，外面为污染面。

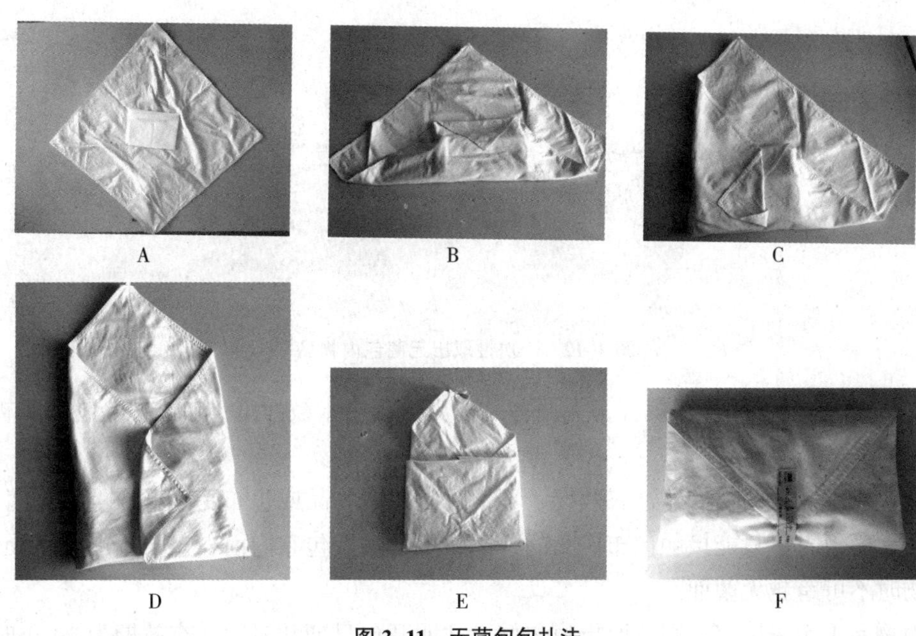

图 3-11　无菌包包扎法

【目的】用无菌包包裹无菌物品，以保持物品的无菌状态。

【计划】

1. 护士准备　衣帽整洁，修剪指甲，洗手，戴口罩。

2. 用物准备

（1）无菌持物钳（镊）及其盛放的容器。

（2）无菌包（包内放无菌器械、敷料、无菌治疗巾等）。

3. 环境准备　操作环境清洁、宽敞，符合无菌操作原则要求。

【实施】操作步骤见表 3-7。

表 3-7　无菌包使用法操作步骤

操作步骤	要点与说明
1. 检查　检查无菌包和无菌持物钳的名称、灭菌日期、有效期、灭菌指示带，包装干燥、无破损	· 确认在有效期内，如有潮湿破损不可使用，一次性无菌包如有漏气则不可使用
2. 开包　无菌包置于清洁、干燥、平坦处，解开系带卷放在包布下，或撕开粘贴的胶带，手指捏住包布四角的外面，逐层打开无菌包	· 手不可触及无菌包的内面 · 不可跨越无菌面

续表

操作步骤	要点与说明
3. 取物　打开无菌持物钳容器盖，用无菌持物钳夹取无菌物品，放入准备好的无菌区域内，放回无菌持物钳，关闭容器盖	· 如无菌物品一次取完，可将包托在手上，另一手打开包布并抓住四角，将无菌物品稳妥地投入无菌区域内，将包布折叠放好（图 3–12）
4. 回包　将包布按原折痕包好，系带“一”字形包扎或用胶粘贴好	· 有效期为 24 小时
5. 记录　注明开包日期及时间	

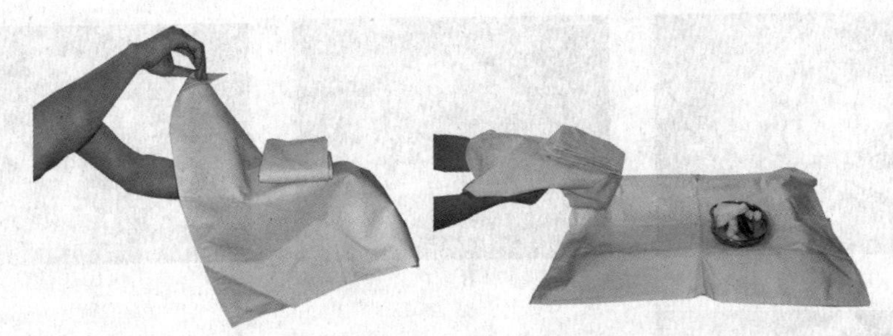

图 3–12　一次性取出无菌包内物品

【评价】严格执行无菌操作规程，无菌物品取出过程中未被污染，包内剩余物品未被污染。

【注意事项】

1. 无菌包应定期灭菌，如超过有效期、不慎污染包内物品或包布受潮，需重新灭菌。
2. 打开无菌包时手只能接触包布四角的外面，不可触及包布内面，包布不可垂于操作台下。
3. 取物时不可跨越无菌面。
4. 包内物品 1 次未用完，则按原折痕包好，注明开包日期和时间，有效期为 24 小时。

（四）铺无菌盘法

无菌盘是将无菌治疗巾铺在清洁、干燥的治疗盘内，形成无菌区，放置无菌物品以供无菌操作使用。无菌治疗巾的折叠方法：①横折法：治疗巾横折后纵折，再重复一次（图 3–13）。②纵折法：治疗巾两次纵折，再横折两次，开口边向外（图 3–14）。

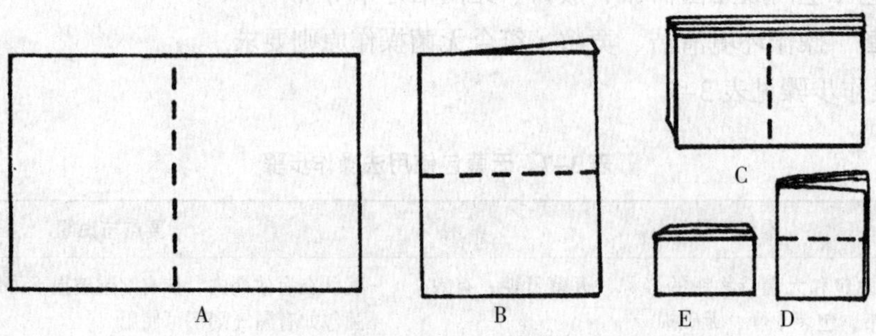

图 3–13　治疗巾横折法

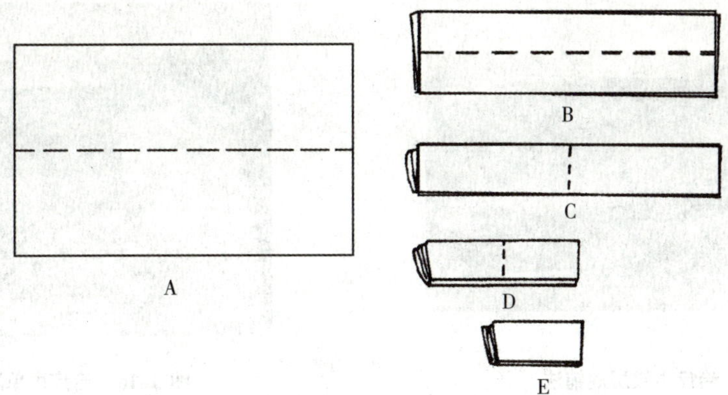

图 3–14　治疗巾纵折法

【目的】在治疗盘内形成无菌区域以放置无菌物品，供治疗和护理使用。

【计划】

1. 护士准备　衣帽整洁，修剪指甲，洗手，戴口罩。

2. 用物准备

（1）无菌持物钳（镊）及其盛放的容器。

（2）无菌包（包内放无菌治疗巾）、治疗盘。

3. 环境准备　操作环境清洁、宽敞，符合无菌操作原则要求。

【实施】操作步骤见表 3–8。

表 3–8　铺无菌盘法操作步骤

操作步骤	要点与说明
1. 检查　检查无菌包和无菌持物钳的名称、灭菌日期、有效期、灭菌指示带，包布无潮湿、破损	· 确认在有效期内，包布潮湿破损不可使用，一次性无菌包检查包装无漏气
2. 取巾　打开无菌包，用无菌持物钳取出一块治疗巾放在治疗盘内	· 手不可触及无菌包的内面 · 不可跨越无菌区
3. 铺盘	
▲双层底铺盘法	
（1）铺巾　双手捏住无菌巾一边外面两角，轻轻抖开，由远到近，3 折成双层底，将上层无菌巾向远端扇形折叠，开口边向外（图 3–15）	· 手不可触及无菌巾内面及跨越无菌面
（2）放物　放入无菌物品	
（3）折叠　拉平上层盖于物品上，边缘对齐	
▲单层底铺盘法	
（1）铺巾　双手捏住无菌巾一边外面两角，轻轻抖开，双折铺于治疗盘上，将上层无菌巾向远端扇形折叠，开口边向外（图 3–16）	· 手不可触及无菌巾的内面及跨越无菌面
（2）放物　放入无菌物品	· 手可在无菌巾外调整无菌物品的位置
（3）折叠　拉平扇形折叠层盖于物品上，上下边缘对齐，将开口处向上折两次，两侧边缘分别向下折 1 次	
4. 记录　注明铺盘日期、时间、内容物并签名	· 有效期为 4 小时

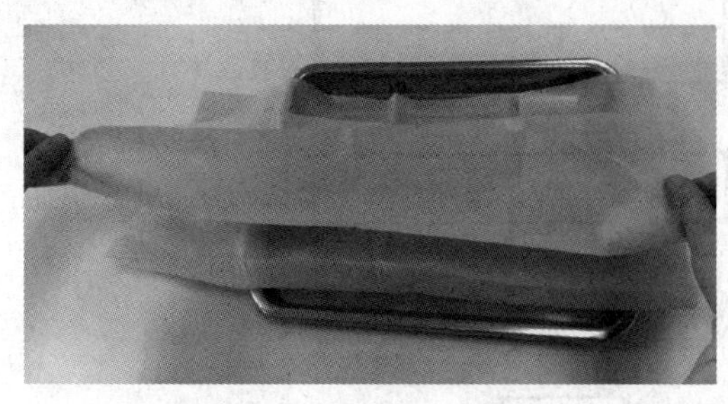

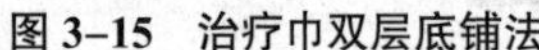

图 3-15 治疗巾双层底铺法

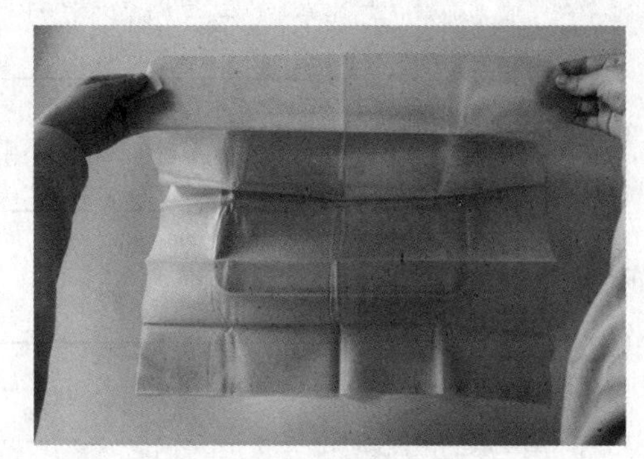

图 3-16 治疗巾单层底铺法

【评价】严格执行无菌操作规程，无菌盘内面保持无菌区域，无菌物品未被污染。

【注意事项】

1. 将无菌治疗巾铺在清洁、干燥的治疗盘内，避免无菌巾潮湿。
2. 铺盘时身体与无菌盘保持一定的距离，手不可触及无菌巾内面，不可跨越无菌区。
3. 铺好的无菌盘有效期不超过 4 小时。

（五）无菌溶液倒取法

【目的】倒取无菌溶液，保持无菌溶液的无菌状态，供治疗和护理操作使用。

【计划】

1. 护士准备 衣帽整洁，修剪指甲，洗手，戴口罩。

2. 用物准备

（1）无菌溶液、启瓶器。

（2）盛无菌溶液的无菌容器。

（3）消毒液、棉签、弯盘、无菌持物钳（镊）及其盛放的容器、无菌纱布罐。

3. 环境准备 操作环境清洁、宽敞，符合无菌操作原则要求。

【实施】操作步骤见表 3-9。

表 3-9 无菌溶液倒取法操作步骤

操作步骤	要点与说明
1. 擦瓶 取盛有无菌溶液的密封瓶，擦净瓶外灰尘	
2. 检查 检查溶液瓶签上的药名、剂量、浓度、有效期；检查瓶盖有无松动；检查瓶身有无裂缝；检查溶液有无沉淀、浑浊、变色	· 确认溶液正确、溶液质量符合要求 · 对光倒置并晃动检查溶液质量
3. 撬盖 用启瓶器撬开瓶盖	· 手不可触及瓶口及瓶塞内面
4. 开瓶 消毒瓶塞，使用无菌直血管钳或手持无菌纱布打开瓶塞（图 3-17）	
5. 冲洗瓶口 另一手持溶液瓶，瓶签朝向掌心，倒少量溶液至弯盘中	· 避免瓶签弄湿 · 倒取时旋转冲洗瓶口
6. 倒取溶液 从冲洗过的瓶口处倒出溶液至无菌容器中（图 3-18）	· 倒溶液时保持适当高度，勿使瓶口触碰容器口，勿使溶液溅出
7. 盖瓶塞 倒好溶液后立即塞好瓶塞	
8. 记录 在瓶签上注明开瓶日期和时间	· 已开启后的溶液，有效期为 24 小时

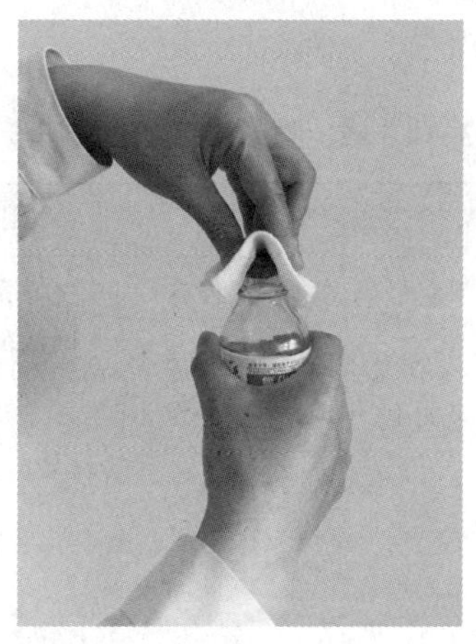

图 3-17　打开按压式溶液瓶盖

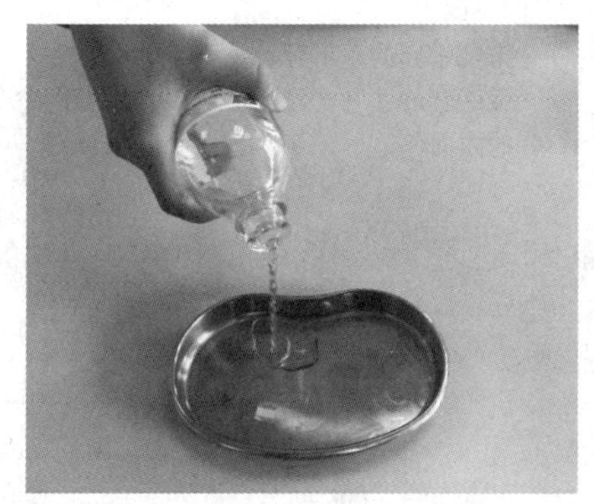

A. 冲洗瓶口

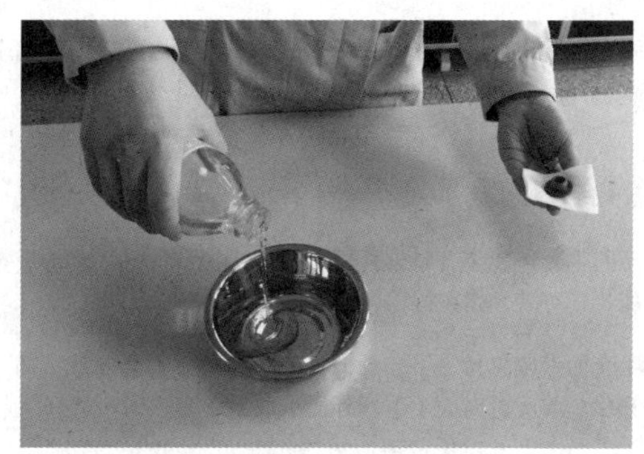

B. 倒无菌溶液至无菌容器中

图 3-18　倒取无菌溶液

【评价】严格执行无菌操作规程，无菌溶液未被污染。

【注意事项】

1. 使用无菌瓶内的溶液时，不可将无菌敷料堵塞瓶口倾倒无菌溶液或直接将物品伸入无菌溶液瓶内蘸取溶液，以免污染剩余的无菌溶液。

2. 冲洗瓶口和倒取无菌溶液时，瓶子离弯盘和无菌容器的高度要合适，过低易致瓶口触碰容器口或弯盘，过高溶液易溅出。

3. 已倒出的溶液不可再倒回瓶内，以免污染瓶内剩余的溶液。

4. 已打开过的溶液瓶内溶液有效期为 24 小时，余液只做清洁操作用。

（六）戴、脱无菌手套法

【目的】预防病原微生物通过医务人员的手传播疾病和污染环境，保护患者和自身免受感染。医务人员在进行某些无菌操作时，或接触患者破损皮肤、黏膜时，须戴无菌手套。

【计划】

1. 护士准备　衣帽整洁，修剪指甲，洗手，戴口罩。

2. 用物准备　型号适宜的无菌手套、弯盘。临床使用的无菌手套一般有两种类型：①天然橡胶、乳胶手套；②人工合成的非乳胶产品，如乙烯、聚乙烯手套。

3. 环境准备　操作环境清洁、宽敞，符合无菌操作原则要求。

【实施】操作步骤见表 3-10。

表 3-10 戴、脱无菌手套法操作步骤

操作步骤	要点与说明
1. 检查 检查无菌手套袋上的灭菌日期及手套号码，包装是否完整、干燥	· 选择合适的手套 · 确认在有效期内
2. 打开手套袋 将手套袋放于清洁干燥的桌面上，打开外层手套袋，展开内层包装袋	
3. 取、戴手套	
▲一次性取、戴手套法（图 3-19）	
（1）两手掀起包装袋开口处外层，用一手拇指和食指同时捏住两只手套的反折部分取出	
（2）将两手套拇指相对，对准五指戴上一只手，再以戴好手套的手指插入另一手套的反折内面，同法戴好另一只手套	· 未戴手套的手不可触及手套的外面 · 戴手套的手则不可触及未戴手套的手或另一手套的内面
▲分次取、戴手套法（图 3-20）	
（1）一手掀起手套包装袋开口处外层，另一手捏住一只手套的反折部分取出，对准五指戴好手套	
（2）未戴手套的手掀起另一手套开口处外层，戴好手套的手指插入另一只手套的反折内面（手套外面）取出手套，同法戴好	
4. 调整 将手套翻边扣套在工作服衣袖外面，双手对合交叉检查是否漏气，并调整手套位置	· 手套外面不可触及非无菌物品（如衣袖）
5. 脱手套 一手捏住另一手套腕部外面翻转脱下，再将脱下手套的手插入另一手套内 翻转脱下	· 不可强行拉扯手套 · 勿使手套外面（污染面）接触到皮肤
6. 处理 将用过的手套放入医用垃圾袋，按医疗废物处理	· 手套用后弃于黄色医疗垃圾袋内

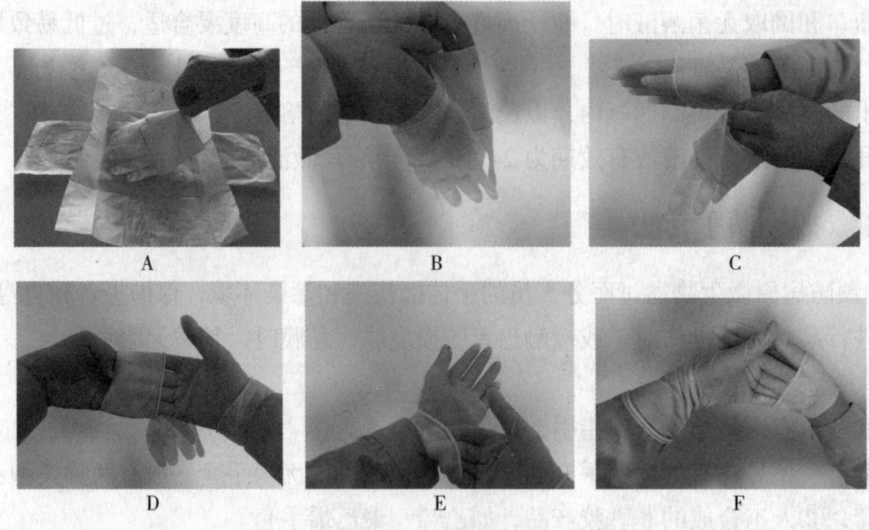

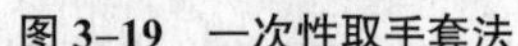
图 3-19 一次性取手套法

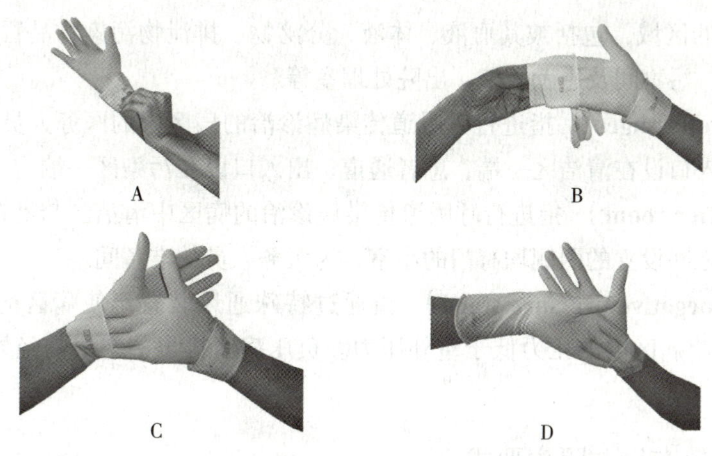

图 3-20　分次取手套法

【评价】严格执行无菌操作规程，戴、脱方法正确，无菌手套未被污染。

【注意事项】

1. 选择合适尺寸的手套，注意手指甲要剪短，防止刺破手套。
2. 戴上无菌手套的双手应始终保持于肩部以下、腰部或操作台面以上，并在视线范围内。
3. 戴手套后如发现有破损或可疑污染，应立即更换。
4. 脱手套时，须将手套口翻转脱下，不可用力强拉手套边缘或手指部分以免损坏。
5. 诊疗护理。不同患者之间要更换手套，一次性手套应一次性使用，戴手套不能替代洗手。

第五节　隔离技术

隔离（isolation）是指采用各种方法、技术，防止病原体从患者及携带者传播给他人的措施。将传染源和高度易感人群安置在指定地方，暂时避免与周围人群接触，切断传播途径，防止病原微生物在患者、工作人员及媒介物中扩散。

一、概述

医院感染的发生必须有感染源、传播途径和易感宿主的同时存在和相互作用，三者缺一不可。隔离的基本原理是要严格管理感染源，切断传播途径，保护易感宿主，阻断感染链。中华人民共和国卫生部 2009 年颁布的《医院隔离技术规范》是当前医院隔离工作的指南。

（一）基本概念

1. 清洁区（cleaning area）　指进行呼吸道传染病诊治的病区中不易受到患者血液、体液和病原微生物等物质污染及传染病患者不应进入的区域。包括医务人员的值班室、卫生间、男女更衣室、浴室及储物间、配餐间等。

2. 潜在污染区（potentially contaminated area）　也称半污染区，指进行呼吸道传染病诊治的病区中位于清洁区与污染区之间，有可能被患者血液、体液和病原微生物等物质污染的区域。包括医务人员的办公室、治疗室、护士站、内走廊、患者用后的物品、医疗器械等的处置室内走廊等。

3. 污染区（contaminated area）　指进行呼吸道传染病诊治的病区中，传染病患者和疑似传

染病患者接受诊疗的区域，包括被其血液、体液、分泌物、排泄物污染物品暂存和处理的场所。包括病房、处置室、污物间及患者入院、出院处理室等。

4. 两通道（two passages） 指进行呼吸道传染病诊治的病区中的医务人员通道和患者通道。医务人员通道、出入口设在清洁区一端，患者通道、出入口设在污染区一端。

5. 缓冲间（buffer room） 指进行呼吸道传染病诊治的病区中清洁区与潜在污染区之间、潜在污染区与污染区之间设立的两侧均有门的小室，为医务人员的准备间。

6. 负压病区（negative pressure ward） 指通过特殊通风装置，使病区的空气按照由清洁区向污染区流动，使病区内的压力低于室外压力。负压病区排出的空气需经处理，确保对环境无害。

（二）医院建筑布局与隔离要求

根据患者获得感染的危险程度，应将医院分为 4 个区域：①低危险区域：包括行政管理区、教学区、图书馆、生活服务区等。②中等危险区域：包括普通门诊、普通病房等。③高危险区域：包括感染疾病科（门诊、病房）等。④极高危区域：包括手术室、重症监护病房、器官移植病房等。

同一等级分区的科室相对集中，高危险区的科室宜相对独立，宜与普通门诊、病区和生活区分开，通风系统应区域化，防止区域间空气交叉感染，配备合适的手卫生设施。

1. 呼吸道传染病病区的建筑与隔离要求 适用于经呼吸道传播疾病患者的隔离。

（1）建筑布局 宜设在医院相对独立的区域，与普通病房和生活区分开，分为清洁区、潜在污染区和污染区，设立两通道和三区之间的缓冲间。缓冲间两侧的门不应同时开启。经空气传播疾病的隔离病区，应设负压病室。病室的气压宜为 -30Pa，缓冲间的气压宜为 -15Pa。

（2）隔离要求 应严格服务流程和三区管理，各区之间界限清楚，标识明显。病室内有良好的通风设施。不同种类传染病患者应分室安置。

2. 负压病室的建筑布局与隔离要求 适用于经空气传播疾病患者的隔离。

（1）建筑布局 应设病室及缓冲间，通过缓冲间与病区走廊相连。病室采用负压通风，上送风、下排风；病室内送风口应远离排风口，排风口应置于病床床头附近，排风口下缘靠近地面但应高于地面 10cm。门窗应保持关闭。病室送风和排风管道上宜设置压力开关型的定风量阀，使病室的送风量、排风量不受风管压力波动的影响。负压病室内应设置独立卫生间，有流动水洗手和卫浴设施。配备室内对讲设备。

（2）隔离要求 送风应经过初、中效过滤，排风应经过高效过滤处理，每小时换气 6 次以上。应设置压差传感器，用来检测负压值，或用来自动调节不设定风量阀的通风系统的送、排风量。病室的气压宜为 -30Pa，缓冲间的气压宜为 -15Pa。应保障通风系统正常运转，做好设备日常保养。一间负压病室宜安排一个患者，无条件时可安排同种呼吸道感染疾病患者，并限制患者到本病室外活动。患者出院所带物品应消毒处理。严格执行探视制度，探视人员进出隔离区域应根据隔离种类采取相应的隔离措施，接触病人的污染物品后均必须消毒双手。

3. 感染性疾病病区的建筑布局与隔离要求 适用于主要经接触传播疾病患者的隔离。

（1）建筑布局 应设在医院相对独立的区域，远离儿科病房、ICU 和生活区。设单独出入口和入出院处置室。设清洁区、潜在污染区和污染区，三区设缓冲间。中小型医院可在建筑物的一端设立感染性疾病病区。

（2）隔离要求 应分区明确，标识清楚；不同种类的感染性疾病患者应分室安置。病室通风

良好，配备适量非触手式开关的流动水洗手设施。

4. 普通病区的建筑布局与隔离要求

（1）建筑布局　在病区的末端，应设一间或多间隔离室。

（2）隔离要求　感染性疾病患者与非感染性疾病患者应分室安置。受条件限制的医院，同种感染性疾病、同种病原体感染患者可安置于一室，病床间距大于 0.8 米；病情较重的患者宜单人间安置。

5. 门诊的建筑布局与隔离要求

（1）建筑布局　普通门诊应单独设立出入口，设置问讯、预检分诊，挂号、候诊、诊断、检查，治疗、交费、取药等区域，流程清楚，路径便捷。儿科门诊应自成一区，出入方便；并设预检分诊、隔离诊查室等。感染疾病科门诊应符合国家有关规定。

（2）隔离要求　普通门诊、儿科门诊、感染疾病科门诊宜分开挂号、候诊。诊室应通风良好，应配备适量的非手触式开关的流动水洗手设施和 / 或配备速干手消毒剂。建立预检分诊制度，发现传染病患者或疑似传染病病患者，应到专用隔离诊室或引导至感染疾病科门诊诊治，可能污染的区域应及时消毒。

6. 急诊科（室）的建筑布局与隔离要求

（1）建筑布局　应设单独出入口、预检分诊、诊查室、隔离诊查室、抢救室、治疗室、观察室等。有条件的医院宜设挂号、收费、取药、化验、X 线检查、手术室等。急诊观察室床间距应不小于 1.2 米。

（2）隔离要求　应严格预检分诊制度，及时发现传染病患者及疑似患者，及时采取隔离措施。各诊室内应配备非手触式开关的流动水洗手设施和 / 或配备速干手消毒剂。急诊观察室应按病房要求进行管理。

（三）隔离的管理

1. 在新建、改建与扩建时，建筑布局应符合医院卫生学要求，并应具备局部隔离预防的功能，区域划分明确、标识清楚。

2. 应根据国家的有关法规，结合本医院的实际情况，制定隔离预防制度并实施。

3. 隔离的实施应遵循“标准预防”和“基于疾病传播途径的预防”的原则。

4. 应采取有效措施，管理感染源，切断传播途径和保护易感人群。

（四）隔离的原则

1. 隔离标识明确，卫生设施齐全　根据隔离种类，应在病室或病床前挂隔离标志。门口放置消毒液浸湿的脚垫和挂隔离衣用的立柜或壁橱，备有隔离衣、帽子、口罩、鞋套及手消毒物品。

2. 严格遵守服务流程，加强三区管理　明确服务流程，保证洁、污分开。同时严格三区管理。①患者及患者接触过的物品不得进入清洁区，工作人员接触患者后，需刷手并消毒、脱去隔离衣及鞋，方能进入清洁区。②患者或穿隔离衣的工作人员通过走廊时不得接触墙面、家具等物。污染物品固定存放在一定位置。③污染区的物品未经消毒处理，不得带到他处；工作人员进入污染区时，按规定戴工作帽、口罩及穿隔离衣，必要时穿隔离鞋；穿隔离衣前备齐所用物品，穿隔离衣后只能在规定范围内活动，离开前脱隔离衣、鞋并消毒双手。

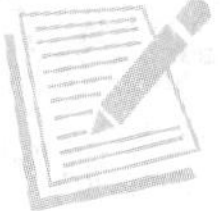

3. 物品消毒处置规范　患者接触过的物品或落地的物品视为污染，必须经过消毒后再用。患者的信件、票证、书籍等须经熏蒸消毒处理后才能递交家人或重新使用。不宜消毒的物品应放入塑料袋内避污。需送出病区处理的物品分类置于黄色污物袋内，袋外有明显标记。患者的排泄物、分泌物、呕吐物须经消毒处理后排放。需送出病区处理的物品分类置于黄色污物袋内，袋外要有明显标记。

4. 定期做好环境消毒 隔离病室应每日进行空气消毒，应用Ⅳ类环境的消毒方法，如用紫外线行空气消毒或用消毒液喷洒消毒，根据隔离类型确定每日消毒的频次。

5. 加强隔离患者心理护理 了解患者的心理状况，根据情况安排探视，尽量解除患者在心理上因被隔离而产生的恐惧或孤独感。

6. 掌握解除隔离的标准 患者的传染性分泌物经培养3次，结果均为阴性或确已度过隔离期，经医生开出医嘱方可解除隔离。解除隔离后患者经过沐浴更衣方可离开，病室所有用物必须终末消毒。

7. 做好终末消毒处理 终末消毒处理是指对出院、转科或死亡患者及其用物、所住病室和医疗器械进行的消毒处理。

（1）*患者的终末处理* 患者沐浴后换上清洁衣服才能迁入非隔离病房或出院。个人用物消毒后方能带离隔离区。如患者死亡，用消毒液做尸体护理。

（2）*病室和物品的终末处理* 被服放入污物袋，消毒后再清洗；紧闭病室门窗，摊开棉被，床垫、枕心竖放，打开抽屉、柜门，用消毒液熏蒸或用紫外线消毒；用消毒液擦拭家具和地面。体温表用消毒液浸泡，血压计、听诊器放熏蒸箱消毒，被服类消毒后再清洗。

二、标准预防和隔离种类及措施

2009年卫生部（现国家卫生健康委员会）颁布《医院隔离技术规范》，明确提出隔离的实施应遵循“标准预防”和“基于疾病传播途径的预防”的原则。隔离预防应在标准预防的基础上，实施两大类隔离，即基于切断传播途径的隔离和保护易感人群的隔离。

（一）标准预防

1. 概念 标准预防（standard precaution）是基于患者的血液、体液、分泌物（不包括汗液）、排泄物、非完整性皮肤和黏膜均可能含有感染性因子的原则，针对医院所有患者和医务人员采取的一组预防感染措施。包括手卫生，根据预期可能的暴露选用手套、隔离衣、口罩、护目镜或防护面罩，以及安全注射；也包括穿戴合适的防护用品，处理患者环境中污染的物品与医疗器械。

2. 标准预防措施

（1）接触患者的血液、体液、分泌物、排泄物等物质时，无论是否戴手套，都应严格地洗手。

（2）进行可能接触患者体液、血液的操作时须戴手套，医务人员手部破损时接触患者血液、体液时戴双层手套。

（3）有可能发生血液、体液飞溅到医务人员面部时戴口罩、护目镜。

（4）实施安全注射，针头用后放锐器盒，禁止回套针帽，以防锐器伤，并使用具有保护装置的安全注射器。

（二）隔离种类及措施

1. 基于切断传播途径的隔离预防 一种疾病可能有多种传播途径时，应在标准预防的基础上，联合采取相应传播途径的隔离与预防。

（1）接触传播的隔离与预防　适用于经接触传播疾病的隔离与预防，如肠道感染、多重耐药菌感染、皮肤感染的患者等。在标准预防的基础上，隔离措施还有：

1）隔离病室挂蓝色标识。

2）患者的隔离：①患者单间隔离或同病种患者同室隔离。②尽量限制患者的活动范围，减少不必要的转运，如必须转运时，应尽量减少对其他患者、医务人员和环境表面的污染。③患者用过的物品，如床单、衣物、换药器械等均应先灭菌处理，再进行清洁、消毒、灭菌处理。伤口敷料则集中焚烧。

3）医务人员的防护：①治疗护理时应穿隔离衣；离开隔离室前脱下隔离衣，按要求悬挂，每天更换、清洗与消毒，如使用一次性隔离衣，用后按医疗废物管理要求处置。接触甲类传染病应按要求穿脱、处置防护服。②接触血液、体液、分泌物、排泄物时戴手套；离开隔离室前，接触污染物品后应摘除手套，消毒双手。如手有伤口应戴双重手套。

（2）空气传播的隔离与预防　适用于通过空气传播的疾病。如肺结核、水痘及麻疹等。在标准预防的基础上，隔离措施还有：

1）隔离病室挂黄色标识。

2）患者的隔离：①安置单间病室，无条件时同病种患者可同住一室，关闭通向走廊的门窗，防止病原体随空气向外传播。尽量使隔离病室远离其他病室或使用负压病房。无条件收治时尽快转送至有条件收治呼吸道传染病的医疗机构。②当患者病情允许时应戴外科口罩，定期更换，并限制活动范围。③严格空气消毒。④患者口鼻分泌物须经严格消毒后再倾倒，患者的专用痰杯要定期消毒。

3）医务人员的防护：①应严格按照区域流程，在不同的区域，戴不同的防护用品，离开时按要求摘脱。②治疗和护理时须戴帽子、医用防护口罩，可能接触患者体液、血液时须戴手套，进行可能发生血液、体液喷溅的诊疗操作时应戴口罩、护目镜或防护面罩，穿防护服。

（3）飞沫传播的隔离与预防　适用于通过飞沫传播的疾病，如百日咳、病毒性腮腺炎、流行性感冒等。在标准预防的基础上，隔离措施还有：

1）隔离病室挂粉色标识。

2）患者的隔离：①安置单间病室，无条件时同病种患者可同住一室，关闭通向走廊的门窗，防止病原体随空气向外传播。尽量使隔离病室远离其他病室或使用负压病房。无条件收治时尽快转送至有条件收治呼吸道传染病的医疗机构。②当患者病情允许时戴外科口罩，定期更换，并限制活动范围。③加强通风或进行空气的消毒。④患者之间、患者与探视者之间应相距1米以上，探视者应戴外科口罩。

3）医务人员的防护：①应严格按照区域流程，在不同的区域，戴不同的防护用品，离开时按要求摘脱。②与患者近距离（1米内）接触时须戴帽子、医用防护口罩，可能接触患者体液、血液时须戴手套，进行可能发生血液、体液喷溅的诊疗操作时应戴口罩、护目镜或防护面罩，穿防护服。

2. 基于保护易感人群的隔离预防　保护性隔离（protection　isolation）又称“反向隔离”，是以保护易感人群作为制订措施的主要依据而采取的隔离，适用于抵抗力低下或极易感染的患者，如早产儿及严重烧伤、白血病、器官移植及免疫缺陷等患者。隔离措施有：

（1）患者应住单间病室隔离，室外悬挂明显的隔离标志。室内空气保持正压通风，定期换气；地面、家具均应严格消毒。

（2）医务人员治疗和护理时，应洗手，戴灭菌后的口罩、帽子，穿隔离衣、手套、拖鞋等。

隔离衣的外面为清洁面，内面为污染面。

（3）原则上禁止探视。若必须探视，探视者亦应采取相应的隔离措施。患呼吸道疾病或咽部带菌者，应避免接触患者。

思政课堂

习近平向全国广大护士的节日慰问

2020 年 5 月 11 日，在国际护士节到来之际，中共中央总书记、国家主席、中央军委主席习近平代表党中央，向全国广大护士致以节日的祝贺和诚挚的慰问！

习近平指出，新冠肺炎疫情发生后，广大护士义无反顾、逆行出征，白衣执甲、不负重托，英勇无畏冲向国内国外疫情防控斗争第一线，为打赢中国疫情防控阻击战、保障各国人民生命安全和身体健康做出重要贡献，用实际行动践行了敬佑生命、救死扶伤、甘于奉献、大爱无疆的崇高精神。希望广大护士秉承优良传统，发扬人道主义精神，再接再厉，真情奉献，为健康中国建设、维护世界公共卫生安全不断做出新的贡献。

三、隔离技术基本操作方法

（一）口罩的使用

戴口罩能阻止对人体有害的物质吸入呼吸道，防止飞沫污染无菌物品或清洁物品。戴口罩可预防经空气、飞沫传播的疾病，还能避免患者的血液、体液等溅入医务人员的口及鼻腔，同时防止医务人员将病原体传染给患者。

常用口罩可分为纱布口罩、外科口罩和医用防护口罩等。根据不同的操作要求选用不同种类的口罩：一般诊疗活动可戴纱布口罩或一次性使用外科口罩；手术或进行体腔穿刺时、护理免疫功能低下患者时戴外科口罩；接触经空气、飞沫传播的呼吸道感染患者时，应戴医用防护口罩。

【目的】为保护患者和工作人员，防止感染和交叉感染。

【计划】

1. 护士准备 着装整洁，洗手、戴帽子。

2. 用物准备 口罩（根据需要准备不同类型的口罩）。

3. 环境准备 操作环境清洁、宽敞。

【实施】操作步骤见表 3–11。

表 3–11 口罩的使用操作步骤

操作步骤	要点与说明
▲戴纱布口罩	
1. 洗手	· 保持口罩的清洁
2. 取口罩 取出清洁口罩	
3. 戴口罩 将口罩罩在口鼻部及下巴，口罩上方 2 根带子在头顶打活结，下方 2 根带子系在颈后	

续表

操作步骤	要点与说明
▲戴外科口罩	
1. 洗手	·保持口罩的清洁
2. 取口罩　取出清洁口罩	
3. 戴口罩　将口罩罩在口鼻部及下巴，口罩上方 2 根带子在头顶打活结，下方 2 根带子系在颈后	
4. 压鼻夹　将双手指尖放在鼻尖上，从中间位置开始，用手指向内按压，并逐步向两侧移动，根据鼻梁形状塑造鼻夹	·不应用一只手按压鼻夹
5. 调整　根据面部形状调整系带的松紧度	·确保不漏气
▲戴医用防护口罩	
1. 洗手	
2. 取口罩　取出清洁口罩，一手托住防护口罩，有鼻夹的一面背向外	
3. 戴口罩　将防护口罩罩住口鼻部及下巴，鼻夹部位向上紧贴面部，用另一只手将下方系带拉过头顶，放在颈后双耳下，再将上方系带拉至头顶中部	
4. 压鼻夹　将双手指尖放在金属鼻夹上，从中间位置开始，用手指向内按鼻夹，并分别向两侧移动和按压，根据鼻梁的形状塑造鼻夹	·不应用一只手按压鼻夹
5. 调整　将双手完全盖住口罩，快速呼气，检查密合性，若漏气调整鼻夹位置	·确保不漏气
▲脱口罩	
洗手后，先解开下面的系带，再解开上面的系带，捏住口罩系带将口罩取下，丢入医疗垃圾袋内	·不接触口罩的污染面

【评价】戴口罩方法正确有效。

【注意事项】

1. 口罩应罩住口鼻部，不可悬挂在胸前。
2. 戴口罩后，不可用污染的手触摸口罩。
3. 保持口罩的清洁、干燥，口罩潮湿或受到患者血液、体液污染后应立即更换。纱布口罩应每天更换、清洁与消毒，污染时及时更换；外科口罩应一次性使用；若接触严密隔离或呼吸道隔离的患者，应每次更换。
4. 脱口罩前后应洗手，用后一次性口罩应放入医疗垃圾袋内。

（二）避污纸的使用

避污纸是清洁纸片，在做简单隔离操作时，使用避污纸拿取物品可保持双手或用物不被污染，以省略消毒程序。如收取污染的药杯、拿患者用过的物品、开自来水龙头、开关门窗或电源、拾取掉在污染区地面上的物品等。

使用避污纸时，要从上面抓取，不可掀页撕取和接触下面的纸片，以避免污染避污纸，使用后放进污物桶内，集中焚烧处理。

（三）穿、脱隔离衣

【目的】为保护医务人员和患者，避免交叉感染。

【评估】评估患者病情、目前采取的隔离种类，根据隔离种类判断是否需穿隔离衣，以及选择隔离衣的型号。

下列情况应穿隔离衣：①接触经接触传播的感染性疾病患者如传染病患者、多重耐药菌感染患者等时。②可能受到患者血液、体液、分泌物、排泄物等喷溅时。③对患者实行保护性隔离时，如大面积烧伤患者、骨髓移植患者的诊疗护理时。

【计划】

1. 护士准备 戴好口罩、帽子，修剪指甲，取下手表，卷袖过肘。

2. 用物准备 隔离衣、挂衣架及夹子、消毒手设备。

3. 环境准备 清洁、宽敞。

【实施】操作步骤见表 3–12。

表 3–12 穿脱隔离衣的操作步骤

操作步骤	要点与说明
▲穿隔离衣（图 3–21）	
1. 检查 检查隔离衣的大小是否合适，是否干燥、完好	· 隔离衣长短合适，能遮住全部衣服和外露的皮肤，有破洞或潮湿不可使用
2. 取衣 手持衣领取下，将清洁面面向自己，衣领两端向外对齐，露出肩袖内口	· 衣领及隔离衣内面为清洁面
3. 穿衣袖 一手持衣领，另一手伸入一侧衣袖内，举起手臂将衣袖上抖，持衣领的手协助向上拉衣领，穿好衣袖；换手持衣领，依上法穿好另一袖	· 衣袖不可触及面部、帽子
4. 系衣领 两手持衣领，由领子中央顺着边缘向后理顺领边，扣（系）好衣领	
5. 扎袖口	· 此时手已污染
6. 系腰带 解开腰带活结，将隔离衣一边（约在腰下 5cm 处）逐渐向前拉，见到边缘捏住，同法将另一侧边缘捏住，两手在背后对齐两侧衣边，向一侧折叠并以手按住，另一手将腰带拉至背后折叠处按住，腰带在背后交叉，回到前面打一活结系好	· 手不可触及隔离衣内部 · 后侧边缘对齐 · 穿好隔离衣后不得进入清洁区
▲脱隔离衣（图 3–22）	
1. 解腰带 松开腰带，在前面打一活结	· 不可将衣袖外侧塞入袖内
2. 解袖口 解开袖带或扣子，翻卷袖口，将衣袖向上拉至肘部，将部分衣袖塞入工作衣袖内，露出双手	
3. 消毒双手 消毒双手并擦干	· 消毒手时隔离衣不得沾湿
4. 解衣领 解开领扣或领带	· 手不可触及隔离衣外面，勿污染手臂
5. 脱衣袖 一手伸入另一侧衣袖内，拉下衣袖过手，用衣袖遮住的手握住另一衣袖的外面将衣袖拉下，两手在袖内对齐袖子，双手转换逐渐从袖管中退出至衣肩	· 如使用一次后更换，双手持带将隔离衣下拉，将隔离衣污染面朝里，衣领及衣边卷至中央，放入污衣袋中
6. 挂衣钩 两手持领，将隔离两边对齐，挂在衣钩上；不再穿的隔离衣，脱下后清洁面向外，卷好放入医疗污物袋中	

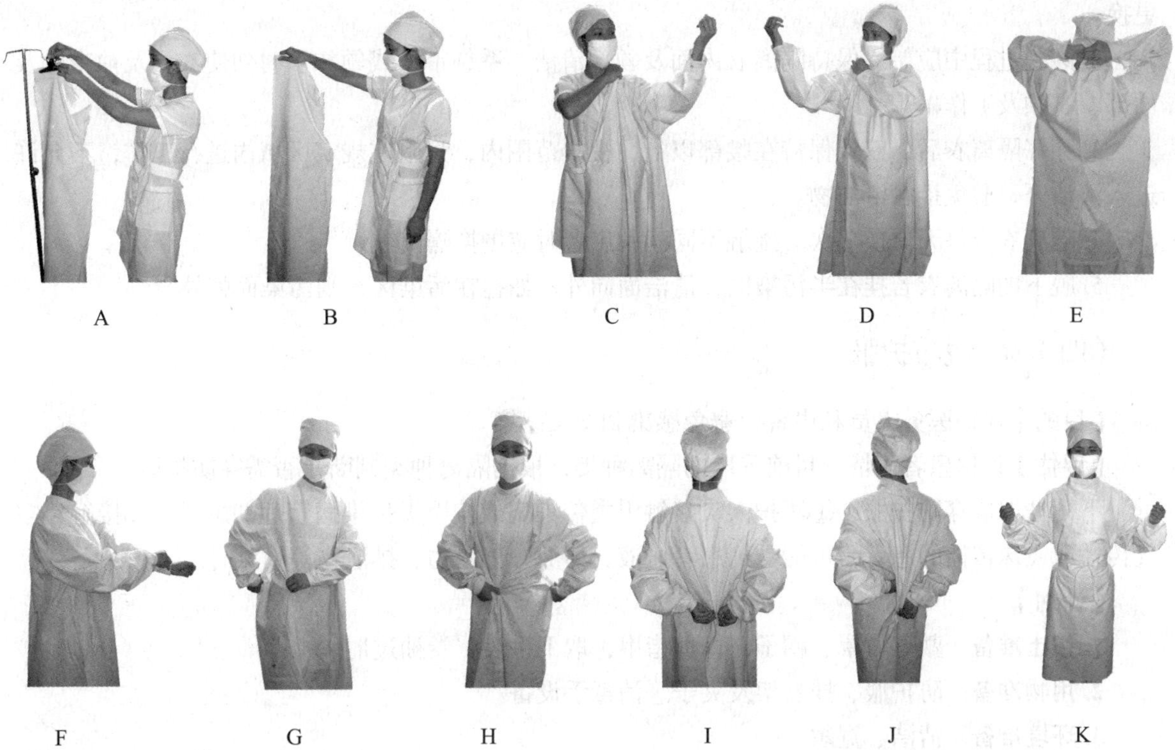

A　B　C　D　E

F　G　H　I　J　K

图 3-21　穿隔离衣

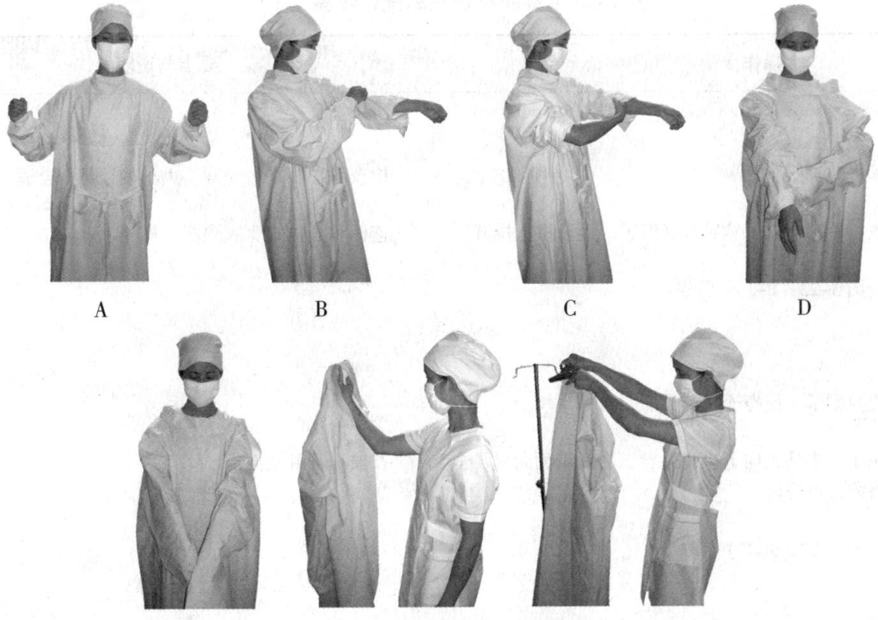

A　B　C　D

E　F　G

图 3-22　脱隔离衣

【评价】

1. 隔离观念强，穿脱隔离衣的方法正确，医务人员、环境、物品均无污染。

2. 消毒手方法正确，隔离衣未被溅湿。

【注意事项】

1. 隔离衣只能在规定区域内穿、脱，长短须能全部遮盖工作衣，有破洞或潮湿时，应立即

更换。

2. 穿脱过程中应始终保持隔离衣内面及领部清洁，系领带（或领扣）时勿使衣袖及袖带触及面部、衣领及工作帽等。

3. 穿好隔离衣后，双臂保持在腰部以上，视线范围内；只限在规定区域内进行工作，不允许进入清洁区，避免接触清洁物。

4. 隔离衣应每天更换一次。接触不同病种患者时应更换隔离衣。

5. 脱下的隔离衣若挂在半污染区，清洁面向外；如挂在污染区，则污染面朝外。

（四）穿、脱防护服

【目的】保护医务人员和患者，避免感染和交叉感染。

【评估】评估患者病情、目前采取的隔离种类，根据隔离种类判断是否需穿防护服。

下列情况应穿防护服：①医护人员接触甲类传染病或按甲类传染病管理的患者。②接触经空气传播或飞沫传播的患者，可能受到患者血液、体液、分泌物、排泄物等喷溅时。

【计划】

1. 护士准备 戴好口罩、帽子，修剪指甲，取下手表，卷袖过肘。

2. 用物准备 防护服、挂衣架及夹子、消毒手设备。

3. 环境准备 清洁、宽敞。

【实施】操作步骤见表 3-13。

表 3-13 穿脱防护服的操作步骤

操作步骤	要点与说明
▲穿防护服	
1. 准备 取下并检查防护服	· 检查防护服是否完好、大小型号是否合适
2. 穿衣 先穿下衣，再穿上衣，然后戴好帽子，最后拉上拉链	· 连体和分体式穿衣顺序一样
▲脱连体防护服（图 3-23，F-J）	
1. 拉开拉链	
2. 脱帽子 向上提拉帽子，使帽子脱离头部	
3. 脱衣服 先脱袖子，再从上向下边脱边卷，将污染面向里，全部脱下后放入医疗垃圾袋内	· 衣袖不可触及面部
▲脱分体防护服（图 3-23，A-E）	
1. 拉开拉链	
2. 脱帽子 向上提拉帽子，使帽子脱离头部	
3. 脱上衣 先脱袖子，再脱下上衣，将污染面向里放入医疗垃圾袋内	
4. 脱下衣 由上向下边脱边卷，污染面向里，脱下后放入医疗垃圾袋内	

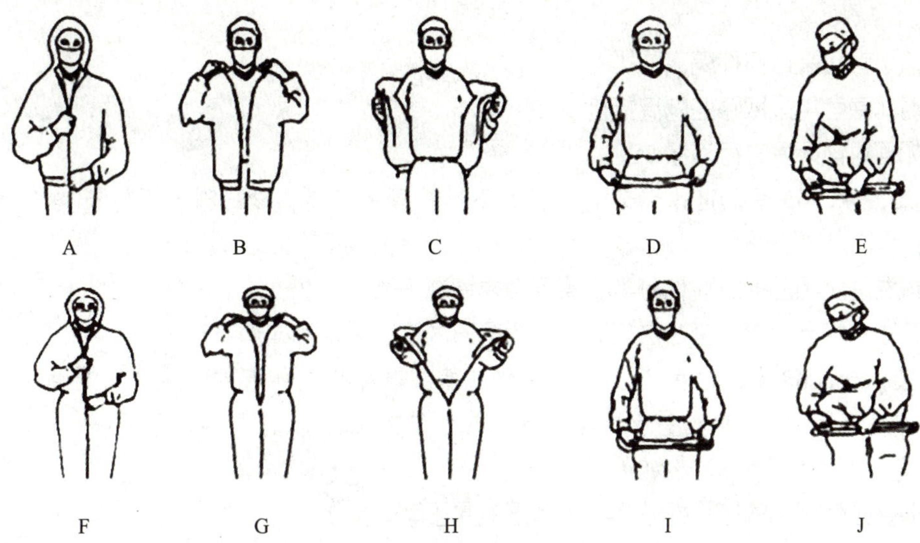

图 3–23　脱防护服

【评价】隔离观念强，穿脱防护服方法正确，无污染。

【注意事项】

1. 防护服只限在规定区域内穿脱。
2. 穿前检查有无潮湿、破损，如有破洞或潮湿或污染立即更换。
3. 脱防护服时应注意避免污染。

（五）防水围裙的使用

防水围裙主要用于可能受到患者的血液、体液、分泌物及其他污染物质喷溅或进行复用医疗器械的清洗时。

防水围裙分为重复使用的围裙和一次性使用的围裙两种。重复使用的围裙每班使用后应及时清洗和消毒，有破损或渗透时及时更换；一次性使用的围裙应一次性使用，受到污染时应及时更换。

（六）护目镜、防护面罩的使用

医护人员为患者进行诊疗和护理过程中，佩戴护目镜或防护面罩可有效防止患者的血液、体液等溅入医护人员的眼睛、面部皮肤及黏膜。

护目镜或防护面罩应用指征：①在进行诊疗、护理过程中，可能发生患者血液、体液等喷溅时。②近距离接触经飞沫传播的传染病患者时。③为呼吸道传染病患者进行气管切开、气管插管等近距离操作，可能发生患者血液、体液等喷溅时，应使用全面型防护面罩。

在戴护目镜、防护面罩前应检查有无破损，佩戴装置是否松脱。护目镜或防护面罩用后应清洁与消毒。

思考题

1. 陈某，男，35 岁，企业工人，因发热 3 天，伴咽痛入院，诊断为伤寒。现口唇干裂，体温 39.5℃，脉搏 105 次 / 分。

请问：

（1）该患者应采取何种隔离种类？

（2）对此患者需采取哪些隔离措施？

（3）如何对该环境进行消毒？

2. 李某，男，65岁，退休干部。因胃部不适一周来门诊就诊，拟行胃镜检查。

请问：

（1）根据医院用品的危险性分类，胃肠道内镜属于哪一类？

（2）按医院物品消毒灭菌方法的原则，胃肠道内镜应采用哪种消毒方法？

3. 王某，女，68岁，农民。患者睡眠中突然头痛呻吟，伴呕吐，半小时后患者家属呼之不应，随即送至医院，CT检查示颅内出血，需立即手术。

请问：

（1）根据医院用品的危险性分类，手术器械属于哪一类？

（2）采用哪种灭菌方法？该方法应注意哪些事项？

4. 齐某，男，65岁，有高血压病史10多年，因脑出血收住入院1个月。患者神志模糊，左侧肢体偏瘫，大小便失禁。近日患者持续高热，呼吸急促，咳黄脓痰，诊断为肺部感染。同时患者长期留置尿管后尿液混浊，尿培养见大肠杆菌。

请问：

（1）根据医院感染的诊断标准，该患者的肺部及尿路感染是否属于医院感染？

（2）分析该患者发生感染的原因有哪些？

（3）应采取哪些措施预防和控制医院感染的发生？

5. 患者，男性，31岁。主诉因“近日高热、咳嗽伴恶心、呕吐、腹泻等”就诊，经检查确诊为新型冠状病毒肺炎收住院治疗。

请问：

（1）新型冠状病毒肺炎属于哪类传染病?

（2）根据新型冠状病毒肺炎传播途径应采取哪些隔离措施?

（3）应采取哪些措施预防和控制医院感染的发生？

第四章
患者入院和出院的护理

扫一扫，查阅本章数字资源，含PPT、音视频、图片等

入院和出院护理是临床护理工作的重要内容之一。患者在门、急诊经过医生诊查，确定需要住院治疗时，需要办理入院手续。护理人员必须掌握入院护理的一般程序，按照整体护理的要求，对患者进行全面评估，了解患者的护理需要，并提供有针对性的护理措施，使患者尽快适应环境，遵守医院规章制度，积极配合医疗护理工作，促进其康复。当患者逐渐康复可以出院时，护理人员在协助患者办理出院手续的同时，还应通过健康教育等方式提高患者的自护能力，指导其出院后如何巩固疗效，增进健康，不断提高生活质量。

第一节　患者入院的护理

入院护理（admission nursing）是指患者入院后，护理人员对患者进行的一系列护理工作。其目的包括：①使患者和家属感到被关心，消除紧张、焦虑等不良情绪；②协助患者尽快了解和熟悉病区环境，使其适应医院生活；③观察与评估患者的身心状况，为制订护理计划提供依据；④满足患者的合理要求，以调动患者配合治疗和护理的积极性；⑤做好健康教育，满足患者对疾病知识的需求。

一、入院程序

入院程序是指患者持门诊或急诊医生签发的住院证，从住院处办理入院手续到进入病区的过程。

（一）办理入院手续

患者或家属凭医生签发的住院证到住院处办理入院手续，如填写登记表格、缴纳住院保证金、办理医保等，并由住院处护士登记入册。需急诊手术的患者，可先手术，后办理住院手续。

（二）通知病房

住院处护士接收患者后，立即通知病区值班护士根据病情做好接收新患者的准备。若病区无空余床位，应协助病情稳定患者办理待床手续；对于急诊患者，应设法与病房主管医师联系，调整或增加床位安排入院。

（三）护送患者入病区

住院处护士应根据患者的病情，采取合适的方式（如轮椅、平车等）护送患者进入病区。护送过程中，护士应安置患者于适宜的体位，同时注意安全和保暖。如有治疗，应保证治疗的连续性。患者送达病区后，住院处护士应向病区值班护士交接患者病情、所采取的或需要继续实施的治疗护理措施。

二、患者进入病区后的初步护理

（一）一般患者入住病区后的初步护理

1. 准备床单位　病区护士接到住院通知后应根据病情需要安排床位。将备用床改为暂空床，同时备齐患者所需用物，如脸盆、热水瓶及病号服等。

2. 迎接新患者　护士应以热情的态度迎接患者至指定的床位，妥善安置。以亲切、关爱的言行帮助患者尽快适应住院环境，如向患者做自我介绍，向患者介绍同室病友，说明自己将为其提供的服务及职责等，以增强患者的安全感和对护士的信任。

3. 执行入院护理常规

（1）介绍病区情况　包括病区环境、设施、规章制度、床单位及设备的使用方法、主管医护人员情况等。

（2）测量生命体征　测量患者体温、脉搏、呼吸、血压，对能站立的患者测身高、体重。

（3）填写体温单　在体温单 40 ～ 42℃之间的相应时间栏内纵行填写入院时间，记录首次体温、脉搏、呼吸、血压及体重值。

（4）填写诊断卡、床头（床尾）卡及腕带　将诊断卡和床头（尾）卡分别插入患者一览表及床头或床尾夹内，为患者佩戴腕带。

（5）通知医生　通知主管医生前来诊察患者，必要时协助医生为患者体检。

（6）执行医嘱　执行医生下达的入院医嘱和各项诊疗措施。在执行时，应告知患者操作的目的及可能出现的不良反应，并给予详细的解释，以消除其顾虑。与患者交谈、治疗或检查时应称呼其姓名或冠以相应年龄的称谓，使患者感到被重视和尊重。

（7）安排膳食　根据医嘱向患者或家属解释患者的饮食要求；如有需要通知营养科准备膳食。

（8）留取标本　根据医嘱将留取大小便标本的容器交给患者，并解释说明留取各类标本的目的、方法、时间及注意事项。

（9）护理评估　全面收集患者生理、心理和社会（文化教育、家庭情况、风俗习惯、社会地位）等方面资料，作为拟定护理计划和措施的依据。

（二）危急重症患者入住病区后的初步护理

护理人员接到患者入院通知后，应立即根据患者病情做好下列准备：

1. 准备床单位　将患者安置在备好的危重病室或抢救室，根据患者病情将备用床改为暂空床或麻醉床。

2. 通知医生，做好抢救准备　立即通知医生，备好急救药品和器材，如急救车、心电监护仪、静脉输液用具，以及吸氧和吸痰设备等。

3. 交接患者　与护送人员交接患者病情、治疗及物品等情况。对于不能正确叙述病情和需求的患者，如意识不清、听力障碍、语言障碍或婴幼儿等，需暂留家属或护送者，以便询问病史。

4. 配合救治　密切观察患者病情变化，积极配合医生进行抢救，并做好护理记录。

三、分级护理

护理分级（nursing classification）是指患者在住院期间，医护人员根据患者病情和（或）自理能力进行评定而确定的护理级别。护理分级的制定，为临床护理工作提供了依据，有效保证了护理工作质量。依据中华人民共和国卫生行业标准《护理分级》WS/T431-2013，我国住院患者的护理可分为4个级别：特级护理、一级护理、二级护理和三级护理。

（一）特级护理（special nursing）

1. 适用对象

（1）维持生命，实施抢救性治疗的重症监护患者。

（2）病情危重，随时可能发生病情变化需要进行监护、抢救的患者。

（3）各种复杂或者大手术后、严重创伤或大面积烧伤的患者。

2. 护理要求

（1）严密观察患者病情变化，监测生命体征及专科评估。

（2）根据医嘱，正确实施治疗、给药措施。

（3）准确测量、记录出入量。

（4）根据患者病情，正确实施基础护理和专科护理，如口腔护理、压疮护理、气道护理及管路护理等，实施安全措施。

（5）保持患者的舒适和功能体位。

（6）实施床旁交接。

（二）一级护理（level 1 nursing）

1. 适用对象

（1）病情趋向稳定的重症患者。

（2）病情不稳定或随时可能发生变化的患者。

（3）手术后或者治疗期间需要严格卧床的患者。

（4）自理能力重度依赖的患者。

2. 护理要求

（1）每1小时巡视患者，观察患者病情变化。

（2）根据患者病情，测量生命体征。

（3）根据医嘱，正确实施治疗、给药措施。

（4）根据患者病情，正确实施基础护理和专科护理，如口腔护理、压疮护理、气道护理及管路护理等，实施安全措施。

（三）二级护理（level 2 nursing）

1. 适用对象

（1）病情趋于稳定或未明确诊断前，仍需观察，且自理能力轻度依赖的患者。

（2）病情稳定，仍需卧床，且自理能力轻度依赖的患者。

（3）病情稳定或处于康复期，且自理能力中度依赖的患者。

2. 护理要求

（1）每2小时巡视患者，观察患者病情变化。

（2）根据患者病情，测量生命体征。

（3）根据医嘱，正确实施治疗、给药措施。

（4）根据患者病情，正确实施护理措施和安全措施。

（5）提供护理相关的健康指导。

（四）三级护理（level 3 nursing）

1. 适用对象

病情稳定或处于康复期，且自理能力轻度依赖或无须依赖的患者。

2. 护理要求

（1）每3小时巡视患者，观察患者病情变化。

（2）根据患者病情，测量生命体征。

（3）根据医嘱，正确实施治疗、给药措施。

（4）提供护理相关的健康指导。

第二节　运送患者法

在患者入院、接受检查或治疗、出院时，凡不能自行移动的患者均需要护理人员根据病情选择不同的运送方法，如轮椅运送法、平车运送法等。在运送过程中，护理人员应正确运用人体力学原理，以免发生损伤，减轻职业疲劳，提高工作效率。同时，护理人员应做到快速、安全、舒适运送患者。

一、轮椅运送法

【目的】

1. 护送不能行走但能坐起的患者入院、检查、治疗、室外活动等。
2. 帮助患者下床活动，促进血液循环和体力恢复。

【评估】

1. 患者年龄、病情、生命体征、意识状态等。
2. 患者心理状况、合作程度、自理能力等。
3. 患者体重、病损部位及配合能力、是否存在骨折等。
4. 轮椅性能是否完好。

【计划】

1. 护士准备　衣帽整洁，修剪指甲，洗手。

2. 患者准备　了解运送的目的、过程和配合要点。

3. 用物准备　轮椅、保暖外衣或毛毯（按季节备）、软枕（根据患者需要）。

4. 环境准备　环境宽敞，路面适于轮椅运送。

【实施】操作步骤见表4–1。

表 4–1　轮椅运送法操作步骤

操作步骤	要点与说明
▲协助患者坐轮椅	
1. 核对、解释　核对患者床号、姓名，向患者解释操作的目的、过程及配合要点	· 确认患者，并取得患者理解和配合
2. 放置轮椅　将轮椅推至患者健侧的床边，使椅背与床尾平齐，面向床头或呈 45°，翻起脚踏板，制动车闸	· 利于患者下床，缩短移动距离，便于患者入座
3. 协助患者坐起　协助患者面向轮椅侧卧，扶患者坐起，协助穿衣及鞋袜	· 身体虚弱者，坐起后应适应片刻，无特殊情况方可下地，以免发生体位性低血压
4. 协助患者上轮椅　患者双手置于护理人员肩部，护理人员面向患者，双脚前后分开，屈髋屈膝，双手托住患者腰部，协助其慢慢下床并一起转向轮椅，使患者坐入；嘱患者尽量向后坐，勿向前倾斜或自行下车（图 4–1）	· 病情允许者，护理人员可站在车轮后面，固定轮椅，请患者自行坐入轮椅
5. 安置患者　放下脚踏板，让患者双脚置于其上，两手臂放于扶手上。根据季节采取保暖措施	· 避免患者受凉
6. 运送患者　观察患者，确定无不适后，松闸推患者至目的地	· 推行时下坡应减速，上坡或过门槛时，应翘起前轮，使患者头、背部后倾，并抓住扶手，以免发生意外
▲协助患者下轮椅	
1. 放置轮椅　使椅背与床尾平行，制动车闸	· 保证患者安全
2. 协助患者上床	
（1）翻起脚踏板，鼓励患者站立时尽量利用较有力的腿支撑体重	
（2）患者双手置于护理人员肩部，护理人员面向患者，双脚前后分开，屈髋屈膝，双手托住患者腰部，最好用膝盖顶住患者的膝部	· 顶住患者膝部，以保证患者重心位置降低，扩大支撑面，增加稳定性
（3）协助患者慢慢移向床沿，坐于床缘。脱去保暖外衣及鞋袜，躺卧舒适，盖好盖被	
3. 整理床单位	
4. 推轮椅置于原处　必要时记录	

【评价】

1. 患者或家属明确轮椅运送的目的及操作要点。

2. 护理人员操作轻稳、协调、节力，患者感觉舒适、安全。

3. 护患沟通有效，患者配合操作。

【注意事项】

1. 经常检查轮椅，保持良好的性能。

2. 协助患者下床时注意尽量使用躯干整体力量，避免弯腰扭伤腰部。

3. 推行时应随时观察患者病情变化。

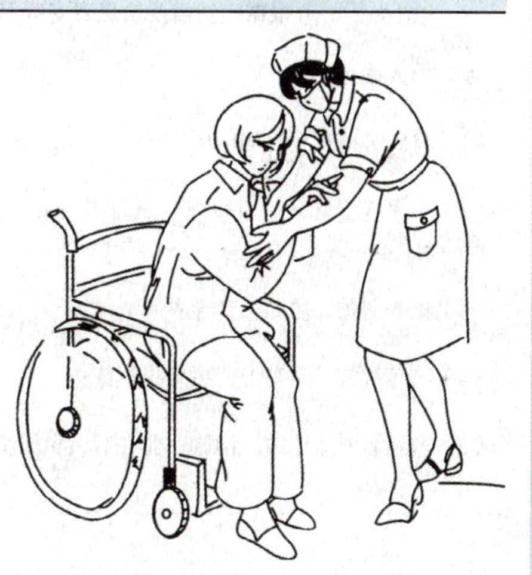

图 4–1　轮椅运送法

二、平车运送法

【目的】护送不能起床的患者入院、检查、治疗、手术或转运。

【评估】

1. 患者年龄、病情、生命体征、意识状态等。
2. 患者心理状况、合作程度、自理能力等。
3. 患者体重、病损部位及配合能力、是否存在骨折等。
4. 平车性能是否完好。

【计划】

1. 护士准备 衣帽整洁，修剪指甲，洗手，根据患者情况适当增加辅助护士 1 ～ 3 人。

2. 患者准备 了解运送的目的、过程和配合要点。

3. 用物准备 平车（上铺床单，按季节加铺褥垫）、中单（根据需要）、枕头、盖被。

4. 环境准备 环境宽敞，路面适于平车运送。

【实施】操作步骤见表 4–2。

表 4–2 平车运送法操作步骤

操作步骤	要点与说明
1. 核对、解释 推平车至患者床旁，核对患者床号、姓名，向患者解释操作目的、过程及配合要点	· 确认患者，并取得患者理解和配合
2. 安置导管 妥善安置患者身上的各种导管，如尿管、鼻饲管等	· 避免导管脱落、受压或液体反流
3. 搬运患者	
▲ 挪动法	· 适用于病情许可、有配合能力的患者
（1）移开床旁桌、床旁椅	
（2）将平车与床平行并紧靠床边，固定平车	· 防止滑动，确保患者安全 · 如平车一端为大轮，一端为小轮，则大轮端靠近患者头部。因大轮转动次数少，可减轻患者在运送过程中的不适，小轮在前，转弯灵活
（3）协助患者按上半身、臀部、下肢的顺序向平车移动（图 4–2），并根据病情需要给患者安置舒适卧位	· 自平车移回床上时，先助其移动下肢，再移动上半身
▲ 单人搬运法	· 适用于小儿或体重较轻、不能自行挪动、病情较轻者
（1）将床旁椅移至对侧床尾	
（2）推平车至床尾，并使平车头端与床尾呈钝角，固定平车	· 缩短搬运距离
（3）松开盖被，协助患者穿衣	
（4）将盖被铺于平车上，患者移至床边	
（5）搬运者站于床边，两脚一前一后，稍屈膝	· 扩大支撑面，降低重心，便于转身；屈膝可使操作者手臂与床面相平，减少做功

续表

操作步骤	要点与说明
（6）协助患者屈膝，搬运者一手自患者腋下插至对侧肩外侧，另一手插至对侧臀下，嘱患者双臂交叉于搬运者颈后（图 4–3）	·手臂插入时嘱患者略抬起身体
（7）抱起患者，移步转向平车，将患者轻放于平车上	·借助腿部强有力的肌群，搬运时应把重点控制在支撑面内
（8）为患者盖好被，拉起护栏	·注意保暖并保护患者安全
▲　2 人或 3 人搬运法	·适用于病情较轻但不能自行活动者或体重较重者
（1）将床旁椅移至对侧床尾	
（2）推平车至床尾，并使平车头端与床尾呈钝角，固定平车	·缩短搬运距离
（3）松开盖被，协助患者穿衣，将盖被铺于平车上	
（4）2 人或 3 人站于床的同侧，两脚一前一后，稍屈膝	·能承重者托上半身 ·搬运者用力一致，以保证患者身体平直，免受伤害
2 人法：一名护士一手托住患者颈肩部，另一手托住腰部；另一名护士一手托住患者臀部，另一手托住腘窝处（图 4–4）	
3 人法：一名护士托住患者的头、颈、肩及胸部；另一名护士托住患者的背、臀部；第三名护士托住患者的膝部及双足（图 4–5）	·合力抬起时，应有一人发口令，3 人同时抬起
（5）合力抬起，同时移步转向平车，将患者轻放于平车上	·使患者身体稍向护士倾斜，缩短力臂，以省力
（6）为患者盖好被，拉起护栏	·注意保暖并保护患者安全
▲　4 人搬运法	·适用于病情危重或颈椎、腰椎骨折患者
（1）移开床旁桌、床旁椅，在患者腰臀下铺中单	·便于抬起患者
（2）将平车与床平行并紧靠床边，固定平车	
（3）一名护士站于床头，托住患者头及颈肩部；第二名护士站于床尾，托住患者两足；另外 2 名护士分别站于床及平车两侧，抓住中单四角（图 4–6）	·确保患者体位不变
（4）由一人喊口令，4 人合力同时抬起患者，轻放于平车中央并取合适卧位	
（5）为患者盖好被，拉起护栏	·注意保暖和保护隐私，保护患者安全
4. 整理床单位，铺暂空床	·保持病室整洁、美观
5. 运送患者　观察患者无不适后，护送其去目的地（图 4–7）	·车速适宜，确保患者安全、舒适 ·进出门时应先将门打开，不可用车撞门，以免震动患者及损坏设施 ·骨折患者运送时应在车上垫一木板，并固定好骨折部位

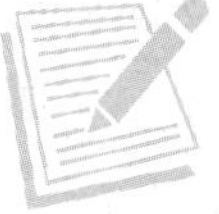

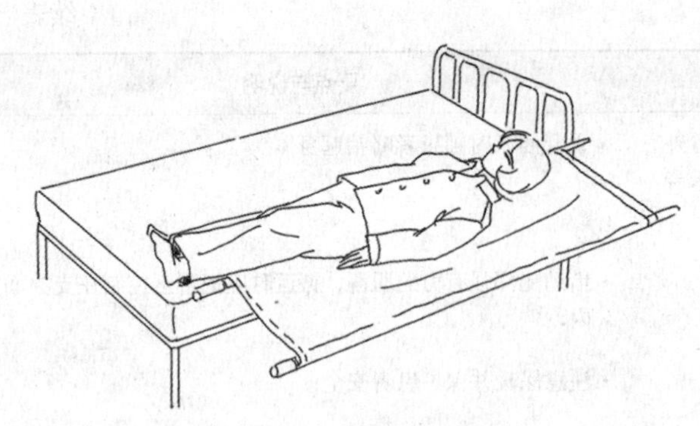

图 4-2　平车运送法——挪动法

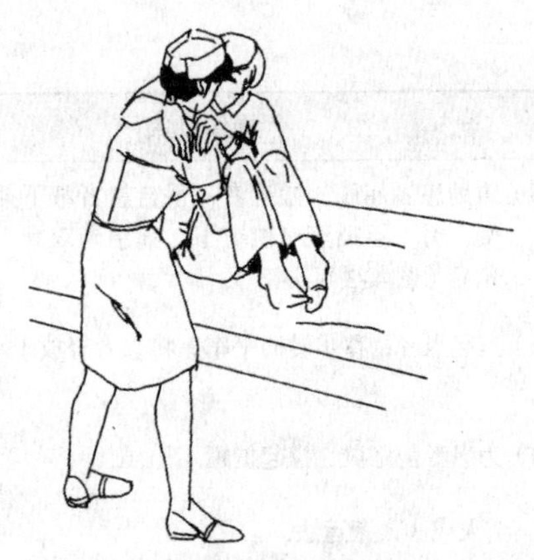

图 4-3　平车运送法——单人搬运法

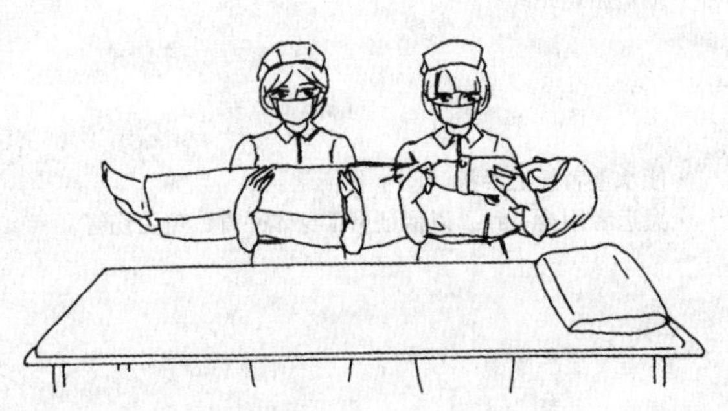

图 4-4　平车运送法——双人搬运法

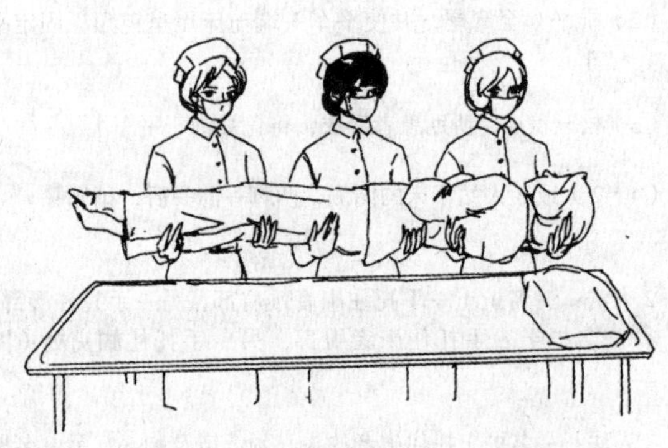

图 4-5　平车运送法——三人搬运法

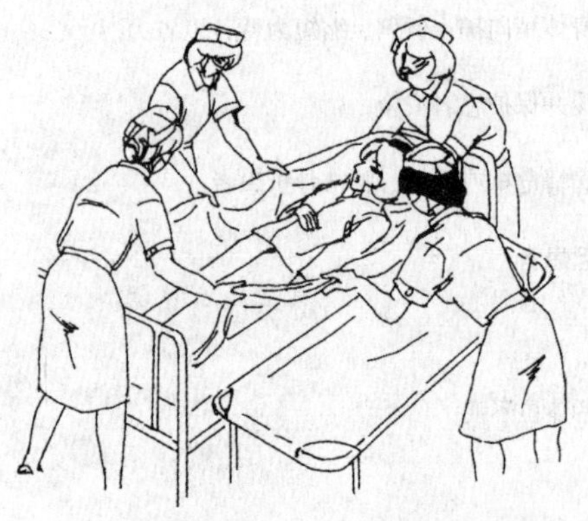

图 4-6　平车运送法——四人搬运法

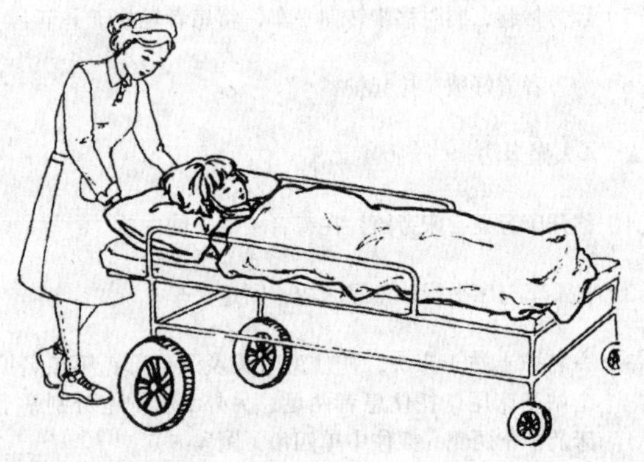

图 4-7　平车运送法——运送患者

【评价】

1. 患者或家属明确平车运送的目的及操作要点。

2. 护士操作轻稳、协调、节力，患者感觉舒适、安全。

3. 护患沟通有效，患者配合操作。

【注意事项】

1. 使用平车前应检查并确认其性能良好，完好无损。

2. 推平车时，小轮在前。患者头部置于平车的大轮端，护理人员站于患者头侧，以便于观察患者病情、面色、呼吸及脉搏的变化。上下坡时应使患者头部在高处一端，车速适宜。

3. 平车应拉起护栏保护患者安全，注意保暖。运送患者过程中保证输液和引流管通畅。

第三节　患者的卧位

卧位（lying position）是指患者休息、检查和治疗时采取的卧床姿势。临床上常依据患者的病情和治疗的需要而调整相应卧位。适当的卧位不仅可以增进患者的舒适度，有利于诊疗护理工作顺利进行，还能预防因长期卧床而导致的并发症。护理人员应该熟练掌握各种卧位安置方法，协助患者采取正确、安全、舒适的卧床方式。

一、舒适卧位的基本要求

舒适卧位是指患者卧床时，身体的各个部位均处于合适的位置，感到轻松自在。要协助患者维持正确与舒适的卧位，护理人员应了解舒适卧位的基本要求，并能根据患者的实际需要应用合适的支持物及保护性设施。

1. 卧床姿势　应尽量符合人体力学要求，将体重平均分配到身体的负重部位，维持关节处于正常的功能位置，体内脏器在体腔内拥有最大的空间。

2. 体位变换　经常更换体位，至少每 2 小时变换 1 次，避免局部组织长期受压而导致压疮。

3. 身体活动　患者身体各部位每天均应活动，改变卧位时应做全范围关节运动练习。但禁忌证应除外，如关节扭伤、骨折急性期等。

4. 保护隐私　适当地遮盖患者身体，保护患者隐私，促进患者身心舒适。

5. 受压部位　加强受压部位的皮肤护理，预防压疮等并发症的发生。

二、卧位的分类

1. 卧位的稳定性与人体的重量、支撑面成正比，与重心高度成反比。根据卧位的稳定性可分为稳定性卧位和不稳定性卧位。

（1）稳定卧位　是指支撑面大，重心低，平衡稳定的卧位。此类卧位状态下，患者感到舒适、轻松，如仰卧位。

（2）不稳定卧位　是指支撑面小，重心较高，难以平衡的卧位。在不稳定性卧位状态下，大量肌群肌肉紧张，易疲劳，患者感到不舒适。如双腿并齐伸直，两臂也在两侧伸直的侧卧位。

2. 根据卧位的自主性可分为主动卧位、被动卧位和被迫卧位三种。

（1）主动卧位（active lying position）是指患者在床上自己采取的最舒适卧位。常见于病情较轻、术前及疾病恢复期的患者。

（2）被动卧位（passive lying position）是指患者自己无力变换卧位时，由他人帮助安置的卧位。常见于极度衰弱或意识丧失的患者。

（3）被迫卧位（compelled lying position）是指患者的意识清晰，也有变换卧位的能力，但由于疾病的影响或治疗的需要，被迫采取的卧位。如哮喘急性发作的患者，由于呼吸极度困难而被迫采取端坐位。

3. 根据卧位时身体的姿势可分为仰卧位、俯卧位、侧卧位、坐位等。常用卧位主要依据此种分类方式。

三、常用卧位

（一）仰卧位（supine position）

仰卧位也称平卧位，是一种自然的休息姿势。患者仰卧，头下置一枕，两臂放于身体两侧，两腿自然伸直。根据病情或治疗、检查等需要，仰卧位又可做适当调整，分为：

1. 去枕仰卧位

（1）姿势　去枕仰卧，头偏向一侧，两臂放于身体两侧，两腿自然放平，将枕头横置于床头（图 4–8）。

（2）适用范围　①昏迷或全身麻醉未清醒的患者，可防止呕吐物误入气管而引起窒息或肺部并发症；②椎管内麻醉或脊髓腔穿刺后的患者，可预防因颅内压降低而引起的头痛。

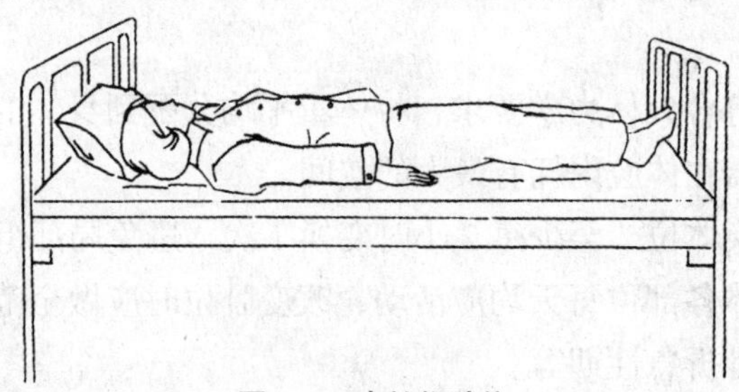

图 4–8　去枕仰卧位

2. 中凹卧位（休克卧位）

（1）姿势　患者的头胸部抬高 10°～ 20°，下肢抬高 20°～ 30°（图 4–9）。

（2）适用范围　休克患者。抬高头胸部有利于保持呼吸道通畅，改善通气功能，从而改善缺氧症状；抬高下肢，有利于静脉回流，增加心排出量，从而缓解休克症状。

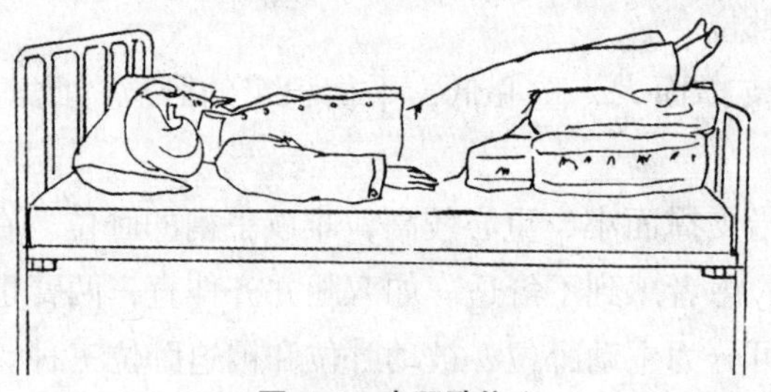

图 4–9　中凹卧位

3. 屈膝仰卧位

（1）姿势　患者仰卧，头下垫枕，双臂放于身体两侧，两膝屈起，稍向外分开（图 4–10）。

（2）适用范围　胸腹部检查或行导尿、会阴冲洗等。该体位有利于放松腹肌，便于检查或暴露操作部位。

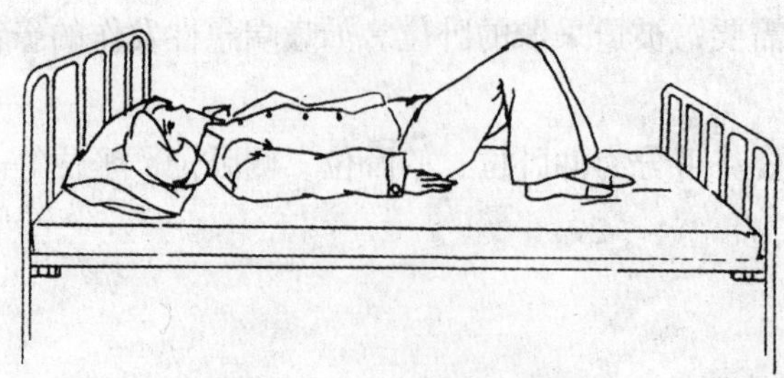

图 4–10　屈膝仰卧位

（二）侧卧位（side-lying position）

1. 姿势　患者侧卧，臀部稍后移，两臂屈肘，一手放于胸前，另一手放于枕旁，下腿稍伸直，上腿弯曲（臀部肌内注射时，应下腿弯曲，上腿伸直，使被注射部位肌肉放松）。必要时在两膝之间、后背和胸腹前放置软枕，以扩大支撑面、稳定卧位，使患者舒适、安全（图 4-11）。

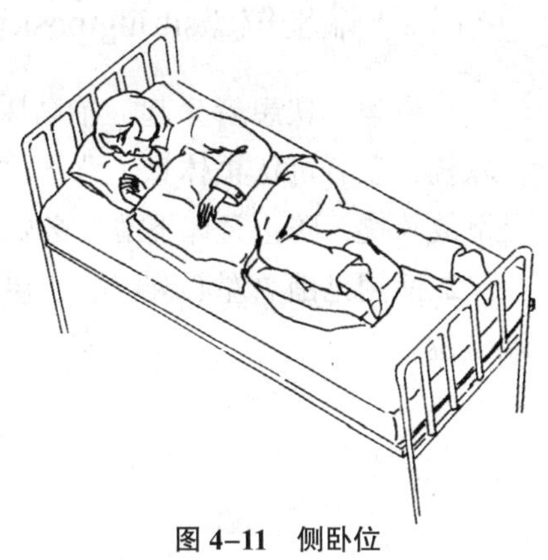

图 4-11　侧卧位

2. 适用范围

（1）灌肠、肛门检查、胃肠镜检查、臀部肌内注射等。

（2）与仰卧位交替，便于擦洗和按摩受压部位，预防压疮。

（3）对单侧肺部病变者，可视病情采取患侧卧位或健侧卧位。

（三）半坐卧位（fowler position）

1. 姿势　患者仰卧，先抬高床头 30°～ 50°，再适当抬高膝下支架或用大单裹住枕芯放于两膝下，将大单两端固定于床缘处，使下肢屈曲，以防患者下滑（图 4-12）。放平时，先放平下肢，后放平床头。危重患者采取半坐卧位时，臀下应放置海绵软垫或使用气垫床，防止局部受压而发生压疮。

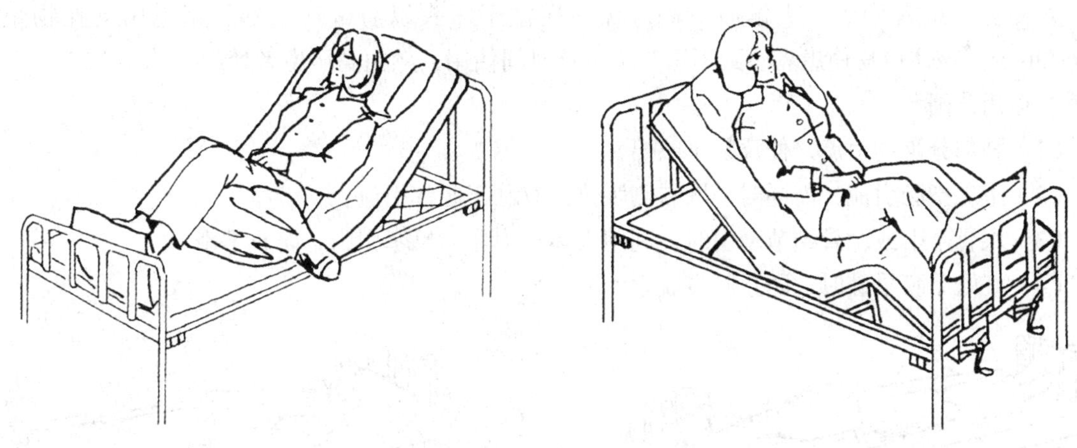

图 4-12　半坐卧位

2. 适用范围

（1）胸腔疾病、胸部创伤或心脏疾病引起呼吸困难患者　半坐卧位借助重力使膈肌下降，胸腔容积增大，部分血液滞留在下肢和盆腔脏器内，回心血量减少，可减轻肺部淤血和心脏负担，有利于气体交换，改善呼吸困难，亦有利于脓液、血液及渗出液的引流。

（2）腹腔、盆腔手术后或有炎症的患者　半坐卧位一方面可减轻腹部切口缝合处的张力、疼痛，有利于切口愈合；另一方面，可使腹腔渗出物流入盆腔，由于盆腔腹膜抗感染能力强，而吸收较弱，因此可以减少炎症扩散和毒素吸收，促使感染局限化和减轻中毒反应。

（3）某些面部及颈部手术后患者　采取半坐卧位可减少局部出血。

（4）恢复期体质虚弱的患者　采取半坐卧位，可使患者逐渐适应体位的改变，有利于向站立

位过渡。

（四）端坐位（sitting position）

1. 姿势 扶患者坐起，抬高床头 70°～ 80°。患者身体稍向前，床上放一跨床小桌，桌上放一软枕，患者可伏桌休息。背部放一软枕，使患者背部能向后倚靠。同时，膝下抬高 15°～ 20°，足下放软枕，防止身体下滑。必要时加床档，保证患者安全（图 4–13）。

2. 适用范围 左心衰竭、心包积液、支气管哮喘发作的患者。由于极度呼吸困难，被迫采取端坐位。

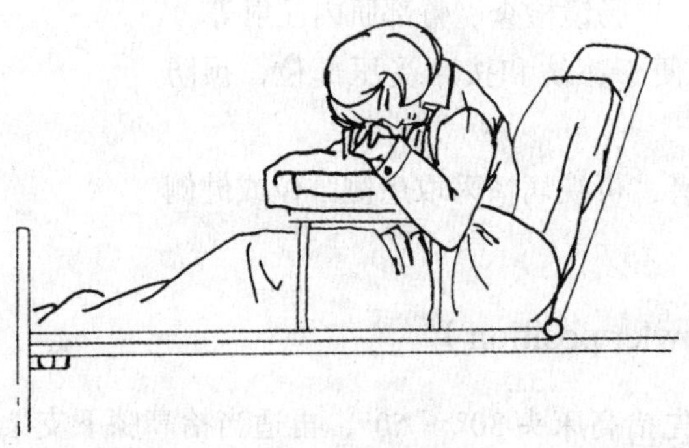

图 4–13 端坐位

（五）头低足高位（trendelenburg position）

1. 姿势 患者仰卧，头偏向一侧，枕头横立于床头以防碰伤头部。床尾用支托物垫高 15 ～ 30cm。该体位易使患者感到不适，不可长时间使用，颅内高压患者禁用（图 4–14）。

2. 适用范围

（1）肺部分泌物引流，使痰易于咳出。

（2）十二指肠引流，需同时采取右侧卧位，有利于胆汁引流。

（3）跟骨牵引或胫骨结节牵引时，利用人体重力作为反牵引力，防止下滑。

（4）妊娠胎膜早破时，防止脐带脱垂。

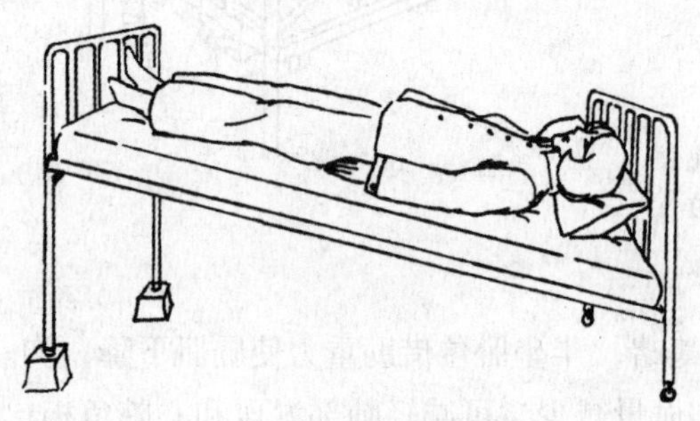

图 4–14 头低足高位

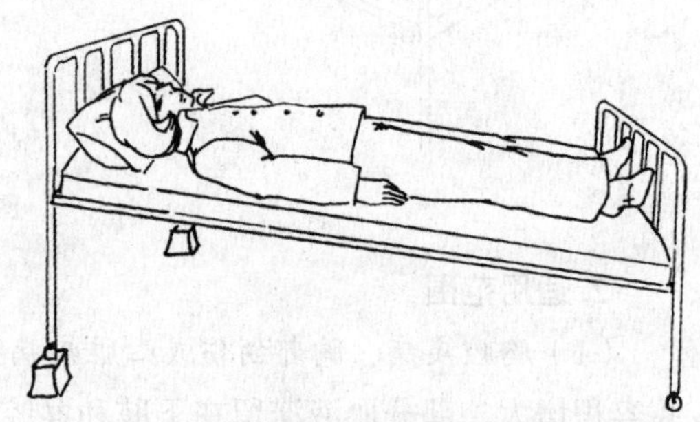

图 4–15 头高足低位

（六）头高足低位（dorsal elevated position）

1. 姿势 患者仰卧，床头用支托物垫高 15 ～ 30cm 或根据病情而定，将一软枕横立床尾（图 4–15）。

2. 适用范围

（1）颈椎骨折做颅骨牵引患者。

（2）降低颅内压，预防脑水肿。

（3）颅脑手术后患者。

（七）俯卧位（prone position）

1. 姿势　患者俯卧，头偏向一侧，双臂屈肘放于头部两侧，两腿伸直，胸下、髋部及踝部各放一软枕支撑（图 4–16）。

2. 适用范围

（1）腰、背部检查或配合胰、胆管造影检查。

（2）脊椎手术后或腰、背、臀部有伤口，不能仰卧或侧卧的患者。

（3）缓解胃肠胀气所致的腹痛。

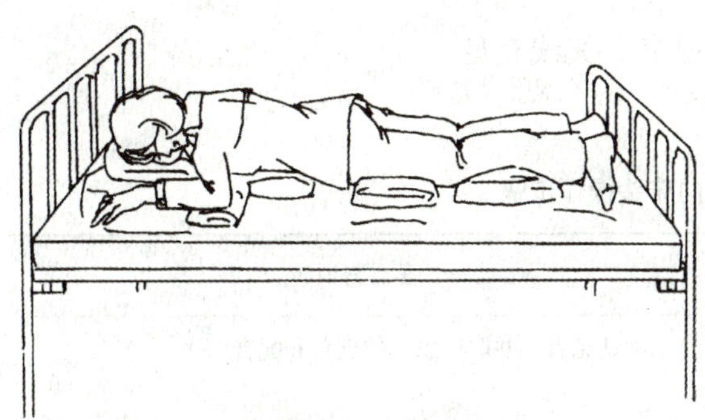

图 4–16　俯卧位

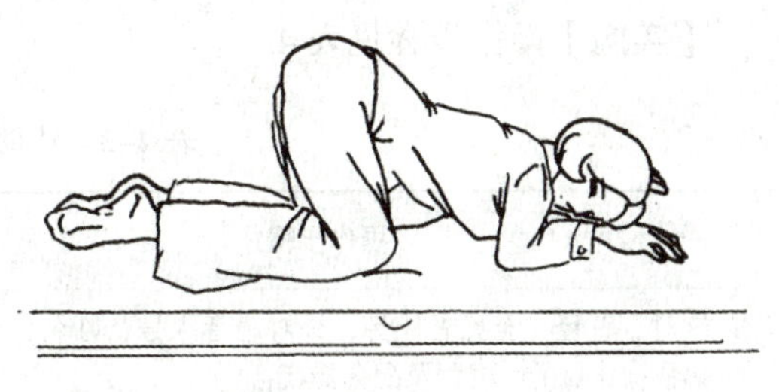

图 4–17　膝胸卧位

（八）膝胸卧位（knee–chest position）

1. 姿势　患者跪卧，两小腿平放床上，稍分开，大腿和床面垂直，胸贴床面，腹部悬空，臀部抬起，头转向一侧，双臂屈肘放于头的两侧（图 4–17）。

2. 适用范围

（1）肛门、直肠、乙状结肠镜检查或治疗。

（2）矫正子宫后倾或胎位不正。

（3）促进产后子宫复原。

（九）截石位（lithotomy position）

1. 姿势　患者仰卧于检查床上，两腿分开，放在支腿架上（支腿架上放软垫），臀部齐床边，双手放在胸前或身体两侧。采用此卧位时，应注意为患者保暖和遮盖（图 4–18）。

2. 适用范围　会阴、肛门部位的检查、治疗或手术。如膀胱镜、妇产科检查或产妇分娩。

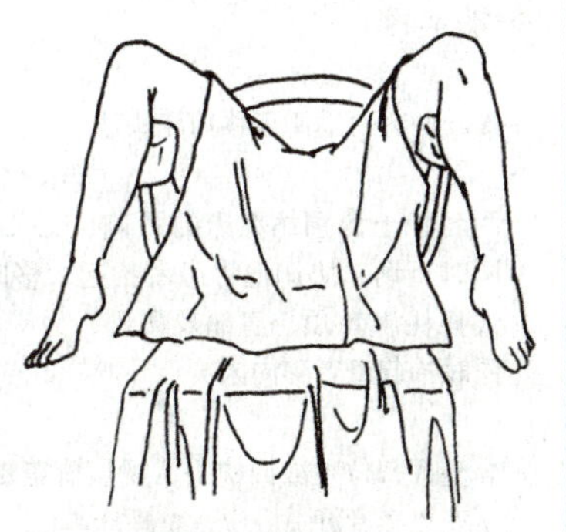

图 4–18　截石位

四、协助患者更换卧位法

长期卧床患者由于活动能力下降，局部组织受压，呼吸道

分泌物不易咳出，血液循环障碍，易出现压疮、坠积性肺炎、消化不良、便秘、肌肉萎缩等并发症。因此，护理人员应定时为患者变换卧位，以预防并发症的发生。

（一）协助患者移向床头

【评估】

1. 患者年龄、病情、生命体征、意识状态等。
2. 患者心理社会状态、合作程度等。
3. 患者体重、躯体及四肢的活动能力、身体下移情况、需要向床头移动的距离等。
4. 患者手术部位、伤口及引流情况、是否存在骨折固定及留置导管等情况。

【计划】

1. 护士准备 衣帽整洁，修剪指甲，洗手，视患者情况决定护士人数。

2. 患者准备 了解移向床头的目的、方法及配合要点。

3. 用物准备 根据病情准备枕头等物品。

4. 环境准备 环境宽敞、安静、舒适，温湿度适宜，光线充足。

【实施】操作步骤见表 4–3。

表 4–3 协助患者移向床头操作步骤

操作步骤	要点与说明
1. 核对、解释　至患者床旁，核对患者床号、姓名，向患者解释操作目的、过程及配合要点	· 确认患者，并取得患者的理解和配合
2. 准备	
（1）固定床脚轮，将各种导管及输液装置安置妥当，必要时将盖被折叠至床尾或一侧	
（2）根据病情放平床头，将枕头横立于床头	· 避免撞伤患者
3. 移动患者	
▲ 一人协助患者移向床头法	· 适用于体重轻，生活能部分自理的患者
嘱患者仰卧屈膝，双手握住床头栏杆，双脚蹬床面；护士一手托住患者肩部，另一手托住臀部提供助力，使其移向床头（图 4–19）	· 切忌拖拉患者，减少患者与床之间的摩擦力，避免组织受伤
▲ 两人协助患者移向床头法	· 适用于重症或体重较重的患者
两名护士分别站在床的两侧，交叉托住患者颈肩部和臀部，同时行动，协调地将患者抬起，移向床头；或两人同侧，一人托住患者颈、肩部及腰部，另一人托住患者臀部及腘窝，同时抬起患者移向床头	· 不可拖拉，以免擦伤皮肤
4. 整理归位　放回枕头，视病情需要摇起床头或支起靠背架，安置患者舒适卧位，整理床单位	

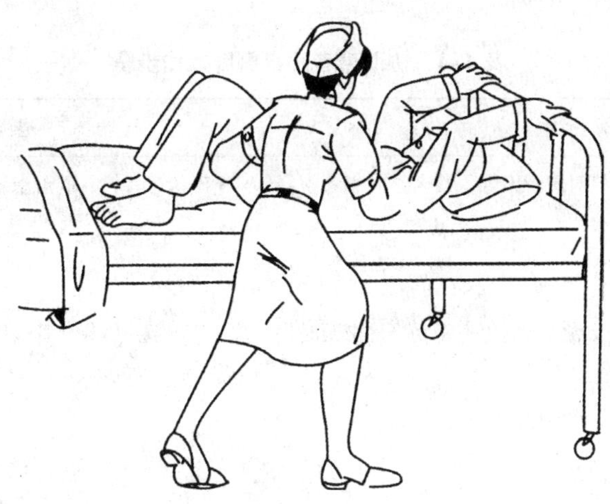

图 4–19 一人协助患者移向床头

【评价】

1. 患者上移达到预定的高度。

2. 患者感觉舒适、安全。

3. 护士操作轻稳、协调、节力，未使患者造成皮肤损伤。

4. 护患沟通有效，患者配合操作。

【注意事项】

1. 根据患者病情、意识状态、体重、身体下移情况选择合适的移动方法。

2. 患者身上有导管时，移动前应妥善安置，移动后应仔细检查，发现扭曲、受压、移位、脱落等情况时及时处理。

3. 操作时护士应注意节力原则，尽量靠近床沿，双膝弯曲，使重力线通过支撑面保持平衡，同时缩短力臂，达到安全、省力的目的。

（二）协助患者翻身侧卧

【评估】

1. 患者年龄、病情、生命体征、意识状态等。

2. 患者心理社会状态、合作程度等。

3. 患者躯体及四肢的活动能力、局部皮肤受压情况、手术部位、伤口及引流情况、是否存在骨折固定及留置导管等情况。

4. 患者及其家属对翻身侧卧的作用和方法的了解程度。

【计划】

1. 护士准备 衣帽整洁，修剪指甲，洗手，视患者情况决定护士人数。

2. 患者准备 了解翻身侧卧的目的、方法及配合要点。

3. 用物准备 根据病情准备枕头等物品。

4. 环境准备 环境宽敞、安静、舒适，温湿度适宜，光线充足。

【实施】操作步骤见表 4–4。

表 4-4 协助患者翻身侧卧操作步骤

操作步骤	要点与说明
1. 核对、解释　至患者床旁，核对患者床号、姓名，向患者解释操作目的、过程及配合要点	· 确认患者，并取得患者理解和配合
2. 准备	
（1）固定床脚轮，将各种导管及输液装置等安置妥当，必要时将盖被折叠至床尾或一侧	· 防止翻身引起导管连接处脱落或扭曲受压
（2）患者仰卧，双手放于腹部，两腿屈曲	
3. 移动患者	
▲　一人协助患者翻身法	· 适用于体重较轻的患者
（1）先将患者双下肢移向靠近护士侧的床沿，再将患者肩、腰、臀部向护士侧移动	· 不可拖拉，以免擦破皮肤
（2）一手托肩，一手托膝，轻轻将患者推向对侧，使患者背向护士（图 4-20）	· 意识不清者应拉起床档，防止坠床
▲　两人协助患者翻身法	· 适用于体重较重或病情较重的患者
（1）两名护士站在床的同一侧，一人托住患者颈肩部和腰部，另一人托住患者臀部和腘窝部，两人同时将患者抬起，移向近侧	
（2）分别托住患者的肩、腰、臀和膝等部位，轻推，使患者转向对侧（图 4-21）	
▲　轴式翻身法	· 适用于脊椎受损或脊椎手术后患者
（1）患者去枕、仰卧，护士小心地将大单铺于患者身体下	
（2）两名护士站于病床同侧，分别抓紧靠近患者肩、腰背、髋部、大腿等处的大单，将患者拉至近侧，拉起床档	
（3）绕至病床另一侧，将患者近侧手臂移到头侧，另一手放于胸前，两膝间放一软枕	
（4）护士双脚前后分开，两人双手抓紧患者肩、腰背、髋部、大腿等处远侧大单，由其中一人发口令，两人动作一致地将患者整个身体以圆滚轴式翻转至侧卧，使患者面向护士	· 扩大支撑面，降低重心，利于节力，且可防止护士的腰部发生职业性损伤 · 翻转时，勿让患者身体屈曲，以免脊柱错位而损伤脊髓
4. 皮肤护理　观察背部皮肤，进行背部护理	
5. 安置患者	
（1）按侧卧位要求，用枕头将患者背部和肢体垫好，使患者舒适、安全；必要时使用床档	· 扩大支撑面，确保患者卧位稳定、安全
（2）检查并安置患者肢体各关节处于功能位置	
6. 整理床单位	
7. 洗手，记录　记录皮肤状况及翻身时间，做好交班	· 翻身间隔时间视病情及局部受压情况而定

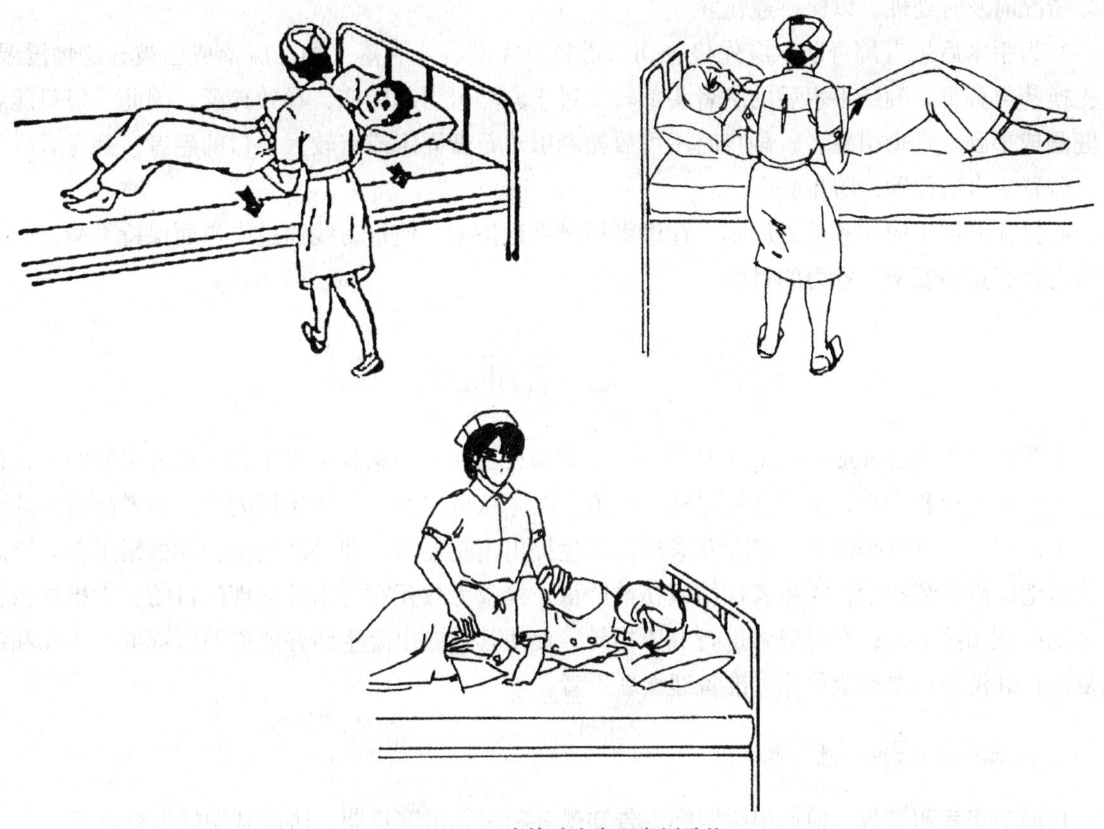

图 4-20　一人协助患者翻身侧卧位

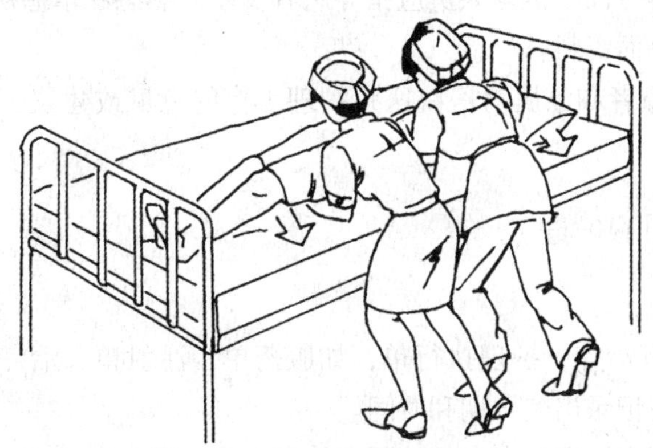

图 4-21　两人协助患者翻身侧卧位

【评价】

1. 患者或家属明确翻身的目的及操作要点。

2. 护士操作轻稳、协调、节力，患者感觉舒适、安全。

3. 护患沟通有效，患者配合操作。

4. 患者皮肤受压情况得到改善。

【注意事项】

1. 根据患者的病情和皮肤受压情况，确定翻身间隔的时间。如发现患者皮肤有红肿、破损时，应及时处理，增加翻身次数，同时记录于翻身卡上。

2. 患者身上有导管时，翻身前应妥善安置，翻身后应仔细检查，发现扭曲、受压、移位、脱

落等情况时及时处理，以保持通畅。

3. 为手术后患者翻身前，应先检查伤口敷料有无潮湿或脱落，如已脱落或已被分泌物浸湿，应先换药再翻身。颅脑手术后的患者头部转动过于剧烈可引起脑疝，导致猝死，因此一般只能卧于健侧或平卧。骨牵引患者，翻身时不可放松牵引。石膏固定或有较大伤口的患者，翻身后应将伤口侧置于合适位置，防止受压。

4. 操作时护士应注意节力原则，让患者尽量靠近护士，使重力线通过支撑面保持平衡，同时缩短力臂，达到安全、省力的目的。

第四节　患者出院的护理

出院护理（discharge nursing）是指协助患者离开医院的一系列护理工作。患者出院的方式包括：①经过治疗和护理，患者病情好转、痊愈，医生认可出院；②因病情需要，患者尚需住院治疗，但因经济、家庭等因素，患者及家属向医生提出出院要求，即自动出院；③根据患者病情需转往其他医院继续诊治；④患者病情或伤情严重，抢救无效死亡。出院护理的目的：①指导患者和家属办理出院手续；②对患者进行健康指导，促使其适应出院生活并能遵照医嘱继续治疗和定期复诊；③清洁、整理床单位，准备迎接新患者。

一、患者出院前的护理

1. 通知患者和家属　根据出院医嘱，告知患者和家属出院日期，协助其做好出院准备。

2. 健康教育　根据患者病情及康复情况，有针对性地进行健康教育，内容涉及饮食、服药、休息与活动及功能锻炼等方面。护理人员应指导患者及家属熟悉和掌握疾病相关知识和技能，必要时可为其提供相应的书面资料。

3. 征求意见　征求患者和家属对医院医疗护理工作的意见或建议，以便不断提升医疗护理质量。

二、患者出院当日的护理

1. 执行出院医嘱

（1）注销该患者所有治疗、护理执行单，如服药单、注射单、治疗单、饮食单等。在体温单、医嘱记录单相应栏目记录出院日期和时间。

（2）取下“患者一览表”上该患者的诊断卡片和床头（尾）卡。

（3）填写出院患者登记本。

（4）若患者出院后需继续服药时，按医生处方到药房领取药物，交给患者或家属带回并给予用药指导。

（5）按要求整理病历，并按出院顺序排列，交病案室保存。

2. 协助患者清理用物　收回患者住院期间借用的物品，并消毒处理，归还患者寄存物品，按需协助患者整理个人用物。

3. 协助办理出院相关手续　协助患者或家属到出院处办理出院手续，结算住院期间费用。

4. 护送患者出院　手续办理完毕后，取下患者腕带，根据病情用轮椅、平车等护送患者至病区门外或医院门口。

三、患者出院后的处理

1. 对患者床单位进行清洁、消毒，以备新患者使用，防止发生交叉感染。

（1）撤去病床上的污被服，丢入污衣袋，送被服间消毒、清洗。

（2）床垫、床褥、棉胎、枕芯等可用臭氧床褥消毒机消毒或日光曝晒 6 小时后，按要求折叠。

（3）用消毒液擦拭床及床旁桌椅。非一次性痰杯、脸盆用消毒液浸泡。

（4）打开病室门窗通风。

（5）传染性疾病患者的病床单位及病室，均按传染病终末消毒法处理。

2. 铺备用床，准备迎接新患者。

思考题

1. 患者，女，55 岁。车祸致腰椎损伤，护理人员用平车搬运患者，行 X 线检查。

请问：

（1）应选用何种搬运方法？

（2）护送途中有哪些注意事项？

2. 患者，男，65 岁。诊断为心力衰竭，遵医嘱给予呋塞米、吸氧处理。

请问：

（1）为缓解呼吸困难，应给患者采取何种体位？

（2）如何摆放患者体位？

3. 患者，男，60 岁。股骨骨折，行股骨髁上骨牵引，由于卧床已久，现需变换卧位，防止压疮及其他并发症的发生。

请问：

（1）护理人员如何协助患者变换卧位？

（2）变换卧位时应注意什么？

第五章
护士的职业防护

扫一扫，查阅本章数字资源，含PPT、音视频、图片等

医院是一个救死扶伤的工作场所，护士是医院工作人员的主体之一，因其工作性质和工作环境的特殊性，常常暴露于各种现存的和潜在的职业危险因素中，成为职业暴露中的高危群体。因此，护士在工作中应树立职业危害的防范意识，具备对职业危害因素的认识、辨别和处理的基本知识和能力，以保护自身的身心健康和职业安全。

第一节　护士职业防护概述

护理工作环境是治疗与护理患者的场所，护士在为患者提供护理服务的过程中，环境中的生物、物理、化学及心理社会等因素可能会对其身心健康造成不同程度的直接或间接的影响。因此，通过本章的学习，护理人员应掌握护理职业防护的措施，以更好地维护身心健康，提高职业生命质量。

一、相关概念

1. 职业暴露　职业暴露（occupational exposure）是指从业人员由于职业关系而暴露在有害因素中，从而有可能损害健康或危及生命的一种状态。护理职业暴露（nursing occupational exposure）是指护士在从事诊疗、护理活动过程中，接触有毒、有害物质或病原微生物，以及受到心理社会等因素的影响而损害健康或危及生命的职业暴露。

2. 护理职业风险　护理职业风险（nursing occupational risk）是指在护理服务过程中可能发生的一切不安全事件。

3. 职业防护　职业防护（occupational protection）是指针对可能造成机体损伤的各种职业性有害因素，采取有效措施，以避免职业性损伤的发生，或将损伤降低到最低程度。护理职业防护（nursing occupational protection）是指在护理工作中针对各种职业性有害因素采取有效措施，以保护护士免受职业性有害因素的损伤，或将损伤降至最低程度。

二、护士职业防护的意义

1. 保障职业安全，维护护士身心健康　通过有效实施护理职业防护措施，不仅可以避免职业性有害因素对护士的伤害，而且还可以控制由环境和行为不当引发的不安全因素，减轻护理工作过程中的心理压力，增强社会适应能力，维护护士的身心健康，保障职业安全。

2. 控制职业危险因素，科学规避护理职业风险　通过护理职业防护知识的学习和职业防护技能的规范化培训，可提高护士对职业性损伤的防范意识，自觉履行护理职业规范要求，严格遵守

护理操作规程，有效控制职业性危险因素，科学有效规避护理职业风险，增加护理工作的安全感和成就感。

3. 营造轻松和谐的工作氛围，焕发工作激情　良好安全的职业环境，不仅使护士产生愉悦的身心效应，而且可以促进人际健康交流，获得对职业选择的积极认同，增加职业满意度；同时轻松愉快的工作氛围，可以缓解护士的工作压力，改善其精神卫生状况，焕发职业工作的激情，提高职业适应能力。

三、护士职业防护的管理

为维护护士的职业安全，规范护士的职业安全防护工作，预防护理工作中职业暴露的发生，且在发生职业暴露后能够得到及时有效的处理，应根据国家有关法律法规，切实做好护理职业防护管理工作。

（一）完善职业安全的组织管理

职业安全组织管理分为三级，即医院职业安全管理委员会、职业安全管理办公室、科室职业安全管理小组三级管理，分别承担相应的职业安全管理工作。

（二）建立健全规章制度，提高职业防护能力

1. 建立健全规章制度　制定和完善各项规章制度并认真严格执行是保障护士职业安全的基本措施。规章制度包括职业防护管理制度、职业暴露上报制度、风险评估标准、消毒隔离制度、转诊制度、各种有害因素监测制度以及医疗废弃物处理制度等。

2. 制定规范的操作规程　制定和完善各种预防职业损伤的工作指南与操作规程，如预防锐器伤操作规程、化疗药物配制规程、有创性护理操作规程等，使护理职业防护工作有章可循、有法可依，从而减少职业暴露的发生。

（三）加强职业安全教育，提高职业防护意识

对护士实施职业安全教育和规范化培训是减少护士职业暴露的主要措施。定期进行职业安全培训和考核，以提高护士职业防护意识。

1. 职业安全知识培训与考核　各级卫生行政管理部门要充分认识护理职业暴露的危害性和严重性，以及做好护士职业防护的迫切性和重要性。提供一定的人力、物力、政策及技术支持，做好护士职业安全知识和技能培训及考核工作。

2. 增强护士职业防护意识　护士要从思想上重视职业防护，充分认识职业损伤的危害性和职业防护的重要性，并加强学习，增强自身职业防护意识。

（四）改进护理防护设备，提高职业防护水平

改进和完善防护设施与设备，如感应式洗手设施、生物安全柜、层流净化设施、层流手术室等；配备足够的防护用品，如隔离衣、手套、口罩、面罩、护目镜、防护罩、鞋套及一次性锐器回收盒等；建立符合国际标准的静脉药物配制中心、设立化疗药物配制室等。通过以上设施设备的使用，能够有效提高职业防护水平，减少护士职业损伤的发生。

（五）强化和推进标准预防

强化和推进标准预防，坚持对患者及医务人员共同负责原则，强调双向防护，防止疾病双向传播。护士在操作时应严格执行标准预防，如接触患者血液、体液、分泌物、排泄物时，必须使用手套、口罩、护目镜、隔离衣等个人防护用品，严格遵守操作规程。

（六）重视护士的身心健康管理

建立护士个人健康档案，定期进行健康体检和免疫接种；建立职业损伤后登记上报制度，动态监控受伤护士的健康状况；创造条件减轻护士心理压力，积极做好心理疏导。

第二节　护士职业伤害的因素及防护

随着不断更新的医疗设备、新型药物、高新技术的广泛应用，护士暴露于职业伤害因素的危险性增加，包括生物性因素、物理性因素、化学性因素、心理社会因素等。因此，采取各种正确的职业防护措施，对规避护士职业风险、降低职业损伤发生率，保证其安全与健康具有重要的意义。

一、生物性因素及防护

（一）生物性因素

生物性因素是指医务人员在从事规范的诊断、治疗、护理及检验等工作中，意外沾染、吸入或食入的病原微生物或含有病原微生物的污染物。生物性因素是影响护理人员职业安全最常见的职业性有害因素。常见的生物性因素是细菌、病毒、支原体、真菌等微生物，护士是否发病及病情轻重主要与接触的致病微生物的种类、暴露剂量、暴露方式及自身的免疫力有关。致病的微生物存在于患者的排泄物、血液、体液、分泌物中，也可存在于患者直接或间接污染的物品中。生物性因素主要通过血液、呼吸道、皮肤接触等途径导致护士感染，如血源性疾病可通过被污染的针具及其他利器刺伤、割伤，或通过眼、鼻、口腔黏膜及破损皮肤直接接触而感染。

（二）防护措施

1. 洗手　护士在护理患者前后、无菌操作前后、接触患者周围环境及物品后，特别是接触血液、排泄物、分泌物及污染物品前后，无论是否戴手套都要洗手，洗手后涂抹护肤品，防止皮肤皴裂，保持手部皮肤完整。必要时可进行手消毒。

2. 戴手套　护士有可能接触患者血液、体液、排泄物、分泌物、有创伤的皮肤黏膜，以及进行体腔及血管的侵入性操作或处理被患者体液污染的物品和锐器时，均应戴手套。

3. 戴口罩和护目镜　在处理患者的血液、体液及分泌物等有可能溅到医务人员眼睛、口腔及鼻腔黏膜时，特别是在行气管内插管、支气管镜等检查时，应戴口罩和护目镜。

4. 穿隔离衣　在身体有可能受到血液、体液、分泌物和排泄物污染，或进行特殊手术时应穿隔离衣。

5. 医疗废物及排泄物的处理　所有医疗废物都应放在有标记的双层防水污物袋内，送往规定地点进行无害化处理。分泌物和排泄物等污物倒入专用密闭容器内，经过消毒后排入污水池或下

水道内。

二、物理性因素及防护

（一）物理性因素

在日常护理工作中，常见的物理性损伤有锐器伤、放射性损伤、温度性损伤、噪音损伤及其他不安全因素损伤等。

1. 锐器伤 锐器伤是一种由医疗锐器，如注射器针头、各种穿刺针、手术刀、剪刀、安瓿等造成的意外伤害。锐器伤是最常见的职业性伤害之一，也是导致护士感染血源性传播疾病的最主要因素。同时，锐器伤也可对护士造成极大的心理伤害，产生焦虑、恐惧、悲观、抑郁等不良情绪，甚至影响护理职业生涯。

2. 放射性损伤 护士在消毒病室、治疗室的过程中，不可避免会接触紫外线等放射性物质，如果自我防护不当，可导致眼睛、皮肤受损等不良反应。在为患者进行放射治疗、使用化疗药物的过程中，如果护士自我防护不当，会造成机体免疫系统损害，严重者可导致造血系统功能障碍，甚至诱发肿瘤，致胎儿畸形等。

3. 温度性损伤 常见的温度性损伤有热水瓶、热水袋所致的烫伤；易燃易爆物品，如氧气、乙醇及其他液化气体所致的烧伤；各种医疗仪器，如烤灯、频谱仪及高频电刀使用不当所致的灼伤等。

4. 噪音损伤 护理工作中的噪音主要来源于监护仪、呼吸机的机械声、报警声、电话铃声、患者呻吟声、物品及机器的移动声音等。护士长期在这样的环境中工作，大脑会处于极其疲乏与精神紧张的状态，引起头痛、烦躁不安、注意力不集中等症状，严重者还可导致听力、神经系统等的损害，甚至造成差错事故的发生。

5. 其他不安全因素损伤 临床工作环境中不安全因素造成的损伤有地面湿滑跌倒、因医疗纠纷造成的暴力伤害、坠物砸伤等。

（二）防护措施

1. 锐器伤防护措施

（1）*加强培训，增强防护意识* 医院及科室应定期对护士进行锐器伤防护相关内容的培训，特别是新上岗护士和实习护士，以增强其自我防护意识，预防锐器伤的发生。

（2）*建立和完善防护制度* 制定锐器操作规程、废弃医疗锐器处理制度、侵入性诊疗和护理操作的防护制度等。

（3）*规范操作* ①严格执行护理操作常规，规范各项锐器操作。②掰安瓿时应垫以纱布或棉球。③进行侵入性操作要保证光线充足。④传递手术器械方法要娴熟规范。

（4）*使用具有安全装置的护理用品* 如使用可来福接头、无针螺口输液器等无针输液系统、安全型静脉留置针、完全自动回缩针头毁形的安全注射器、带保护性针头护套的注射器、不同型号的安瓿折断器、真空采血系统等。

（5）*纠正危险行为* ①禁止用双手分离污染的针头和注射器。②禁止用手弄弯或弄直针头。③禁止双手回套护针帽。④禁止徒手携带裸针头等锐器。⑤禁止用手直接传递针头、刀片等锐器。⑥禁止直接接触医疗垃圾。

（6）*正确处理使用后的锐器* 使用后的锐器应直接放入符合国际标准的锐器盒内，不可与其

他医疗垃圾混放。锐器盒要有明显的标志，装 3/4 满即停止使用并进行封存，以便于监督执行。

（7）护理不合作患者时注意保护 在护理过程中，应体谅与宽容不合作的患者，护士在操作前要尽最大可能与患者和家属进行沟通，取得他们的理解和信任。对神志不清、躁动不安的患者，必要时可对其进行约束或请他人协助，以避免锐器伤的发生。

（8）采取科学的排班制度 实行弹性工作制，根据护理工作量，合理配置人力资源，增加治疗高峰期的人力配备，以减轻护士的劳动强度和工作压力，提高工作效率和质量，减少锐器伤的发生。

（9）加强护士的健康管理 ①建立护士健康档案，定期为护士体检，并接种相应的疫苗。②建立损伤后登记上报制度。③制定锐器伤处理流程。④建立受伤护士的监控体系，追踪其健康状况。⑤及时了解受伤护士的心理变化，做好心理疏导，及时有效地采取预防补救措施。

2. 锐器伤的应急处理流程

（1）保持镇静 受伤后护士要保持镇静，戴手套者按规范迅速脱去手套。

（2）伤口处理 ①立即用手在伤口旁从近心端向远心端轻轻挤压，尽可能挤出伤口处的血液，但禁止在伤口局部挤压，以免产生虹吸现象将污染血液吸入血管，增加感染机会。②用肥皂水和流动清水反复冲洗伤口。③用 75% 乙醇或 0.5% 碘伏进行伤口消毒。④包扎伤口。伤口较深者，必要时请外科医生处理。

（3）评估与血清学检测 根据患者传染病检测结果以及护士锐器伤后的血清学检测结果评估锐器伤，并做相应的处理与治疗。相应的治疗应该在受伤 1 ～ 2 小时内开始，不要超过 24 小时，如超过 24 小时也应采取补救措施（表 5–1）。

（4）及时报告 尽早向部门负责人、预防保健科及医院感染管理科报告，及时填写锐器伤登记表及职业暴露相关表格。

表 5–1 护士、患者血清学检测结果与预防措施

护士血清检测结果	患者血清检测结果	处理措施
HBsAg（+）或抗 –HBs（+）或抗 –HBc（+）	HBsAg（+）	可不进行特殊处理
抗 –HBs ＜ 10mU/mL 或抗 –HBs 水平不详	HBsAg（+）	24 小时内注射乙肝免疫球蛋白，并于受伤当天及第 1 个月、6 个月接种乙肝疫苗，第 3 个月、6 个月监测 HBsAg、抗 –HBs、ALT
抗 –HCV（–）	抗 –HCV（+）	于受伤当天及第 1 个月、3 个月、6 个月监测抗 –HCV、ALT，根据复查结果进行抗病毒治疗
抗 –HIV（–）	抗 –HIV（+）	立即向分管院长报告，由院内评估专家决定是否实施预防性用药方案。预防性用药最好在 4 小时内实施，最迟不超过 24 小时，即使超过 24 小时，也应实施预防性用药。预防性用药方案可分为基本用药程序和强化用药程序。基本用药程序一般选用两种逆转录酶抑制剂；强化用药程序是在基本用药基础上加一种蛋白酶抑制剂，都使用常规治疗剂量，各连续使用 28 天。于第 4 周、8 周、12 周及 6 个月监测抗 –HIV，对服用药物的毒性进行监控和处理，观察和记录 HIV 病毒感染的早期症状
TPHA（–）	TPHA（+）	苄星青霉素，每周 1 次，连续 3 次，第 1 个月后再查 TPHA

3. 放射性损伤防护措施

（1）依据国家有关职业防护的法律法规，制定安全管理措施，并确保防护措施落实，防止放射性损伤发生。

（2）进入放射相关区域必须做好防护。辅助医生进行放射性检查时应严格执行个人剂量计佩戴制度，做好个人放射检测工作。

（3）严格操作规程，预防紫外线损伤。接触紫外线时必须戴防护眼镜、帽子、口罩等，防止皮肤直接暴露在紫外线下。紫外线灯开关应安置于室外，严禁在紫外线消毒时进入消毒区域，消毒结束后开窗通风。

4. 温度性损伤防护措施

（1）护士应严格遵守消防安全条例，树立消防安全意识；掌握各种灭火器的使用方法。

（2）定期对易燃易爆物品及各种电器设备和仪器设备进行检查，消除安全隐患。

（3）医院内禁止吸烟。

5. 噪音损伤防护措施

（1）按要求执行各种噪音标准和管理规定，如护士操作时要做到“四轻”；在ICU、手术室等特殊科室，在不影响护理工作的前提下，可尽量降低各种仪器的报警音量，不同的环境和昼夜时间段采用不同音量；建筑设计上使用吸音天花板、隔音墙等。

（2）护士要正确认识医院噪音，学会自我调整和自我放松，排除噪音带来的干扰，减轻心理压力，保持身心健康。

三、化学性因素及防护

（一）化学性因素

化学性因素是指医务人员在从事规范的诊断、治疗、护理及检验等工作中，通过多种途径接触到的化学物质。在日常护理工作中，护士长期接触抗肿瘤化疗药物、多种消毒剂、麻醉废气等，可造成身体不同程度的损伤。

1. 化疗药物　常用化疗药物有环磷酰胺、氨甲蝶呤、多柔比星、5- 氟尿嘧啶、铂类及长春新碱等。护士长期接触此类化疗药物，在自身防护不当的情况下，药物可通过皮肤接触、呼吸道吸入或消化道摄入等途径给护士带来一些潜在危险。长期小剂量接触可因其蓄积作用而产生远期影响，如白细胞与血小板减少、口腔溃疡、脱发，甚至有致癌、致畸、致突变等危险。

2. 消毒剂　常用消毒剂如甲醛、含氯消毒剂、过氧乙酸、戊二醛等具有挥发性和刺激性。护士在使用过程中常通过皮肤接触和呼吸道吸入等途径受到损伤，主要表现为皮肤过敏、灼伤或出现黏膜瘙痒、红肿、干燥、脱皮症状，还可造成鼻炎、角膜炎、结膜灼伤、上呼吸道炎症、喉头水肿和痉挛、化学性气管炎或肺炎、肺纤维化等，甚至还会损伤中枢神经系统，表现为头痛及记忆力减退。

3. 麻醉废气　主要是指恩氟烷、异氟烷等。短时吸入麻醉废气可引起头痛、注意力不集中、应变能力差及烦躁等症状；长期吸入麻醉废气，在体内蓄积后，可产生慢性氟化物中毒、遗传性影响（致突变、致畸、致癌），以及对生育功能产生不良影响，使自发性流产率增高。

4. 汞　临床常用的护理操作物品如汞式血压计、汞式体温计、水温计等，一旦被打碎，漏出的汞如处理不当，可对人体产生中枢神经系统、消化系统及肾脏的危害，此外对呼吸系统、皮肤、血液及眼睛也有一定的伤害。

（二）防护措施

1. 使用化疗药物防护措施

（1）配制化疗药物的护士要进行岗前规范化培训，经考核合格后才可以上岗。

（2）为了避免化疗药物配制过程造成环境和人员的污染，应在静脉药物配置中心（pharmacy intravenous admixture service，PIVAS）对化疗药物集中配制。在标准垂直层流生物安全柜内操作，防止在化疗药物配制过程中，药物扩散到空气中形成肉眼看不见的气雾或小液滴，污染周围空气和环境。条件达不到标准要求的医院可配置简易的化疗药物配药柜，尽量改善化疗防护条件，尤其是配药环境。

（3）配制化疗药物的防护

1）准备时防护：①环境：使用专用的配药间和特制的生物安全柜，并配有空气净化装置。操作台面覆盖一次性防渗透型防护垫，操作过程中一旦污染应立即更换或每日工作结束后更换。②护士：洗手、穿长袖防水防渗透、前部完全封闭的防护衣，佩戴一次性口罩、帽子、乳胶加聚氯乙烯双层手套，戴护目镜，有条件的戴面罩。

2）配制时防护：①开瓶：割据安瓿前轻弹其颈部，使附着的药粉降至瓶底，掰开安瓿时应垫无菌纱布，开口应避开面部方向。②稀释和抽吸：溶解药物时溶媒应沿瓶壁缓慢注入瓶底，待药粉完全溶解后再行晃动。瓶装药物稀释及抽取时应插入双针头以排除瓶内压力，防止针栓脱出造成污染。抽取药液后，瓶内进行排气和排液后再拔针，不可使药液排于空气中。③使用一次性注射器和较粗针头抽吸药液，药液不应超过注射器容积的 3/4，以免药液外溢。④抽吸后药液放入垫有聚氯乙烯薄膜的无菌盘内。

3）配制后防护：①在一个药剂配制完成之后的 30 分钟内不得打开安全柜。操作结束后，用清水冲洗或 75% 乙醇擦拭操作台面。②脱去手套后用肥皂水与流动水彻底冲洗双手，使用过的防护用品应放置于指定防渗漏容器内。

（4）给药时防护：①静脉给药采用全密闭式输注系统，护士应戴一次性口罩、帽子、手套。②操作时确保注射器及输液管接头处紧密连接，以防药液外漏。③若需从茂菲滴管加药时，应用无菌棉球围在滴管开口处再进行加药，加药速度不宜过快。

（5）废弃物与污染物的处理：①所有污物（包括配制化疗药物后脱下的一次性口罩、帽子、防护衣等）必须放入黄色垃圾袋，并经焚烧处理。②使用过的废弃物如一次性注射器、输液器、针头等，应放入防刺专用容器中，与其他垃圾分类放置并加标记，集中处理。③处理 48 小时内接受过化疗患者的分泌物、呕吐物、排泄物、血液时，必须穿隔离衣、戴手套。④化疗患者使用过的物品，如被褥、洗手池、马桶等均须彻底消毒或清洗。⑤污水应先去除毒性处理再排放。

（6）护士健康管理：定期为接触化疗药物的护士进行体检，合理安排休假，避免怀孕或哺乳期护士接触化疗药物。

2. 化疗药物溢出的处理措施

（1）当化疗药物外溅时，应穿戴一次性手套、口罩、面罩、防护衣和鞋套等防护用品。并立即标明污染范围，避免他人接触。

（2）护士皮肤或衣服不慎接触化疗药物时，应迅速脱去手套或隔离衣，用肥皂水和清水冲洗，如溅入眼睛，应立即用生理盐水或清水反复冲洗。

（3）当化疗药物外溢时，应用吸收性抹布吸附药液。如为粉剂药物，应用湿性吸收性抹布擦拭，污染表面用清洁剂清洗，最后再用清水冲洗干净。

（4）所有被污染的物品都应放置于细胞毒性废物专用垃圾袋内，封口后再放入一次性防刺容器中。

（5）记录相关信息，包括时间、药物名称、溢出量、溢出发生的原因、处理过程及受污染人员等。

3. 使用消毒剂防护措施　见第三章第二节的医院清洁、消毒、灭菌方法。

4. 麻醉废气防护措施

（1）使用密封良好的麻醉机，并将麻醉机的废气连接管路，释放到室外。

（2）合理排班，减少人员滞留在污染环境的时间。

（3）尽量减少孕期和哺乳期护士接触麻醉废气的机会。

5. 汞泄漏防护措施

（1）*加强管理，完善应对体系*　如建立汞泄漏化学污染的应急预案，规范汞泄漏的应急处理流程，配备汞泄漏处置包等。

（2）*加强对护士进行专题培训*　如血压计、体温计、水温计的规范使用，汞的致毒途径和危害，血压计、体温计及水温计汞泄漏的正确处理方法等，提高汞泄漏的处理能力。

（3）*汞泄漏的应急处理*　①暴露人员管理：一旦发生汞泄漏，室内人员应转移到室外，如果有皮肤接触，立即用水清洗。打开门窗通风，关闭室内所有热源。②收集汞滴：穿戴防护用品，如戴防护口罩、乳胶手套、防护围裙或防护服，鞋套。用一次性注射器抽吸泄漏的汞滴，也可用纸卷成筒回收汞滴放入盛有少量水的容器内，密封好并注明“废弃汞”字样，送交医院专职管理部门处理。③处理散落的汞滴：对散落在地缝内的汞滴，取适量硫黄粉覆盖，保留 3 小时，硫和汞能生成不易溶于水的硫化汞，或者用 20% 三氯化铁 5 ～ 6g 加水 10mL，使其呈饱和状态，然后用毛笔蘸此溶液在汞残留处涂刷，生成汞和铁的合金，消除汞的危害。④处理汞污染的房间：关闭门窗，用碘 1g/m^3 加乙醇点燃熏蒸或用碘 0.1g/m^3 撒在地面 8 ～ 12 小时，使其挥发的碘与空气中的汞生成不易挥发的碘化汞，以降低空气中汞蒸气的浓度，结束后开窗通风。

四、心理社会因素及防护

（一）心理社会因素

心理社会因素是指护理工作对其自身造成的心理社会方面的不良影响。护理工作中存在许多的负性因素，如工作繁重、琐碎导致工作负荷重，倒班制造成生活无规律，面对患者病情危重、意外伤害及死亡等负面刺激，易产生焦虑、抑郁、烦躁、头痛、失眠、食欲下降、内分泌功能紊乱等。患者及家属对护理工作的不理解甚至言语谩骂、恐吓，公共突发事件以及医疗纠纷等社会问题，也会增加护士工作的心理压力，甚至导致心理问题。

（二）防护措施

1. 创造安全的职业环境　医疗机构应尽量创造舒适、安全的工作环境，提供必要的防护保障，控制发生安全隐患的关键环节；合理安排各科室护理人员，科学安排工作内容，减轻护理人员的职业紧张。此外，护士应掌握沟通技巧，减少因误解造成的冲突，改善组织内部关系，增强互相支持，培养团队合作精神，营造安全健康的职业环境。

2. 加强心理锻炼，提高心理素质　护士应加强心理知识的学习，掌握患者心理变化规律，增强服务意识，建立良好的护患关系，减少工作中发生冲突的机会；敢于面对工作中的行为及语言

伤害，勇于维护自身权利，提高处理重大事件的能力。

3. 合理运用压力应对技巧 护士应学会自我心理调适，保持积极乐观的心态，学会自我放松，积极疏导负面的躯体和心理反应，降低紧张感；培养轻松的业余爱好，进行有规律的运动，劳逸结合，合理营养，有助于减轻焦虑、紧张情绪，恢复体力和精力。

4. 积极发展社会支持 社会支持系统能有效地缓冲压力，保护身心免受紧张状态的影响，有助于维持良好的情绪，在个体面对压力时提供保护。

5. 寻求专业帮助 护士在应对应激时，应积极寻求专业人员的帮助，如专业指导、心理支持等。

思考题

1. 王某，女，26岁，急诊科护士。某次夜班收治一肝性脑病患者，该护士为其进行静脉穿刺时，由于患者躁动不安使已刺入血管内的针头脱出又误伤了王护士。

请问：

（1）王护士应立即采取哪些紧急措施处理伤口？

（2）王护士还应该做哪些血清学检查和预防用药？

（3）护士在日常工作中如何防止此类事件的发生？

2. 李某，女，22岁，肿瘤科护士。在一次给患者静脉注射化疗药物时，不慎使注射器与输液管接头分离，造成药液溢出。

请问：

（1）李护士应立即采取哪些应急措施处理药液溢出？

（2）护士在执行化疗药物注射时应采取哪些防护措施？

3. 赵某，女，48岁，手术室护士，手术室工作20年。由于工作性质需要长时间站立，5年前赵某出现下肢静脉曲张。

请问：

护士在工作和生活中可采取哪些措施预防下肢静脉曲张的发生？

第六章
患者的清洁护理

清洁护理是指能促进个体生理和心理健康的清洁措施。维持身体清洁对个体的安全、舒适十分必要，也是维持和促进健康的重要保证。清洁可清除微生物及其他污垢，防止细菌繁殖，促进血液循环，有利于体内废物排泄，同时使人感到愉快、舒适。由于疾病的原因，患者的自我照顾能力下降，自身清洁的需要无法得到满足。为了满足患者的清洁需要，护理人员应正确评估患者的健康状况，为患者提供合适的清洁方式，确保患者舒适，预防感染与并发症的发生。

护理人员在满足患者清洁需要的同时，还应关注其身心健康，尊重患者人格。患者的清洁护理主要包括口腔护理、头发护理、皮肤护理、压疮护理、晨晚间护理。

第一节　口腔护理

口腔中存有大量的致病菌和非致病菌，当身体健康时，正常人通过饮水、进食、刷牙和漱口等活动，可对细菌起到一定的清除作用，并且唾液中的溶菌酶有杀菌作用，因此，健康人很少发生口腔感染。当患病时，机体抵抗力降低，饮水、进食减少，唾液分泌减少，还有的患者长期使用抗生素和激素等，为细菌在口腔内迅速繁殖创造了条件，从而引起口腔的局部炎症、出血、溃疡等。口腔出现问题还会影响个体食欲和营养物质消化吸收，引发全身性疾病；口腔异味会给正常人际交往带来消极影响。因此，保持患者的口腔清洁卫生十分重要，护士应指导患者重视并掌握正确的口腔清洁技术，通过日常口腔清洁活动，维持良好的口腔卫生。

一、口腔的生理解剖特点

口腔是由颊、硬腭、软腭及舌所组成，口腔内覆盖由鳞状上皮细胞构成的黏膜，并且有牙齿和唾液腺等组织。

二、口腔的评估

世界卫生组织对口腔健康标准的定义是：“牙齿清洁，无龋洞，无疼痛感，牙龈颜色正常，无出血现象。”护理人员应认真评估和判断患者的口腔卫生状况，做好口腔卫生保健的指导及护理工作。评估患者时，操作者一手拿压舌板，光源置于适当位置，指导患者尽量将头向后仰，张开嘴巴，检查上腭部。然后嘱患者将舌头向上抵住口腔顶部，便于检查口腔底部。

（一）口腔状况

正常人口唇红润，口腔黏膜光洁呈粉红色，舌苔薄白，牙齿、牙龈无疼痛，口腔无异味。评

估时，需观察：

1. 口唇的颜色、湿润度，有无干裂、出血及疱疹等。

2. 口腔黏膜的颜色，有无感染、溃疡、出血、脓液、赘生物等。

3. 牙齿有无脱落、义齿、龋齿、牙结石、牙垢等。

4. 牙龈颜色，有无齿骨膜萎缩、出血及牙周病等。

5. 舌的颜色、湿润度，有无溃疡、肿胀，舌头两侧有无血管滋生或破裂。舌苔颜色、苔质是否厚腻等。

6. 腭部、悬雍垂、扁桃体的颜色，有无肿大、分泌物等。

7. 口腔气味，有无难闻、刺鼻异味等。

（二）自理能力

了解患者每日清洁口腔的情况，如刷牙、漱口或清洁义齿等；了解患者在口腔清洁过程中的自理程度。记忆力减退或丧失的患者，可能需要别人的提醒或指导才能完成口腔的清洁活动。对于自我照顾能力差的患者，应鼓励其发挥自己的潜能，减少对他人的依赖，以达到不断增强自我照顾能力的目的。

（三）口腔特殊问题

禁食、高热、昏迷、鼻饲、术后、口腔疾患及其他生活不能自理的患者由于不能有效清洁口腔而易引发口腔感染、口腔溃疡或口腔异味等口腔特殊问题，亦包括佩戴义齿者。

（四）影响口腔卫生的因素

1. 对口腔卫生保健知识的了解程度　对口腔卫生重要性的理解程度及能否掌握正确的清洁方法等，对一般患者的口腔卫生影响很大。

2. 疾病的影响　禁食、高热、昏迷、鼻饲、术后、口腔疾患及其他生活不能自理的患者，因疾病导致机体免疫力下降、不能有效保持口腔卫生等原因而容易产生各种口腔问题。

三、口腔的清洁护理

（一）口腔的卫生指导

为患者讲述口腔护理的重要性，养成早、晚及餐后刷牙的习惯，定时检查患者口腔卫生情况。

1. 清洁用具的选用　牙刷应选用外形较小、表面平滑、质地柔软的尼龙牙刷，不可使用已经磨损或硬毛的牙刷。牙刷使用后一定要保持清洁、干燥，牙刷至少每 3 个月更换 1 次。选用的牙膏应不具腐蚀性，以免损伤牙齿。含氟牙膏具有抗菌和保护牙齿的作用，可推荐使用。药物牙膏可根据需要选择使用。

2. 刷牙方法　为了全面清洁牙齿的表面，刷牙时应将牙刷的毛束与牙齿面呈 45°，以快速的环形来回颤动（图 6–1）。每次只刷 2 ～ 3 颗牙齿，刷完一个部位后再刷相邻部位，每次刷牙时间不少于 3 分钟。

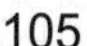

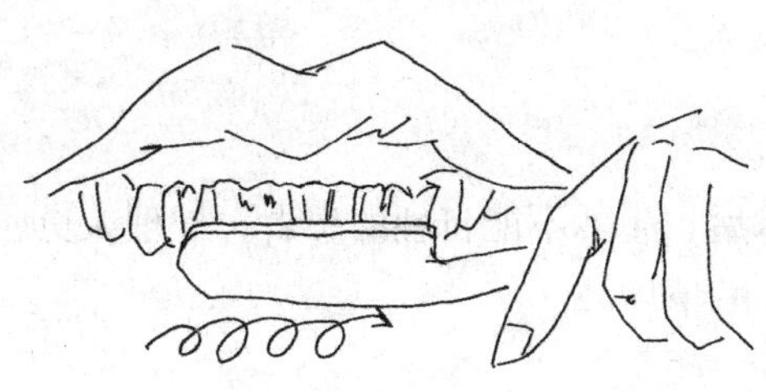
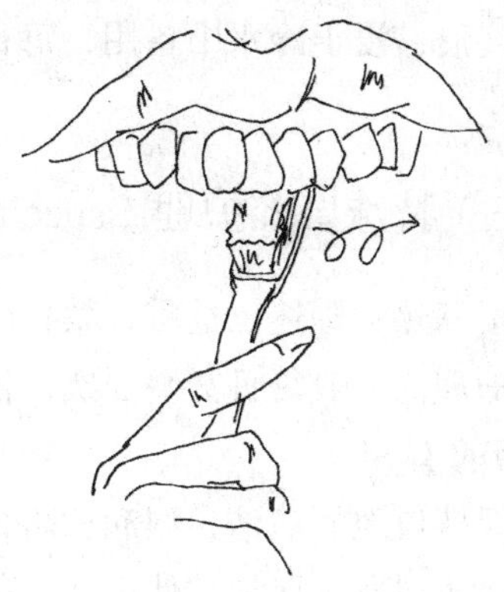

图 6-1　正确刷牙法

3. 牙线使用法　刷牙不能彻底清除牙齿周围的牙菌斑和碎屑。使用牙线可清除牙齿间的牙菌斑，预防牙周病，还可以协助清除口腔内的碎屑。

牙线多用丝线、尼龙线等。取牙线 40cm，两端绕于两手中指，指间留 14 ～ 17cm 牙线，两手拇指、食指配合动作控制牙线。用拉锯式轻轻将牙线越过相邻牙接触点，压入牙缝，然后用力弹出，每个牙缝重复数次即可（图 6-2）。也可以使用带棒牙线（图 6-3）。

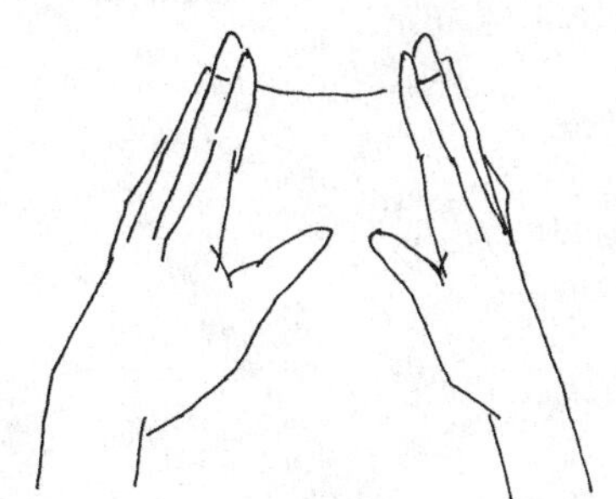
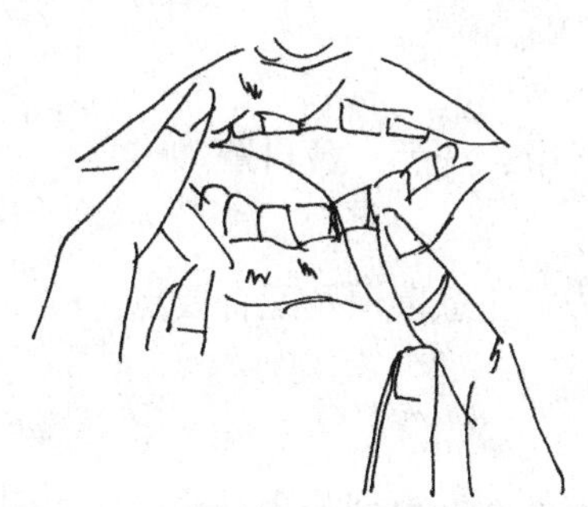
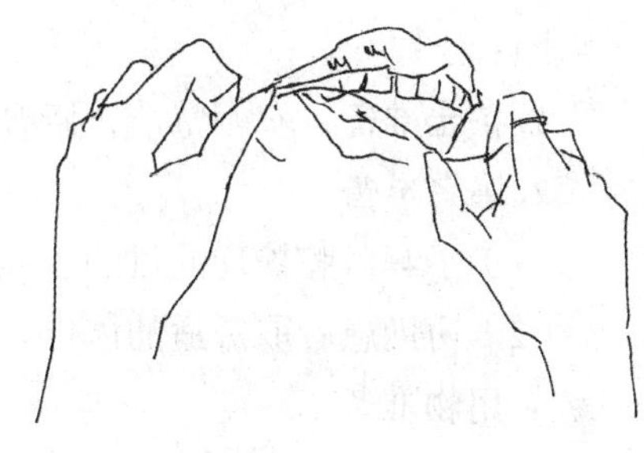

图 6-2　牙线剔牙法

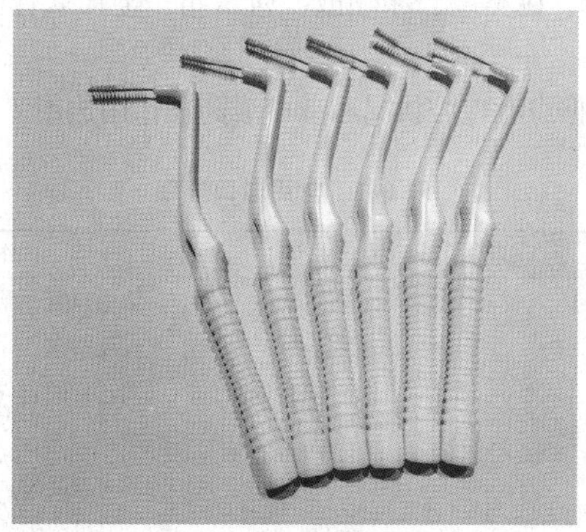

图 6-3　带棒牙线

（二）义齿的护理

义齿与真牙一样，也可积聚食物残渣，每次餐后同样需要清洁护理。晚上睡前将义齿摘下，可减少对软组织的压迫。一般先取上面的义齿，再取下面的义齿，用冷开水冲洗刷净，检查有无破损、裂痕，浸于冷水中备用，每日换水 1 次。注意义齿不可浸于乙醇或热水中，以防变色、变形和老化。

（三）特殊口腔护理（special oral care）

对于高热、昏迷、危重、禁食、鼻饲、口腔术后、生活不能自理的患者，护理人员应给予特殊口腔护理。一般每日 2～3 次，根据病情需要，酌情增减。

【目的】

1. 保持口腔的清洁、湿润，防止黏膜干燥皲裂。

2. 防止口臭、牙垢，使患者舒适，促进食欲。

3. 预防口腔感染及并发症，保持口腔正常功能。

4. 观察舌苔及口腔黏膜的变化，提供病情变化的信息。

【评估】

1. 患者年龄、病情、生命体征、血液循环状况、意识状态等。

2. 患者心理状况、合作程度、自理能力等。

3. 患者口腔状况，如口腔 pH 及有无口臭、溃疡、出血、义齿等，长期应用激素或抗生素者有无真菌感染等。

【计划】

1. 护士准备 衣帽整洁，修剪指甲，洗手，戴口罩。

2. 患者准备

（1）了解口腔护理的目的、方法、注意事项及配合要点。

（2）协助患者取舒适的体位。

3. 用物准备

（1）治疗盘 盘内备治疗碗（内有含漱口液的棉球数个）、弯血管钳、镊子、压舌板、弯盘、治疗巾、水杯、吸管、手电筒、棉签。必要时备开口器。

（2）外用药 液状石蜡、锡类散、冰硼散、西瓜霜、金霉素甘油、制霉菌素甘油等，酌情准备。

（3）常用漱口溶液 根据患者口腔状况和漱口液药理作用选用（表 6–1）。

表 6–1 常用漱口溶液

名称	作用及适用范围
生理盐水	清洁口腔，预防感染
复方硼酸溶液（朵贝尔溶液）	轻微抑菌，除臭
0.02% 呋喃西林溶液	清洁口腔，广谱抗菌
0.02% 洗必泰溶液	清洁口腔，广谱抗菌
1%～3% 过氧化氢溶液	遇有机物时，放出新生氧，抗菌、除臭
1%～4% 碳酸氢钠溶液	为碱性溶液，抑制真菌生长
2%～3% 硼酸溶液	为酸性防腐剂，改变细菌的酸碱度，抑菌
0.1% 醋酸溶液	抑制铜绿假单胞菌生长
0.08% 甲硝唑溶液	适用于厌氧菌感染
口泰含漱液（内含 0.05%～0.1% 洗必泰，0.5% 甲硝唑）	高效广谱抗菌
中药藿香煎剂	适用于口气臭秽者
银花甘草漱口液	清热解毒、除臭

4. 环境准备　清洁、安静、舒适、安全。

【**实施**】操作步骤见表 6–2。

表 6–2　口腔护理操作步骤

操作步骤	要点与说明
1. 核对、解释　携用物至患者床旁，核对患者床号、姓名，向患者解释操作目的、过程及配合要点	·确认患者，并取得患者的理解和配合
2. 选择体位　协助患者侧卧或仰卧，头偏向护士一侧，铺治疗巾于患者颌下，弯盘置于口角旁（图 6–4）	·防止患者误吸；保护床单、枕头不被弄湿或污染
3. 口腔评估　湿润口唇、口角，嘱患者张口，护士一手打开手电筒，一手持压舌板，观察口腔	·防止患者张口时口唇干裂、出血
4. 漱口　协助患者用温水漱口	·昏迷患者不可漱口，以免引起误吸
5. 按顺序擦拭	
（1）嘱患者咬合上、下齿，用压舌板轻轻撑开左侧颊部，以弯血管钳夹紧含有漱口液的棉球由内向门齿纵向擦洗，同法擦洗右侧面	·正确使用压舌板，动作要轻，避免损伤患者口腔黏膜及牙龈，特别对凝血功能差的患者更应注意
（2）嘱患者张口，依次擦洗左侧牙齿的左上内侧面、左上咬合面、左下内侧面、左下咬合面，再弧形擦洗同侧颊部，同法擦洗右侧面	·注意夹紧棉球；每次擦洗时，只能夹取一个棉球，勿将棉球遗留在口腔内；根据患者口腔的清洁程度及时更换棉球
（3）擦洗硬腭部、舌面及舌下	·勿触及咽部，以免引起恶心
6. 再次漱口　擦洗完毕，帮助患者再次漱口，擦去口角的水渍	·使口腔清爽
7. 观察口腔状况　再次观察口腔黏膜有无溃疡，酌情涂药于患处，口唇干裂可涂液状石蜡	·促进溃疡愈合，防止口唇干裂
8. 整理床单位，清理用物　撤去弯盘和治疗巾，帮助患者取舒适体位，整理床单位，整理用物	·使患者感到舒适
9. 洗手，记录	·利于评价

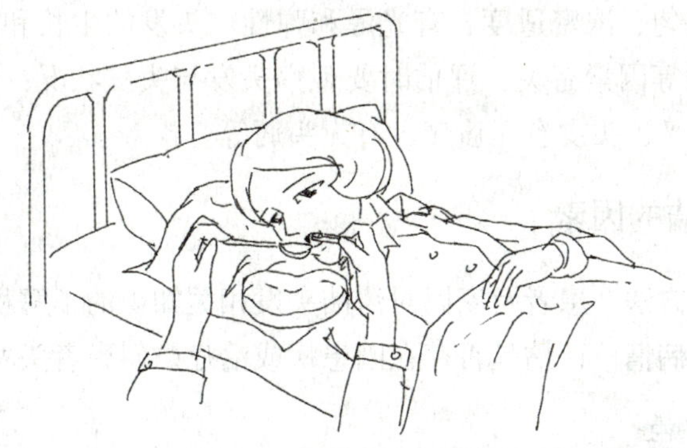

图 6–4　特殊口腔护理

【**评价**】

1. 护患沟通有效，患者清楚口腔护理的目的，愿意配合。
2. 未造成患者口腔黏膜、牙龈损伤。
3. 昏迷患者未出现误吸。

4. 操作结束后患者感觉舒适。

【注意事项】

1. 擦洗时动作要轻，特别是对凝血功能差的患者，要防止碰伤黏膜和牙龈。

2. 昏迷患者禁忌漱口，需用开口器时，应从臼齿处放入（牙关紧闭者不可用暴力助其张口）。擦洗时每次仅夹取一个棉球，必要时清点棉球，防止棉球遗留在口腔内。此外，棉球不可过湿，以防患者将溶液吸入呼吸道。

3. 对于长期使用抗生素和激素的患者，应注意观察口腔有无真菌感染。

4. 传染病患者的用物按隔离消毒原则处理。

第二节　头发护理

头面部是人体皮脂腺分布最多的部位。皮脂、汗液伴灰尘常黏附于毛发、头皮中，形成污垢。经常梳理和清洗头发，可清除头皮屑及灰尘，使头发清洁，有光泽，易梳理，增加了舒适和美感，同时可促进头部血液循环，对患者的身心健康起到积极的促进作用。良好的头发外观对维护个人形象、保持良好的心态及自信十分重要。因此，对于病情较重、自理能力受限的患者，护士应予以适当的协助。

一、头发的生理解剖特点

头发由毛干和毛根两部分组成，毛干露于皮肤之外，毛根埋于皮肤内。毛根的末端膨大，形成毛球，是毛发的生长点。毛球底部凹陷称为毛乳头，供给毛发营养。毛根外有毛囊，开口于表皮。毛发呈周期性生长，全部毛发并非处于同一生长周期，因此，人的头发是随时脱落和生长的，但是若因毛球或毛乳头的损坏而导致毛发脱落，则毛发不能再生。

二、头发的评估

（一）头发状况的评估

正常人的头发分布均匀、浓密适度、有光泽和弹性。头发的生长和脱落与遗传、营养状况、精神因素、内分泌、药物等因素有关，评估时要观察头发与头皮状况：毛发的分布、浓密程度、发质是否有光泽、有无分叉，头皮有无瘙痒、有无头屑等。

（二）影响头发清洁的因素

1. 头发清洁的知识和方法　患者及家属对清洁头发相关知识的了解程度。

2. 患者的自理能力和病情　评估是否存在因患病或治疗妨碍患者头发清洁的因素。

三、头发的清洁护理

多数患者可以自行进行头发的清洁护理，但对于病情严重，缺乏自理能力的患者，护理人员应予以帮助。每日晨晚间护理时，应协助患者梳头；住院时间长的患者，须定时理发；长期卧床的患者每周洗头 1～2 次；有头虱的患者还需进行灭虱处理。

（一）床上梳头（combing hair in bed）

【目的】

1. 使头发整齐、美观，减少感染的机会。
2. 按摩头皮，促进头部的血液循环。
3. 维护患者的自信和自尊，满足其心理需要。

【评估】

1. 患者年龄、病情、生命体征、血液循环状况、意识状态等。
2. 患者心理状况、合作程度、自理能力等。
3. 患者头发的整洁状况。

【计划】

1. 护士准备　衣帽整齐，洗手，戴口罩。

2. 患者准备　了解床上梳头的目的、方法、注意事项及配合要点。取舒适的体位。

3. 用物准备　梳子（患者自备）、治疗巾、纸（包脱落的头发用）、必要时备30%酒精、发夹、发圈等。

4. 环境准备　整洁、安静、舒适、安全。

【实施】操作步骤见表6–3。

表6–3　床上梳头操作步骤

操作步骤	要点与说明
1. 核对、解释　携用物至患者床旁，核对患者床号、姓名，向患者解释操作的目的、过程及配合要点	· 确认患者，并取得患者的理解和配合
2. 选择体位　协助患者抬头，将治疗巾铺于枕上，将头转向一侧	· 防止脱落的头发和头屑落于枕上
3. 梳头　将头发从中间分向两股，左手握住一股头发，右手由发梢梳至发根，遇有头发打结时，可用30%酒精湿润后再慢慢梳顺。长发可编成发辫，用发圈扎住。同法梳理对侧	· 便于操作 · 发质较粗或卷发患者选用圆钝、齿疏的梳子，避免损伤头皮和头发 · 避免拉得太紧，使患者感到疼痛
4. 按摩头皮　梳理头发过程中，可适当地进行头部按摩	· 促进头部血液循环
5. 整理床单位，清理用物　撤去治疗巾，将脱落的头发放于纸中包好，帮助患者取舒适体位	· 保持病室整洁
6. 洗手，记录	· 利于评价

【评价】

1. 护患沟通有效，患者积极配合。
2. 患者自我形象得到有效维护。

【注意事项】

1. 注意患者个人喜好，尊重患者习惯。
2. 对于头发编成辫子的患者，每天至少将发辫松开一次，经梳理后再编。发辫不可扎得太紧。
3. 头发梳理过程中，可用指腹按摩头皮，促进头部血液循环。

（二）床上洗头（shampooing hair in bed）

目前临床上采用的床上洗头法有多种，如马蹄形垫法、扣杯法、洗头车法等，比较先进的有微型水泵淋浴器床上洗头车法、多功能洗头车法等（图 6–5）。护士可利用医院现有的条件选择合适的床上洗头法。

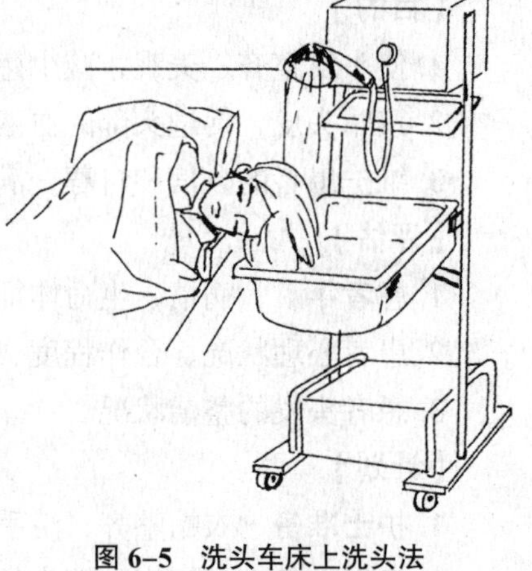

图 6–5　洗头车床上洗头法

【目的】

1. 使患者头发保持清洁，减少感染机会。

2. 按摩头皮，促进头部血液循环。

3. 增强患者的舒适感，促进身心健康，建立良好的护患关系。

【评估】

1. 患者年龄、病情、生命体征、血液循环状况、意识状态等。

2. 患者心理状况、合作程度、自理能力等。

3. 头发的卫生状况。

【计划】

1. 护士准备　衣帽整洁，修剪指甲，洗手，戴口罩。

2. 患者准备　了解洗头的目的、方法、注意事项及配合要点。根据病情，取合适的体位。

3. 用物准备　充气洗头盆用物（充气洗头盆、花洒、水袋、充气枕头、防水垫、打气筒，图 6–6），洗头车，治疗盘内备有别针、纱布、棉球（以不吸水棉花为宜）、量杯，水壶（内盛 40 ～ 45℃的温水，或以个体舒适为宜），水桶，患者自备浴巾、毛巾、洗发液、梳子、吹风机。

4. 环境准备　关闭门窗，调节室温至 22℃以上，移开床旁桌。

【实施】操作步骤见表 6–4。

表 6–4　床上洗头操作步骤

操作步骤	要点与说明
1. 核对、解释　携用物至患者床旁，核对患者床号、姓名，向患者解释操作的目的、过程及配合要点	· 确认患者，并取得患者的理解和配合
2. 围毛巾　松开患者衣领向内反折，将毛巾围于颈部，用别针固定	· 避免枕头、衣服被沾湿
3. 选择洗头方法	
（1）充气洗头盆法　将防水垫铺于床上，协助患者仰卧，移枕头置于肩下，浴巾铺于枕上，将充气洗头盆放在防水垫上，内放小气枕，患者头靠向床边枕于小气枕上，储水袋注水，将储水袋挂于床边支架或输液架上，气枕出水口连接管下方接污水桶（图 6–6、图 6–7）	· 储水袋注入 45℃温水 < 8L 将污水引入污水桶
（2）洗头车法　将洗头车推至床旁，患者斜向床边仰卧，头部枕于洗头车的头托上，将接水盘置于患者头下	
4. 保护眼耳　纱布遮盖双眼，用棉球塞住双耳	· 以防污水流入眼及耳内
5. 洗发　温水浸湿头发，用洗发液揉搓头发，按摩头皮，直至用温水冲净为止	· 揉搓力量适中，不可用指甲抓，防抓伤头皮 · 注意观察患者的一般情况

续表

操作步骤	要点与说明
6. 擦干　取下眼部的纱布和耳内的棉球，解下颈部的毛巾，擦干面部、耳部，用毛巾包好头发	·避免着凉
7. 整理床单位，清理用物　撤去洗头盆或洗头车，将枕头从患者肩下拉出，置于头下，撤去毛巾，用浴巾擦干头发，梳理成型，吹干头发，协助患者取舒适卧位，整理床单位，清理用物	·使患者舒适
8. 洗手，记录	·利于评价

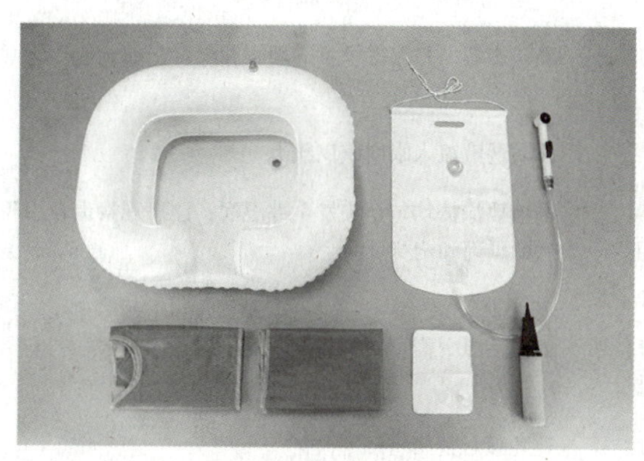

图 6-6　充气洗头盆用物

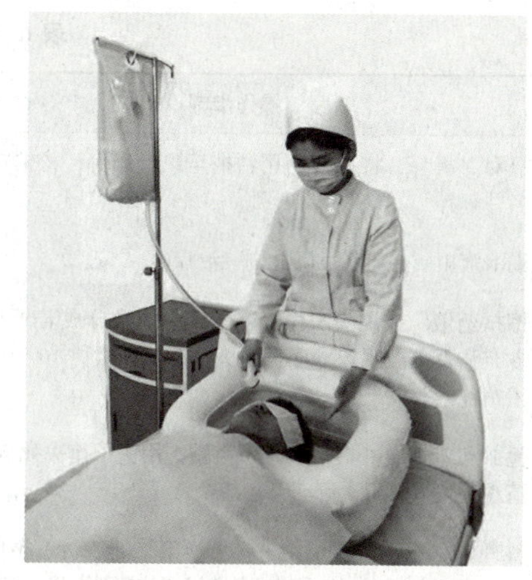

图 6-7　充气洗头盆法

【评价】

1. 护患沟通有效，患者积极配合。
2. 头发得到有效清洁，促进头部血液循环。

【注意事项】

1. 洗发过程中注意调节水温与室温，洗净头发后要及时擦干，以免着凉。
2. 注意观察病情，如发现面色、脉搏、呼吸异常时应停止操作。
3. 防止污水溅入眼、耳内。

（三）灭头虱法

虱子是很小的昆虫，寄居于人体的有头虱、体虱、阴虱。虱子不仅可以致皮肤瘙痒，抓破皮肤后还可引起感染，而且可以传播流行性斑疹伤寒、回归热等疾病。虱子是由接触传染，它们可以通过衣服、床单、毛巾、梳子、刷子等进行传播，因此，一旦发现患者有虱子，应立即进行灭虱处理。

【目的】

1. 消灭头虱，使患者舒适。
2. 防止人群中的交叉感染和疾病的传播。

【评估】

1. 患者年龄、病情、生命体征、血液循环状况、意识状态等。

2. 患者心理状况、合作程度、自理能力等。

3. 头发的卫生状况、头虱的分布及严重程度。

【计划】

1. 护士准备 穿好隔离衣，戴好口罩、帽子、手套。

2. 患者准备 了解灭虱的目的、方法、注意事项及配合要点。

3. 用物准备 篦子（齿内嵌少许棉花）、治疗巾、治疗碗内盛灭头虱的药液（30% 含酸百部酊剂）、纱布、浴帽（或泳帽）、布口袋、清洁衣裤、被服、纸。

4. 环境准备 同床上洗头。

【实施】操作步骤见表 6-5。

表 6-5 灭头虱操作步骤

操作步骤	要点与说明
1. 核对、解释　将备齐的用物携至患者床旁，核对床号、姓名并解释	· 确认患者，并取得患者的理解和配合
2. 围治疗巾　在患者发际处围一治疗巾	· 以防药液流入眼内或皮肤上
3. 擦拭药液　按洗头法做好准备，将头发分成若干小股，用纱布沾百部酊剂按顺序擦遍头发，反复揉搓 10 分钟后，用浴帽包紧头发	· 药液要涂抹均匀至头发全部湿润；注意观察患者用药后的局部和全身反应
4. 篦虱和虮　24 小时后，取下浴帽，用篦子篦去死虱和虱卵，清洗头发	· 如有活虱，需重新用百部酊剂杀灭
5. 整理床单位，清理用物　将更换下来的衣裤、被服、接触过患者的隔离衣及治疗巾等放入布口袋扎紧，高温消毒；篦子上的棉花用火焚烧，篦子消毒后备用	· 避免接触传染
6. 洗手，记录　记录时间及患者反应等	· 利于评价

注：30% 含酸百部酊剂的配制，将百部 30g 加入 50% 酒精 100mL 或 65°白酒 100mL、纯乙酸 1mL 或食醋 30mL 装入瓶中盖严，48 小时之后即可应用。

【评价】

1. 护患沟通有效，患者清楚目的，积极配合。

2. 患者头虱得到有效杀灭。

3. 患者、护患之间未发生交叉感染。

【注意事项】

1. 操作中应注意防止虱的传播。

2. 涂抹灭头虱药液时，应注意观察患者局部和全身的反应。

3. 护士在操作过程中，应注意保护自己免受传染。

第三节　皮肤护理

皮肤及其附属物构成皮肤系统。完整的皮肤具有天然的屏障作用，可避免微生物入侵，具有保护机体、调节体温、吸收、分泌、排泄及感觉等功能。由于皮肤新陈代谢迅速，排泄的废物易黏附于皮肤表面，对皮肤形成刺激，使其抵抗力下降，以致破坏其屏障作用，造成各种感染。而皮肤的清洁护理可预防皮肤感染等并发症的发生，增进患者的舒适感，维护患者的自尊和自我形象，满足患者的生理和心理需要。

一、皮肤的结构与功能

皮肤被覆于身体表面，是人体最大的器官。皮肤由表皮、真皮和皮下组织组成。皮肤还包括由表皮衍生而来的皮肤附属器，如毛发、指（趾）甲、皮脂腺、汗腺等。

（一）皮肤的结构

1. 表皮　表皮是皮肤最外面的一层组织，人体各部位的表皮厚薄不一，由表及里可分为五层结构，依次为角质层、透明层、颗粒层、棘细胞层和基底层。表皮中含有黑色素细胞，分泌黑色素，决定皮肤的颜色，并可防止紫外线对皮肤损伤。表皮具有良好的屏障作用，可以阻挡细菌等异物的侵入，防止水分和电解质等物质的丢失。

2. 真皮　真皮位于表皮和皮下组织之间，由致密结缔组织构成，真皮层含有毛细血管、淋巴管、神经末梢和皮肤附属器，因此具有冷、热、触、痛的感觉。

3. 皮肤附属器　皮肤附属器包括毛发、指（趾）甲、皮脂腺和汗腺。指（趾）甲与上皮细胞的界线称为甲沟，此处易有微生物的滋生，清洁时要特别注意。

4. 皮下组织　皮下组织由疏松结缔组织和大量脂肪细胞组成，脂肪层的厚薄因营养、性别、年龄和部位的不同有较大的差异。皮下组织具有缓冲、保温和储存能量的功能。

（二）皮肤的功能

1. 保护　皮肤具有保护机体的屏障作用，阻止外界有害因素及微生物的侵入，防止水分和电解质等物质的丢失。

2. 调节体温　汗液的蒸发是散热的重要方式，皮肤通过调节汗腺的分泌，达到控制体温的目的。

3. 分泌和排泄　汗腺分泌汗液，皮脂腺分泌皮脂。

4. 吸收　皮肤有少量吸收水分、药物等物质的功能。

5. 感觉功能　皮肤有触压觉、温度觉和疼痛觉。

二、皮肤的评估

人的皮肤状况可反映其健康状态。健康的皮肤温暖、光滑、柔嫩、不干燥、不油腻，无发红和破损，无肿块与其他疾病的征象；自我感觉清爽、舒适，无任何刺激感，对冷、热和触摸等感觉良好。护士可通过视诊和触诊检查患者皮肤，作为患者一般健康资料和清洁需要的依据。护士在做患者皮肤评估时，应仔细评估皮肤的颜色、温度、厚度、柔软性、弹性、完整性、感觉及清洁性，同时还应注意年龄、性别、种族造成的个体差异及体位、环境（如室温）、汗液量、皮脂分泌、水肿、色素沉着等因素对评估准确性的影响。

（一）颜色

皮肤颜色因人而异，与种族、遗传、部位、环境等因素有关，临床上常见的异常皮肤颜色包括：

1. 苍白 常见于休克或贫血的患者。

2. 发绀 皮肤黏膜呈青紫色，主要为单位容积血液内还原血红蛋白量增高所致。常见于口唇、耳郭、面颊、肢端。多见于缺氧和亚硝酸盐中毒的患者。

3. 发红 多见于高热患者，如肺炎、肺结核、猩红热等；生理情况可见于运动、饮酒后。

4. 黄疸 指皮肤、黏膜、巩膜发黄，由于血中胆红素增多所致。多见于胆道疾病、肝功能障碍和溶血性疾病。

5. 色素沉着 由于皮肤基底层的黑色素增多而致部分或全身皮肤色泽加深。可见于肝脏灭活功能障碍或其他内分泌疾病。

（二）温度

温度与真皮层血液循环量有关。护士用手背触摸患者皮肤，评估患者的皮肤温度。温度高低可提示患者有无感染和循环障碍。炎症时局部充血，则皮肤温度升高；休克时微循环障碍，皮肤温度下降。另外，环境温度和运动也会影响皮肤温度。

（三）水肿

水肿指细胞间液体积聚而发生的局部或全身性肿胀现象，包括凹陷性水肿和非凹陷性水肿。凹陷性水肿表现为手指按压皮下组织少的部位（如小腿前侧）时，有明显的凹陷，常见于肾性或心源性水肿；非凹陷性水肿按之凹陷不明显，又称黏液性水肿，多见于甲状腺功能减退症。注意观察患者水肿的分布、指压特点、水肿部位及患者的体重变化等。

（四）弹性

检查皮肤弹性可从前臂内侧提起一点皮肤，再放松时，如果复原很快，表明皮肤弹性好；反之则弹性差。皮肤弹性下降，主要见于老年人和脱水患者。

（五）完整性

检查皮肤有无破损，有无皮疹、水疱、硬结等。特别注意患者皮肤有无损伤及损伤的程度，尤其注意受压的局部皮肤。

（六）感觉功能

用手触压患者皮肤，检查皮肤的触压觉、疼痛觉和温度觉是否正常，尤其注意检查老年人、意识障碍和糖尿病等患者的感觉功能。若对温度、压力和触摸存在感觉障碍，表明患者皮肤具有广泛性或局限性损伤。皮肤有瘙痒感表明皮肤干燥或有过敏情况。

（七）清洁度

通过嗅患者皮肤的气味，观察患者出汗、皮屑和污垢、皮脂情况，评估皮肤的清洁度。

在对皮肤进行评估时，除了对以上皮肤状况进行评估外，还应注意对患者的自理能力和患者对皮肤护理知识的需求进行评估，以便全面地制定护理计划，采取护理措施。

三、皮肤的清洁护理

（一）淋浴或盆浴（shower and tub bath）

淋浴或盆浴适用于能够自行完成沐浴过程的患者。

【目的】

1. 清洁皮肤，放松肌肉，增进患者的舒适感，促进健康。
2. 促进机体的血液循环，增强皮肤的排泄功能，预防皮肤感染和压疮等并发症的发生。
3. 为护士提供观察患者并与其建立良好护患关系的机会。

【评估】

1. 患者年龄、病情、生命体征、血液循环状况、意识状态等。
2. 患者心理状况、合作程度、自理能力等。
3. 皮肤的清洁习惯及清洁状况、对皮肤清洁知识的了解程度及皮肤有无异常改变。

【计划】

1. 护士准备　衣帽整洁，修剪指甲，洗手，戴口罩。

2. 患者准备　了解沐浴的目的、方法、注意事项及配合要点。

3. 用物准备　浴皂（浴液）、洗发液、毛巾、浴巾、清洁衣裤、拖鞋，患者自备。

4. 环境准备　调节室温至 22℃以上，水温调至 41 ～ 46℃（或以个体舒适为宜），室内设防滑装置。

【实施】操作步骤见表 6–6。

表 6–6　淋浴或盆浴操作步骤

操作步骤	要点与说明
1. 备物　协助患者备齐用物，并放置于易取处	
2. 解释　送患者入浴室。向患者解释相关事项，如水温调节的方法、呼叫器的使用等。嘱患者小心防止滑倒，沐浴中如有不适，随时按铃呼叫。浴室不应闩门，可在门外挂牌示意	· 以防患者出现意外时，可及时入内予以抢救
3. 观察　患者沐浴时，护理人员应严密观察患者的反应、入浴时间，并守护在可呼唤到的地方	· 患者沐浴时间过久，应及时询问；一旦发生晕厥，应立即将患者抬出浴室，平卧、保暖并通知医生，及时救治
4. 协助盆浴　盆浴时，应根据患者情况扶持患者腋下进出浴盆，以防滑倒	· 患者浸浴时间不宜超过 20 分钟
5. 整理衣物，清理用物　沐浴完毕，协助患者整理衣物，清理用物	· 注意保暖，防止受凉
6. 洗手，记录　观察患者一般情况	· 利于评价

【评价】

1. 护患沟通有效，患者清楚目的，积极配合。
2. 患者皮肤得到有效清洁。
3. 淋浴或盆浴过程中患者未发生意外。

【注意事项】

1. 饭后须过 1 小时后方可进行沐浴，以免影响消化。

2. 年老体弱者应有护理人员协助沐浴。

3. 防止患者受凉、烫伤、滑倒、晕厥等意外发生。

4. 妊娠7个月以上的孕妇禁用盆浴，衰弱、创伤、患心脏病需卧床的患者，不宜淋浴和盆浴。

5. 传染病患者进行淋浴时，应根据病种、病情按隔离原则进行。

（二）床上擦浴（bath in bed）

适用于病情稳定，但因为使用石膏固定、牵引或者术后伤口未愈、身体虚弱等无法自行沐浴的患者。

【目的】

1. 去除皮肤污垢，使卧床或不能自理的患者保持皮肤清洁，感到舒适。

2. 促进机体的血液循环，增强皮肤排泄功能，预防皮肤感染和压疮等并发症的发生。

3. 评估患者的皮肤状况，保持患者关节、肌肉活动。

4. 增进与患者之间的沟通。

【评估】

1. 患者年龄、病情、生命体征、血液循环状况、意识状态等。

2. 患者心理状况、合作程度、自理能力等。

3. 皮肤的清洁习惯及清洁状况、皮肤有无异常改变及对皮肤清洁知识的了解程度。

【计划】

1. 护士准备 衣帽整洁，修剪指甲，洗手，戴口罩。

2. 患者准备 了解床上擦浴的目的、方法、注意事项及配合要点。病情稳定，全身状况较好。

3. 用物准备 脸盆2个，水桶2个（一桶内盛50℃～52℃的热水，或按年龄、季节和生活习惯调节水温；另一桶用于接盛污水）、毛巾2条、浴巾、浴皂、剪刀、梳子、50%乙醇、护肤用品（爽身粉、润肤露）、清洁衣裤和被服。必要时另备便盆、便盆布和屏风。

4. 环境准备 调节室温至24℃以上，关闭门窗，屏风遮挡。

【实施】操作步骤见表6-7。

表6-7 床上擦浴操作步骤

操作步骤	要点与说明
1. 核对、解释 备齐用物，携至床旁，将用物置于稳妥之处，核对患者并做好解释	·确认患者，并取得患者的理解和配合
2. 准备 关闭门窗，屏风遮挡患者，酌情给予便盆	·防止患者受凉，保护患者的隐私
3. 选择体位 移开床旁桌，松开床尾盖被，将患者移至床旁，尽量靠近护士，取舒适卧位	·便于操作 ·注意节力原则
4. 备水 脸盆置于床旁桌上，倒入热水约2/3满，毛巾浸于盆中，测试水温	·防止烫伤
5. 包手 将毛巾叠成手套状，包于手上（图6-8）	·防止毛巾滴水至患者身上
6. 擦洗脸部与颈部 浴巾围于颈下，依次擦洗眼（由内眦到外眦）、额部、鼻翼、面颊、耳后至颏下、颈部	·注意洗净耳后及颈部，勿用浴皂洗眼部周围

续表

操作步骤	要点与说明
7. 擦洗上肢、手与胸腹部 脱去患者上衣，在擦洗部位下面垫上浴巾，半铺半盖。依次擦洗近侧上肢，温水泡水，同法擦洗对侧上肢。再擦洗胸腹部	· 先脱近侧，再脱对侧，先脱健侧，再脱患侧；避免弄湿大单和盖被；从远心端到近心端擦洗肢体；腋窝、肘窝、女患者乳房下部要擦洗干净；根据情况更换热水
8. 擦洗背部 协助患者侧卧，背向护士，依次擦洗后颈、背部和臀部，为患者更换清洁上衣	· 观察患者皮肤变化，在骨隆突处用 50% 乙醇按摩皮肤
9. 擦洗下肢 协助患者平卧，脱去裤子，垫上浴巾，依次擦洗对侧下肢、近侧下肢，温水泡脚	· 更换脸盆和热水；注意遮挡患者的会阴部，保护患者的隐私；注意擦洗腹股沟、腘窝等皮肤皱褶处
10. 擦洗会阴部 将一次性中单和便盆置于臀下。见会阴部护理（表 6–12）。为患者更换清洁裤子	· 防止床铺弄湿；每擦洗一处，应更换棉球 · 先穿患侧，再穿健侧，先穿对侧，再穿近侧
11. 整理床单位，清理用物 梳头，修剪指（趾）甲，必要时更换大单，整理床单位	· 安置患者于舒适体位，擦浴时间应控制在 15 ～ 20 分钟
12. 洗手，记录	· 利于评价

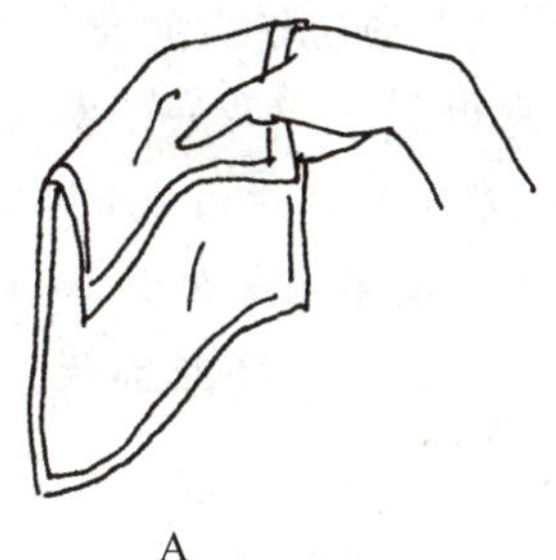

A

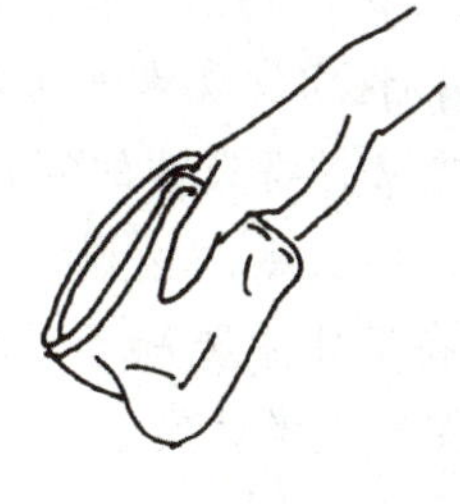

B

图 6–8 包小毛巾法

【评价】

1. 患者积极配合操作，护患沟通有效。

2. 患者感到舒适，操作过程中未出现异常情况。

【注意事项】

1. 休克、心力衰竭、心肌梗死、重度脑外伤、大出血等危重患者禁忌擦浴。

2. 操作时，动作要轻柔，敏捷，注意保护患者的隐私。

3. 擦浴过程中，注意观察病情变化，患者如出现面色苍白、肢冷、脉速等异常情况，应立即停止擦浴，给予积极处理。

4. 一般擦浴应在 15 ～ 30 分钟内完成。

第四节 压力性损伤的预防和护理

压力性损伤（pressure injury），又称压疮（pressure sore）、压力性溃疡（pressure ulcer）。压力性损伤是指由压力或压力联合剪切力导致的皮肤和/或皮下组织的局部损伤，通常位于骨隆突处，但也可能与医疗器械或其他物体有关。压力性损伤的发生不仅局限于体表皮肤，也可能发生在黏膜上、黏膜内或黏膜下，其体表皮肤可以表现为完整的皮肤或开放性溃疡，可能伴有疼痛。

美国国家压疮咨询委员会（National Pressure Ulcer Advisory Panel，NPUAP）新发布的压力性损伤定义中增加了与医疗器械相关的压力性损伤：

医疗器械相关压力性损伤（medical device related pressure injury）：是指由于使用用于诊断或治疗的医疗器械而导致的压力性损伤，损伤部位形状通常与医疗器械形状一致。这一类损伤可以根据压力性损伤分期系统进行分期。

黏膜压力性损伤（mucosal membrane pressure injury）：由于使用医疗器械导致相应部位黏膜出现的压力性损伤。由于这些损伤组织的解剖特点，通常无法进行分期。

课程思政

褥　疮

中医学称褥疮为“席疮”，因久着床褥生疮而命名。《外科启玄·溃疡虚实论》指出：“席疮乃久病养床之人揉擦摩破而成。”《疡医大全·席疮门主论》申斗垣曰：“席掩乃久病著床之人，挨擦磨破而成，上而背脊，下而尾闾，当用马勃软衬，庶不致损而又损，昼夜呻吟也，病人但见席疮，死之徵也。”中医学认为“席疮”多由久病气血大亏，以致气不运血，不能营养肌肤，加之局部受压摩擦染毒而成。初起患处呈现紫斑，继而皮肤破损，渐至坏死溃烂，腐肉脱落，形成溃疡，较难愈合。

通过文献记载，我们发现古代医家已经意识到了“席疮”发生的原因，并不断探究“席疮”的护理方法，将失败的经验总结记录出来，供后人参考，反映了古人创新、探索的精神；善于总结失败的教训，体现了古人实事求是的认真负责态度。这也提示了我们现代护理人在工作中要勤于观察、思考、探究，不断创新，总结护理经验，不断提高护理水平，促进人类健康。

一、压力性损伤发生的原因

（一）局部组织长期受压

引起压力性损伤的压力因素通常有垂直压力、剪切力和摩擦力。

1. 垂直压力（pressure） 是指受力面积上所承受的垂直作用力，是引起压力性损伤的重要因素。压力性损伤的形成与压力的大小和持续的时间有密切关系，压力越大、持续时间越长，发生压力性损伤的概率就越高。皮肤和皮下组织可在短时间内耐受一定的压力而不发生组织坏死。但如果压力高于32mmHg，并持续作用不缓解，组织就会发生缺氧，血管塌陷，形成血栓，出现压力性损伤。

2. 摩擦力（friction） 摩擦力是一个物体在另一个物体表面做相对运动或有相对运动趋势时产生的反作用力。摩擦力作用于上皮组织，能去除外层的保护性角化皮肤，增加对压力性损伤的易感性。如为患者更换体位时拖拽患者，均可产生较大的摩擦力。

3. 剪切力（shearing force） 剪切力是指施加于相邻物体的表面，引起相反方向的进行性平行滑动的力量，是由摩擦力和压力相加而成。如半坐卧位时，骨骼及深层组织由于重力作用会向下滑行，而皮肤及表层组织由于摩擦力的缘故仍停留在原位，使两层组织产生相对性移位而引起剪切力的产生。两层组织间发生剪切力时，血管被拉长、扭曲、撕裂而发生深层组织坏死。如处于仰卧位的患者抬高床头时，有身体下滑的倾向，可使骶骨与坐骨结节部产生较大的剪切力（图6-9），引起局部大片组织缺血缺氧。因剪切力造成的严重伤害早期不易被发现，且多表现为口小底大的潜行伤口，因此剪切力比垂直方向的压力更具有危害性。

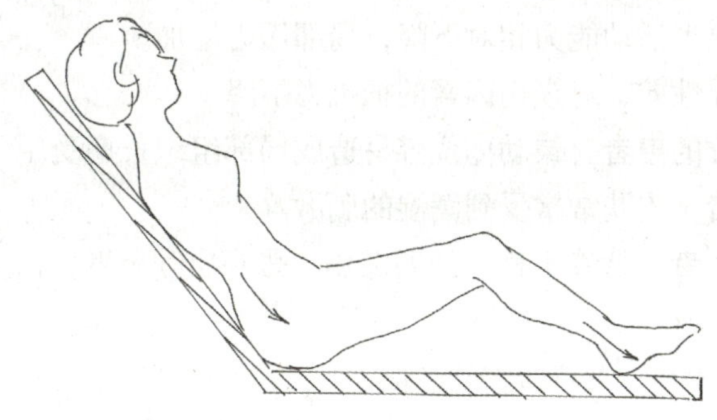

图 6–9　剪切力形成图

（二）皮肤受潮湿或排泄物的刺激

皮肤经常受到汗液、尿液、粪便、各种渗出液等物质的刺激而变得潮湿，出现酸碱度的改变，致使表皮角质层的保护能力下降，引起皮肤浸渍、变软，皮肤弹性下降，易发生破溃及继发感染。

（三）全身营养状况

全身营养障碍是发生压力性损伤的重要原因之一。营养摄入不足，蛋白质合成减少，出现负氮平衡，使肌肉萎缩，皮下脂肪减少，降低了组织对压力的承受能力。局部组织一旦受压，受压处因缺乏肌肉和脂肪组织的保护，易出现压力性损伤。过度肥胖者卧床时，体重对皮肤的压力较大，也容易发生压力性损伤；机体脱水时皮肤弹性变差，在压力或摩擦力的作用下容易变形；而水肿的皮肤由于弹性、顺应性下降，更容易受损伤，同时组织水肿使毛细血管与细胞间距离增加，氧和代谢产物在组织细胞的溶解和运送速度减慢，皮肤出现营养不良，容易导致压力性损伤发生。

（四）其他

1. 年龄　老年人皮肤松弛、干燥，缺乏弹性，皮下脂肪萎缩、变薄，容易发生皮损。

2. 体温升高　体温升高时，机体的新陈代谢率增高，组织细胞对氧的需求相应增加，加之身体局部组织受压，使已有的组织缺氧更加严重。因此，伴有高热的严重感染患者有组织受压的情况时，发生压力性损伤的概率会升高。

3. 矫形器械使用不当　应用石膏固定和牵引时，限制了患者身体的活动。特别是夹板内衬垫放置不当、石膏内不平整或有渣屑、矫形器械固定过紧或肢体有水肿时，容易使肢体血液循环受阻，导致压力性损伤发生。

二、压力性损伤的评估

（一）高危人群

1. 活动能力与感受能力下降的患者　如脊髓损伤、昏迷、骨折、长期服用镇静剂的患者，由于活动和知觉感受力下降，使得患者不能自动随意地变换体位，造成局部组织长期受压。

2. 年老体弱的患者　皮肤血液循环不良，组织修复能力较差，皮肤弹性降低，局部组织抵御外力的能力相应减弱。

3. 肥胖患者 肥胖患者活动能力相对下降，局部压力增加。

4. 水肿患者 皮肤弹性差，对损伤因素的抵抗力下降。

5. 采用强迫被动体位的患者 被动体位容易造成局部组织长期受压。

6. 大小便失禁的患者 皮肤常常受到潮湿的刺激。

7. 全身营养障碍的患者 营养不良、长期发热、恶病质等患者，由于能量摄入不足，蛋白质合成减少，呈负氮平衡。

（二）危险因素

护士可通过评分方式对患者发生压力性损伤的危险因素进行定性、定量的综合分析，判断其发生压力性损伤的危险程度，并及时采取针对性的护理措施，极大地减少护理工作中的盲目性和被动性，对于预防压力性损伤的发生有着积极的意义。目前常用的评估方法有 Braden 危险因素评估量表和 Norton 压力性损伤风险评估量表等。

1. Braden 危险因素评估量表 是目前国内外常用于预测压力性损伤发生的一种方法（表 6–8）。其分值越少，发生压力性损伤的危险性越高。分值≤ 18 分，属于高危患者，应采取相应的护理措施，对患者实施重点预防。

表 6–8 Braden 危险因素评估量表

评分内容	评分依据			
	1 分	2 分	3 分	4 分
活动：身体活动程度	卧床不起	局限于床上	偶尔步行	经常步行
活动能力：改变和控制体位的能力	完全不能	严重限制	轻度限制	不受限
摩擦力和剪切力	有	有潜在危险	无明显问题	——
感觉：对压迫有关不适的感受能力	完全丧失	严重丧失	轻度丧失	未受损害
潮湿：皮肤暴露于潮湿的程度	持久潮湿	潮湿	偶尔潮湿	很少潮湿
营养：通常摄食状况	非常差	可能不足	充足	丰富

2. Norton 压力性损伤风险评估量表 是公认的一种对预测压力性损伤有价值的评分方法（表 6–9），特别适用于评估老年患者。当分值≤ 14 分时，提示易患压力性损伤。分值越低，发生压力性损伤的危险性越高。

表 6–9 Norton 压力性损伤风险评估量表

评分 / 项目	身体状况	精神状态	活动情况	身体移动	大小便失禁
4 分	好	清醒	活动自如	移动自如	未发生
3 分	一般	淡漠	扶助行走	轻度受限	偶发生
2 分	差	模糊	能坐轮椅	严重受限	小便失禁
1 分	极差	昏迷	卧床不起	移动障碍	二便失禁

（三）好发部位

压力性损伤多发生于缺乏脂肪组织保护，无肌肉包裹或肌层较薄，而又主要支撑身体重量的骨隆突处。卧位不同，受压点不同，好发部位亦不同（图 6-10）。

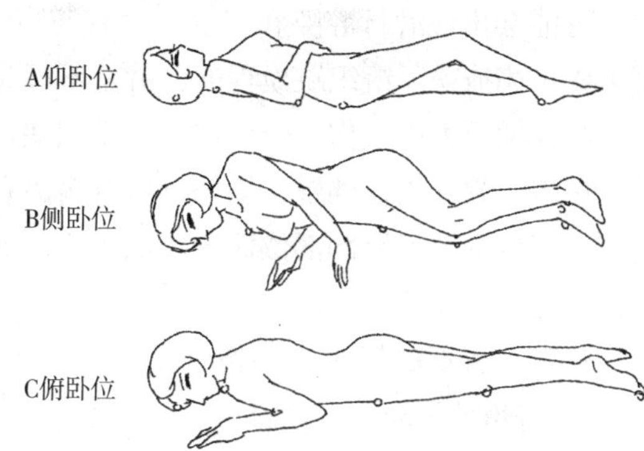

图 6-10　压疮好发部位

1. 仰卧位　枕骨粗隆、肩胛骨、肘部、脊椎体隆突处、骶尾部、足跟。

2. 侧卧位　耳郭、肩峰、肋骨、肘部、髋部、膝关节内外侧、内外踝处。

3. 俯卧位　面颊部、耳郭、下颌、肩部、女性乳房、男性生殖器、髂嵴、膝部、脚趾。

4. 坐位　坐骨结节处。

（四）临床分期

根据压力性损伤的病理生理变化和临床表现，存在着不同的分期（图 6-11）。

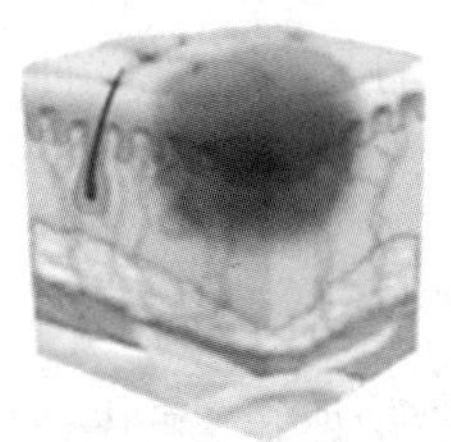

Ⅰ期　压力性损伤

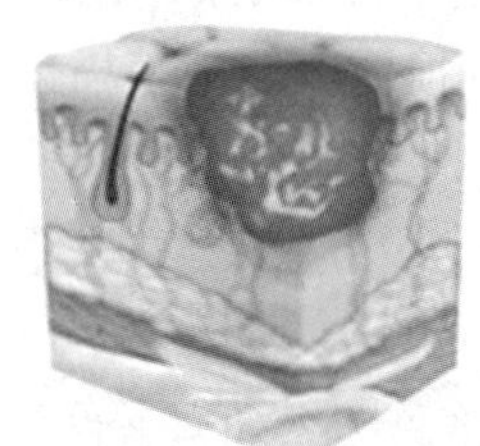

Ⅱ期　压力性损伤

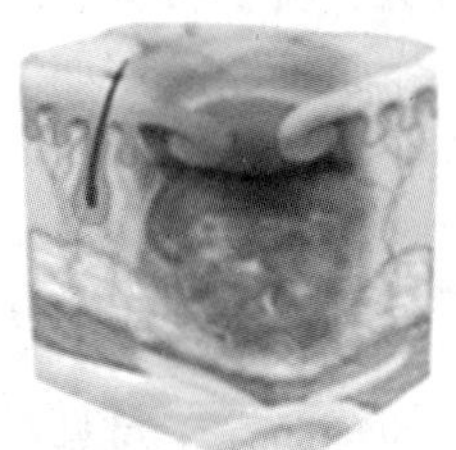

Ⅲ期　压力性损伤

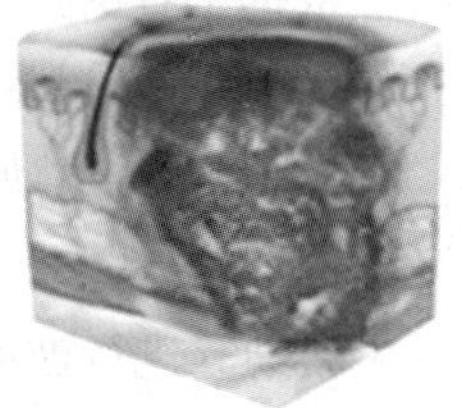

Ⅳ期　压力性损伤

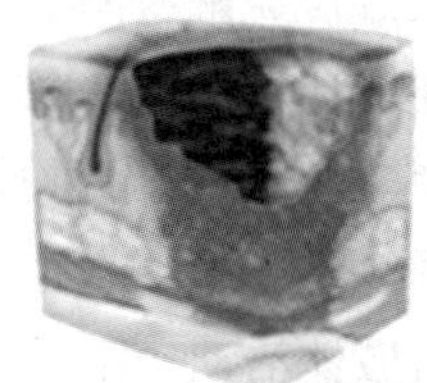

不可分期的压力性损伤

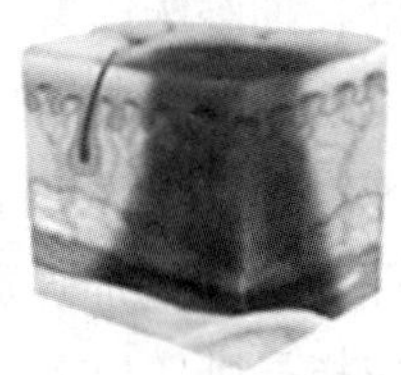

深部组织压力性损伤伤

图 6-11　压力性损伤病理分期

1. Ⅰ期压力性损伤　皮肤完整，局部出现指压不变白的红斑，在深色皮肤表现可能不同。指压变白的红斑或者感觉、温度或硬度改变可能早于皮肤可视性变化。

2. Ⅱ期压力性损伤　部分皮层缺损伴真皮层外露，创基是有活性的、粉色或红色、湿润，也可表现为完整或破损的浆液性水疱。脂肪及深部组织没有外露，也没有肉芽组织、腐肉或焦痂。此期损伤通常是由于局部不良的微环境、骨盆和足跟部位皮肤受到剪切力所致。此期压力性损伤不能用于描述失禁性皮炎，皮肤皱褶处皮炎等潮湿环境相关性皮肤损伤、医用胶黏剂相关性皮肤损伤或皮肤裂伤、烧伤、擦伤等创伤性创面。

3. Ⅲ期压力性损伤 全层皮肤缺损，脂肪组织外露，通常可见肉芽组织或创缘内卷，局部也可有腐肉和(或)焦痂。组织损伤的深度因解剖部位而异，脂肪组织丰富的部位可能创面会更深。可能会出现潜行腔隙和窦道，没有筋膜、肌肉、肌腱、韧带、软骨和(或)骨的外露。如果腐肉或焦痂掩盖了组织缺损程度，就是不可分期的压力性损伤。

4. Ⅳ期压力性损伤 全层皮肤和组织缺损形成的溃疡，伴有可见或可触及的筋膜、肌肉、肌腱、韧带、软骨或骨外露，局部也可有腐肉和(或)焦痂。通常伴有创缘内卷、潜行腔隙和(或)窦道。溃疡深度因解剖部位而异。如果腐肉或焦痂掩盖了组织缺损程度，就是不可分期的压力性损伤。

5. 不可分期的压力性损伤 损伤程度不明的全层皮肤和组织缺损，但是由于局部有腐肉和(或)焦痂覆盖，缺损程度难以确定，如果去除了腐肉和(或)焦痂，就能明确是Ⅲ期或是Ⅳ期压力性损伤。足跟或缺血肢体的稳定焦痂(干燥、黏附紧密、完整、无红斑或波动感)不应该软化或去除。

6. 深部组织压力性损伤 皮肤完整或不完整，局部呈现持续指压不变白的深红色、栗色、紫色，或表皮分离后可见黑色创基或充血的水疱。疼痛和温度改变往往早于皮肤颜色变化。深色皮肤的颜色改变可能会有所不同。此种损伤是由于骨骼－肌肉交界面受到强烈和(或)持续的压力和剪切力所致，其可迅速进展并暴露组织损伤的实际程度，也可能溶解吸收而不出现组织缺损。如果可见坏死组织、皮下组织、肉芽组织、筋膜、肌肉或其他深层组织，那么就是皮肤全层的压力性损伤(不可分期Ⅲ期或Ⅳ期)。此种损伤不能用于描述血管性、创伤性、神经性或皮肤病相关性的创面。

三、压力性损伤的预防措施

压力性损伤的预防在于对具有多项危险因素的患者进行重点护理和治疗干预。

(一)防止局部皮肤长期受压

1. 鼓励和协助长期卧床患者经常更换卧位，翻身间隔的时间应根据患者的具体病情而定。一般每 2 小时翻身 1 次，必要时 30 分钟翻身 1 次，可有效地、间断性地解除局部组织的压迫，恢复受压部位的血液供应。翻身时需注意掌握正确的翻身技巧，并根据人体力学原理，合理摆放体位以减轻局部压力。为了加强责任，可建立翻身卡（表 6–10)，责任到人，及时记录，以便督促、检查。同时应指导卧床患者主动进行肢体活动，不能活动者应帮助其进行被动活动。

表 6–10 翻身记录卡

床号		姓名	
时间	卧位	皮肤情况	操作者

2. 减轻骨隆突处的压力。在骨隆突受压部位可使用气垫、软枕等，以减轻局部组织受压，有条件时可使用充水床垫、交替充气式床垫等器具，通过这些装置能增加人体与床的接触面积，从而减轻局部组织所受的压力。

3. 对于使用夹板、石膏、牵引固定的患者，应随时观察局部皮肤的变化，注意骨隆突部位的衬垫，及时听取患者的主诉，适当调整夹板或器械的松紧。

（二）避免摩擦力和剪切力

1. 采用坐位、半坐卧位时，应及时纠正和防止身体下滑。如半坐卧位时，可在骶尾部垫柔软透气的气垫，架空骶尾部，以臀部丰富的皮下脂肪代替骶尾部所承受的身体重量。

2. 为患者翻身或更换床单时，动作要轻柔，幅度不宜过大，避免拖、拉、拽、推等动作，以免形成较大摩擦力，擦伤患者皮肤。

3. 使用便盆时，一般不使用掉瓷的或有破损的便盆。为患者放取便盆时，应先抬高患者臀部，必要时在便盆上垫以软纸或布垫，不可直接硬拉或硬推，以免损伤皮肤。

（三）保持局部皮肤的清洁干燥

1. 保持床单、被服的清洁、干燥、平整、无皱折、无渣屑，减少对局部的摩擦。

2. 保持皮肤清洁、干燥，定时用温水擦洗皮肤。对大小便失禁、出汗及分泌物较多的患者，应及时擦洗并涂以护肤乳剂，以滋润、保护皮肤，避免皮肤长时间暴露于潮湿处。

3. 不可让患者直接卧于橡胶单或塑料布上。因其透气性差，易对皮肤形成不良刺激，故使用时可在其上加铺布单。

（四）按摩背部及受压局部

对于易发生压力性损伤的患者，护士应经常对患者进行温水擦浴、擦背、局部按摩，有利于改善局部血液循环，但并非每一位患者都适合按摩疗法。有关研究表明，软组织受压变红是正常的保护性反应，是氧供应不足的表现，无须按摩。更换体位后一般可以在 30 ～ 40 分钟内消失。如果持续发红，则表明软组织已受损，此时按摩将导致更严重的损伤，甚至可使皮肤破溃。因此，按摩疗法适合于皮肤受压发红部位以外的区域。

【目的】

1. 促进局部血液循环。

2. 观察患者病情变化，满足其身心需要。

【评估】

1. 患者年龄、病情、生命体征、血液循环状况、意识状态等。

2. 患者心理状况、合作程度、自理能力等。

3. 患者皮肤的受压状况。

【计划】

1. 护士准备　衣帽整洁，修剪指甲，洗手，戴口罩。

2. 患者准备　病情稳定，全身状况较好。

3. 用物准备　水壶（内盛 50 ～ 52℃的温水）、50% 酒精，患者自备浴巾、毛巾、脸盆。按摩也可用 50% 的红花酒精。

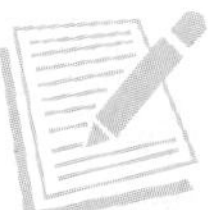

4. 环境准备　关闭门窗，调节室温 22℃以上，屏风遮挡，整洁、安静、舒适、安全。

【实施】操作步骤见表 6-11。

表 6-11 背部按摩法

操作步骤	要点与说明
1. 核对、解释 备齐用物，携至床旁，将盛有温水的脸盆置于稳妥之处，核对患者床号、姓名，向患者解释操作的目的、过程及配合要点	·确认患者，并取得患者的理解和配合
2. 选择体位 协助患者变更体位，呈侧卧或俯卧位，露出背部，将大浴巾半铺半盖于患者身上	·防止患者受凉，避免沾湿床单
3. 擦拭 用热毛巾依次擦拭患者的后颈、背部、臀部	·观察患者皮肤的变化并注意保暖
4. 按摩	
（1）两手掌沾少许 50% 酒精进行背部按摩，用手掌的大小鱼际紧贴皮肤，从骶尾部开始，沿脊柱两侧逐渐向上按摩，到达肩部时，手掌分别滑向外侧，逐渐向下做环形按摩，到达臀部后，再由骶尾部开始向上，如此有规律地反复多次（图 6-12）	·按摩力量应足以刺激局部肌肉组织 若局部的皮肤已有受压发红，按摩时应避开此区域
（2）按摩局部时，用手掌的大小鱼际紧贴皮肤，做环形按摩，手法由轻至重，再由重至轻，每次 5 分钟	
5. 整理床单位，清理用物	·保持病室的整洁
（1）按摩完毕，用毛巾擦去酒精，撤去浴巾，协助患者穿好衣服	
（2）整理床单位，帮助患者取舒适卧位	
6. 洗手，记录	·利于评价

注：50% 的红花酒精的配制，将红花 15g，当归 12g，赤芍 12g，紫草 9g，浸泡于 50% 的酒精中，4～5 日后即可使用。具有活血化瘀之功效。《本草纲目》载："红花可活血润燥，止痛散肿，通经。"

【评价】

1. 护患沟通有效，患者主动配合。

2. 患者未出现压力性损伤，皮肤未出现破损。

【注意事项】

1. 注意观察患者皮肤变化。

2. 应避免在局部皮肤已受压发红的区域进行按摩，以免加重损伤。

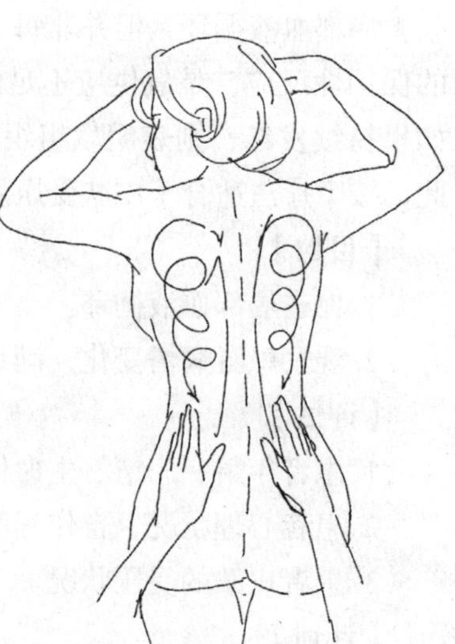

图 6-12 背部按摩手法

（五）改善全身营养状况

营养不良是发生压力性损伤的最重要的危险因素之一。护理人员应全面了解患者的营养状况，制定合理的营养计划。首先应保证充足的进食，给予高热量、高蛋白、高维生素、易消化的饮食，维持正氮平衡；不能正常进食者，可通过胃肠外营养治疗改善全身营养状况，增强机体抵抗力。另外，对于水肿患者应限制水和盐的摄入，脱水患者应及时补充水和电解质。

（六）健康教育

为使患者及家属有效地参与或独立地采取预防压力性损伤的措施，应使其了解压力性损伤的发生、发展、预防和护理知识。如要经常改变体位、定时翻身、经常自行检查皮肤、保持身体及床褥的清洁卫生等。促使患者及家属掌握预防压力性损伤的知识和技能，积极参与预防压力性损伤的护理活动。

四、压力性损伤的治疗与护理

压力性损伤一旦发生，必须采取积极有效的全身综合治疗与护理。

（一）积极治疗原发病，加强基础护理，防止并发症

压力性损伤常常是在许多原发病的基础上并发产生的，因此在诊断明确的情况下，应积极治疗原发病。同时应坚持做到每日勤翻身、勤擦洗、勤更换，通过间歇性解除压迫的方法来防止局部组织的长期受压，同时保持床铺、被服的清洁、平整，保持皮肤的清洁。

（二）加强全身营养

营养支持疗法是防治压力性损伤的重要措施。保证蛋白质的摄入，补充丰富的维生素和矿物质，有利于构建新组织和促进损伤组织的愈合。

（三）注意心理护理和健康教育

患有压力性损伤的患者，不仅身体承受着一定的痛苦，内心也存在着自卑感。因此，护理人员应及时安慰与鼓励患者，消除不良情绪对患者的影响，同时应耐心地告诉患者及家属压力性损伤发生的原因，普及预防压力性损伤的各种护理措施，如使用合适的保护具、消除摩擦因素、防止局部受压等。

（四）局部治疗和护理

1. Ⅰ期压力性损伤 此期护理的关键在于去除危险因素，避免压力性损伤进展，因而主要的措施是减压护理，如增加翻身次数、避免局部过度受压、避免摩擦力和剪切力等。可用皮肤保护膜、透明贴、水胶体敷料或泡沫类敷料贴敷在受损处，以减少摩擦，减轻局部压力，并有利于保持皮肤正常 pH 值和维持适宜温度，促进受损处恢复。由于此时皮肤已经受损，故不可局部按摩，防止加重损害。

2. Ⅱ期压力性损伤 此期治疗护理重点在于保护创面，预防感染。除继续上述措施避免损伤继续发展之外，还需保护已受损皮肤，促进创面愈合：①水疱处理：小水疱应注意保护，防止破裂，可用水胶体敷料外敷，促进水疱自行吸收；大水疱应用无菌注射器经消毒皮肤后，抽出疱内液体，用无菌纱布挤压干净疱液，早期保留疱皮，用透明贴或溃疡贴等水胶体敷料外敷。②渗液较少的创面：应用生理盐水清洗创面及创周皮肤后，用水胶体敷料，如透明贴、溃疡贴等外敷。③渗液较多的创面：可采用藻酸盐敷料、泡沫敷料等外敷，以促进渗液的吸收。此期可每隔 3～5 天换药一次，也可根据渗液情况确定换药间隔时间。

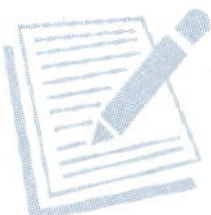

3. Ⅲ期和Ⅳ期压力性损伤 治疗护理原则为解除压迫，控制感染，去除坏死组织和促进肉芽组织生长。主要措施包括局部伤口的护理及积极的全身支持措施，如增进营养、治疗原发病或给

予抗感染、促进伤口愈合的药物及减轻皮肤（尤其是伤口部位皮肤）的受压等。局部伤口护理的措施有：

（1）清洁伤口　可用的溶液包括无菌生理盐水、林格液或3%的过氧化氢溶液等。0.5%的醋酸溶液适用于铜绿假单胞菌感染的创面。对有坏死组织的伤口，可以用含蛋白酶溶液清洗。清洁伤口时，动作要轻柔，避免损伤新生肉芽组织，杀菌溶液冲洗后还应用无菌生理盐水冲洗，减少对肉芽组织的刺激。

（2）换药和包扎　准确评估创面，根据不同创面采取不同敷料换药：①伤口基底层呈黑色，可清创后充分引流，选用藻酸盐、水凝胶类敷料外敷，以溶解和软化坏死组织，外加透明敷料或凡士林油纱布覆盖，每1～2天换药一次。②创面坏死组织呈黄色，先减除软化的坏死组织，再使用上述敷料外敷，每2～3天换药一次。③创面基底呈红色，可选用水胶体敷料，每3～5天换药一次。④有腔隙和窦道的创面，渗出液多者可选用藻酸盐类敷料填充，外加高吸收性敷料或纱布覆盖，渗液少者可选用水胶体敷料，外加吸收性敷料或纱布覆盖；肉芽过度生长及中到大量渗液的伤口，可选用泡沫类敷料，结合使用弹力绷带，以起到抑制肉芽组织增生的作用。

（3）其他　负压、超声、高压氧疗、高频电疗和直流电药物离子导入、氦－氖激光照射等都可作为治疗压力性损伤的手段。近年来，封闭负压引流法在临床压力性损伤治疗中因其简便、省力、耗材少、治疗效果好等优点而得到较广泛的应用。大面积压力性损伤或久治不愈者，可考虑手术清除坏死组织，行皮瓣移植，以促使伤口愈合。

4. 不可分期压力性损伤　清创是基本的治疗原则。应彻底清除坏死组织，暴露伤口床底部，明确压力性损伤深度和分期后再采取相应的治疗和护理。足跟部有稳定的干痂，可作为人体的自然覆盖而不必去除。常用的清创方法有外科/锐性清创、保守性锐器清创、自溶清创、酶促清创、生物清创、机械清创（包括超声和水刀）等。

5. 可疑深部组织损伤　应密切观察，不为表面现象所迷惑，并及时让患者或家属了解病情及预后；早期可采用水胶体敷料，促使表皮软化。创面严禁强烈和快速的清创。

压力性损伤是全身、局部因素综合作用所引起的皮肤组织变性、坏死的病理过程。因此应积极预防，采取局部治疗为主、全身治疗为辅的综合防治措施。同时，目前关于压力性损伤的治疗和护理有多种手段和方法，护理人员只有了解压力性损伤发生的病因及发展规律，掌握压力性损伤的综合治疗和护理方法，才能在护理实践中运用整体护理模式，有的放矢地做好压力性损伤的防治工作。

第五节　会阴部护理

会阴部温暖、潮湿，致病菌容易滋生，皮肤表面阴毛生长较密，易于致病菌繁殖，并且会阴部各个孔道比较接近，致病菌容易由此进入体内出现逆行感染。因此应经常进行会阴护理（perineal care）。会阴部的护理包括清洁会阴及其周围的皮肤部分。对于生殖系统及泌尿系统炎症、大小便失禁、会阴部皮肤破损、分泌物过多或尿液浓度过高、留置导尿管、产后及各种会阴手术后的患者，更应加强会阴部护理。

一、评估

在实施会阴部清洁护理前需首先评估患者会阴部状况，如有无皮肤破损、炎症、肿胀、触痛，有无异味、瘙痒、分泌物过多。同时评估患者排泄状态有无异常，如有无大小便失禁、留置导尿管、泌尿生殖系统手术伤口等情况。

二、会阴部的清洁护理

【目的】

1. 去除会阴部分泌物及异味，增进舒适，预防或减少感染。

2. 防止会阴部皮肤破损，促进伤口愈合。

【评估】

1. 患者年龄、病情、生命体征、血液循环状况、意识状态等。

2. 患者心理状况、合作程度、自理能力等。

3. 患者会阴部状况，如有无皮肤破损、炎症、肿胀、触痛，有无异味、瘙痒、分泌物过多。

4. 患者排泄状态有无异常，如有无大小便失禁、留置导尿管、泌尿生殖系统手术等情况。

【计划】

1. 护士准备　衣帽整洁，修剪指甲，洗手，戴口罩。

2. 患者准备　了解会阴部护理的目的、方法及注意事项。

3. 用物准备　便盆、便盆巾、屏风、橡胶单、中单、清洁棉球、大量杯、镊子、浴巾、毛巾、水壶（内盛 50 ～ 52℃的温水）、清洁剂或呋喃西林棉球。

4. 环境准备　环境整洁、安静，关闭门窗，拉上床帘或使用屏风遮挡。

【实施】操作步骤见表 6–12。

表 6–12　会阴部护理操作步骤

操作步骤	要点与说明
1. 核对、解释　携用物至患者床前，核对患者床号、姓名，向患者解释操作的目的、过程及配合要点	· 确认患者，并取得患者的理解和配合
2. 遮挡患者　关好门窗，拉上床帘或使用屏风遮挡	· 保护患者隐私
3. 安置体位　盆内放入温水和毛巾，铺橡胶单和中单于患者臀下，协助患者取仰卧位，将浴巾折成扇形盖在患者的会阴部以下。协助暴露会阴部，戴上清洁手套	· 便于操作，减少不必要的身体暴露 · 注意保暖
4. 擦洗会阴部	
▲男患者会阴部擦洗	
（1）擦洗阴茎头部　一手提起阴茎，一手取毛巾或用呋喃西林棉球由尿道口向外环形擦洗阴茎头部	· 每擦洗一处均需变换毛巾的部位，如用棉球擦洗，每擦洗一处均应更换棉球
（2）擦洗阴茎体部　沿阴茎体由上向下擦洗，应特别注意阴茎下面的皮肤	· 避免污染尿道口
（3）擦洗阴囊部及皮肤皱褶处	
▲女患者会阴部擦洗	
（1）协助患者取仰卧位，屈膝两腿分开	
（2）擦洗阴唇　从前向后擦洗	· 如患者有会阴部或直肠手术，应用无菌棉球轻轻擦净手术部位及会阴部周围
（3）擦洗尿道口和阴道口　左手分开阴唇，暴露尿道口和阴道口，右手从前向后用小毛巾擦洗	

续表

操作步骤	要点与说明
▲会阴冲洗	
（1）将橡胶单及中单置于患者臀下，再置便盆于患者臀下，防止浸湿床单。	
（2）护士左手持装有温水的大量杯，右手持夹有棉球的大镊子，边冲水边用棉球擦洗会阴部，从阴阜冲洗至肛门部	·用过的棉球置于便盆中
（3）冲洗后，擦干各部位。撤去便盆，观察会阴部及周围的皮肤状况，撤去橡胶单和中单	·注意节力原则
5. 整理床单位，清理用物　撤去浴巾，为患者穿好衣裤，整理床单位，协助患者取舒适卧位，处理用物	·保持会阴部清洁，增加舒适感
6. 洗手，记录	·利于评价

【评价】

1. 操作中应注意遮挡，减少暴露，以保护患者隐私。

2. 擦洗外阴部时，每擦洗一处均应更换棉球，防止逆行感染。

【注意事项】

1. 护患沟通有效，患者积极配合。

2. 患者会阴部得到有效的清洁。

第六节　晨晚间护理

晨晚间护理是基础护理的一项重要内容，也是优质护理服务的重要组成部分，其目的是根据患者生活习惯，满足其清洁和舒适的需要。晨间护理一般于清晨诊疗工作前完成，晚间护理一般应在患者晚餐后开始进行。对于年老体弱、高热、大手术后等自理能力受限的患者，护士应协助其进行晨晚间护理，满足身心舒适的需要。

一、晨间护理

晨间护理（morning care）包括病房清洁、协助患者口腔护理等，以使患者保持清洁舒适，便于观察和了解病情，为制订治疗和护理计划提供依据。护士通过晨间护理可以增进患者的舒适感，促进全身血液循环，预防压疮的发生，同时可以及时观察和了解病情变化，促进护患交流。晨间护理的主要内容：

1. 适时开窗通风，保持室内空气新鲜。

2. 对于病情较轻、能下地活动的患者，应鼓励和督促患者自行洗漱。

3. 对于病情较重、不能离床的卧床患者，护士协助患者完成晨间护理，如提供便器、口腔护理、洗脸、梳头、协助翻身、检查皮肤有无受损等。

4. 整理床单位，注意湿式扫床，一人一巾，根据具体情况，为患者更换衣裤和床单。

5. 注意与患者进行适当的交流，了解患者夜间睡眠情况与病情变化，提供必要的心理支持。

二、晚间护理

晚间护理（night care）是指晚间入睡前为患者提供的护理，包括清洁护理、整理床单位等，为患者创造良好的睡眠环境。同时，还能够了解患者的病情变化，鼓励其增强战胜疾病的信心。晚间护理的主要内容：

1. 督促和协助患者做好睡前准备。对于自理困难的患者，护理人员应给予必要的帮助，如洗脸、口腔护理、热水泡脚、排便、排尿等。

2. 整理床铺，酌情增减衣被。

3. 保持病室的安静，减少噪音，空气流通，放下窗帘，调节光线，创造良好的睡眠环境。

4. 加强巡视，了解患者睡眠情况，对于睡眠不好的患者应给予相应的护理措施。

思考题

1. 患者，女，42 岁。脑外伤后昏迷卧床 1 年。护士检查患者骶尾部皮肤破损处组织发黑，有脓性分泌物与臭味，面积为 3cm×4cm。

请问：

（1）该患者出现什么问题？

（2）患者目前处在压力性损伤的哪个分期，针对此期压力性损伤应采取怎样的护理措施？

（3）结合所学知识，分析该患者应给予几级护理，应注意哪些方面的清洁卫生？

2. 患者，男，72 岁。肺性脑病，昏迷，给予呼吸机辅助呼吸。近 1 周患者高热并发肺部感染，给予大量抗生素治疗。今晨护士为其行口腔护理时发现其口腔黏膜破溃，创面上附着白色膜状物，拭去附着物可见创面轻微出血。

请问：

（1）导致该患者口腔病变的原因有哪些？

（2）为该患者行口腔护理时，最适宜的漱口液是什么？

（3）试述为该患者实施口腔护理的注意事项。

3. 患者，女，22 岁。确诊乳腺癌早期，住院期间已持续接受两周的药物化疗。目前除有一般的恶心呕吐等胃肠道反应外，脱发现象也十分严重，尤其在晨起梳头时常有大把头发脱落，患者的床单位上常有呕吐物和头发，自感十分沮丧。

请问：

（1）头发护理的注意事项有哪些？

（2）结合所学知识，分析该患者晨晚间护理时应注意哪些方面的清洁卫生。

第七章 舒适与安全

扫一扫，查阅本章数字资源，含PPT、音视频、图片等

舒适与安全是人类的基本需要，而个体由于受生理、心理、社会、环境等多种因素的影响，有时无法满足这一基本需要，安全感会消失，机体处于不舒适或缺乏安全的状态。因此，护理人员护理患者时，应通过密切观察，分析影响患者舒适与安全的各种因素，并提供有效的护理措施，以满足患者舒适与安全的需要。

第一节 舒适

随着现代护理学科的发展，护理工作不再是单纯的技术操作，而是更注重“以人为本”的护理过程。在整个护理过程中倡导舒适护理，力求通过护理活动，使人在生理、心理、社会等方面达到愉快的状态或降低不愉快的程度，目的是使患者身心处于最佳状态，以便更好地配合治疗，减少并发症，促进机体早日康复。

一、舒适与不舒适的概念

舒适（comfort）是指个体身心处于轻松自在、满意、无焦虑、无疼痛的健康、安宁状态时的一种自我感觉。整体上来看，舒适感主要通过生理、心理、社会、环境四个方面表现出来。生理舒适是个体身体上的舒适感觉；心理舒适是个体信念信仰、自尊、生命价值等精神需求的满足；社会舒适是人际关系、家庭与社会关系的和谐；环境舒适是外在物理环境中适宜的温湿度、声音、光线、颜色等使个体产生舒适的感觉。

不舒适（discomfort）是指个体身心不健全或有缺陷，生理、心理需求不能全部满足，或周围外环境有不良刺激，身体出现病理改变，致身心负荷过重的一种自我感觉。

舒适与不舒适之间没有截然的分界线，个体每时每刻都处于两者之间连线的某一点上，且呈动态变化。当个体心情舒畅、体力充沛、感到安全和完全放松，身心需要均能得到满足时，处于最高水平的舒适。而当身心需要得不到满足时，机体的舒适程度会逐渐下降，最终被不舒适所替代，疼痛是不舒适的最严重表现形式。护理人员在日常护理中，要用动态的观点来评估患者舒适与不舒适的程度，并注意个体差异。

二、不舒适的原因

引起患者不舒适的因素很多，主要包括生理、心理、社会和环境因素，这些因素互为因果、互相影响，任何一方面因素出现障碍，人都会感到不舒适。

（一）生理因素

1. 疾病影响　疾病所致恶心、呕吐、发热、咳嗽、腹胀、腹泻及疼痛等症状均会造成机体不舒适。

2. 姿势或体位不当　当肢体缺乏适当支托、关节过度屈曲或伸张、肌肉过度紧张或牵拉、局部组织长期受压时，均可引起麻木、疼痛等不适感。

3. 活动受限　疾患所致不能随意翻身或使用约束带、石膏、绷带、夹板等限制患者的活动而造成不适。

4. 个人卫生不佳　因疾病导致日常活动受限，自理能力降低，个人卫生状况不佳，出现口臭、汗臭、皮肤污垢、瘙痒等均可引起机体的不舒适。

（二）心理因素

1. 焦虑或恐惧　对疾病与死亡的恐惧，担心治疗及手术效果，担忧疾病对家庭、经济、工作和学习带来的不良影响等，或对医院的规章制度及医护人员、同室病友感到陌生而产生心理上的不舒适。

2. 自尊受损　如被医护人员疏忽，照顾与关心不够，或治疗、护理中隐私权得不到保护，可使患者自尊心受挫，产生不适感。

（三）社会因素

1. 角色适应不良　由于家庭、学习或工作等原因，出现角色行为冲突或紊乱等，影响疾病康复。

2. 生活习惯改变　住院后，起居、饮食习惯的改变会使患者一时适应不良。

3. 支持系统缺乏　住院后与家人隔离或被亲朋好友忽视或缺乏经济支持等。

（四）环境因素

不适宜的物理环境，如病室内温湿度过高或过低、空气污浊有异味、噪音过强或干扰过多、被褥不整洁、床垫软硬不当等都会使患者感到不适。

三、不舒适的护理原则

（一）预防为先，促进舒适

护士应熟悉引起患者不舒适的原因，对患者的身心及所处的环境进行全面评估，根据评估结果，提供必要的护理和健康教育，预防为先，促进舒适。如指导或协助患者正确活动、保持良好的个人卫生、采取舒适卧位；创造适宜的病室环境；建立融洽的护患、病友关系等。

（二）加强观察，去除诱因

舒适与不舒适都属于主观感觉，客观评估比较困难。这就需要护理人员细心地观察，通过患者的面部表情、手势、语言、声音、姿势及活动能力、饮食、睡眠情况、皮肤颜色、有无出汗等进行判断，并积极去除引起患者不舒适的因素，如患者由于便秘导致不适，可采取适当的方法进行通便，必要时行大量不保留灌肠，以解除因便秘腹胀而导致的不适。

（三）互相信任，心理支持

对因心理社会因素引起不适的患者，护理人员应在充分尊重患者的基础上，通过有效的沟通，正确指导患者调节情绪，并及时与家属、单位取得联系，使其配合医护人员，共同做好患者的心理护理。

第二节 疼痛患者的护理

疼痛是临床上最常见的症状，与疾病的发生、发展与转归有着密切的联系，是临床上诊断疾病、鉴别疾病的重要指征之一，同时也是评价治疗与护理效果的标准之一。1995 年，全美保健机构评审联合委员会（the Joint Committee American Health Organization，JCAHO）正式将疼痛列为继体温、脉搏、呼吸、血压之后的第 5 生命体征，并要求对所有患者均进行疼痛的评估。缓解疼痛是医学的重要目标之一。2002 年第 10 届国际疼痛研究学会（the International Association for the Study of Pain，LASP）的与会专家达成共识，认为慢性疼痛是一种疾病。同时 LASP 决定从 2004 年开始，将每年的 10 月 11 日定为“世界镇痛日”，并由其发布下一年度的关注主题，以引导人们正视疼痛问题。因此，护理人员要正确认识疼痛，掌握疼痛的相关知识，做好疼痛患者的护理。

一、疼痛概述

（一）疼痛的概念

疼痛（pain）是伴随着现存的或潜在的组织损伤而产生的一种令人痛苦和苦恼的主观感受，是机体对有害刺激的一种保护性防御反应。

（二）与疼痛相关的概念

1. 痛觉（algesia） 是指一种意识现象，是个体的主观知觉体验，受个体的心理、性格、经验和文化背景等影响，个体表现为生理或心理的痛楚。

2. 痛反应（pain reaction） 是指机体对有害刺激所产生的一系列生理、病理和心理的变化。患者可表现出不同的痛反应，主要包括 3 类：①生理、病理反应：如面色苍白、呼吸急促、血压升高、瞳孔扩大、出汗、骨骼肌收缩、恶心、呕吐、休克等；②情绪反应：如紧张、焦虑、恐惧等；③行为反应：如身体蜷曲或烦躁不安、呻吟、哭闹、皱眉、咬唇等。这些反应均表明疼痛的存在。

3. 疼痛阈（pain threshold） 是指个体感知疼痛的最小刺激强度。

4. 疼痛耐受力（pain tolerance） 是指个体所能忍受的疼痛强度和持续时间的最高限度。

疼痛阈和疼痛耐受力受年龄、疾病、个人经验、文化背景等多方面因素的影响。

（三）疼痛的特征

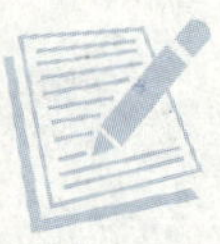

1. 疼痛是一种主观感受，很难评估。同时，区分生理或心理因素引起的疼痛也很困难。

2. 疼痛是一种身心不舒适的感觉，常表示个体身心受到侵害，可提示有治疗、护理的必要。

3. 疼痛是痛觉和痛反应两个成分的结合。因个体对疼痛的感受和耐受力不同，对相同程度的刺激，表现出的痛反应也会不同。

4. 疼痛是一种机体保护机制。当机体遇到有害刺激，如锐器引起疼痛，会以极快的速度避开刺激，免于再次受到伤害。

二、疼痛的原因、发生机制及分类

（一）疼痛的原因

疼痛多由导致组织损伤的伤害性刺激引起，包括：

1. 机体外刺激　刀切割、针刺、碰撞、身体组织受牵拉、肌肉受压等物理损伤；过高或过低的温度、强酸、强碱等温度和化学刺激均可成为伤害性刺激，使组织损伤而引起疼痛。

2. 机体内刺激

（1）病理改变　疾病造成的体内某些管腔堵塞，组织缺血、缺氧，空腔脏器过度扩张，平滑肌痉挛或过度收缩，局部炎性浸润等均可引起疼痛。

（2）心理因素　心理状态不佳，如情绪紧张或低落、愤怒、悲痛、恐惧等都能引起局部血管收缩或扩张而导致疼痛。如神经性疼痛常因心理因素引起。此外，疲劳、睡眠不足、用脑过度等可导致功能性头痛。

（二）疼痛的发生机制

疼痛发生的机制非常复杂，迄今为止尚无一种学说能全面合理地解释疼痛的发生。致痛释放学说认为疼痛感受器是游离的神经末梢，广泛分布于机体的皮肤、肌肉、关节和内脏组织。疼痛感受器在角膜和牙髓的分布最为密集，皮肤次之，肌肉、内脏最为稀疏。分布越密集处，损伤后疼痛反应越强烈，疼痛敏感度越高。当各种伤害性刺激作用于机体并达到一定程度时，机体组织受损，释放致痛物质，如组胺、缓激肽、5-羟色胺、乙酰胆碱、H^+、K^+、前列腺素等，致痛物质作用于疼痛感受器，产生痛觉冲动，沿传入神经传导至脊髓，再通过脊髓丘脑束和脊髓网状束上传至丘脑，投射到大脑皮质的一定区域而引起疼痛。

牵涉痛是疼痛的一种类型，表现为患者感到身体体表某处有明显痛感，而该处并无实际损伤。这是由于有病变的内脏神经纤维与体表某处的神经纤维会合于同一脊髓段，来自内脏的传入神经纤维除经脊髓上达大脑皮质，反应内脏疼痛外，还会影响同一脊髓段的体表神经纤维，传导和扩散到相应的体表部位而引起疼痛，这些疼痛多发生于内脏缺血、机械牵拉、痉挛和炎症。如心肌梗死的疼痛发生在心前区，但可放射至左肩及左上臂；阑尾炎可先出现脐周及上腹疼痛，再转移至右下腹等。

（三）疼痛的分类

1. 根据疼痛病程分类　分为急性疼痛和慢性疼痛。

（1）急性疼痛　指突然发生，有明确的开始时间，持续时间较短的疼痛。持续时间以数分钟、数小时或数天之内居多。急性疼痛包括创伤、烧伤后疼痛、手术后疼痛、分娩痛、心绞痛、肾绞痛、胆绞痛等内脏痛、牙痛等。

（2）慢性疼痛　指疼痛持续3个月以上，具有持续性、顽固性和反复性的特点，患者常伴有焦虑、抑郁等心理变化。

2. 根据疼痛性质分类 分为钝痛（如酸痛、胀痛、闷痛、重痛等）、锐痛（如刺痛、冷痛、灼痛、绞痛、撕裂样痛等）和其他疼痛（如跳痛、压榨样痛、牵拉样痛等）。

3. 按疼痛起始部位及传导途径 可以分为以下6类：

（1）皮肤痛 是指因体表皮肤黏膜受损而引起的疼痛。疼痛特点为受到有害刺激后立即出现定位明确的尖锐刺痛和1～2秒之后出现的定位不明确的烧灼痛。

（2）躯体痛 是指肌肉、腱、筋膜和关节等深部组织损伤后产生的疼痛。机械和化学性刺激均可引起躯体痛，肌肉缺血是引起躯体痛的主要原因。

（3）内脏痛 是指内脏器官受到机械性牵拉、扩张、痉挛、炎症、化学性刺激等引起的疼痛。其发生慢而持久，多为钝痛、烧灼痛或绞痛，定位常不明确。

（4）牵涉痛 是指内脏器官因病变引起疼痛的同时在体表某部位也发生痛感。其特点是疼痛部位较模糊，没有明确的压痛点，也少有神经损害的客观体征。

（5）假性痛 是指去除病变部位后仍感到相应部位疼痛，如截肢患者仍感到已不存在的肢体疼痛。其发生可能与病变部位去除前的疼痛刺激在大脑皮质形成兴奋灶的后遗影响有关。

（6）神经痛 为神经受损所致，表现为剧烈的灼痛和酸痛。

4. 根据疼痛部位分类 分为头痛、胸痛、腹痛、腰背痛、骨痛、关节痛、肌肉痛等。

5. 根据疼痛的系统分类 分为神经系统疼痛、心血管系统疼痛、血液系统疼痛、呼吸系统疼痛、消化系统疼痛、内分泌系统疼痛、泌尿系统疼痛、运动系统疼痛、免疫系统疼痛和心理性疼痛。

三、影响疼痛的因素

（一）生理因素

1. 年龄 个体对疼痛的敏感程度因年龄不同而不同。婴幼儿对疼痛不敏感；随着年龄增长，对疼痛的敏感性也随之增加；老年人对疼痛的敏感性又随之下降。故对于不同年龄组的疼痛患者应采取不同的护理措施，尤其是儿童和老年人，更应注意其特殊性和个体差异。

2. 疲劳 疲劳可提高对疼痛的感知，降低对疼痛的耐受力。这种情况在长期慢性疾病患者中尤为明显。当得到充足的睡眠与休息后，疼痛会减轻，反之则加剧。

（二）心理因素

1. 过去经历 如曾反复经受疼痛折磨的人会对疼痛产生恐惧心理，对疼痛的敏感性会增强。他人的疼痛经历对患者也有一定的影响，如手术患者的疼痛会对同病室将要做相同手术的患者带来恐惧心理，增强敏感性。而儿童对疼痛的体验往往取决于父母的态度。

2. 注意力 当注意力高度集中于其他事物时，痛觉可以减轻甚至消失。某些精神镇痛治疗，如松弛疗法、听音乐、看电视、愉快交谈等均可分散患者对疼痛的注意力而减轻疼痛感。

3. 情绪 积极的情绪可减轻疼痛；消极的情绪可加重疼痛。愉快的情绪有减轻疼痛知觉的作用，而焦虑可使疼痛加剧，而疼痛又会反过来增加焦虑情绪。

4. 个性心理特征 疼痛的程度和表达方式还因性格不同有所差异。自控力及自尊心较强的人疼痛耐受力就强；善于表达的人对疼痛的叙述会较多。

（三）社会因素

1. 患者的文化背景 患者所生活的社会环境和文化背景可影响他们对疼痛认知的评价，进而影响其对疼痛的反应。若患者生活在鼓励忍耐和推崇勇敢的文化背景中，往往更能够耐受疼痛。患者的文化教养也会影响其对疼痛的反应和表达方式。

2. 患者的支持系统 有亲朋好友陪伴可以减少患者的孤独和恐惧感，从而减轻疼痛。父母的陪伴对患儿尤为重要。

3. 医源性因素 医护人员掌握的疼痛理论知识与实践经验，可影响其对疼痛的正确判断与处理，如评估疼痛方法不当，仅依据患者的主诉判断是否存在疼痛，或过分担心止痛药的副作用或成瘾性，均会使患者得不到必要的镇痛处理。另外，

许多治疗和护理操作也会使患者产生疼痛感，如注射、局部伤口缝合等。

（四）环境因素

温湿度、光线、噪音等环境因素可影响疼痛，如持续的刺激性噪音，可增强机体应激反应和肌肉的张力，加剧疼痛。而空气新鲜、温湿度适宜、光线充足的舒适环境可以改善人的情绪，从而减轻疼痛。

四、疼痛患者的评估

疼痛评估是有效控制疼痛的首要环节。因疼痛是一种主观感觉，它不具备客观的评估依据，而且影响疼痛的因素又较多，个体间也存在差异。因此，在进行疼痛评估和镇痛效果评价时，护理人员要从病史采集、体格检查及辅助检查等方面收集疼痛患者的全部临床资料并对其进行分析，并遵循常规、量化、全面和动态的评估原则，即将疼痛评估列入护理常规监测和记录的内容，使用评估量表等量化标准来评估疼痛程度。

（一）评估内容

除患者的一般资料外，应重点评估疼痛发生的部位、时间、性质、程度、伴随症状；疼痛发生时的表达方式；自身控制疼痛的方式、对疼痛的耐受性；引起或加重疼痛的各种因素；患者过去疼痛的经历及家庭支持系统情况；疼痛对患者功能活动、心理情绪的影响等。

（二）评估方法

1. 询问法 疼痛本身是一种主观感觉，患者是唯一有权利描述其疼痛是否存在及疼痛性质的人，护士应通过与患者的有效沟通（可咨询表 7–1 中的问题），听取患者的主诉，来判断患者的疼痛程度。

表 7–1 疼痛咨询表

咨询问题
1. 您觉得什么地方痛？
2. 什么时间开始痛的？
3. 持续多长时间？有什么规律吗？
4. 怎么痛？刺痛？还是胀痛？……

续表

咨询问题
5. 您的痛有多严重？（可以采用疼痛评估工具）
6. 什么可以缓解您的疼痛？什么会加重您的疼痛？
7. 除了疼痛，您还有哪些不舒服的感觉或症状？
8. 您有过类似的疼痛经历吗？
9. 您试用过什么方法来缓解疼痛？哪些有效？哪些不起作用？
10. 疼痛对您的哪些方面造成了影响？食欲？睡眠？活动？

2. 观察与体格检查 检查患者疼痛部位，观察患者疼痛时的生理、情绪和行为反应。护士可以通过观察患者发出的各种声音和身体动作，来判断其疼痛的情况。观察患者发出的各种声音，如呻吟、喘息、尖叫、呜咽、哭泣等，应注意其音调的大小、快慢、节律、持续时间等，尤其是无语言交流能力的患儿，更应注意收集这方面的资料。观察患者的身体动作：①静止不动：即患者维持某一种最舒适的体位或姿势，常见于四肢或外伤疼痛者。②无目的乱动：在严重疼痛时，有些患者常通过无目的地乱动来分散其对疼痛的注意力。③保护动作：是患者对疼痛的一种逃避性反射。④规律性动作或按摩动作：为了减轻疼痛的程度常使用的动作。如头痛时用手指按压头部，内脏性腹痛时按揉腹部等。

3. 采用疼痛评估工具 评估疼痛程度时，护士可视患者的病情、年龄和认知水平选择下列相应的疼痛评估工具加以评估。

（1）文字描述评定法（verbal descriptors scale，VDS） 把一条直线等分成5段，每个点表示不同的疼痛程度，从“没有疼痛”“轻度疼痛”“中度疼痛”“重度疼痛”“非常严重的疼痛”到“无法忍受的疼痛”。请患者按照自身疼痛的程度选择合适的描述文字（图7–1）。

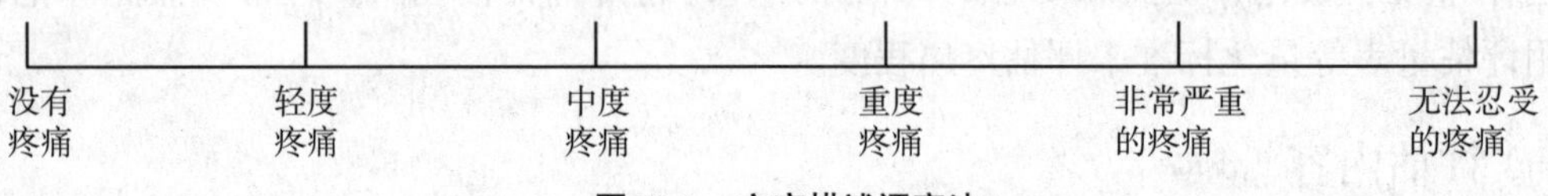

图 7–1 文字描述评定法

（2）数字评分法（numerical rating scale，NRS） 用数字代替文字来表示疼痛的程度。将一条直线等分成10段，标有从0到10的数字，数字越大表示疼痛越强，让患者自己评分。此评分法宜用于疼痛治疗前后效果测定对比（图7–2）。

（3）视觉模拟评分法（visual analogue scale，VAS） 画一条长10cm的直线，不做任何划分，仅在直线的两端分别注明“无痛”和“剧痛”，请患者根据自己对疼痛的实际感觉在直线上标记疼痛的程度。护士根据画线位置判定（图7–3）。0表示无痛，轻度疼痛平均值2.57±1.04，中度疼痛平均值5.18±1.41，重度疼痛平均值8.41±1.35。视觉模拟评分法比前两个评估方法更敏感，患者能完全自由地表达疼痛的程度。

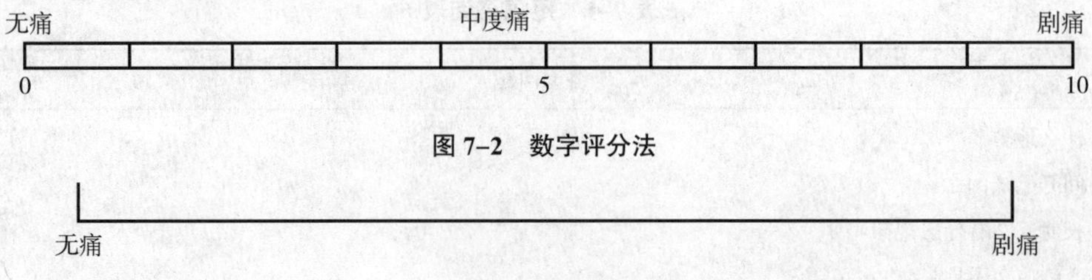

图 7–2 数字评分法

图 7–3 视觉模拟评分法

（4）面部表情疼痛评定法（face pain scale，FPS） 采用从微笑、悲伤至哭泣的6种面部表情来表达疼痛程度（图7-4），6个面孔分别代表不同的疼痛程度，儿童可从中选择一个面孔来代表自己的疼痛感受。适用于3岁以上的儿童。

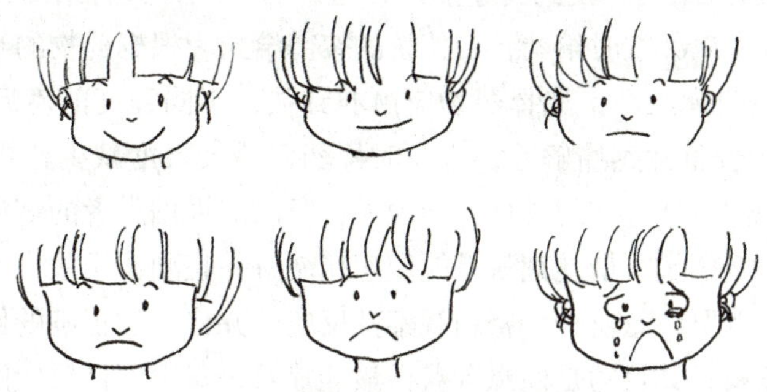

图7-4 面部表情疼痛测量图

（5）根据WHO的疼痛分级标准进行评估 疼痛分为4级。

0级：指无痛。

1级（轻度疼痛）：平卧时无疼痛，翻身咳嗽时有轻度疼痛，但可以忍受，睡眠不受影响。

2级（中度疼痛）：静卧时痛，翻身咳嗽时加剧，不能忍受，睡眠受干扰，要求用镇痛药。

3级（重度疼痛）：静卧时疼痛剧烈，不能忍受，睡眠严重受干扰，需要用镇痛药。

（6）Prince-Henry评分法（Prince-Henry score） 主要适用于胸腹部大手术后或气管切开插管而不能说话的患者，需要在术前训练患者用手势来表达疼痛程度。此评分法分为5个等级，分别赋予0～4分的分值以评估疼痛的程度。

0分：咳嗽时无疼痛。

1分：咳嗽时有疼痛发生。

2分：安静时无疼痛，但深呼吸时有疼痛发生。

3分：静息状态时即有疼痛，但较轻微，可忍受。

4分：静息状态时即有剧烈疼痛，并难以忍受。

（三）评估记录

护士在护理记录单中应详细记录患者的疼痛情况，包括疼痛的时间，疼痛部位、程度、性质，镇痛方法及给药时间，疼痛缓解程度，疼痛对睡眠、活动的影响等。记录要有连续性、有效果评价。

五、疼痛患者的护理措施

（一）给予止痛措施

1. 对症处理 减少或消除引起疼痛的原因，如外伤所致的疼痛，应酌情给予止血、包扎、固定、处理伤口等措施；胸腹部手术后，患者会因咳嗽或呼吸引起伤口疼痛，术前应对其进行健康教育，指导术后深呼吸和有效咳嗽的方法，术后可协助患者在按压伤口后，进行深呼吸和咳痰。

2. 药物止痛 是临床治疗疼痛的最常用、最主要的手段。护士应正确使用镇痛剂，须注意：①在诊断未明确前不能随意使用镇痛剂，以免掩盖症状，延误病情。②临床上普遍采用WHO所

推荐的控制癌痛的三阶梯镇痛疗法（three steps analgesic therapy）用药，故可以遵循三阶梯镇痛疗法的用药原则，针对引起疼痛的原因及疼痛的部位、性质、程度选择药物。

（1）三阶梯镇痛疗法

1）基本原则：①口服给药：是药物止痛的首选给药途径，具有给药方便、疗效确切、不良反应小、安全性高的优点。②按时给药：变传统的按需给药为根据药物的半衰期按时给药，以保证疼痛持续缓解。③按阶梯给药：选择药物应由弱到强，不同程度的疼痛选择相对应阶梯的药物，以充分缓解疼痛。若急性疼痛解除，应及时停药，最大限度减少药物依赖性。④个体化给药：由于个体间对药物的敏感性和耐受性差异很大，所以应根据患者的疼痛程度、性质、耐药性等个体化选择药物，确定剂量。最佳剂量是能使疼痛缓解并且副作用最小的剂量。⑤密切观察及宣教：对用镇痛剂的患者要注意监护，密切观察其反应，并将药物正确的使用方法、可能出现的不良反应告知患者及家属，其目的是使患者获得最佳疗效，减少不良反应的发生，提高患者的生活质量。

2）主要内容：①第一阶梯：选用非阿片类镇痛药物，如布洛芬、对乙酰氨基酚、阿司匹林、萘普生、吲哚美辛等，酌情加用辅助药，主要适用于轻度疼痛的患者。②第二阶梯：选用弱阿片类镇痛药物，如氨酚待因、可待因、曲马朵、布桂嗪等，加非阿片类镇痛药物，酌情加用辅助药，主要适用于中度疼痛的患者。③第三阶梯：选用强阿片类镇痛药物，如吗啡、哌替啶、美沙酮、氧吗啡等，加非阿片类镇痛药物，酌情加用辅助药，主要用于重度和剧烈癌痛的患者。常用的辅助药物主要包括镇静催眠药，如弱安定药（如艾司唑仑和地西泮）和强安定药（如氯丙嗪和氟哌啶醇），抗抑郁药（如阿米替林和盐酸曲舍林）等，以减少主药的用量和副作用。

（2）患者自控镇痛泵止痛　患者自控镇痛（patient control analgesia，PCA）泵镇痛技术是20世纪70年代初问世的一种全新的术后镇痛模式，自20世纪90年代以来已广泛应用于临床。当患者疼痛时，患者自控镇痛泵通过由计算机控制的微量泵主动向体内注射设定剂量的药物，按患者的需求止痛。若使用过程中疼痛未缓解，患者可自行按压自控键增加给药剂量，但不超过单位时间最大剂量。

（3）中药止痛　中药镇痛作用明显，不良反应极小，已成为药物止痛治疗的重要补充。目前研究表明，具有止痛作用的中药镇痛机理可归纳为六个方面，中枢镇痛、麻醉镇痛、抗感染镇痛、解热镇痛、解痉镇痛和抗凝镇痛。汤方有桃红四物汤、和营止痛汤、舒筋活血汤、七厘散和小活络丹加减等。给药途径有口服、外敷、熏洗、熨敷和吹药疗法。

3. 物理止痛　是应用自然界或人工的物理因子及传统医学中的物理方法作用于机体，引起体内一系列生物学效应，达到消除病因、消除或减轻疼痛的目的。冷热疗法、牵引、按摩、推拿及刮痧均是临床上常用的物理止痛方法。

4. 针灸止痛　是根据疼痛部位，运用针刺或灸法刺激相应腧穴，使人体经脉疏通、气血调和，以达到止痛的目的。

5. 经皮神经电刺激疗法（transcutaneous electrical nerve stimulation，TENS）　采用脉冲刺激仪，在疼痛部位或附近放置2～4个电极，用微量电流对皮肤进行温和的刺激，提高患者痛阈来缓解疼痛。主要用于慢性疼痛的患者。

（二）心理护理

患者出现机体疼痛后，往往将注意力集中在疼痛局部，易产生紧张、焦虑、恐惧等不良情绪，而不良情绪又会加重疼痛的程度。在这种情况下，护士应根据患者的心理特点、局部环境和

条件等，采取不同措施，调节患者情绪，分散患者对疼痛的注意力，从而缓解疼痛。可采取以下措施：

1. 参与活动　组织患者参加自己喜欢的活动，如书法、绘画、下棋、听音乐、玩游戏、看电视、愉快地交谈等。对患儿来说，护士的爱抚和微笑及有趣的故事、玩具、糖果、游戏等都能有效地转移注意力，缓解疼痛感。

2. 节律按摩　指导患者在疼痛部位做环形按摩。

3. 深呼吸　指导患者进行有节律的深呼吸，用鼻深吸气，然后慢慢从口中呼气，反复进行。

4. 进行放松训练　训练时，患者保持一种舒适自然的坐位或卧位，依照引导语闭目凝神，驱除杂念，平静呼吸，从足到头依次放松全身肌肉，从而缓解血管痉挛，降低交感神经系统及代谢活性，以消除紧张焦虑情绪，减轻疼痛强度，增加对疼痛的耐受力。同时，放松训练也有助于促进睡眠。

5. 引导想象　是利用对某一令人愉快的情景或经历的想象来降低患者对疼痛的意识。在作诱导性想象之前，先作规律性的深呼吸运动和渐进性的松弛运动效果更好。

6. 接受自我感受　护理人员应与患者建立相互信赖的友好关系，鼓励患者表达疼痛时的感受及其应对疼痛的方式方法，尊重患者对疼痛的行为反应，并帮助患者及家属接受其行为反应。

（三）促进舒适

通过帮助患者取合适体位，提供舒适整洁的病床单位，创造温湿度适宜、通风良好的病室环境，建立融洽的护患关系等各种护理活动来促进患者身心舒适，从而减轻或解除疼痛。

（四）健康教育

根据患者的具体情况，选择相应的健康教育内容。包括解释疼痛的原因和诱因，缓解疼痛常采取的方法，止痛剂的用法、作用及注意事项等；指导患者正确使用评估疼痛的工具评价疼痛情况，客观地向医护人员讲述疼痛的感受。

六、疼痛护理效果评价

疼痛护理效果评价包括对疼痛程度、性质和范围的再评估，治疗效果和治疗引起的不良反应的评价。评价时要注意患者的客观指标，如呼吸、躯体变化等。还可采用 4 级法进行量化。

1. 表明疼痛减轻的指标　①一些疼痛的征象减轻或消失，如面色苍白、出冷汗等；②对疼痛的适应能力有所增强；③身体状态和功能改善，自我感觉舒适，食欲加；④休息和睡眠的质量较好；⑤能重新建立一种行为方式，轻松地参与日常活动，与他人正常交往。

2.4 级法　①完全缓解：疼痛完全消失；②部分缓解：疼痛明显减轻，睡眠基本不受干能正常生活；③轻度缓解：疼痛有些减轻，但仍感到明显疼痛，睡眠及生活仍受干扰；④无效：疼痛没有减轻。

第三节　患者安全

安全对所有人都是重要的，对患者尤为重要。在 Maslow 的人类基本需要层次理论中，其重要性仅次于生理需要。护理人员应努力为患者提供一个安全的环境，以满足患者安全的需要。同时，还应对患者进行安全健康教育，提高患者自我保护的意识和能力，保证自身安全。

一、患者安全的概念

美国国家患者安全机构（national patient safety foundation，NPSF）将患者安全定义为“在健康照护的过程中，避免、预防并减轻不良事件造成的伤害”。

患者安全是以患者为中心，从思想认识、管理制度、工作流程、医疗护理行为及医院环境、设施、医疗仪器设备等方面考虑是否存在安全隐患，采取必要措施，防范患者在医疗护理的全过程中发生意外的伤害。

二、影响患者安全的因素

（一）患者因素

1. 年龄 如婴幼儿需依赖他人的保护；儿童正处于生长期，好奇心强，喜欢探索新事物，容易发生意外事件；老年人各种器官功能逐渐衰退，也容易受到伤害。

2. 生理状况 身体状况不佳，容易使人发生意外和受到伤害。如免疫功能低下者易发生感染；各种感觉障碍，也会妨碍个体辨别周围环境中存在的或潜在的危险因素而易受到伤害，如白内障患者因视物不清，易发生撞伤、跌倒等意外。

3. 心理状况 焦虑或其他情绪、精神障碍时，个体因注意力不集中而无法警觉环境中的危险，易受到伤害。

（二）医护人员因素

医护人员因素是指医护人员素质或配置数量方面的因素。医护人员素质包括思想政治素质、职业素质、业务素质、心理素质和身体素质等。医护人员综合素质高、配置数量符合标准要求，有利于满足患者就医、诊疗、护理的各种需求，保障患者安全。

（三）医院环境因素

医院环境因素是指医院的物理环境和社会文化环境方面的因素。医院基础设施、设备性能及物品配置是否完善规范，医院管理制度是否健全，工作流程和岗位职责是否明确，均是影响患者安全的关键因素。

（四）诊疗方面的因素

一些特殊的诊疗手段，在发挥协助诊断、治疗疾病与促进康复作用的同时，也可能会给患者带来一些不安全的因素，如各种侵入性的诊断检查与治疗、外科手术等均可能造成的皮肤损伤及潜在的感染等。

三、医院常见的不安全因素及防范

（一）物理性损伤及防范

1. 机械性损伤 常见有跌倒、坠床、撞伤等。其防范措施如下：

（1）躁动不安、意识不清及婴幼儿患者易发生坠床等意外，应根据患者情况使用床档或其他保护具加以保护。

（2）年老体弱、行动不便的患者离床活动时应给予协助，可用辅助器具或扶助行走。

（3）地面应保持干燥，物品放置合理，减少障碍物，防止发生撞伤、跌倒。

（4）病室的走廊、浴室、厕所应设置扶手；患者常用物品应放于容易获取处，以防患者失去平衡而跌倒。

（5）进行护理操作时，应遵守操作程序，动作轻柔，防止损伤患者。对各种管路应妥善固定，保持引流通畅，并针对原因采取措施，防止发生非计划性拔管。

（6）对精神障碍者，应注意将剪刀等器械妥善放置，避免患者接触而发生危险。

2. 温度性损伤 常见有热水袋、热水瓶所致的烫伤；冰袋、制冷袋等所致的冻伤；各种电器如烤灯、高频电刀等所致的灼伤；易燃易爆品如氧气、乙醚及其他液化气体所致的各种烧伤等。其防范措施如下：

（1）护士在应用冷、热疗法时，应严格执行操作规程，注意听取患者的主诉及观察局部皮肤的变化。

（2）对于易燃易爆品应妥善保管，并设有防火措施。

（3）医院内的电路及各种电器设备应定期检查维修。使用前应进行安全检查，并对患者进行安全用电的知识教育。

3. 压力性损伤 常见有因长期受压所致的压疮、因高压氧舱治疗不当所致的气压伤等。其防范措施见相关章节。

4. 放射性损伤 主要由放射性诊断和治疗过程中处理不当所致，常见有放射性皮炎、皮肤溃疡坏死，严重者可致死亡。其防范措施如下：

（1）在使用X线或其他放射性物质进行诊断或治疗时，正确使用防护设备。

（2）尽量减少患者不必要的身体暴露，保持照射野的标记。正确掌握照射剂量和时间。

（3）指导患者保持接受放射部位皮肤的清洁、干燥，避免用力擦拭、肥皂擦洗及搔抓局部皮肤。

（二）化学性损伤及防范

化学性损伤通常是由于酸、碱、药物使用不当或错用引起。常见有周围静脉输液渗出或外渗、用药错误、消毒液使用不当引起皮肤或呼吸系统损伤等。其防范措施如下：

1. 护士应具备一定的药理知识，严格执行药物管理制度。
2. 进行药疗时，严格执行“三查七对”，注意药物的配伍禁忌，观察患者用药后的反应。
3. 进行用药指导，向患者及家属讲解安全用药的有关知识。
4. 正确保管、使用消毒液。

（三）生物性损伤及防范

生物性损伤包括微生物及昆虫对人体的伤害。病原微生物侵入人体后会诱发各种疾病，将直接威胁患者的安全。其防范措施如下：

1. 护士应严格执行消毒隔离制度，严格遵守无菌技术操作原则，加强和完善各项护理措施。
2. 采取措施消灭有害的蚊虫。

（四）心理性损伤及防范

患者对疾病的认识和态度及医护人员对患者的行为和态度等均可影响患者的心理状态，甚至

会引起患者心理性损伤，其防范措施如下：

1. 对患者进行有关疾病知识的健康教育，加强患者心理护理，引导其采取积极乐观的态度对待疾病。

2. 加强医护人员的职业道德教育，提高素质修养，树立以患者为中心的服务理念，规范护理行为，避免因自身言行不当给患者造成心理伤害。

3. 以高质量的护理行为取得患者信任，与患者建立良好的关系，提高患者的治疗信心，并帮助患者与周围人群建立和谐的人际关系。

四、保护具的应用

保护具（protective device）是用来限制患者身体或某一部位的活动，以避免患者受伤，或使受损部位免于受压，以达到维护患者安全与治疗效果的各种器具，如床档、约束带和支被架。适用于容易发生坠床、抓伤、自伤等意外的患者，如小儿、麻醉后未清醒者及意识不清、躁动、身体极度虚弱、视力障碍、病情危重及精神障碍者，保护患者的安全，确保诊疗护理工作的顺利进行。

【评估】

1. 患者的年龄、病情、肢体活动度，有无皮肤破损及血液循环障碍等情况。

2. 患者及家属对保护具使用目的及方法的了解、接受和合作程度。

【计划】

1. 护士准备 衣帽整齐，修剪指甲，洗手，戴口罩。

2. 患者准备 患者及家属了解操作的目的、方法、注意事项及配合要点。

3. 用物准备 根据需要准备床档、约束带及棉垫、支被架。

4. 环境准备 必要时移开床旁桌椅。

【实施】

1. 床档（bedside rail restraint） 主要用于预防患者坠床。

（1）多功能床档（图 7–5） 平时插于床尾，使用时插入两侧床缘。

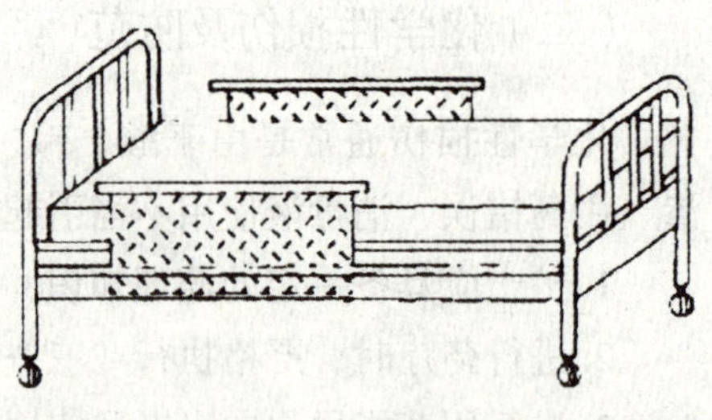

图 7–5 多功能床档

（2）半自动床档（图 7–6） 平时插于两侧床缘，可按需升降。

（3）木杆床档（图 7–7） 使用时将床档稳妥固定于两侧床边。床档中间为活动门，操作时将门打开，平时关闭。

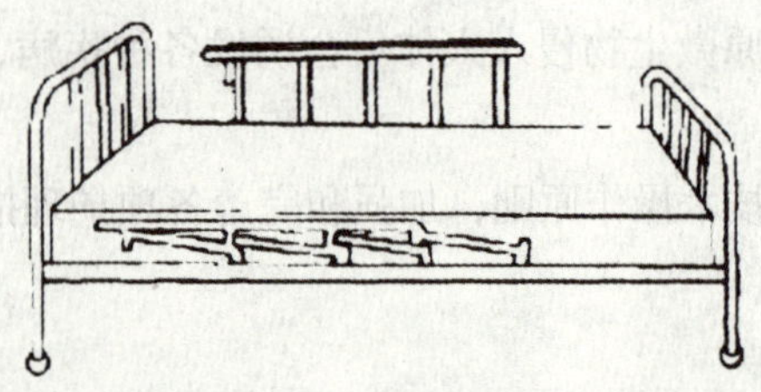

图 7–6 半自动床档

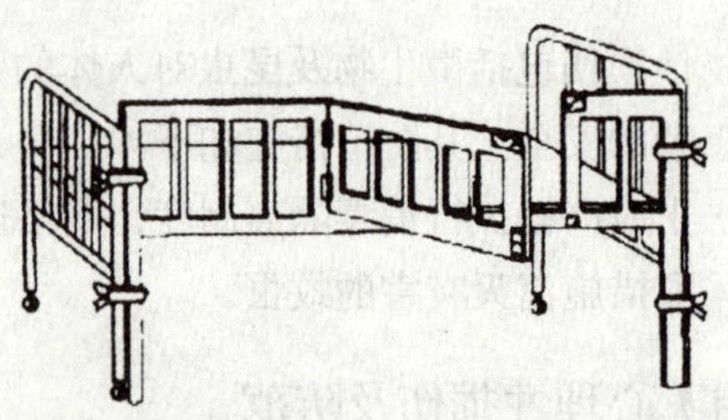

图 7–7 木杆床档

2. 约束带（restraint） 用于保护躁动患者，限制身体或肢体活动，防止患者自伤或坠床。

（1）宽绷带　常用于固定手腕及踝部。使用时，先用棉垫包裹手腕部或踝部，再用宽绷带打成双套结（图 7–8），套在棉垫外，稍拉紧，确保肢体不脱出（图 7–9），松紧以不影响血液循环为宜，然后将绷带系于床缘。

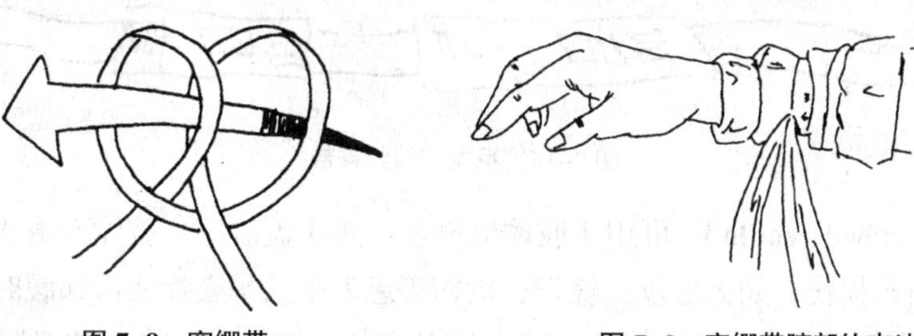

图 7–8　宽绷带　　图 7–9　宽绷带腕部约束法

（2）肩部约束带　用于固定肩部，限制患者坐起。肩部约束带用宽布制成，宽 8cm，长 120cm，一端做成袖筒（图 7–10）。使用时，将袖筒套于患者两侧肩部，腋窝垫棉垫，两袖筒上的细带在胸前打结固定，将两条较宽的长带系于床头（图 7–11），必要时将枕横立于床头。亦可将大单斜折成长条，做肩部约束。

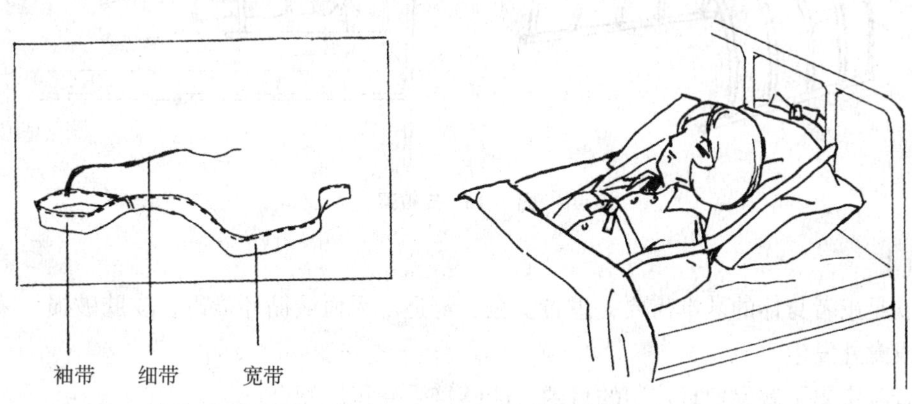

图 7–10　肩部约束带　　图 7–11　肩部约束带固定法

（3）膝部约束带　用于固定膝部，限制患者下肢活动。膝部约束带用宽布制成，宽 10cm，长 250cm，宽带中部相距 15cm 分别钉两条双头带（图 7–12）。使用时，两膝之间垫棉垫，将约束带横放于两膝上，宽带下的两头带各固定一侧膝关节，然后将宽带两端系于床缘（图 7–13）。亦可用大单进行膝部固定（图 7–14）。

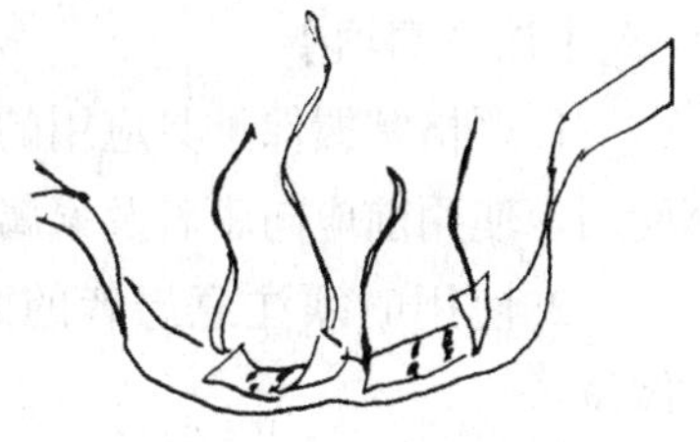

图 7–12　膝部约束带

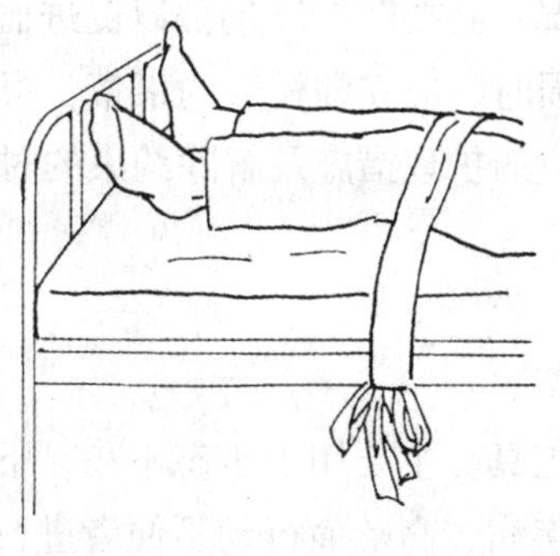

图 7–13　膝部约束带固定法

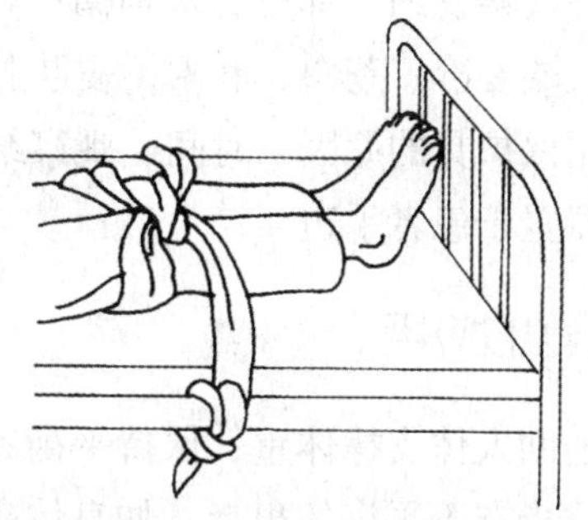

图 7–14　膝部大单固定法

（4）尼龙搭扣约束带　用于固定手腕、上臂、踝部及膝部，操作简便、安全，便于洗涤和消毒。约束带由宽布和尼龙搭扣制成（图 7–15）。使用时，将约束带置于关节处，被约束部位垫棉垫，松紧适宜，对合约束带上的尼龙搭扣后将带子系于床缘。

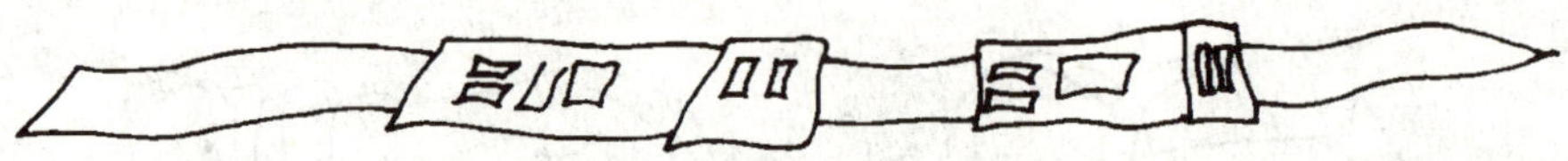

图 7–15　尼龙搭扣约束带

3. 支被架（overbed cradle） 可用于肢体瘫痪者，防止盖被压迫肢体而造成不舒适或足下垂等；用于皮肤大面积损伤，如天疱疮、烧伤、烫伤等患者采用暴露疗法需保暖时；也可用于泌尿外科手术及其他创伤性患者，保护创面，减少患者痛苦。使用时，将支被架罩于防止受压的部位，盖好盖被（图 7–16）。

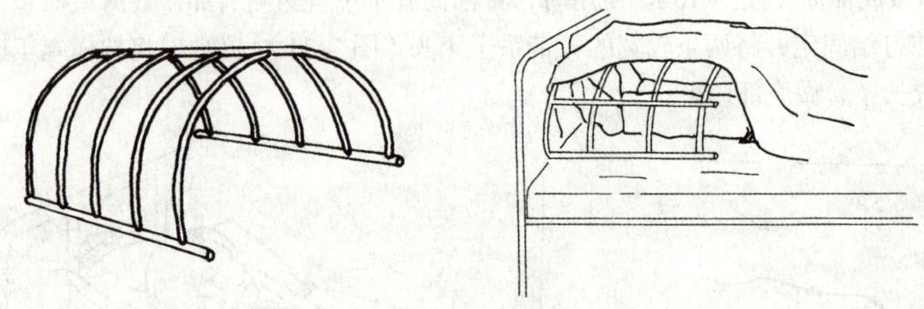

图 7–16　支被架

【评价】

1. 能满足患者身体的基本需要，患者安全、舒适。无血液循环障碍、皮肤破损、坠床、撞伤等并发症或意外发生。

2. 患者及家属了解保护具使用的目的，能够接受并积极配合。

3. 各项检查、治疗和护理措施能够顺利进行。

【注意事项】

1. 严格掌握保护具应用的适应证和使用时间。除非必要，否则尽可能不用。保护具只宜短期使用。使用前应向患者及家属说明保护具使用的目的、操作要点及注意事项。

2. 使用时须注意患者的卧位舒适，保持肢体及关节处于功能位置，并协助患者经常更换体位。

3. 约束带下应垫棉垫，固定松紧要适宜，一般每 2 小时松解约束带 1 次，活动被约束肢体。每 15 ～ 30 分钟观察受约束部位的末梢循环和皮肤情况。必要时按摩局部以促进血液循环。当发现脉搏异常，肢端变冷、苍白、麻木，皮肤肿胀、破损时，应立即松解约束带，报告医师。

4. 记录使用保护具的原因、时间、观察结果、相应的护理措施及解除约束的时间。

5. 将呼叫器置于患者手边。

五、助行器的应用

助行器是辅助人体支撑体重、保持平衡和行走的工具。主要用于步态不稳、下肢短缩或一侧下肢不能支撑或步态不平衡的患者，如身体残障或因疾病、高龄而行动不便者进行活动，以保障

患者的安全。

助行器根据操作方式进行分类，可分为单臂操作助行器和双臂操作助行器。单臂操作助行器指用单臂操作的单个或成对使用的助行器，通常称为拐杖，包括手杖、肘（拐）杖、前臂支撑拐、腋（拐）杖等；双臂操作助行器指单个使用的需要双臂进行操作的助行器，常称为步行器，包括助行架、助行椅及助行台。

【评估】

1. 患者的病情、年龄及身体残障的程度。

2. 患者及家属对助行器材使用方法的了解程度。

【计划】

1. 患者准备　患者及家属了解助行器材使用方法，并能熟练应用。

2. 用物准备　根据需要准备手杖、腋杖或助行架。

3. 环境准备　周围环境宽阔，无障碍物。

【实施】

1. 手杖（cane）　是指一只手扶持以助行走的工具，常用于不能完全负重的残障者或老年人。手杖应由健侧手臂用力握住。

手杖长度的选择需符合以下原则：①肘部在负重时能稍微弯曲；②手柄适于抓握。弯曲部与髋部同高，手握手柄时感觉舒适。

手杖可为木制或金属制，木制手杖长短是固定的，不能调整。金属制手杖可依身高来调整。手杖的底端可为单足、三足或四足（图 7–17）。四足杖比单足杖的支持力和支撑面大，因而也较稳定，常用于步态极为不稳或地面较不平时。

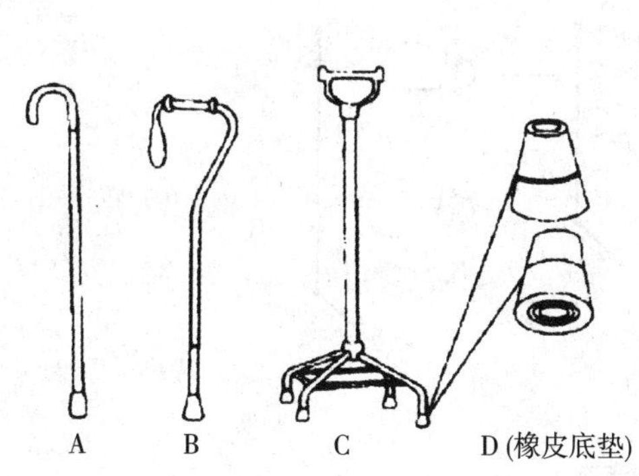

图 7–17　手杖

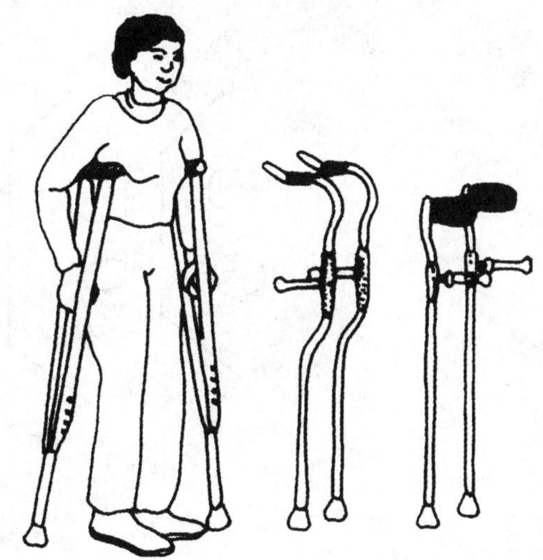

图 7–18　腋杖

2. 腋杖（crutch）　是提供给短期或长期残障者离床时使用的一种支持性辅助用具（图 7–18）。

选择腋杖的长度为使用者身高减去 40cm，把手高度应调节至手负重时手肘弯曲 30°处。使用时，使用者双肩放松，身体挺直站立，腋窝与腋杖顶垫间相距 2 ～ 3cm，以手臂持重，不能用腋部持重，以免造成腋下神经损伤。腋杖底端应侧离足跟 15 ～ 20cm。握紧把手时，手肘应可以弯曲。腋杖底面应较宽并有较深的凹槽，且具有弹性。

患者使用腋杖走路的方法：①两点式：走路顺序为同时出右腋杖和左脚，然后出左腋杖和右脚。②三点式：两腋杖和患肢同时伸出，再迈出健肢。③四点式：为最安全的步法。先出右腋杖，而后左脚跟上，接着出左腋杖，右脚再跟上，始终为三点着地。④跳跃法：先将两侧腋杖向前，再将身体跳跃至两腋杖中间处。常为永久性残疾者使用。

3. 助行架（walking frame） 是一种三边形的金属框架，将患者保护其中，支撑体重，便于站立行走的工具（图 7–19）。前边两足有的可带轮。助行架的特点是支撑面积大，稳定性好。适合于上肢健康，下肢功能较差的患者。

长度选择类似手杖长度的测量方法。使用助行架步行时（图 7–20），患者首先双手握住助行架，双脚站于助行架两后脚连线稍前侧（即站在助行架的框架内），站稳，接着开始行走：①提起或推动助行架，放置身前一臂远处；②向前迈出患侧或肌力较弱的腿，足跟落在助行架两后腿连线位置稍前侧；③迈出健腿，站稳。如此重复，完成步行。

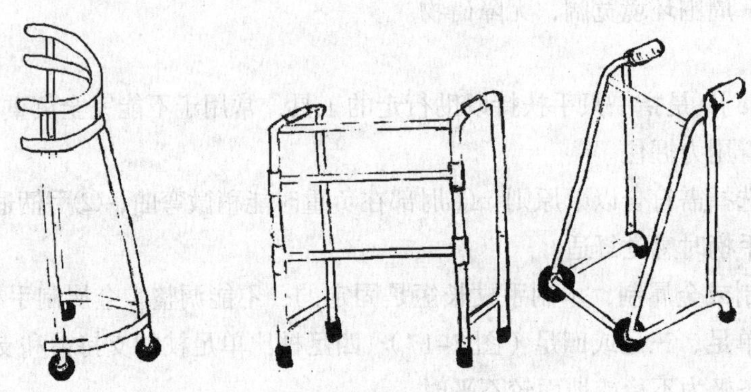

图 7–19 助行架

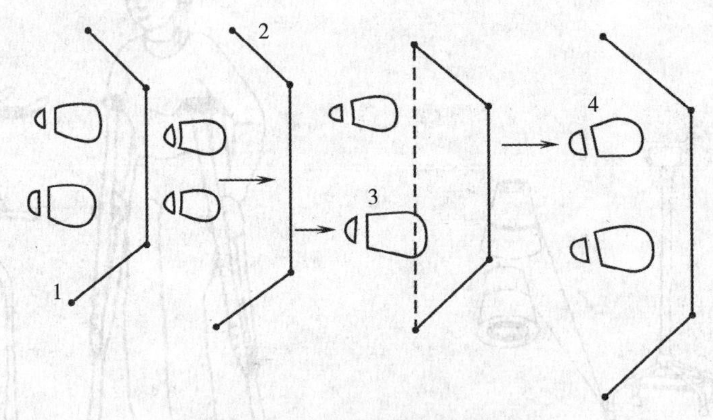

图 7–20 助行架基本步态

【评价】

1. 患者及家属了解助行架使用的目的。

2. 患者能够正确使用助行架，无并发症或意外发生。

【注意事项】

1. 使用者意识清楚，身体状态良好、稳定。

2. 使用者的手臂、肩部或背部应无伤痛，活动不受限制，以免影响手臂的支撑力。

3. 使用助行器时，患者的鞋要合脚、防滑，衣服要宽松、合身。

4. 选择适合的助行器。不合适的助行器与错误的使用姿势可导致患者跌倒或腋下神经损伤、腋下和手掌挫伤，还会引起背部肌肉劳损、酸痛。

5. 调整腋杖、手杖及助行架后，将全部的螺钉拧紧，使橡胶底垫或轮轴靠牢腋杖、手杖及助行架底端，并应经常检查确定橡皮底垫的凹槽能否产生足够的吸力和摩擦力。

6. 练习场地应宽敞，避免拥挤和注意力分散，同时地面应保持干燥，无可移动的障碍物。必要时备有椅子，供患者疲劳时休息。

思考题

1. 患者，女，38 岁。诊断为“结核性胸膜炎”，现低热、咳嗽、自觉胸痛，静卧时痛，翻身、咳嗽时加剧，要求用止痛药。

请问：

（1）按 WHO 的疼痛分级标准，该患者的疼痛属于哪个级别？

（2）应采取哪些护理措施缓解疼痛？

（3）药物止痛应注意哪些问题？

2. 患者，女，79 岁。诊断为“脑梗死”，由于患者怕冷给予热水袋保暖，在使用热水袋保暖过程中不慎发生了烫伤。

请问：

（1）烫伤属于哪类性质损伤？

（2）如何避免此类损伤的发生？

（3）医院还有哪些常见的不安全因素会造成患者出现损伤？

3. 患者，男，45 岁。颅内肿瘤，全麻行开颅探查，肿瘤切除术后，留置引流管 2 根，并给予留置导尿、静脉输液、氧气吸入等处置。术后患者躁动不安，上下肢活动频繁。

请问：

（1）为保护患者，可使用哪些保护具？

（2）保护具适用的范围有哪些？

（3）保护具使用的注意事项有哪些？

第八章
休息与活动

扫一扫，查阅本章数字资源，含PPT、音视频、图片等

休息与活动是人类生存和发展的基本需要之一，适当的休息与活动能够消除疲劳、减轻病痛、促进康复。护理人员应充分认识到休息与活动的作用和意义，掌握与休息、活动有关的知识和技能，发现并解决患者休息与活动方面的问题，满足患者的需要，促进其早日康复。

第一节　休息与睡眠

休息是维持人类身心健康的重要条件，充足的休息可以减轻或消除疲劳，恢复精力和体力，减轻心理压力，使人从生理上和心理上得到放松。患病期间休息显得尤为重要，充分的休息有利于组织的修复和器官功能的恢复，减轻患者的精神压力，促进疾病的康复。

一、休息

（一）休息的概念

休息（rest）是指在一段时间内通过相对减少活动量或改变活动方式，使身心放松，处于一种没有紧张和焦虑的松弛状态。休息包括身体和心理两方面的放松。

（二）休息的意义

休息对于维护身心健康具有重要意义。休息能够减轻或消除疲劳，缓解精神紧张和压力；维持机体生理调节的规律性；促进机体正常的生长发育；减少能量的消耗；促进蛋白质的合成及组织修复。

（三）休息的方式

休息的方式很多，总体来说可分为两种类型：

1. 消极性休息　又称静态休息，是通过转换为相对安静状态来进行的，如体力运动后的静坐、卧床、睡眠等。

2. 积极性休息　又称动态休息，是通过转变活动内容来进行的，用另外一种不引起疲劳的活动来促使体力或精力的恢复。一段时间的脑力活动后，转换成体力活动，如散步、做操等，可以缓解疲劳，有利于放松。

（四）协助患者休息的护理措施

1. 增进身体舒适　身体舒适是保证患者休息的重要条件之一。在协助患者休息之前，应评估患者是否存在身体不适，如疼痛、恶心、呕吐、咳嗽、口渴等，并采取相应措施。协助患者做好身体清洁，维持舒适的姿势和卧位，控制疼痛，使患者得到有效的休息。

2. 促进心理放松　心情愉快、精神放松对促进患者休息十分重要，护士应与患者建立良好的护患关系，耐心与患者沟通，理解、同情、关心、支持患者，缓解患者焦虑和紧张的情绪，指导患者以积极的心态正确面对疾病。调动患者的社会支持系统，如家人、朋友、同事等，帮助患者排解心中的苦闷和压抑。帮助患者在病友中建立新的人际关系，及时调节不良情绪，保持健康的心理状态。

3. 保证环境舒适　为患者营造舒适的病室环境，保持病室温度、湿度适宜，空气清新，提供舒适的病床、合理的空间和必要的遮挡。医疗及护理活动应相对集中，除特殊情况外，各种治疗及护理项目应集中在日间进行，尽量避免占用患者的休息时间。护理人员应做到走路轻、说话轻、关门轻、操作轻。多位患者居住的大房间应提醒每位患者注意保持安静，尊重其他住院患者的正当权利和生活习惯，合理安排探视及陪伴时间。危重患者的抢救应尽可能安排在单间，以免影响其他患者的休息。

4. 选择适当的休息方式　根据患者的病情、生活习惯，指导患者选择适当的休息方式，如静卧、散步、听音乐、阅读等。

5. 保证充足睡眠　在休息的各种形式中，睡眠是最基本、最重要的。护士在协助患者休息的过程中，要全面评估影响患者睡眠的因素及患者个人的睡眠习惯，综合制定促进睡眠的措施，保证患者睡眠的时间和质量，以达到有效地休息。

二、睡眠

（一）睡眠的概念

睡眠（sleep）是一种周期发生的知觉特殊状态，由不同时相组成，对周围环境可相对地不做出反应。

睡眠是一种重要的休息方式，是人类生存的必要条件。人的一生中大约有三分之一的时间是在睡眠中度过的。通过睡眠能使机体消除疲劳，恢复精力和体力，从而保持良好的觉醒状态以提高工作效率。睡眠对于维持人类的健康，尤其是促进疾病的康复，具有十分重要的意义。

（二）睡眠的生理

1. 睡眠的发生机制　睡眠是一个主动的过程，并非脑活动的简单抑制。睡眠中枢位于脑干尾端，向上传导冲动作用于大脑皮层（或称上行抑制系统），与控制觉醒的脑干网状结构上行激动系统的作用相拮抗，从而调节睡眠与觉醒的相互转化。睡眠的控制和调节还与5-羟色胺、去甲肾上腺素、乙酰胆碱、腺苷、前列腺素 D_2 等中枢神经递质和体液因子有关。

2. 睡眠的生理特点　睡眠是一种循环发生的周期现象。睡眠时机体的视、触、嗅、听等感觉功能减退，骨骼肌反射和肌张力减弱，并伴有一系列自主神经功能的变化，如瞳孔缩小、血压下降、心率减慢、呼吸变慢、体温下降、尿量减少、代谢率降低、唾液分泌减少、胃液分泌增多、发汗增强等。

3. 睡眠时相 根据睡眠过程中眼电图（EOG）、肌电图（EMG）、脑电图（EEG）的变化和机体活动功能的表现，可将睡眠分为非快速眼球运动睡眠（non rapid eye movement sleep，NREM sleep）和快速眼球运动睡眠（rapid eye movement sleep，REM sleep）两个时相。

（1）非快速眼球运动睡眠 又称慢波睡眠（slow wave sleep，SWS）或正相睡眠（orthodox sleep，OS）。根据脑电图的特点，可将 NREM 睡眠分为四个时期。

1）入睡期（Ⅰ期）：此期是从清醒到睡眠的过渡阶段，是所有睡眠期中睡得最浅的一期，脑电图的特点与清醒时相似，很容易被唤醒。入睡期人的生命体征与新陈代谢逐渐减慢。此期时间很短，很快过渡到Ⅱ期。

2）浅睡期（Ⅱ期）：此期已进入睡眠状态，但仍然可听到声音，容易被唤醒，身体功能活动继续减慢，肌肉逐渐放松。此期持续 10 ～ 20 分钟。

3）中度睡眠期（Ⅲ期）：此期肌肉完全放松，生命体征数值下降，但仍然规则，身体很少移动，很难被唤醒。此期持续 15 ～ 30 分钟。

4）深度睡眠期（Ⅳ期）：此期身体完全松弛且无法移动，极难被唤醒，腺垂体分泌生长激素，人体组织愈合加快。此期持续 15 ～ 30 分钟。

在 NREM 睡眠中，机体感觉功能、骨骼肌反射功能及循环、呼吸、交感神经等系统的活动随睡眠的加深而减慢；同时，腺垂体分泌生长激素明显增多。因此，NREM 睡眠有利于促进生长和体力恢复。长期睡眠不足后，如果任其自然睡眠，则 NREM 睡眠，尤其是深度睡眠将明显增加，以补偿前阶段的睡眠不足。

（2）快速眼球运动睡眠 又称快波睡眠（fast wave sleep，FWS）或异相睡眠（paradoxical sleep，PS）。此期睡眠的特点是出现眼球阵发性快速运动，脑电波活跃，与觉醒时相似，因此又被称为快波睡眠或异相睡眠。在 REM 睡眠时，机体表现为各种感觉功能的进一步减退，骨骼肌反射和肌张力减弱，肌肉几乎完全松弛，唤醒阈提高，睡眠深度进一步加深。此外，可间断出现阵发性的眼球快速运动、肢体抽动、血压升高、心率加快、呼吸快而不规则等表现，某些疾病容易在夜间发作，如心绞痛、哮喘、阻塞性肺气肿缺氧性发作等，可能与 REM 睡眠期出现间断的阵发性表现有关。REM 睡眠期间，脑的耗氧量和血流量增多，脑内蛋白质合成加快。REM 睡眠与幼儿神经系统的成熟有密切关系，能够促进学习和记忆。做梦是 REM 睡眠的特征之一，生动、充满感情色彩的梦境可以舒缓精神压力，让人们面对内心深处的事情和感受，消除意识中令人忧虑的事情。因此，REM 睡眠对恢复精力、保持情绪平衡十分重要。睡眠各阶段的变化见表 8-1。

表 8-1 睡眠各阶段变化

睡眠时相		特点	生理表现	脑电图特点
NREM 睡眠	Ⅰ期	可被外界的声响或说话声唤醒	全身肌肉松弛，呼吸均匀，脉搏减慢	低电压混合频率波
	Ⅱ期	进入睡眠状态，但仍易被唤醒	全身肌肉松弛，呼吸均匀，脉搏减慢，体温、血压下降	纺锤波或 K 复合波
	Ⅲ期	睡眠逐渐加深，需要巨大声响才能唤醒	肌肉松弛，呼吸均匀，心率减慢，体温、血压继续下降	出现 δ 波，占 20% ～ 50%
	Ⅳ期	很难唤醒，可出现梦游和遗尿	身体完全松弛，无任何活动，呼吸缓慢均匀，脉搏、体温继续下降，体内分泌大量生长激素	缓慢而高的 δ 波，占 50% 以上
REM 睡眠		很难唤醒，眼球快速转动，梦境往往在此阶段出现	心率、血压、呼吸波动幅度较大，大量分泌肾上腺素。除眼肌外，全身肌肉松弛	相对低电压混合频率波，α 波，与Ⅰ期相似

4. 睡眠周期　正常情况下，睡眠是一个由 NREM 睡眠和 REM 睡眠发生周期性交替的过程（图 8-1）。在成人每次 6 ～ 8 小时的睡眠中，平均包含 4 ～ 6 个 NREM-REM-NREM 睡眠周期。每一个睡眠周期为 60 ～ 120 分钟，平均为 90 分钟。

在睡眠周期中，每个时相所占的时间比例随睡眠的进行而有所变化。刚入睡时，NREM 睡眠的Ⅲ期和Ⅳ期睡眠约占 90 分钟，REM 睡眠持续不超过 30 分钟；进入深夜，REM 睡眠会延长到 60 分钟，而 NREM 睡眠的Ⅲ期和Ⅳ期睡眠时间则会相应缩短。因此，NREM 睡眠主要出现在上半夜，在睡眠后期逐渐减少甚至消失；REM 睡眠则多发生在下半夜，在睡眠后期逐渐增加。

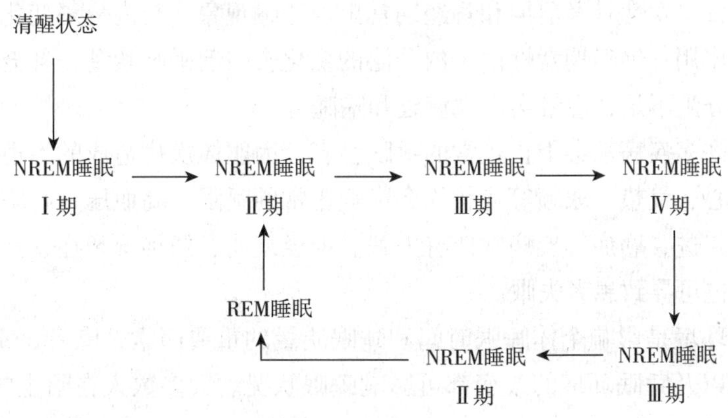

图 8-1　睡眠时相周期

在睡眠周期中，两种睡眠时相状态均可直接转变为觉醒状态。但从觉醒状态转为睡眠状态时，只能先进入 NREM 睡眠，而不能直接从觉醒状态进入 REM 睡眠。无论个体在任何一个睡眠时相被唤醒，再继续睡眠时，不会回到其被唤醒的那个睡眠时相中，而是从觉醒状态开始，依次经过 NREM 睡眠和 REM 睡眠。在夜间，若患者的睡眠经常被中断，患者将整夜无法获得深度睡眠和 REM 睡眠，患者正常的睡眠形态受到干扰，睡眠质量大大下降，因此患者就不得不通过增加睡眠总时数来补充缺乏的深度睡眠和 REM 睡眠，以至于造成睡眠型态紊乱。

睡眠周期在白天小睡时也会出现，但各期睡眠时间长短依小睡的时间而定。上午小睡，是后半夜睡眠的延续，REM 睡眠所占的比例较大；下午小睡，NREM 睡眠所占的比例增大，会减少晚上睡眠时 NREM 睡眠的时间。

5. 睡眠的需要量　睡眠的需要量因人而异，受年龄、个体健康状况、职业等多种因素的影响。疲劳、怀孕、术后或患病状态时，个体的睡眠需要量会明显增加；体力劳动者比脑力劳动者需要的睡眠时间长；劳动强度大、工作时间长的人需要的睡眠时间也长；肥胖者对睡眠的需要多于瘦者。

（三）影响睡眠的因素

1. 生理因素

（1）年龄　年龄是影响个体睡眠需要量的重要因素，随着年龄的增长，个体的睡眠时间逐渐减少。新生儿 24 小时中大部分时间处于睡眠状态；婴儿为 14 ～ 15 小时；幼儿为 12 ～ 14 小时；学龄儿童为 10 ～ 12 小时；青少年为 8 ～ 9 小时；成人一般为 7 ～ 8 小时；65 岁以上老年人为 5 ～ 7 小时。各睡眠时相所占时间的比例也随年龄的变化而变化。NREM 睡眠的深度睡眠期时间随年龄增长而减少，入睡期和浅睡期的时间随年龄的增长而增加。REM 睡眠的比例在婴儿期大于儿童期，青年期和老年期逐渐减少。总之，随着年龄的增长，总的睡眠时间减少，首先是

NREM 睡眠中的第Ⅳ期时间的减少；睡眠过程中醒来的次数增多；NREM 睡眠第Ⅰ、Ⅱ期所占的睡眠时间增加。

（2）昼夜性节律（circadian rhythm） 是指人体根据内在的生物性规律，在 24 小时内规律地运行它的活动，相当于一个人的生物时钟，每天 24 小时周期规律运转，形成一个人的日常生活节奏，反映出人体在生理与心理方面的起伏变化，如激素分泌的变化、体温的变化、代谢的变化等。睡眠一般发生在昼夜性节律的最低期，与人的生物钟保持一致。如果人的睡眠不能与昼夜性节律协同一致，如长时间频繁地夜间工作，造成生物节律失调，可影响睡眠质量。

（3）内分泌变化 女性月经前期和月经期常出现嗜睡现象，与内分泌变化有关；妊娠早期孕激素升高可有催眠作用；绝经期女性由于内分泌的变化会引起睡眠紊乱，补充激素可以改善睡眠质量。甲状腺激素分泌不足，患者会出现疲乏和嗜睡。

2. 病理因素 许多疾病都会干扰正常的睡眠型态，因躯体疾病造成的不适、疼痛、心悸、呼吸困难、瘙痒、恶心、发热、尿频等症状均会影响正常的睡眠。高血压、心脏病、哮喘、消化性溃疡、甲状腺功能亢进、癌症等疾病常伴有失眠。神经衰弱、精神分裂症、焦虑症、抑郁症等精神障碍或精神疾病也可导致患者失眠。

3. 环境因素 环境是影响个体睡眠时间和睡眠质量的重要因素，噪音、室温、光线、空气、卧具的舒适程度，以及睡眠环境的改变都可影响睡眠状况。大多数人在陌生的环境中难以入睡，在新环境中 NREM 睡眠和 REM 睡眠的比例会发生变化，出现入睡时间延长、REM 睡眠减少、觉醒次数增加等现象。医院环境的复杂性、医院工作性质的昼夜连续性是影响患者睡眠的重要因素之一。患者睡眠时的体位、持续的治疗护理及所处的环境等均会直接影响患者的睡眠质量。

4. 药物因素 某些药物在治疗疾病的同时可能会影响睡眠，如强心苷类药物地高辛可引起头晕、头痛、失眠和嗜睡等；β 受体阻滞剂可使患者出现失眠、睡眠中断及噩梦等不良反应；利尿剂如呋塞米、螺内酯等，能引起夜间多尿，频繁起夜会扰乱睡眠。安眠药能够加速睡眠，但只能在短时间内增加睡眠量，长期不适当地使用，可产生药物依赖或药物戒断反应，如白天嗜睡、疲乏、精神混乱等，加重原有的睡眠障碍。

5. 心理社会因素 强烈的情绪变化及不良的心理反应，如兴奋、焦虑、悲哀、恐惧、抑郁等均可能影响正常睡眠。此外，患者对疾病的担忧、角色转变、经济压力、人际关系紧张等因素都可能造成睡眠障碍。

6. 其他因素

（1）饮食 过饱或空腹均会使人不易入睡，某些食物及饮料的摄入也会影响睡眠状况，含有 L- 色氨酸较多的食物，如肉类、乳制品和豆类能促进睡眠。少量饮酒能促进放松，缩短入睡时间，但大量饮酒会抑制脑干维持睡眠的功能，干扰睡眠结构，使睡眠变浅。浓茶、咖啡中含有咖啡因，饮用后使人兴奋，难以入睡，在睡前 4 ～ 5 小时应避免饮用。

（2）运动 晚上进行轻、中度运动有助于增加睡眠。对一般人而言，适量的运动，能够促进大脑分泌抑制兴奋的物质，促进睡眠，迅速缓解疲劳；但临睡前过量的运动所带来的疲劳，将导致大脑过度兴奋，不利于提高睡眠质量。

（3）个人生活习惯 睡前的一些生活习惯，如洗热水澡、喝牛奶、阅读书报、听音乐等均有助于睡眠。而睡前任何种类的身心强烈刺激，如看恐怖电影或听恐怖故事、剧烈地活动、过度兴奋或悲伤等也会影响睡眠。

（四）睡眠障碍

睡眠障碍（sleep disorder）是指睡眠量及质的异常，或者在睡眠中或睡眠觉醒转换时发生异常的行为或生理事件，也包括影响入睡或保持正常睡眠能力的障碍，如睡眠减少或睡眠过多，以及异常的睡眠相关行为。睡眠障碍分为器质性睡眠障碍和非器质性睡眠障碍，通常所说的睡眠障碍是指非器质性睡眠障碍。非器质性睡眠障碍的种类很多，临床常见的有失眠、睡眠呼吸暂停等。

1. 失眠（insomnia） 是指尽管有合适的睡眠机会和睡眠环境，依然对睡眠时间和（或）质量感到不满足，并且影响日间社会功能的一种主观体验，是临床上最常见的睡眠障碍。长期失眠会影响个体正常生活和工作，导致生活质量下降，严重失眠还可能增加罹患精神疾病和心血管疾病的风险。

（1）*主要症状*　入睡困难（入睡潜伏期＞30分钟）、睡眠维持障碍（整夜觉醒次数≥2次）、早醒、睡眠质量下降和总睡眠时间减少（＜6.5小时），同时伴有日间功能障碍。失眠引起的日间功能障碍主要包括疲劳、情绪低落或激惹、躯体不适、认知障碍等。

（2）*分类*　按照失眠的病程分类，失眠可分为短期失眠（病程＜3个月）和慢性失眠（病程≥3个月）。

（3）*诊断标准*　失眠的诊断必须同时符合以下条件：

1）存在以下一种或者多种睡眠异常症状：①入睡困难；②睡眠维持困难；③比期望的起床时间更早醒来；④在适当的时间不愿意上床睡觉。

2）存在以下一种或者多种与失眠相关的日间症状：①疲劳或全身不适感；②注意力不集中或记忆障碍；③社交、家庭、职业或学业等功能损害；④情绪易烦躁或易激动；⑤日间思睡；⑥行为问题（多动、冲动或攻击性等）；⑦精力和体力下降；⑧易发生错误与事故；⑨过度关注睡眠问题或对睡眠质量不满意。

3）睡眠异常症状和相关的日间症状不能单纯用没有合适的睡眠时间或不恰当的睡眠环境来解释。

4）睡眠和觉醒困难不能被其他类型的睡眠障碍更好地解释。

如果符合以上标准，睡眠异常症状和相关的日间症状每周至少出现3次，且持续至少3个月，可诊断为慢性失眠。如果病程不足3个月和（或）相关症状出现的频率未达每周3次，则应诊断为短期失眠。

2. 睡眠呼吸暂停（sleep apnea） 是一种以睡眠期间反复出现呼吸暂停或低通气，白天过度困倦为主要临床表现的睡眠呼吸疾病。睡眠呼吸暂停包括阻塞性睡眠呼吸暂停（obstructive sleep apnea，OSA）和中枢性睡眠呼吸暂停（central sleep apnea，CSA）两种类型。睡眠呼吸暂停可引起血氧饱和度下降、低氧血症、高碳酸血症及睡眠结构紊乱，会增加罹患高血压、冠心病、卒中、糖尿病等疾病的风险。

（1）*主要症状*　睡眠过程中打鼾，反复出现呼吸暂停，因憋气、喘息从睡眠中醒来，导致睡眠质量下降、睡眠节律紊乱，日间困倦或思睡等，可出现神经精神症状包括注意力不集中、记忆力下降、易怒、焦虑或抑郁等。

（2）*危险因素*　OSA的危险因素包括肥胖、年龄、性别、上气道解剖异常、饮酒或镇静催眠药物、内分泌疾病如甲状腺功能低下、肢端肥大症等。其中，肥胖是阻塞性睡眠呼吸暂停的主要诱发因素，随着肥胖程度增加，罹患OSA的风险也增加。成年后随着年龄增长，OSA患病率

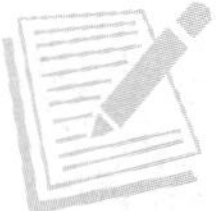

增加，女性绝经期后患病率明显增加，男女患病比例约为 2 ∶ 1。鼻腔阻塞（鼻中隔偏曲、鼻甲肥大、鼻息肉及鼻部肿瘤等）、扁桃体肥大、软腭松弛、悬雍垂过长、咽腔狭窄、咽部肿瘤、舌体肥大、舌根后坠、下颌后缩及小颌畸形者均易发生 OSA。CSA 的危险因素主要是心力衰竭和卒中，而 OSA 引起的心功能恶化也可导致 OSA 向 CSA 转变。

3. 发作性睡病（narcolepsy） 临床表现主要包括日间发作性过度睡眠、猝倒发作和夜间睡眠障碍。发作性睡病分为 1 型和 2 型，2 型发作性睡病无猝倒症状。绝大多数的患者会出现日间发作性过度睡眠，患者白天出现难以遏制的困倦或陷入睡眠，部分患者可在行走、吃饭、说话时突然睡眠发作，而呈现出一些无意识的行为或刻板动作。发作性睡病的患者在单调、无刺激的环境中更容易入睡，而无论患者夜间睡眠时间长短，日间过度睡眠每日均会发生。

猝倒发作是发作性睡病最具特征性的临床表现，表现为清醒期突然发生的双侧骨骼肌肌张力下降。猝倒可仅表现为局部骨骼肌无力，也可影响到下肢，导致患者跌倒。猝倒发作时间通常短暂（$<$ 2 分钟）。

发作性睡病的患者还可能出现夜间睡眠障碍，其中最具特征性的是入睡前幻觉和睡眠瘫痪。20% ～ 65% 的发作性睡病患者会在清醒 – 睡眠转换期出现梦境样体验，多为恐怖或不愉快的内容，通常表现为视觉、听觉或体感幻觉（如“灵魂出窍”感）同时存在，被称为入睡前幻觉。睡眠瘫痪通常发生在睡眠 – 清醒转换期，患者体验到运动不能的症状，此时患者虽然意识清醒，但无法自主运动或讲话，持续数十秒到数分钟，在有意识努力控制下或外界刺激（身体受到触碰）下可立即恢复正常。睡眠瘫痪时常伴有呼吸困难的感觉和各种形式的幻觉，多为恐怖性体验。

4. 过度睡眠（hypersomnia） 指过度夜间睡眠、白天嗜睡或过度小睡，并至少持续 3 个月。过度睡眠可继发于多种疾病，如帕金森、创伤性脑损伤、甲状腺功能减退、脑肿瘤、脑炎、代谢性脑病等，也可见于心境障碍患者。此外，服用镇静药物、滥用酒精及突然中止服用兴奋药后也可出现过度睡眠。

5. 睡行症（sleep walking） 又称梦游症或梦行症，是一种由于深睡眠的不完全觉醒所致的睡眠障碍。常见于儿童，通常在青春期前后自行消失，但也可持续至成年。睡行症发作时患者从睡眠中突然离床行走，或到室内外活动，如奔跑、来回徘徊等，甚至发生不恰当的、抵抗性或暴力行为，如爬出窗外、撞击物品等。发作期间患者意识不清，反应迟钝，面无表情，目光呆滞茫然，往往不语，偶尔也喃喃自语，但不能正确回答问题。发作持续几分钟或几十分钟，又自动上床入睡，但不论是即刻苏醒或次晨醒来，通常对所进行的活动不能回忆。睡行症常出现于夜间睡眠的前 1/3，白天小睡时很少发作。睡眠剥夺和精神压力过大是导致睡行症发病的重要因素，睡行症的发病还具有家族遗传倾向。由于发作时患者的行为通常是无目的性的“自主活动”，可出现伤人或自伤的情况。

6. 睡惊症（sleep terrors） 又称夜惊，是以睡眠中突然惊醒并惊叫为特征的一种睡眠觉醒障碍。主要表现为睡眠中突然惊叫、哭喊，伴有惊恐表情和动作，以及心动过速、呼吸急促、出汗、瞳孔扩大等自主神经功能亢进症状。发作时患者意识呈朦胧状态，难以唤醒。通常发生在 NREM 睡眠第Ⅲ、Ⅳ期，一般在入睡后的较短时间内发作，每次发作持续 1 ～ 2 分钟，发作后对发作时的体验完全遗忘。本病多见于儿童，一般在青春期前自行消失，睡前紧张、兴奋会诱发该病。

7. 梦魇（nightmares） 是以睡眠中反复出现使患者感到焦虑不安的梦境为特征的一种睡眠障碍。主要表现为睡眠时出现噩梦，导致患者突然惊醒。患者醒后可能出现情绪紧张、焦虑，心跳加快，面色苍白或出冷汗，并难以继续入睡。患者通常能够详细回忆梦的内容。梦魇多见于儿童，常发生于 REM 期睡眠，一般在夜间后 1/3 时段发作。常由于白天受到惊吓、睡前过度兴奋、胸前或四肢受压、呼吸道不畅、晚餐过饱等因素所致。梦魇还可在创伤后出现，是创伤后应激障碍患者最常见的症状之一。

8. 夜间遗尿症（nocturnal enuresis） 是指 5 岁以上儿童在睡眠期间反复出现不能控制的排尿，每周至少 2 次并持续 ≥ 3 个月。夜间遗尿分为原发性和继发性两类，若患者此前有过夜间遗尿，但至少 6 个月无夜间遗尿发生，又出现夜间遗尿至少每周 2 次的症状，为继发性遗尿。其发病机制十分复杂，涉及睡眠觉醒功能障碍、夜间多尿、膀胱功能异常、家族遗传等多种因素。其中，睡眠觉醒功能障碍是夜间遗尿最重要的发病机制，患儿在进入睡眠状态后，膀胱充盈所产生的神经冲动不能唤醒患儿，导致患儿在非清醒的睡眠状态下排尿。而夜间抗利尿激素分泌不足导致的夜间尿量增多和膀胱功能性容量减小是促发夜间遗尿的重要病因。

（五）住院患者的睡眠特点

住院患者由于疾病、环境、心理、社会等因素的影响，睡眠型态会发生变化，主要表现为以下两个方面：

1. 睡眠节律改变 病房持续的诊疗护理活动、医院环境中的噪音、持续光照、身体不适等因素均会干扰住院患者的夜间睡眠，导致昼夜节律去同步化，使得患者正常的昼夜性节律遭到破坏，睡眠与昼夜性节律不协调。具体表现为患者出现日间嗜睡，夜间失眠，觉醒阈值降低，极易被惊醒，继而出现焦虑、沮丧、烦躁、不安等症状。

2. 睡眠质量改变 对住院患者睡眠质量的影响主要是发生睡眠剥夺、睡眠中断和诱发补偿现象。

（1）睡眠剥夺　由于多种因素的影响，使患者处于长期缺乏持续的、自然的、周期性睡眠的状态，即发生睡眠剥夺。具体表现为：入睡时间延长、睡眠持续时间缩短、睡眠次数增多、总睡眠时间减少，尤其是 REM 睡眠减少。

（2）睡眠中断　睡眠中断是指患者的睡眠被中断，不能保证睡眠的连续性，无法完成较完整的睡眠周期。当睡眠被打断时，患者的睡眠周期又从觉醒状态开始，导致睡眠周期中 NREM 睡眠的Ⅲ、Ⅳ期睡眠和 REM 睡眠占总睡眠时间的比例减少甚至丧失。此外，由于睡眠 – 觉醒转换次数增加，会造成交感神经和副交感神经刺激的快速改变，尤其在 REM 睡眠期间，容易出现致命性的心律失常。REM 睡眠的突然中止会造成心室纤颤，同时还会影响正常的呼吸功能。

（3）诱发补偿现象　是指患者睡眠被打断后，NREM 睡眠的第Ⅲ、Ⅳ期和 REM 睡眠减少，会在下一个睡眠周期中得到补偿。一般 NREM 睡眠的第Ⅳ期优先得到补偿，同时分泌大量生长激素，以弥补因觉醒时间增加造成的能量消耗。REM 睡眠不足则更加严重，严重者会出现神经官能症及精神障碍。

（六）促进患者睡眠的护理

1. 患者睡眠状况的评估

（1）评估的内容　①患者的睡眠需要及睡眠习惯；②睡眠时间和质量，包括入睡潜伏期（上床开始睡觉到入睡的时间）、睡眠中觉醒次数、持续时间、早晨觉醒时间、总卧床时间、总睡眠时间、有无夜间异常症状（异常呼吸、行为或运动等）、日间体力和精力恢复情况、自我体验等；需要注意的是，在评估上述内容时应考虑患者过去 2 ～ 4 周的平均状况，不宜将单夜的睡眠状况和体验作为诊断依据；③是否服用睡眠药物及药物的种类和剂量。

（2）*评估的方法* 包括问诊、观察、量表测量和辅助检查等。

1）量表测量：匹兹堡睡眠质量指数（Pittsburgh sleep quality index，PSQI）、失眠严重程度指数（insomnia severity index，ISI）、Epworth 嗜睡量表（Epworth sleepiness scale，ESS）等。

2）辅助检查：整夜多导睡眠图（polysomnogram，PSG）监测主要用于睡眠障碍的评估和鉴别诊断。多次睡眠潜伏期试验（multiple sleep latency test，MSLT）用于发作性睡病和日间睡眠过度等疾病的诊断与鉴别诊断。体动记录仪可以在无 PSG 监测条件时作为替代手段评估患者夜间总睡眠时间和睡眠模式。

2. 促进患者睡眠的护理措施

（1）*创造良好的睡眠环境* 调整病室的温度、湿度至适宜的程度。睡前开窗通风，保证空气的清新，及时清理病室中的呕吐物和排泄物，避免异味对患者睡眠的影响。保持病室安静，将夜间可能出现的噪音，如器械碰撞声、开关门声、走路声、电话铃声、监护仪器报警声等降低到最小限度。夜间应尽量熄灯或使用地灯、床头灯，避免光线照射而影响睡眠。为患者提供舒适的卧具，床褥、被褥及枕头的厚薄及软硬适宜。合理安排治疗、护理活动，常规的护理工作应安排在白天，如有必须在夜间采取的护理措施，操作的时间应相对集中，并将活动间隔 90 分钟（一个正常睡眠周期所需时间为 90 分钟），尽量减少对患者睡眠的影响。

（2）*做好晚间护理* 在睡前协助患者洗漱、排便、更衣、整理床单位等，帮助患者采取舒适的卧位。检查伤口、引流管、敷料、牵引等，必要时更换敷料，对疼痛的患者，根据情况采取减轻疼痛的措施，促进患者的舒适。在不影响疾病治疗、护理的前提下，尽可能保持患者平常的睡前习惯，如洗澡、泡脚、喝热饮等。

（3）*疏解患者的心理压力* 护士应经常观察、询问患者，了解患者的心理需要，及时发现患者的心理变化，耐心倾听患者的主诉。当患者因感到紧张、焦虑或恐惧而无法入睡时，应多与患者交流，指导其做一些放松活动，如听舒缓的音乐或进行渐进性肌肉放松训练，使其情绪稳定以促进睡眠。

（4）*建立良好的睡眠习惯* 指导患者根据人体生物节律性调整作息时间，白天适当锻炼，避免在非睡眠时间卧床，形成规律的就寝时间，避免熬夜。睡前可以进食少量易消化的食物或热饮，防止饥饿影响睡眠，但睡前 4 ～ 6 小时内应避免饮用咖啡、浓茶、可乐及含酒精的刺激性饮料，或摄入大量不易消化的食物，睡前 3 ～ 4 小时应避免剧烈运动。患者睡前可根据个人习惯选择洗热水澡、泡脚、适度活动、阅读、听音乐等方式促进睡眠。

（5）*合理使用药物* 护士应注意观察患者日常服用的药物是否影响睡眠，如有影响睡眠的药物应报告医生，根据情况予以调整。对于失眠的患者，可在其他促进睡眠的方法无效时适当使用镇静催眠药，护士应掌握镇静催眠药的种类、使用方法、药效及不良反应，并注意观察患者在服药期间的睡眠情况及身心反应。目前常用的镇静催眠药有下列几类：

1）苯二氮䓬类：包括地西泮、替马西泮、艾司唑仑、阿普唑仑等，是目前临床最常用的镇静、催眠、抗焦虑药，由于其安全范围较大，副作用较小，而广泛地应用于失眠的临床治疗。苯二氮䓬类药物可以改善失眠患者的入睡困难，增加总睡眠时间，常见不良反应包括嗜睡、头晕、乏力、共济失调等。长期服用可产生耐受性和成瘾性，突然停药后会出现戒断症状，如焦虑、兴奋、出汗、震颤及反弹性失眠。因此应避免长期大剂量服用，如长期使用应至少每 4 周对患者进行 1 次临床评估，并且避免突然停药，采用逐步减少剂量或变更为间歇治疗的方式进行减量。肝肾功能损害、重症肌无力、中重度阻塞性睡眠呼吸暂停的患者禁用苯二氮䓬类药物。服用该类药物时，不宜饮酒或同时服用中枢抑制药，以免加重中枢抑制，引起过度嗜睡或呼吸困难。

2）非苯二氮䓬类：包括唑吡坦、右佐匹克隆和扎来普隆，为治疗失眠的首选药物。唑吡坦、右佐匹克隆可治疗入睡困难和睡眠维持困难，扎来普隆仅用于治疗入睡困难。此类药物半衰期相对较短，无严重药物不良反应，产生药物依赖的风险较传统苯二氮䓬类药物低，治疗失眠安全、有效。

3）其他：褪黑素受体激动剂雷美替胺可用于治疗以入睡困难为主诉的失眠及昼夜节律失调性睡眠觉醒障碍。该药不会产生药物依赖性和戒断症状，可作为不能耐受前述催眠药物患者及已经发生药物依赖患者的替代治疗。部分抗抑郁药具有镇静作用，适用于伴随抑郁、焦虑症状的失眠患者，如三环类抗抑郁药多塞平可以改善慢性失眠患者的睡眠状况。

思政课堂

失眠的中医疗法

失眠，中医称"不寐"。中医学对不寐病证的认识已有两千多年历史，早在《诗经·邶风·柏舟》中就有记载"耿耿不寐，如有隐忧"，说明古人很早就认识到不寐和精神情志密切相关。"先卧心后卧眼"之论，更是明确提出了精神心理调试对于不寐的治疗意义。唐代医家孙思邈在《备急千金要方》中对睡眠养生的方法进行了全面、细致的论述，包括居室环境、睡眠朝向、卧位、睡眠的方法，提出了许多合理的睡眠主张，如睡眠以右侧卧位为佳等。中医药传承至今，积累了丰富的治疗不寐的经验，创立了不少行之有效的方剂和治法，如根据证型不同，采用酸枣仁汤、温胆汤、人参归脾汤、黄连阿胶汤等不同方剂，或施以针灸、按摩、贴敷、药熏、药浴、药枕、拔罐、刮痧等治法。中医治疗不寐，强调辨证论治、辨证施护，突显了中医药的独特优势。

第二节　活　动

活动是人的基本需要之一，对维持人的生命和健康十分重要。活动的分类方法很多，根据运动方式可将运动分为主动运动和被动运动；根据运动的耗氧情况可将运动分为有氧运动和无氧运动；根据运动时肌肉收缩的方式可将运动分为等长运动、等张运动和等速运动。患者因疾病或其他原因导致活动障碍，不仅会影响机体各系统的生理功能，导致身体出现压力性损伤、关节僵硬、挛缩、肌张力下降、肌肉萎缩、便秘等并发症；也会影响患者的心理状态，使患者产生焦虑、自卑、抑郁等心理问题，从而影响患者的生活质量和疾病康复。因此，护士应掌握协助患者活动的基本方法，从满足患者身心发展需要和疾病康复的角度来协助患者选择并进行适当的活动，促进患者早日康复。

一、活动的作用和意义

适当的活动可以保持良好的肌张力，增强运动系统的强度和耐力，保持关节的弹性和灵活性，增强全身活动的协调性；促进血液循环，增加心排出量，稳定血压，改善血液成分，提高机体氧和能力，增强心肺功能；促进消化、预防便秘；促进新陈代谢，增加能量消耗，控制体重，预防肥胖；有助于缓解心理压力，促进身心放松，有助于睡眠，并能减慢老化过程，预防慢性疾病的发生。

二、活动受限的原因及对机体的影响

（一）活动受限的原因

活动受限（immobility）是指身体的活动能力或任何一部位的活动由于某些原因而受到限制。活动受限的原因很多，主要有以下几方面：

1. 疼痛　疾病、外伤或手术引起的疼痛会限制患者的活动。患者为避免或减轻疼痛而主动或被动地限制活动，导致活动能力下降或丧失。

2. 运动、神经系统结构改变或功能受损　肢体的先天畸形、残疾，疾病、损伤造成的骨折、关节肿胀、变形、肌肉萎缩，均可直接或间接导致机体活动障碍。神经系统功能受损可造成暂时或永久性的运动功能障碍，如脑血管意外、脊髓损伤造成的中枢神经功能损伤，导致受损神经支配的身体出现运动障碍。

3. 营养状态改变　严重营养不良、疲乏无力的患者，因不能提供身体活动所需的能量而活动受限。此外，过度肥胖的患者也会出现身体活动受限。

4. 精神心理状况　情绪会影响患者活动，如沮丧、悲哀等不良情绪会引起活动能力下降。严重抑郁患者、木僵患者会出现机体活动量明显减少，甚至自主活动停止。

5. 治疗、护理措施的执行　为治疗某些疾病而采取的治疗、护理措施可能使患者的活动能力和活动范围受到限制。如为预防躁动的患者出现意外，采取必要的约束措施限制其肢体活动；骨折患者在牵引和使用石膏绷带过程中，会限制其活动范围，甚至需要制动；心肌梗死早期、脑出血、先兆流产的患者需要绝对卧床休息。

（二）活动受限对机体的影响

1. 对心血管系统的影响

（1）体位性低血压（postural hypotension）　是指患者从卧位到坐位或直立位时，或长时间站立出现血压突然下降超过20mmHg，并伴有头昏、头晕、视力模糊、乏力、恶心等表现。长期卧床的患者，第一次起床时常会感到头晕、心悸、乏力。发生这种现象的原因，主要是患者长期卧床，外周动脉血管收缩反射迟钝，由卧位突然直立时，小动脉尚未收缩，仍处于舒张状态，使血液积聚在下肢，造成血压的突然下降，脑供血减少而导致患者出现眩晕等低血压的症状。

（2）深静脉血栓形成（deep venous thrombosis，DVT）　是指血液在深静脉内不正常凝固、阻塞管腔，从而导致静脉回流障碍，并伴有继发性血管腔内血栓形成的疾病，多发生于下肢。DVT主要表现为患肢的突然肿胀、疼痛及软组织张力增高，活动后加重，抬高患肢可减轻，静脉血栓部位常有压痛。DVT形成的主要原因是静脉壁损伤、血流缓慢和血液高凝状态。DVT多见于长期卧床、肢体制动、大手术或创伤后的患者。长期卧床的患者，由于机体活动量减少，血容量不足，血液黏稠度增高，血液流速减慢，形成血栓的危险性增加。同时由于缺少肢体活动，下肢深静脉血流缓慢，影响了深静脉的血液循环，如果血液循环不良的时间超过机体组织受损的代偿时间，就会发生血管内膜受损，进一步促进血栓的形成。血栓脱落形成栓子，随血流运行，若栓塞于肺部血管，将导致肺动脉栓塞。因此，对大手术后或慢性疾病需长期卧床者，应鼓励患者在床上进行下肢的活动。术后能起床者尽可能早期下床活动，促使小腿肌肉活动，增加下肢静脉回流。已有下肢静脉血栓形成时也应尽早处理，以防血栓向近心端延伸或脱落。

2. 对呼吸系统的影响

（1）限制有效通气　活动减少使机体代谢需求降低，尤其是平卧时腹腔脏器增加横膈的压力，使胸腔变小，肺部扩张受限，导致呼吸浅表。而肺底部长期处于充血、淤血状态，使得有效通气减少，影响氧气的正常交换，导致二氧化碳潴留，严重时会出现呼吸性酸中毒。

（2）影响呼吸道分泌物的排出　长期卧床患者大多体质虚弱，呼吸肌运动能力减弱，胸廓与横膈运动受限，无力进行有效的深呼吸，加之患者无力咳嗽，不能将痰液咳出，致使呼吸道内分泌物排出困难，痰液大量堆积于深部支气管，使细菌繁殖，造成肺部感染，引发坠积性肺炎。因此对长期卧床的患者要定时翻身、拍背，保持呼吸道通畅和肺正常的通气功能，避免坠积性肺炎的发生。

3. 对消化系统的影响

（1）食欲下降　活动减少会引起消化液分泌减少，患者出现食欲下降，摄入的营养物质减少，胃肠消化吸收功能减退，导致营养不良。

（2）便秘　长期卧床或活动减少还会使肠蠕动减慢，加之患者摄入的水分和纤维素减少，导致便秘。便秘可因腹肌和提肛肌无力而进一步加重，使排便更加困难，严重时出现粪便嵌塞。

4. 对运动系统的影响

（1）肌张力减弱、肌肉萎缩　活动减少，使肌肉供血减少，肌蛋白丢失，导致肌纤维变短及弹性下降，肌肉发生萎缩。

（2）骨质疏松、骨骼变形　当机体活动完全受限，造骨细胞缺乏刺激，停止造骨活动，但破骨细胞仍然继续其功能，造骨和破骨功能失衡，骨质内的钙磷流失，导致骨质疏松，造成病理性骨折等。

（3）关节僵硬、挛缩、变形　卧床时，为了舒适往往采取屈曲位，长期活动受限使关节僵硬、挛缩、变形，出现垂足、垂腕、髋关节外旋及关节活动范围缩小等情况。

5. 对泌尿系统的影响

（1）排尿困难、尿潴留　正常情况下，当处于站姿或坐姿时，会阴部肌肉放松，利于排尿。平卧时，由于排尿姿势的改变，患者可能出现排尿困难，若长期存在，膀胱膨胀造成逼尿肌过度伸展，机体对膀胱胀满的感觉性变差，形成尿潴留。

（2）泌尿系结石和感染　由于机体活动量减少，尿液中的钙磷浓度增加，因同时伴有尿潴留，容易形成泌尿道结石。此外，由于尿液潴留，正常排尿对泌尿道的冲洗作用减少，大量细菌繁殖，造成泌尿系统感染。

6. 对皮肤的影响　长期卧床的患者，如果不进行主动和被动活动，可使身体局部组织长期受压，造成局部血液循环障碍，使组织营养不良，受压的组织缺血、缺氧、坏死，形成压力性损伤。

7. 对心理状态和社会功能的影响　持续的活动受限，常使患者出现焦虑、抑郁、愤怒、挫折感等不良情绪，有些制动患者容易出现情绪波动。部分患者由于活动受限，社会交往机会减少，正常的社会支持系统被剥夺，会导致自尊改变和自我认同障碍，并面临经济困难。

三、促进患者活动的措施

（一）活动前评估

适当的活动有益于身心健康，而过度的活动反而可能造成机体损伤，不利于疾病康复。因

此，在协助活动前，应对患者的身体状况进行全面、系统的评估。主要内容包括：

1. 一般情况 包括患者的年龄、性别、文化程度、职业等。在活动的选择上，首先应考虑年龄，年龄是决定机体对活动的需要及耐受程度的重要因素之一。老年人身体逐渐老化，应选择节奏缓慢的活动，如太极拳、散步等。由于生长发育及体力的差异，男性和女性的运动方式及运动强度有一定区别。文化程度和职业可以帮助护士分析和预测患者对活动的态度和兴趣。护士在制订活动计划时应全面考虑以上因素，选择适合患者的活动方式。

2. 心肺功能状态 活动会增加机体对氧的需要量，使机体出现心率及呼吸加快、血压升高，给呼吸和循环系统带来压力和负担，当患有循环系统或呼吸系统疾病时，不恰当的活动会加重原有疾病，甚至会引发心搏骤停。因此，活动前应评估患者的血压、心率、呼吸，根据心肺功能确定活动量及活动方式。

3. 骨骼肌肉状态 机体活动需要具有健康的骨骼组织和良好的肌力。肌力是指肌肉的收缩力量，可以通过机体收缩特定肌肉群的能力来判断肌力。肌力一般分为 6 级：

0 级：完全瘫痪、肌力完全丧失。

1 级：可见肌肉轻微收缩，但无肢体运动。

2 级：肢体可移动位置，但不能抬起。

3 级：肢体能抬离床面，但不能对抗阻力。

4 级：能做对抗阻力的运动，但肌力减弱。

5 级：肌力正常。

4. 关节功能状态 机体若要正常活动，还须具有良好的关节功能。在评估关节的功能状况时，通过主动运动（患者自己移动关节）和被动运动（护士协助患者移动关节），观察关节是否有肿胀、僵硬、变形，关节活动范围有无受限，活动时关节有无声响或疼痛、不适等症状。

5. 机体活动能力 通过对患者日常活动情况的评估来判断其活动能力，如观察患者的行走、穿衣、梳头、洗漱、如厕等动作，对其完成情况进行综合评价。机体活动功能可分为 5 级：

0 级：完全能独立，可自由活动。

1 级：需要使用设备或器械（如拐杖、轮椅）。

2 级：需要他人的帮助、监护和教育。

3 级：既需要他人帮助，也需要设备和器械。

4 级：完全不能独立，不能参加活动。

6. 疾病的性质和严重程度 疾病可限制机体的活动，评估疾病的性质和严重程度有助于合理安排患者的活动量及活动方式，同时也有利于患者的康复。如骨折、截瘫、昏迷等患者的活动完全受限，应采取由护士协助为主的被动运动方式。如果为慢性病或在疾病的恢复期，病情对活动的影响较小，护士应鼓励患者坚持进行主动运动。此外，在评估患者疾病的同时，护士还应考虑到疾病治疗方案对活动的特殊要求，正确处理肢体活动与制动的关系，制订合理的护理计划。

7. 社会心理状况 患者的心理状况会影响其对活动的积极性。如果患者情绪低落、焦虑，对活动缺乏热情，不愿配合活动时，会严重影响活动的进行。因此，帮助患者保持愉快的情绪、对治疗的信心及对活动的兴趣，有助于活动的进行。此外，患者家属的态度和行为也会影响患者的心理状态，因此，护士还应告知家属给予患者充分的理解和支持，帮助患者建立广泛的社会支持系统，提高参与活动的积极性，共同完成护理计划。

（二）协助患者活动的措施

1. 协助患者变换卧位　长期卧床的患者，由于缺乏活动，或长时间采取不恰当的体位，会影响脊柱、关节及肌肉组织的功能，患者可能出现局部疼痛、肌肉僵硬等症状。因此，卧床患者若病情允许，应经常变换体位，同时保持身体各关节处于最佳功能位置，防止关节变形、挛缩，保持肌肉和关节的功能。此外，长期卧床的患者，应注意在其颈部和腰部以软枕支托，以维持脊柱的正常生理弯曲。

2. 协助患者进行关节活动范围练习　关节活动范围（range of motion，ROM）是指关节运动时所通过的运动弧，常以度数表示，亦称关节活动度。关节活动度练习（range of motion exercises）简称为 ROM 练习，是指根据每一特定关节可活动的范围，通过应用主动或被动的练习方法，对此关节进行屈曲和伸展的运动，以维持关节正常的活动范围，恢复和改善关节功能的锻炼方法。ROM 练习分为主动性 ROM 练习和被动性 ROM 练习。由个体独立完成的称为主动性 ROM 练习；需要医务人员协助完成的称为被动性 ROM 练习。对于活动受限的患者应根据病情尽快进行 ROM 练习，开始可由医务人员完全协助或部分协助完成，随后逐渐过渡到患者能独立完成。被动性 ROM 练习可利用为患者进行清洁护理、翻身和变换卧位时完成，既节省时间，又可随时观察患者的病情变化。下面主要介绍被动性 ROM 练习的具体方法。

（1）目的　维持关节活动度，预防关节僵硬、粘连和挛缩，促进血液循环，有利于关节营养的供给，修复丧失的关节功能，维持肌张力。

（2）操作方法

1）运动前帮助患者更换宽松、舒适的衣服，协助患者采取自然放松姿势，使活动肢体置于舒适自然的体位。

2）操作者面向患者，并尽量靠近患者。

3）根据各关节的活动形式和范围，依次对患者的颈部、肩、肘、腕、手指、髋、膝、踝、趾关节做屈曲、伸展、内收、外展、内旋、外旋等关节活动练习。关节活动范围练习各动作的定义见表 8–2，人体各关节活动形式和范围见表 8–3。

表 8–2　关节活动范围练习各动作的定义

动作	定义
屈曲	关节弯曲或头向前弯
伸展	关节伸直或头向后仰
伸展过度（过伸）	伸展超过一般的范围
外展	远离身体中心
内收	移向身体中心
内旋	旋向中心
外旋	自中心向外旋转

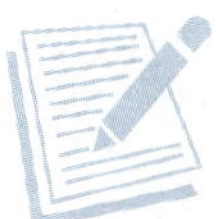

表 8–3 各关节活动形式和范围

部位	活动方式	活动范围	部位	活动方式	活动范围
颈	屈曲	0 ～ 45°	躯干	屈曲	0 ～ 80°
	伸展	0 ～ 45°		伸展	0 ～ 30°
	侧屈	0 ～ 45°		侧屈	0 ～ 35°
	旋转	0 ～ 60°		旋转	0 ～ 45°
肩关节	屈曲	0 ～ 180°	肘关节	屈曲	0 ～ 150°
	伸展	0 ～ 60°		伸展	0°
	外展	0 ～ 180°	前臂	旋前	0 ～ 80°
	内收	0 ～ 75°		旋后	0 ～ 80°
	内旋	0 ～ 70°	髋关节	屈曲	0 ～ 120°
	外旋	0 ～ 90°		伸展	0 ～ 30°
腕关节	掌屈	0 ～ 80°		内收	0 ～ 30°
	背伸	0 ～ 70°		外展	0 ～ 45°
	桡偏	0 ～ 20°		内旋	0 ～ 45°
	尺偏	0 ～ 30°		外旋	0 ～ 45°
膝关节	屈曲	0 ～ 135°	踝关节	背屈	0 ～ 20°
	伸展	0°		跖屈	0 ～ 50°
				内翻	0 ～ 35°
				外翻	0 ～ 35°

4）活动关节时操作者的手应做环状或支架支撑关节远端的肢体。

5）每个关节每次应缓慢、有节律地做 5 ～ 10 次完整的练习，每天训练 1 ～ 2 次，每次 20 ～ 30 分钟。

6）注意观察患者的反应，当患者出现疼痛、疲劳、痉挛或抵抗反应时，应停止操作。

7）活动结束后，测量生命体征，协助患者采取舒适的卧位，整理床单位。

8）记录每日活动的项目、次数、时间及关节活动度的变化。

（3）注意事项

1）运动前应全面评估患者，根据训练目标和患者的功能水平制订运动计划。

2）在运动过程中，动作宜缓慢、柔和，避免过度、过快活动关节，造成损伤。同时注意观察患者的反应，有无关节僵硬、痉挛、疼痛及其他不良反应。若出现异常情况及时报告医生，给予处理。

3）对骨折、肌腱断裂、关节脱位的患者进行 ROM 练习时，为避免再次出现损伤，不宜过早开始练习，并且应在医生的指导下完成；对有心脏病的患者，在 ROM 练习时应特别注意观察患者有无胸痛及血压、心律、心率等方面的变化，避免因剧烈活动诱发心脏病的发作。

4）运动后应及时、准确地记录活动的时间、内容、次数，关节的活动变化及患者的反应，以便制订下一步的活动计划。

5）护士应向患者及家属介绍关节活动的重要性，鼓励患者积极配合锻炼，并最终达到由被动的运动方式转变为主动的运动方式。

3. 指导和协助患者进行肌力训练

（1）目的　增强肌力及肌肉耐力，防止肌肉废用性萎缩，增强关节周围肌力以提高关节稳定性。

（2）方法　练习时应根据患者的病情、现有肌力等级选择合适的肌力训练方法，常用的方法有：

1）等长练习（isometric exercises）：是指肌肉收缩时张力增加，而肌肉长度基本不变的练习，因不伴有关节的明显活动，故又称为静力练习。等长练习有利于增加或维持肌肉张力，防止肌肉萎缩，促进静脉回流。其优点是不引起关节活动，故可在肢体被固定、关节活动明显受限、关节损伤、积液、炎症时应用。主要缺点是该练习以增加静态肌力为主，并有关节角度的特异性，即在某一关节角度下练习，只对增强关节处于该角度时的肌力有效。因此，现提出多点（角度）等长练习的方法，即在整个运动弧度中，每隔 20°作一组等长练习（避开引起疼痛的角度），以全面增强肌肉力量。

2）等张练习（isotonic exercises）：是指肌肉收缩时张力基本不变，而肌肉长度改变的练习，因可带动关节活动，故又称为动力练习。等张练习的优点是肌肉运动符合大多数日常活动的肌肉运动方式，同时有利于改善肌肉的神经控制。常用于可活动肢体的锻炼，以防止关节僵硬、挛缩。等张练习可遵循大负荷、少重复次数、快速引起疲劳的原则进行，也可采用“渐进抗阻练习法”，逐渐增加肌肉阻力进行练习。即先找出 10RM 的重量（测定肌肉作连续 10 次运动的最大负荷），分三组循序渐进地采用 10RM 的 50%、75%、100%进行运动练习，每组各做 10 次抗阻练习，每组运动的间隔休息时间一般为 1 分钟（也可视参加锻炼者的体力而定），每日练习一次，每周复测 10RM 值，以调整负荷重量。

（3）注意事项

1）帮助患者认识活动与疾病康复的关系，使患者能够积极配合练习，达到运动的目的。

2）肌力训练前必须进行肌力测试，并据此选择肌力训练方法。

3）运动前后应做充分的准备及放松运动，避免出现肌肉损伤。

4）严格掌握运动的量与频率，以肌肉达到适度疲劳而不出现明显疼痛为原则。每次运动后有适当的间歇让肌肉得到放松和复原。

5）如锻炼中出现严重疼痛、不适，或伴有血压、脉搏、心律、呼吸、意识、情绪等方面的变化，应及时停止锻炼，并报告医生给予必要的处理。

6）注意心血管的异常反应，如肌肉等长收缩引起的升压反应及心血管负荷的增加，因此有心血管疾病的患者慎用肌力训练，严重者禁做肌力训练。

思考题

1. 患者，男，58 岁。因直肠癌入院，已行直肠癌切除术。患者主诉伤口疼痛，夜间难以入睡，常常被同病房患者的打鼾声吵醒，平均每晚睡眠不足 4 小时。

请问：

（1）该患者睡眠不佳的原因是什么？

（2）如何帮助该患者促进睡眠？

2. 患者，女，65 岁。因脑出血急诊入院治疗，经过一段时间治疗后，患者病情明显改善，

但左下肢仍活动无力，肢体能抬离床面但不能对抗阻力。

请问：

（1）该患者左下肢目前的肌力为几级？

（2）该患者目前的状况对机体有什么影响？

（3）如何指导和协助患者进行肌力训练？

3. 患者，女，50岁。左胫腓骨粉碎骨折，入院后予以左下肢石膏固定，完善术前准备后，在腰硬联合麻醉下行骨折切开复位内固定术。

请问：

（1）术后恢复期护士可采取哪些措施协助患者活动？

（2）在协助患者活动的过程中应注意哪些问题？

第九章
生命体征的评估与护理

扫一扫，查阅本章数字资源，含PPT、音视频、图片等

生命体征（vital signs）是体温、脉搏、呼吸与血压的总称，是机体内在活动的客观反映，是衡量机体状况变化的重要指标。生命体征受大脑皮层控制，正常人生命体征在一定范围内相对稳定；病理情况下，机体微小的变化即可通过生命体征反映出来。通过仔细观察生命体征变化，可以了解疾病的发生、发展与转归，为疾病的预防、诊断、治疗与护理提供依据。因此，护理人员应熟练掌握生命体征的测量和观察方法，并为异常生命体征的患者提供护理措施。

第一节　体温的评估与护理

体温（body temperature）可分为体表温度和体核温度。体表温度（shell temperature）指皮肤表面温度，可随环境温度和衣着的影响而变化；体核温度（core temperature）指身体内部胸腔、腹腔和中枢神经的温度，通常比较稳定，而且比体表温度高。一般所说的体温是指机体深部的平均温度。机体在新陈代谢过程中不断地产热，也在不断地散热，以维持体温的动态平衡，为机体新陈代谢和正常的生命活动提供必要的条件。

一、正常体温及生理变化

（一）体温的形成

体温是由糖、脂肪、蛋白质三大营养物质氧化分解而产生。三大营养物质在体内氧化时所释放的能量的 50% 以上迅速转化为热能，以维持体温，并不断地散发到体外；其余的能量转移到三磷酸腺苷（ATP）的高能磷酸键中，供机体利用，最终仍转化为热能散发于体外。正常情况下，通过体温调节，人体的产热与散热保持着动态平衡，所以人体体温能够保持相对恒定。

（二）产热和散热过程

1. 产热过程　人体以化学方式产热，产热的主要部位是肝脏和骨骼肌。安静状态下，主要由内脏器官代谢产热，占总热量的 56%，其中肝脏产热最多；活动状态下，主要由骨骼肌的收缩产热，占总热量的 90%，产热方式为战栗产热和非战栗产热（也称代谢产热），成年人以战栗产热为主，而非战栗产热对新生儿尤为重要。。

2. 散热过程　人体以物理方式散热，散热的途径有皮肤、呼吸和排泄。皮肤是最主要的散热器官，占总散热量的 70%，呼吸散热占 29%，排泄散热占 1%。人体的散热方式主要有辐射、传导、对流、蒸发四种。

（1）辐射散热（thermal radiation） 是指热量由一个物体表面通过电磁波形式传到另一个与它不接触的物体表面的散热方式。人体在安静状态下处于气温较低环境中，辐射是主要的散热方式。皮肤与外界环境的温差越大、机体有效辐射面积越大，散热越多。

（2）传导散热（thermal conduction） 是指机体的热量直接传递给与它接触的温度较低物体的散热方式。传导散热量与物体接触面积、温差大小及物体导热性有关。接触面积越大、温差越大、物体导热性越好，散热越多。如水的导热性能好，临床使用冰袋、冰囊、冷湿敷等方式为高热患者降温。

（3）对流散热（thermal convection） 是指通过气体或液体的流动来交换热量的散热方式，是传导散热的一种特殊形式。气体或液体流动速度越快、温差越大，散热越多。

（4）蒸发散热（thermal evaporation） 是指水分从液态转变为气态的同时带走大量热能的一种散热方式。蒸发散热有不感蒸发和发汗两种形式。无论环境温度高低，人体的皮肤、呼吸道随时都在进行蒸发散热，称为不感蒸发；其中皮肤的不感蒸发与汗腺活动无关，又称为不显汗。当环境温度超过 30℃时，汗腺分泌汗液，称为发汗，又称为可感蒸发。环境湿度越小、温度越高，不感蒸发和发汗越多，散热越多。临床上采用乙醇拭浴为高热患者降温，通过乙醇的蒸发，达到降温的效果。

环境温度低于人体皮肤温度时，人体主要通过辐射、传导、对流等方式散热；当环境温度等于或高于人体皮肤温度时，蒸发是人体唯一的散热方式。

（三）体温的调节

体温调节包括自主性（生理性）体温调节和行为性体温调节。机体受内外环境温度刺激后，在体温调节中枢的控制下，通过一系列生理调节反应，调整机体产热和散热量，使体温维持在相对稳定的水平，称为自主性体温调节。机体在不同环境中通过有意识地改变姿势和行为而达到体温调节的目的，称为行为性体温调节，如增减衣被、改变躯体活动状态等。行为性体温调节是以生理性体温调节为基础，是对其的补充。

通常意义上的体温调节是指自主性体温调节，其调节过程包括以下内容：

1. 温度感受器 包括外周温度感受器和中枢温度感受器。外周温度感受器是指分布在皮肤、黏膜、内脏中的游离神经末梢，包括热感受器和冷感受器。中枢温度感受器是指存在于脊髓、延髓、脑干网状结构和下丘脑的神经元，包括热敏神经元和冷敏神经元。它们都能将热或冷的信息传达到大脑皮层和体温调节中枢。

2. 体温调节中枢 体温调节中枢位于下丘脑。视前区－下丘脑前部（PO/AH）是体温调节中枢整合的关键部位。

3. 体温调节过程 当体温调节中枢接收到传入的温度变化信息后，在下丘脑进行整合，分别通过交感神经系统调节皮肤血管舒缩反应或汗腺的分泌，影响散热过程；通过躯体运动神经改变骨骼肌的活动（如寒战），通过甲状腺和肾上腺髓质分泌活动的改变影响产热过程，从而维持体温的相对恒定。

（四）正常体温及生理变化

1. 正常体温 由于体核温度不宜测量，临床通常以口腔、直肠或腋窝等处的温度来代表体温，其中直肠温度最接近于人体深部温度，而临床工作中测量口腔、腋窝处温度更为方便、常见。正常体温的范围见表 9–1。

表 9–1　成人体温平均值及正常范围

测量部位	平均温度	正常范围
口腔温度	37℃	36.3℃～37.2℃
直肠温度	37.5℃	36.5℃～37.7℃
腋下温度	36.5℃	36.0℃～37.0℃

体温单位以摄氏温度（℃）和华氏温度（℉）表示，其互换公式为：

℃ =（℉ –32）× 5/9

℉ =℃ × 9/5+32。

2. 生理变化　体温在活动、年龄、性别、药物等因素的影响下会出现生理性变化，但变化幅度小，且在正常范围内，一般不超过 0.5 ～ 1.0℃。常见因素有以下几种：

（1）*昼夜*　正常人的体温在 24 小时内呈周期性波动，一般清晨 2 ～ 6 时体温最低，下午 2 ～ 8 时最高，但其波动范围不超过 1℃。这种周期性的变化与机体昼夜活动的生物节律有关。

（2）*年龄*　人体各年龄阶段代谢水平不同，体温也不同。儿童、青少年由于新陈代谢率高，体温略高于成人；老年人则因新陈代谢降低、血液循环慢、活动量少等原因，体温偏低。新生儿尤其是早产儿，由于体温调节功能尚未发育完善，其体温容易受环境温度影响而变化，因此对新生儿或早产儿应加强防寒保暖措施。

（3）*性别*　由于女性皮下脂肪比男性厚、散热减少等原因，成年女性的体温平均会高于同年龄、体型相似的男性约 0.3℃。孕激素具有升高体温的作用，成年女性体内孕激素水平呈周期性变化，因此成年女性基础体温会随月经周期而出现规律性的变化，即月经期和月经周期前半期较低，排卵日最低，排卵后体温升高 0.2℃～ 0.3℃。因此临床上可通过连续测量基础体温了解月经周期中有无排卵，以及确定排卵日期。

（4）*活动*　剧烈肌肉活动（劳动或运动）可使骨骼肌紧张并强烈收缩，产热增加，使体温暂时性升高。因此，应在患者安静状态下测量体温。

（5）*环境温度*　在炎热或寒冷的环境下，机体散热受到明显的加强或抑制，体温可暂时升高或降低。

（6）*饮食*　进食的温度可以暂时性地影响口腔温度；饥饿、禁食时，体温会下降；进食后，由于食物的特殊动力作用，可以使体温暂时性升高 0.3℃左右。

（7）*药物*　麻醉药物可通过抑制体温调节中枢功能，或影响传入路径的活动并使血管扩张、散热增加，降低机体对寒冷的适应能力。因此，对手术患者在术中和术后均应注意保暖。

另外，强烈的情绪反应、冷热疗法的应用等都会对体温产生影响，在测量体温的过程中要加以考虑。

二、异常体温的评估与护理

（一）体温过高

1. 定义　体温过高（hyperthermia）指机体体温升高超过正常范围，病理性体温过高包括发热和过热。

发热（fever）是指机体在致热原作用下，体温调节中枢的调定点上移而引起的调节性体温升高。发热可分为感染性发热和非感染性发热两类。感染性发热较多见，主要由病原体引起；非感染性发热由病原体以外的各种物质引起。目前越来越引起人们的重视。

过热是指体温调节中枢的调定点未发生移动，而是由于体温调节系统失去控制或发生调节障碍、散热障碍、产热器官功能异常等引起的被动性体温升高。

一般来说，腋下体温超过37℃或口腔温度超过37.3℃，一昼夜体温波动在1℃以上可称为发热。

2. 发热程度 以口腔温度为例，发热程度可分为：

（1）低热 37.3℃～38.0℃（99.1 ℉～100.4 ℉）。

（2）中等热 38.1℃～39.0℃（100.6 ℉～102.0 ℉）。

（3）高热 39.1℃～41.0℃（102.4 ℉～105.8 ℉）。

（4）超高热 41.0℃以上（105.8 ℉以上）。

3. 发热过程 一般发热过程可分为3个阶段。

（1）体温上升期 特点为产热大于散热。患者主要表现为畏寒、疲乏无力、皮肤苍白、干燥无汗，严重者伴有寒战。体温上升方式有渐升和骤升两种，渐升是指体温逐渐上升，在数日内达高峰，多无明显寒战，可见于伤寒等；骤升是指体温突然升高，数小时内达到高峰，常伴有寒战，常见于疟疾、肺炎球菌性肺炎等。

（2）高热持续期 特点为产热和散热在较高水平上保持相对平衡。患者表现为颜面潮红、皮肤灼热、口唇干燥、食欲不振、头痛头晕、全身不适、软弱无力、呼吸脉搏加快等。

（3）退热期 特点为散热大于产热，体温下降直至恢复正常水平。患者表现为大量出汗、皮肤潮湿。退热方式有渐退和骤退两种，渐退指体温在数天内逐渐降至正常，常见于伤寒、风湿热等；骤退指体温突然下降，在数小时内降至正常，常见于疟疾、肺炎球菌肺炎。骤退过程中由于大量出汗，体液大量丧失，年老体弱及心血管疾病患者易出现血压下降、脉搏细速、四肢厥冷等虚脱或休克现象，护理中应加强观察。

4. 热型 体温曲线的形态称为热型（fever type）。某些发热性疾病的热型独特，对协助诊断和了解疾病转归有重要意义。但由于目前抗生素的广泛使用（滥用）及退热药、肾上腺皮质激素等药物的不适当使用，使热型变得不典型。常见的热型有以下4种（图9-1）。

（1）稽留热（continuous fever） 体温升高达39.0℃以上，持续数天或数周，24小时波动范围不超过1.0℃。常见于肺炎球菌肺炎、伤寒等。

（2）弛张热（remittent fever） 体温在39.0℃以上，24小时内温差大于1.0℃，体温最低时仍高于正常水平。常见于败血症、化脓性疾病、风湿热等。

（3）间歇热（intermittent fever） 高热期和无热期交替出现。体温骤然升高至39℃以上达数小时或更长时间，然后下降至正常或正常以下，经过一个间歇后，体温又升高，并反复发作。常见于疟疾等。

（4）不规则热（irregular fever） 发热无一定规律，且持续时间不定。见于癌性发热、流行性感冒等。

5. 护理措施

（1）降低体温 发热持续期，可根据患者情况采取物理降温。物理降温分为局部冷疗和全身冷疗两种。如体温超过39℃（口腔温度），选用局部冷疗，如用冷毛巾、冰袋、化学制冷袋置于患者额头及大动脉处；体温超过39.5℃，选用全身冷疗，可采用温水擦浴、乙醇擦浴方式，达到

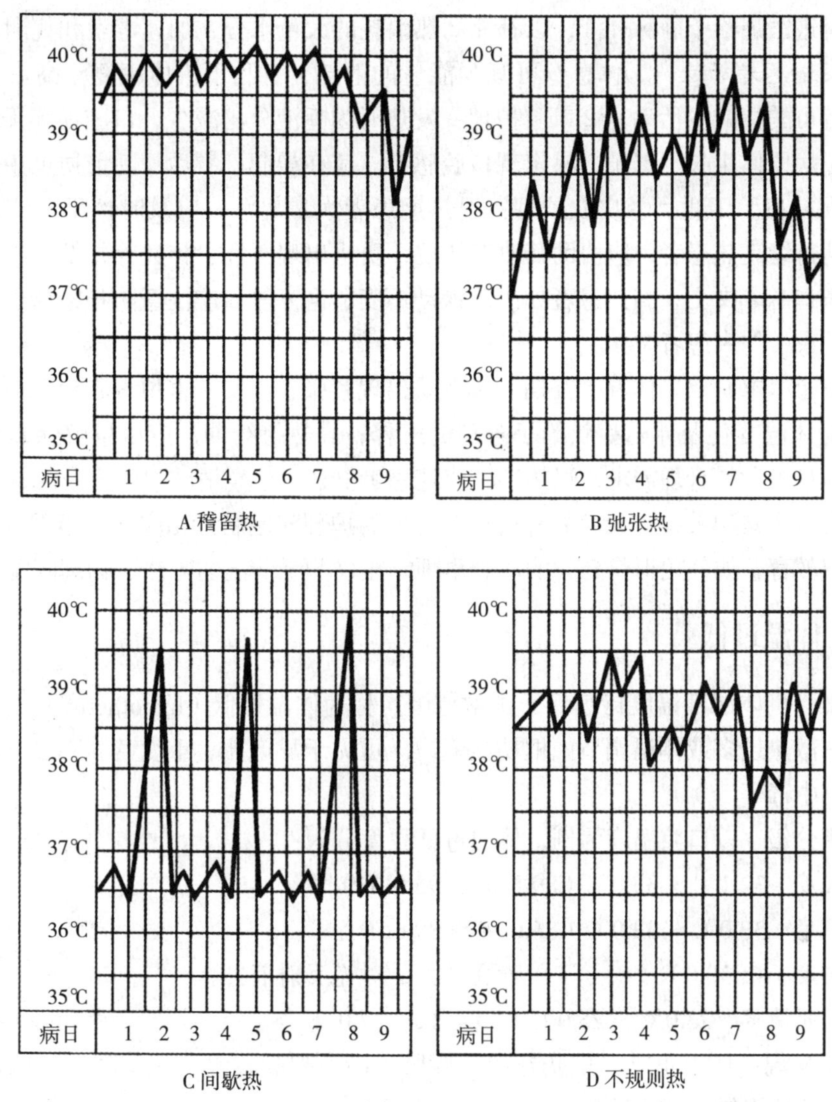

图 9-1　常见的热型

降温目的（具体方法见第十章冷热疗法）。必要时可根据医嘱给予药物降温，使用时应注意药物的剂量，尤其是年老体弱及心血管疾病患者，应防止因退热时大量出汗而出现虚脱或休克现象。采取降温措施 30 分钟后应复测体温，并做好记录和交班。

（2）加强病情观察　①观察生命体征：定时测体温，每日测量 4 次，高热时应每 4 小时测量 1 次，待体温恢复正常 3 天后，改为每日 1 ～ 2 次。注意观察发热类型、程度及过程，同时应注意呼吸、脉搏和血压的变化。②观察伴随症状及程度：如有无寒战、淋巴结肿大、肝脾肿大、出血、结膜充血、单纯疱疹、关节肿痛及意识障碍等伴随症状及出现的程度。③观察发热的原因及诱因是否消除：发热的诱因可有受寒、饮食不洁、术后、服用特殊药物（抗肿瘤药物、免疫抑制剂等）等。④观察治疗效果：比较治疗前后全身症状及实验室检查结果。⑤观察饮水量、饮食摄取量、尿量及体重变化，必要时记录液体出入量。⑥观察四肢末梢循环情况，高热而四肢末梢厥冷、发绀等提示病情加重。⑦观察有无抽搐，给予对症处理。

（3）补充营养和水分　鼓励患者进食高热量、高蛋白、高维生素、易消化的流质或半流质食物，宜少量多餐，以利于消化、吸收，补充高热的消耗。鼓励患者多饮水，以每日 3000mL 为

宜，必要时遵医嘱给予静脉补液，以补充高热消耗的大量水分，加速毒素和代谢产物的排出。

（4）促进患者舒适 ①休息：可减少能量的消耗，有利于机体康复。高热者需绝对卧床休息，低热者可酌情减少活动。②口腔护理：发热时因唾液分泌减少，口腔黏膜干燥，且抵抗力下降，有利于病原体生长、繁殖，易出现口腔感染。应在晨起、餐后、睡前协助患者漱口，观察口腔情况，保持口腔卫生。③皮肤护理：退热期患者大量出汗，应及时擦干汗液，更换衣服和床单。对长期持续高热患者，应协助其改变体位，防止出现压疮、肺炎等并发症。

（5）保证患者安全 高热患者如出现躁动不安、谵妄等，应注意防止坠床、舌咬伤，必要时用床档、约束带约束患者。

（6）给予心理护理 体温上升期，患者易出现紧张、不安、害怕等心理反应，此时应经常探视患者，对体温变化及伴随症状给予合理的解释；高热持续期，应尽量解除高热带来的身心不适，尽量满足患者的合理需求；退热期，应使患者舒适，注意清洁卫生，及时补充营养。

（7）进行疾病相关知识健康教育 针对患者的护理问题制订相应的健康教育计划，给予相关的健康知识教育，如使用退热药物的注意事项、正确测量体温的方法、物理降温的实施方法等。

（二）体温过低

1. 定义 机体深部温度持续低于正常范围，称为体温过低（hypothermia）。其原因包括机体产热减少、散热过多或体温调节中枢功能障碍。可见于早产儿、重度营养不良、颅脑外伤、脊髓受损、药物中毒等。

2. 临床分级 以口腔温度为例，体温过低程度分为：

（1）轻度 32.1℃～35.0℃（89.8 ℉～95.0 ℉）。

（2）中度 30.0℃～32.0℃（86.0 ℉～89.6 ℉）。

（3）重度 ＜30.0℃（86.0 ℉）瞳孔散大，对光反射消失。

（4）致死温度 23.0℃～25.0℃（73.4 ℉～77.0 ℉）。

3. 临床表现 体温不升、皮肤苍白、四肢冰冷、呼吸减慢、血压降低、脉搏细弱、心律不齐、感觉和反应迟钝、意识障碍，甚至昏迷。

4. 护理措施

（1）提高温度，注意保暖 环境温度保持在22～24℃，早产儿置温箱中。给予毛毯、棉被、热水袋、电热毯等保暖措施；给予热饮，提高机体温度。

（2）病因治疗 去除引起体温过低的原因，使体温恢复正常。

（3）病情观察 监测生命体征的变化，至少每小时测体温1次，直到体温恢复至正常且稳定。

（4）心理护理 经常巡视患者，多与患者交流，及时发现其情绪的变化，做好心理护理。

（5）健康教育 指导患者避免导致体温过低的因素，如营养不良、衣服穿着过少、供暖设施不足等，及时治疗某些原发病。

三、体温的测量

（一）体温计的种类与构造

1. 水银体温计（mercury thermometer） 又称玻璃体温计（glass thermometer），是一种外表有刻度的真空毛细管，末端为水银槽。当水银遇热膨胀后沿毛细管上升，上升高度和受热程度成

正比，真空毛细管下端和水银槽之间有一凹陷处，使水银遇冷不致下降，以便检视温度。

根据测量部位的不同，可将体温表分为口表（oral thermometer）、肛表（rectal thermometer）、腋表（axillary thermometer）。口表和腋表的水银槽较细长，有助于测量体温时扩大接触面积；肛表的水银槽较短粗，防止测量体温时折断或损伤黏膜。口表和肛表的玻璃管呈三棱状，腋表的玻璃管呈扁平状（图 9–2）。临床上口表可代替腋表使用。

根据体温计的刻度不同，可分为摄氏体温计（centigrade thermometer）和华氏体温计（Fahrenheit thermometer）。摄氏体温计的刻度为 35.0 ～ 42.0℃，每小格 0.1℃；华氏体温计的刻度为 94.0 ～ 108.0 ℉，每小格 0.2 ℉。

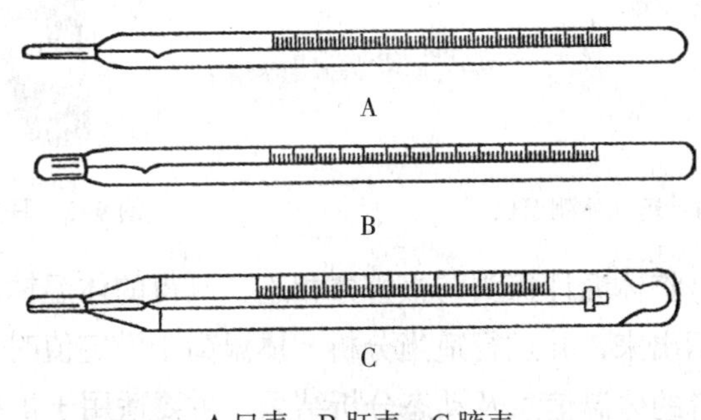

A 口表　B 肛表　C 腋表

图 9–2　玻璃体温计的种类

2. 电子体温计（electronic thermometer） 是采用电子感温探头来测量体温（图 9–3），测得的温度可直接在数字显示器显示，直观读数，结果准确且灵敏度高。使用时将开关打开，显示器显示“L”时，将体温计放入测温部位，测温时间根据体温计型号不同而异。当体温计发出蜂鸣声，即表示测温完成。此外，监护仪体温测量的探头为内含高精度的热敏电阻，阻抗随外界温度变化而变化。监护体温时，将体温探头置于患者鼻腔（腋下、直肠等部位）中，监护仪将热敏电阻的阻抗变化转化为电信号，通过计算得到体温值而显示在监护仪上。

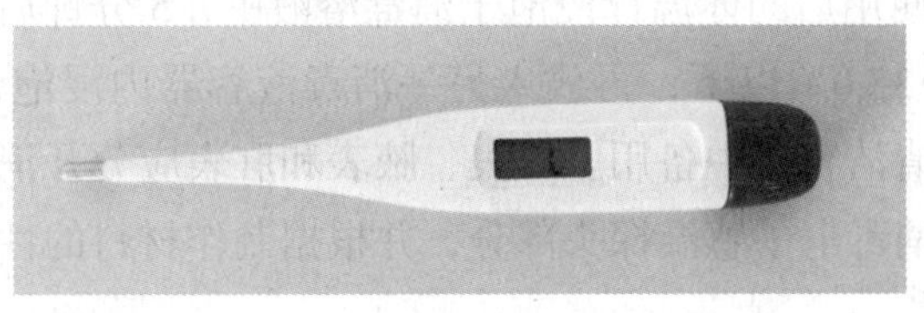

图 9–3　电子体温计

3. 可弃式体温计（disposable thermometer） 为一次性使用的体温计。体温计内有对热敏感的化学指示点薄片，该薄片中的化学指示点可随体热改变而发生颜色变化，从而显示出测量体温。可用于测量口温、腋温。

4. 感温胶片（temperature sensitive tape） 为对温度敏感的胶片，可贴在前额或腹部，根据胶片颜色变化而显示体温的变化，室温下 15 秒后即可显示体温，但不能显示具体的温度数值，只能用于判断体温是否在正常范围。适用于小儿。

5. 红外体温测量仪 红外体温测量仪利用红外辐射测温的原理来实现测量温度的目的。有非接触、测温快等优点。不同形式的红外体温测量仪又具有不同的特点。

（1）远红外测温仪　测温仪所测部位为额头或耳后，置于距体表 5 ～ 10cm 处，测量速度快，使用方便。但因受体表下血液循环与周围环境温度影响较大，与机体深部组织的温度有一定差

异，测得的温度仅供临床参考，不能作为医疗判断的依据。主要用于人流密集场所如车站、机场等人群的体温初筛（图 9–4）。

（2）耳温计　耳温计是一种用于测量鼓膜温度的红外辐射温度计，通过测量鼓膜发出的红外辐射能间接获取大脑组织的温度。由于鼓膜靠近下丘脑体温调节中枢，因此耳温计可直接体现机体的深部温度（图 9–5）。

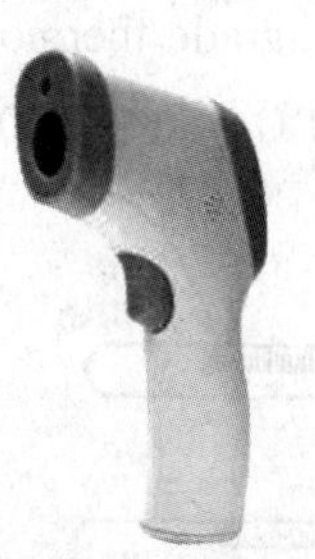
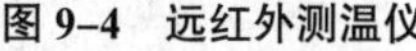

图 9–4　远红外测温仪

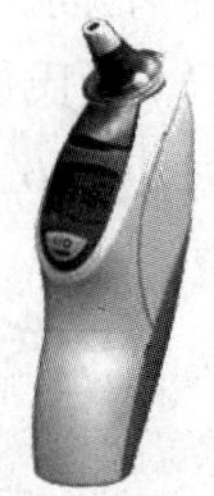

图 9–5　耳温计

6. 其他　报警体温计是将体温计探头与报警器相连，测得的体温输出到计算机，运用体温管理软件将体温数据动态显示出来，并进行适当分析。体温高于设定值时，会自动报警，使医护人员能及时、准确地获得患者的体温信息及动态分析结果。主要适用于重症监护和外科手术中。

（二）体温计的检查和消毒

1. 体温计的检查　在新的水银体温计使用前或定期消毒后，应进行检查以保证其准确性。方法：将全部体温计的水银柱甩至 35.0℃以下，于同一时间放入已测好的 40.0℃以下（36.0℃～40.0℃）的水中，3 分钟后取出检查。凡误差在 0.2℃以上、玻璃管有裂痕或水银柱自行下降者不能使用。

2. 体温计的消毒　为防止交叉感染，对使用过的体温计应采用化学消毒灭菌法进行消毒。具体方法：

（1）水银体温计　将使用后的体温计浸泡于消毒溶液中，5 分钟后取出，清水冲净，用离心机将体温计的水银柱甩至 35.0℃以下，再放入另一消毒液容器内浸泡，30 分钟后取出并用冷开水冲洗干净，擦干后放入清洁容器中备用。口表、腋表和肛表应分开消毒和存放。

（2）电子体温计　仅消毒电子感温探头部分，并根据制作材料的性质选用不同的消毒方法。

（三）体温的测量

【目的】

1. 判断体温有无异常。

2. 动态监测体温变化，分析热型及伴随症状。

3. 协助诊断，为疾病的预防、治疗、康复、护理提供依据。

【评估】

1. 患者年龄、病情、治疗情况、意识状态等。

2. 患者的心理状况、合作程度、自理能力等。

3. 测温部位皮肤黏膜状况。

4. 测温前 30 分钟左右有无运动、进食或冷热饮、冷热敷、沐浴、灌肠、足浴等影响因素存在。

【计划】

1. 护士准备 衣帽整洁，修剪指甲，洗手，戴口罩。

2. 患者准备

（1）了解测量体温的目的、方法、注意事项及配合要点。

（2）卧位舒适，情绪稳定。测温前 20 ～ 30 分钟如有运动、进食或冷热饮、冷热敷、沐浴、灌肠、坐浴等情况，应休息 30 分钟后再测量。

3. 用物准备

（1）治疗盘内备 容器 2 个（一个内备已消毒的体温计，另一个盛放测温后的体温计）、含消毒液纱布、带有秒针的表、笔、记录本、手消毒液。

（2）若测肛温，另备润滑油、棉签、卫生纸。

4. 环境准备 环境整洁、安静、舒适、安全。

【实施】操作步骤见表 9–2。

表 9–2 体温测量操作步骤

操作步骤	要点与说明
1. 核对、解释 携用物至患者床旁，核对患者床号、姓名，向患者解释操作的目的、过程及配合要点	· 确认患者，并取得患者的理解和配合
2. 测量体温	
▲口温测量法	
将口表水银槽端斜放在患者的舌下热窝（heat pocket）处，嘱患者紧闭口唇（图 9–6），用鼻呼吸，勿用牙咬体温计，测量 3 分钟	· 舌下热窝在舌系带两侧，由舌动脉供血，是口腔中温度最高的部位 · 避免体温计被咬碎，造成损伤 · 使测量结果正确
▲腋温测量法	· 用于婴幼儿、昏迷或其他不能测量口温者
擦干汗液，将腋表水银端放腋窝深处（图 9–7），体温计紧贴皮肤，屈臂过胸，夹紧，测量 10 分钟	· 需较长时间才能使腋下人工体腔的温度接近机体内部温度 · 不能合作患者应协助完成
▲肛温测量法	
（1）患者取侧卧、俯卧或屈膝仰卧位，暴露臀部，润滑肛表水银端，操作者一手分开臀部，另一手将肛表旋转缓慢插入肛门 3 ～ 4cm 并固定，测量 3 分钟 （2）婴幼儿可取仰卧位，操作者一手握住患儿双踝，提起双腿，另一手将已润滑的肛表插入肛门（婴儿 1.25cm，幼儿 2.5cm），握住肛表，并用手掌根部和手指将双臀轻轻捏拢并固定（图 9–8）	· 便于测量 · 避免擦伤或损伤肛门及直肠黏膜
3. 取表 取出体温计，用消毒纱布擦拭	· 如测量肛温，需用卫生纸擦净患者肛门处 · 体温若与病情不符应重新测量 · 体温异常应及时报告医生
4. 读数，记录	
5. 整理 协助患者穿衣、裤，取舒适体位	
6. 消毒 体温计消毒	
7. 洗手，绘制体温单 洗手后绘制体温单	

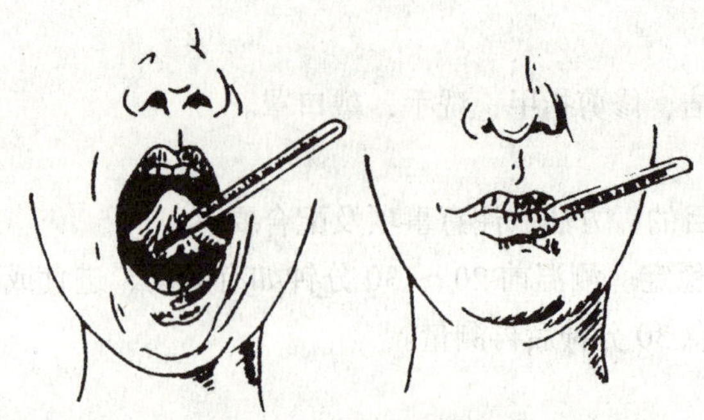

图 9-6　口温测量法

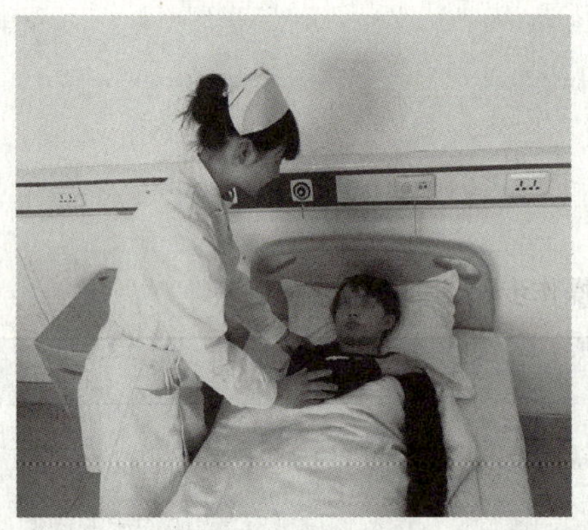

图 9-7　腋温测量法

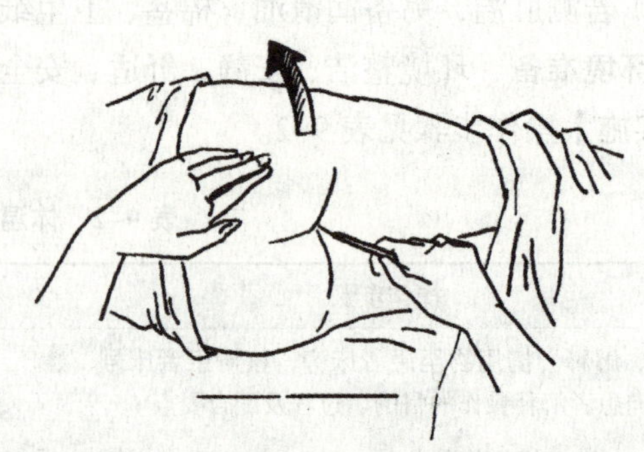

图 9-8　肛温测量法

【评价】

1. 患者理解测量体温的目的，了解测量注意事项，能主动配合。

2. 测量方法正确，结果准确。

3. 测量过程中无意外发生，患者有安全感。

【注意事项】

1. 测量前清点体温计数量，检查体温计有无破损、水银柱是否在 35.0℃以下。

2. 婴幼儿及精神异常、昏迷、口鼻腔手术、口腔疾病或呼吸困难者，不宜采用口温测量法。腋下出汗较多者、肩关节受伤或因消瘦夹不紧体温计者不宜使用腋温测量法。腹泻、直肠或肛门手术、心肌梗死患者不宜采用肛温测量法。

3. 为婴幼儿、昏迷患者、躁动患者测温时，应设专人守护在旁。

4. 如患者不慎咬破体温计，应立即清除玻璃碎屑以免损伤唇、舌、口腔、食管、胃肠道黏膜，然后口服蛋清或牛奶保护消化道黏膜以延缓汞的吸收。如病情允许，可食用膳食纤维丰富的食物促进汞的排泄。

5. 向患者及家属解释体温监测的重要性，使其学会正确测量体温的方法，并指导其对体温进行动态观察。

6. 甩体温计时用腕部力量，不能触及他物，以防撞碎。

7. 汞泄露处理的应急程序，见“第五章护士的职业防护”。

第二节　脉搏的评估与护理

每个心动周期中，由于心脏的收缩和舒张，动脉内的压力和容积也发生周期性的变化，导致

动脉管壁产生有节律的搏动，称为动脉脉搏（arterial pulse），简称脉搏（pulse）。

一、正常脉搏及生理变化

（一）脉搏的产生

脉搏的产生主要与心脏舒缩及动脉管壁弹性作用有关。心脏窦房结的自律细胞发出兴奋冲动，传至心脏各部，使心脏收缩。当心脏收缩时，左心室将血射入主动脉，主动脉内压力骤然升高，动脉管壁随之扩张；当心脏舒张时，动脉管壁弹性回缩。这种动脉管壁随着心脏的舒缩而出现周期性的起伏搏动，形成动脉脉搏。

（二）正常脉搏及生理变化

1. 脉率（pulse rate） 指每分钟脉搏搏动的次数。健康成人在安静状态下脉率为 60 ～ 100 次 / 分，脉率与心律一致。脉率受多种因素影响在一定范围内波动，常见因素有以下几种：

（1）年龄　一般新生儿、幼儿的脉率较快，随年龄增长而逐渐降低，老年时轻度增加。

（2）性别　同龄女性比男性脉率稍快，每分钟相差约 5 次。

（3）体型　体表面积越大，脉率越慢，因此身材瘦高者比矮胖者脉率慢。

（4）情绪　兴奋、恐惧、愤怒可使脉率增快；忧郁、镇静可使脉率减慢。

（5）进食、活动　一般人运动、进食后脉率会增快；休息、禁食则脉率减慢；进食浓茶或咖啡能使脉率增快。

（6）药物　许多药物会导致脉率发生变化。兴奋剂可使脉率加快，镇静剂、洋地黄类药物可使脉率减慢。

（7）其他　某些特殊生理时期，如怀孕期脉率会增快；环境温度增高，脉率增快，环境温度降低，脉率相对减慢。

表 9-3　各年龄组的平均脉率

年龄	平均脉率（次 / 分）	
出生～ 1 个月	120	
1 ～ 12 个月	120	
1 ～ 3 岁	100	
3 ～ 6 岁	100	
6 ～ 12 岁	90	
	男	女
12 ～ 14 岁	85	90
14 ～ 16 岁	80	85
16 ～ 18 岁	75	80
18 ～ 66 岁	72	
65 岁以上	75	

2. 脉律（pulse rhythm） 指脉搏的节律性。正常脉搏均匀规则，间隔时间相等，它反映了左心室收缩情况。但正常儿童、青年和一部分成年人中，可出现窦性心律不齐，表现为吸气时增快，呼气时减慢，一般无临床意义。

3. 脉搏的强弱 正常情况下每搏的强弱相同。脉搏的强弱取决于动脉充盈度和周围血管的阻力，与心搏量、脉压大小、动脉管壁的弹性等有关。

4. 动脉壁的情况 正常动脉管壁光滑、柔软，且有一定弹性。

二、异常脉搏的评估与护理

（一）异常脉搏的评估

1. 脉率异常

（1）心动过速（tachycardia） 又称速脉，指成人在安静状态下脉率超过 100 次 / 分。可见于发热、甲状腺功能亢进、贫血、血容量不足、心力衰竭、疼痛等，是机体的一种代偿机制，通过增加心排量，满足机体新陈代谢的需要。一般体温每升高 1℃，成人脉率增加 10 次 / 分左右，儿童增加 15 次 / 分。

（2）心动过缓（bradycardia） 又称缓脉，指成人在安静状态下脉率低于 60 次 / 分。可见于颅内压增高、阻塞性黄疸、甲状腺功能减退或服用某些药物（如地高辛）等。正常成人可见生理性窦性心动过缓，如运动员等。

2. 脉律异常

（1）间歇脉（intermittent pulse） 在一系列均匀规则的脉搏中，出现一次提前而较弱的脉搏，其后有一较正常延长的间歇（即代偿间歇），称间歇脉，又称过早搏动。如每隔一个或两个正常搏动后出现一次过早搏动，分别称为二联律（bigeminy）和三联律（trigeminy）。其发生机制是心脏异位起搏点过早地发生冲动而引起的心脏搏动提早出现。常见于各种器质性心脏病或洋地黄中毒等患者。正常人在过度疲劳、精神兴奋、体位改变时偶尔也会出现间歇脉。

（2）脉搏短绌（pulse deficit） 又称绌脉，指在同一单位时间内脉率少于心率。听诊心律完全不规则，心率快慢不一，心音强弱不等。发生机制是由于心肌收缩力强弱不等，有些心输出量少的搏动可产生心音，但不能引起周围血管的搏动，导致脉率低于心率。常见于心房纤颤。心律失常越严重，绌脉越多；病情好转时，绌脉可消失。

3. 强弱异常

（1）洪脉（bounding pulse） 当心输出量增加，动脉充盈度高，脉压较大时，脉搏强大有力，称为洪脉。常见于甲状腺功能亢进、高热、主动脉瓣关闭不全等患者。正常人运动后、情绪激动时，也常出现洪脉。

（2）细脉（small pulse） 当心输出量减少，动脉充盈度降低，周围动脉阻力较大时，脉搏搏动细弱无力，扪之如细丝，极难触及，称为细脉。常见于休克、大出血、主动脉瓣狭窄等患者。

（3）交替脉（alternant pulse） 当心室收缩强弱交替时，出现强弱交替的脉搏，称为交替脉。为心肌损害的一种表现，常见于高血压心脏病、急性心肌梗死等患者。

（4）水冲脉（water hammer pulse） 由于脉压增大，脉搏骤起骤落、急促有力，称为水冲脉。将患者前臂抬高过头，紧握其手腕掌面，可感到急促而有力的冲击。常见于主动脉瓣关闭不全、甲状腺功能亢进等患者。

（5）奇脉（paradoxical pulse） 平静吸气时脉搏明显减弱或消失，称为奇脉，又称吸停脉。

常见于心包积液、缩窄性心包炎等患者，是心包填塞的重要体征之一。

4. 动脉壁的异常　动脉硬化时，动脉壁弹性纤维减少，胶原纤维增多，动脉管壁变硬，失去弹性，呈条索状。严重时动脉呈迂曲状，甚至结节。触诊动脉有条索感，如按琴弦，常见于动脉硬化。

（二）异常脉搏的护理

1. 心理护理　根据患者病情进行有针对性的心理护理，缓解患者紧张、恐惧情绪。

2. 休息与活动　嘱患者卧床休息，适当活动，减少心肌耗氧量。根据病情给予吸氧。

3. 病情观察　监测患者脉率、脉律和强弱异常情况；如有起搏器者做好相应护理。

4. 用药护理　指导患者按时服药，观察用药效果和不良反应。

5. 准备急救药品和急救仪器　准备除颤仪、抗心律失常药物及其他抢救药物。

6. 健康教育　指导患者清淡饮食，善于控制情绪、戒烟限酒；勿用力排便；学会自我监测脉搏、观察药物不良反应及简单的急救方法。

三、脉搏的测量

（一）脉搏测量部位

凡是表浅、靠近骨骼的大动脉均可作为测量脉搏的部位，如颞浅动脉、颈动脉、肱动脉、桡动脉、股动脉、腘动脉、足背动脉、胫后动脉（图 9–9）。临床上最常选择的诊脉部位是桡动脉。

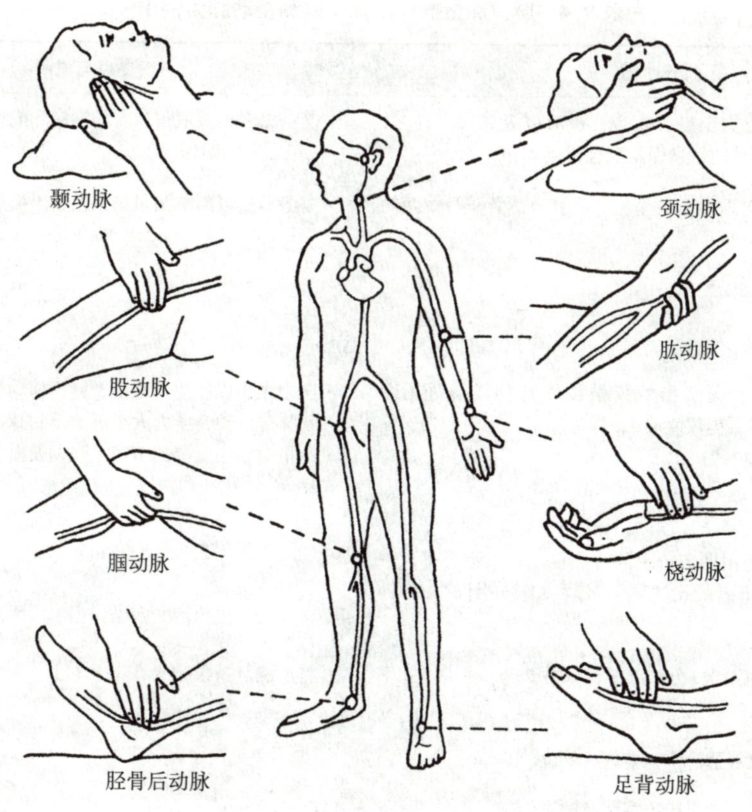

图 9–9　常用诊脉部位

（二）脉搏的测量

【目的】

1. 判断脉搏是否异常。

2. 动态监测脉搏变化，间接了解心脏状况。

3. 协助诊断，为疾病的预防、治疗、康复和护理提供依据。

【评估】

1. 患者年龄、病情、治疗情况、意识状态等。

2. 患者的心理状况、合作程度、自理能力等。

3. 测量前 30 分钟有无剧烈运动、情绪波动等影响因素存在。

【计划】

1. 护士准备 衣帽整洁，修剪指甲，洗手，戴口罩。

2. 患者准备

（1）了解脉搏测量的目的、方法、注意事项及配合要点。

（2）卧位舒适，情绪稳定。

（3）如有运动、进食、情绪波动等影响因素存在，应休息 20 ～ 30 分钟后再测量。

3. 用物准备 治疗盘内备 带有秒针的表、记录本、笔、手消毒液，必要时备听诊器。

4. 环境准备 环境整洁、安静、舒适、安全。

【实施】操作步骤见表 9-4。

表 9-4 脉搏测量操作步骤（以测桡动脉为例）

操作步骤	要点与说明
1. 核对、解释 携用物至患者床旁，核对患者床号、姓名，向患者解释操作的目的、过程及配合要点	· 确认患者，并取得患者的理解和配合
2. 体位 （协助）患者取卧位或坐位，手臂自然置于身体两侧舒适位置	· 姿势不适可影响测量结果及护士操作
3. 测量脉搏	
▲正常脉搏的测量	
护士以食指、中指和无名指的指端按压在桡动脉处（图 9-10），测 30 秒，将所得数值乘 2，即为脉率	· 压力大小以能清楚地触及脉搏搏动为宜，压力太大阻断脉搏搏动，压力太小感觉不到脉搏搏动 · 测量时须注意脉搏节律、强弱及血管壁的弹性等情况
▲绌脉的测量	
对脉搏短绌患者，应由两名护士同时测量，一人听心率，一人测脉率。由听心率者发出“始”“停”口令，计时 1 分钟（图 9-11）	
4. 记录 记录方式为：次 / 分；绌脉记录方式为：心率 / 脉率次 / 分	· 将所测脉搏值记录在记录本上
5. 整理 协助患者取舒适卧位，整理床单位	
6. 洗手，绘制体温单 洗手后绘制体温单	

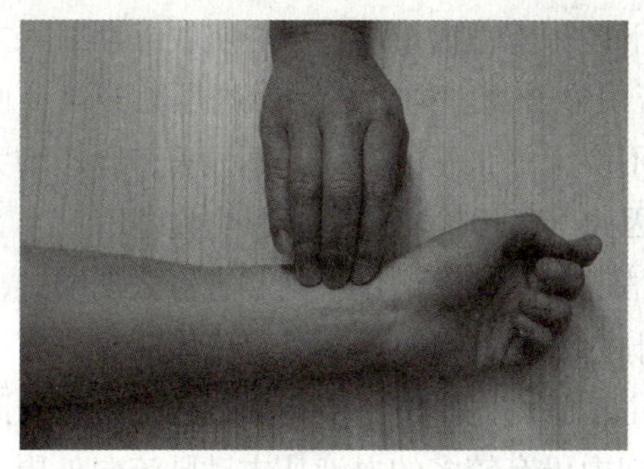
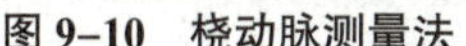

图 9-10　桡动脉测量法

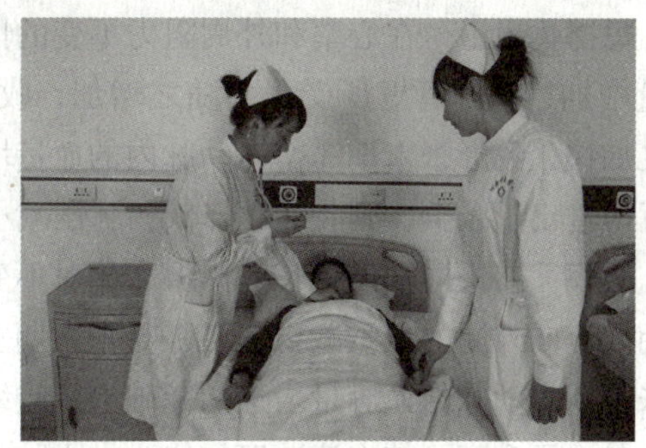

图 9-11　脉搏短绌测量法

【评价】

1. 患者理解测量脉搏的目的，了解测量注意事项，能主动配合。

2. 测量方法正确，结果准确。

【注意事项】

1. 为偏瘫患者测量脉搏，应选择健侧肢体。

2. 不可用拇指诊脉，因拇指小动脉搏动较强，易与患者脉搏混淆。

3. 异常脉搏、危重患者脉搏应测量 1 分钟；脉搏细弱难以触及、心律不齐或使用洋地黄类药物的患者，以及 2 岁以下儿童等，可用听诊器听心率 1 分钟代替测脉搏，心脏听诊部位在左锁骨中线内侧第 5 肋间处。

4. 教会患者正确测量脉搏的方法，向患者及家属解释脉搏监测的重要性，并指导其对脉搏进行动态观察。

第三节　血压的评估与护理

血压（blood pressure，BP）是指血管内流动的血液对血管壁产生的侧压力，一般指体循环的动脉血压。在一个心动周期中，动脉血压随心室的收缩和舒张而发生规律性的波动。在心室收缩中期，动脉血压上升达到最高值，称为收缩压（systolic pressure）；在心室舒张末期，动脉血压下降达到最低值，称为舒张压（diastolic pressure）。

收缩压与舒张压之差为脉搏压，简称脉压（pulse pressure）。在一个心动周期中，动脉血压的平均值称为平均动脉压（mean arterial pressure），约等于舒张压加 1/3 脉压。

一、正常血压及生理变化

（一）血压的形成

心血管系统是一个封闭的管道系统，系统中有足够的血液充盈是血压形成的首要因素，其次心脏射血和外周阻力是形成血压的基本因素，此外大动脉的弹性贮器作用对血压的形成也有重要作用。

（二）影响血压的因素

1. 循环血量与血管容量　循环血量与血管容量相适应，才能使血管系统足够地充盈，产生一定的体循环平均充盈压。如循环血量减少或血管容量扩大，则血压下降。

2. 每搏输出量 在心率和外周阻力不变的情况下，每搏输出量增加，心脏收缩期射入主动脉的血量增加，动脉管壁所受张力随之增加，收缩压明显升高。但由于动脉内压力升高，血流速度随之加快，致舒张末期滞留在动脉内的血量增加不多，舒张压的升高并不显著，脉压增大。反之，每搏输出量减少，则收缩压降低，脉压减小。因此，每搏输出量主要影响收缩压。

3. 心率 在每搏输出量和外周阻力相对不变的情况下，心率增快，则心脏舒张期缩短，心脏舒张期内流向外周的血量减少，心脏舒张末期主动脉内残留的血量增多，舒张压明显升高。在心脏舒张末期主动脉内血容量增加的基础上，收缩期主动脉内血量进一步增加，收缩压也升高；但由于动脉血压升高可使血流速度加快，在心脏收缩期内仍有较多的血液从主动脉流向外周，故收缩压的升高不如舒张压明显，脉压减小。因此，心率主要影响舒张压。

4. 外周阻力 在心输出量不变的情况下，外周阻力增加，心脏舒张期内流向外周的血液速度减慢，心脏舒张末期存留在主动脉中的血量增多，舒张压明显升高。在心脏收缩期，由于动脉血压升高使血流速度加快，在心脏收缩期内仍有较多的血液从主动脉流向外周，故收缩压升高不如舒张压明显，脉压减小。因此，外周阻力主要影响舒张压。而外周阻力的大小受阻力血管口径和血液黏稠度的影响，阻力血管口径减小，血液黏稠度增高，则外周阻力增大。

5. 主动脉和大动脉的管壁弹性 大动脉壁的弹性贮器作用对血压起缓冲作用。随着年龄增加，血管中的胶原纤维增生，大动脉弹性贮器作用减弱，以致血管的顺应性降低，收缩压升高，舒张压降低，脉压增大。

（三）正常血压及其生理变化

1. 正常血压范围 临床常以肱动脉的血压为标准。正常成人安静状态下血压范围相对稳定，其范围为收缩压 90 ～ 139mmHg，舒张压 60 ～ 89mmHg，脉压 30 ～ 40mmHg，平均动脉压 100mmHg 左右。

血压的单位是毫米汞柱（mmHg）或千帕（kPa），其换算公式为 1mmHg=0.133kPa，1kPa=7.5mmHg。

2. 血压的生理性变化 正常人的血压相对恒定，经常在较小范围内波动，但多种因素会影响血压的变化，常见的因素有：

（1）年龄 血压随年龄增长而增高，以收缩压升高更为显著（表 9–5），主要是因动脉管壁弹性降低、血液黏度增高等所致。

表 9–5 各年龄组的血压平均值

年龄	血压（mmHg）	年龄	血压（mmHg）
1 个月	84/54	14 ～ 17 岁	120/70
1 岁	95/65	成年人	120/80
6 岁	105/65	老年人	140 ～ 160/80 ～ 90
10 ～ 13 岁	110/65		

（2）性别 青春期前男女之间血压差异较小。女性在更年期前，血压略低于男性；更年期后，血压迅速升高，甚至高于男性。

（3）部位 约有 1/4 的健康人两上肢血压不等，右上肢血压高于左上肢 10 ～ 20mmHg。因左侧肱动脉来自主动脉的第三大分支左锁骨下动脉，而右侧肱动脉来自主动脉弓的第一大分支无

名动脉，由于能量消耗大，故左上肢血压低于右上肢。下肢血压一般高于上肢 20 ～ 40mmHg，其原因与股动脉管径较肱动脉粗、血流量大有关。

（4）体位 由于重力代偿机制的作用，人体立位血压高于坐位血压，坐位血压高于卧位血压。对于长期卧床、贫血或使用某些降压药物的患者，由平卧位突然变为立位时，收缩压可明显下降 20mmHg 以上，出现直立性低血压，伴有头晕、心慌、站立不稳，甚至晕厥等现象。

（5）体型 一般高大、肥胖者血压偏高。

（6）昼夜和睡眠 血压变化有明显的昼夜波动。一般血压在清晨最低，白天活动后逐渐升高，至午后或傍晚血压最高，夜间睡眠时降低，表现为“双峰双谷”，即凌晨 2 ～ 3 时最低，上午 6 ～ 10 时和下午 4 ～ 8 时各有一个高峰，晚上 8 时后血压缓慢下降，且在老年人血压昼夜波动中表现更为明显。过度劳累或睡眠不佳时，血压可略有增高。

（7）环境 寒冷环境中，因末梢血管收缩，血压可略有升高；高温环境中，因末梢血管扩张，血压可略有降低。

（8）其他 情绪激动、紧张、兴奋，剧烈运动，疼痛等可使血压升高。饮酒、摄入盐过多、用药等对血压也有影响。

二、异常血压的评估与护理

（一）异常血压的评估

1. 高血压（hypertension） 指在未使用抗高血压药物的情况下，18 岁以上成人收缩压 ≥ 140mmHg 和（或）舒张压 ≥ 90mmHg；收缩压 ≥ 140mmHg 和舒张压 < 90mmHg，为单纯收缩期高血压；患者既往有高血压史，目前正在使用降压药物，血压虽然低于 140/90mmHg，也诊断为高血压。

根据引起高血压的原因不同，高血压可分为原发性高血压和继发性高血压两大类。约 95% 的患者高血压原因不明，称为原发性高血压；约 5% 的高血压患者血压升高是因某种疾病所致，称为继发性高血压。高血压是最常见的慢性病，也是心脑血管疾病最主要的危险因素，且常引起心、脑、肾等重要脏器的功能损害，是医学界重点防治的疾病之一。血压水平分类和定义见表 9–6。

表 9–6 血压水平分类和定义

分类	收缩压（mmHg）		舒张压（mmHg）
正常血压	< 120	和	< 80
正常高值	120 ～ 139	和（或）	80 ～ 89
高血压：	≥ 140	和（或）	≥ 90
1 级高血压（轻度）	140 ～ 159	和（或）	90 ～ 99
2 级高血压（中度）	160 ～ 179	和（或）	100 ～ 109
3 级高血压（重度）	≥ 180	和（或）	≥ 110
单纯收缩期高血压	≥ 140	和	< 90

注：当收缩压和舒张压分属不同等级，以较高的分级为准。

2. 低血压 血压低于90/60mmHg称为低血压（hypotension），常见于体质瘦弱、大量失血、休克、急性心力衰竭等患者。部分健康人群，血压虽达到低血压标准，但无自觉症状，一般无临床意义。

3. 脉压异常

（1）脉压增大 脉压大于40mmHg称为脉压增大，常见于主动脉瓣关闭不全、主动脉硬化、甲状腺功能亢进、动静脉瘘等患者。

（2）脉压减小 脉压小于30mmHg称为脉压减小，常见于主动脉瓣狭窄、心包积液、缩窄性心包炎等患者。

（二）异常血压的护理

1. 良好环境 为患者提供安静、通风良好、温湿度适宜、合理照明的舒适环境。

2. 合理膳食 给予水果、蔬菜、低脂奶制品、禽肉、鱼、富含食用纤维的全谷物、植物来源的蛋白质（大豆、坚果）为主的饮食，减少饱和脂肪和胆固醇摄入。减少钠盐摄入，每人每日食盐摄入量逐步降至＜6g，增加钾摄入。

3. 减轻压力 心理或精神压力引起心理应激（反应），长期、过量的心理反应，尤其是负性的心理反应，如抑郁症、焦虑症、A型性格、缺乏社会支持等，会显著增加高血压患病率，进而增加心血管疾病风险。因此，应采取各种措施帮助患者预防和缓解精神压力，避免精神紧张及激动、烦躁、焦虑、忧愁等不良情绪，保持心情舒畅。必要时可进行专业心理辅导或治疗。

4. 规律运动 指导患者积极参加力所能及的体力劳动和适当的体育运动，以改善血液循环，增强心血管功能。每周4～7次中等强度的运动，每次持续30～60分钟，如步行、快走、骑车、慢跑、游泳、跳舞、打太极拳、练气功等，运动应注意量力而行，循序渐进。

5. 控制体重 肥胖者可通过控制能量摄入和增加体力活动控制体重，使身体质量指数（BMI）＜24，男性腰围＜90cm，女性腰围小于85cm。非药物治疗效果不理想，可考虑遵医嘱辅助用减肥药物。

6. 加强监测 及时了解患者血压的变化，测量血压时，应做到“四定”，即定时间、定体位、定部位、定血压计，以保证血压测量的准确性。同时观察药物治疗效果和不良反应，以及有无并发症的发生。

7. 健康教育 良好的生活习惯是维持正常血压的重要条件，要帮助患者消除影响血压变化的不良生活习惯，不吸烟，不饮或限制饮酒；患者要保证足够睡眠，养成定时排便的习惯，注意保暖，避免冷热刺激等；指导患者合理用药；教会患者及家属测量和判断异常血压的方法。

三、血压的测量

血压的测量可分为直接测量和间接测量两种方法。直接测量法是将溶有抗凝剂的长导管经皮穿刺由周围动脉送至主动脉内，导管末端与压力传感器连接，接监护测压系统，可连续监测动脉血压的动态变化。优点是数值精确、可靠，直接测量主动脉内压力，不受周围动脉舒缩的影响；缺点是属于创伤性检查，且技术要求高，临床仅限于急危重患者、特大手术及严重休克患者的血压测量。

间接测量法是目前临床上广泛应用的血压测量方法。它是根据血液通过狭窄的血管形成涡流时发出响声的原理而设计，用加压气球向缠缚于测量部位的袖带加压，袖带内压力逐渐增加，动脉完全被阻断，然后缓缓放气，当袖带内的压力与收缩压相等时，血流将通过袖带，此时便能听

到血液流过的声响（即刚能听到的第一声），此时血压计所指的刻度即为收缩压；继续放气，当袖带内压力低于收缩压，但高于舒张压这一段时间内，心脏每收缩一次，均可听到一次声音；当袖带压力降低到等于或稍低于舒张压时，血流恢复通畅，伴随心跳所发出的声音便突然变弱或消失，此时血压计所指的刻度即为舒张压。间接测量法的优点是操作简便易行，适用于任何患者，且不需要特殊设备；缺点是易受周围动脉舒缩的影响，导致有时测量数值不够准确。

（一）血压计的种类

常用的血压计主要包括水银血压计（图 9–12）、无液血压计（图 9–13）和电子血压计（图 9–14）。

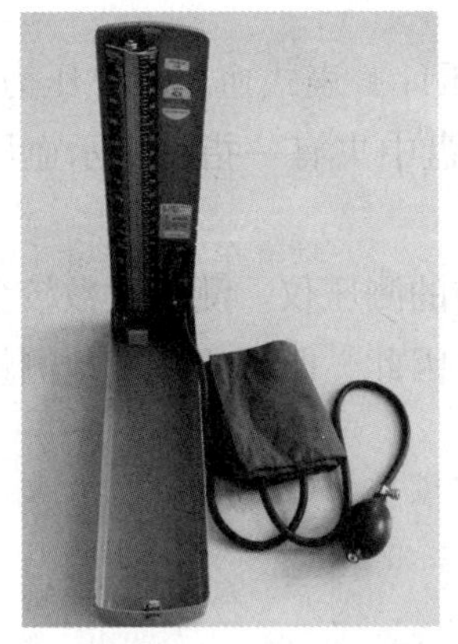

图 9–12　水银血压计

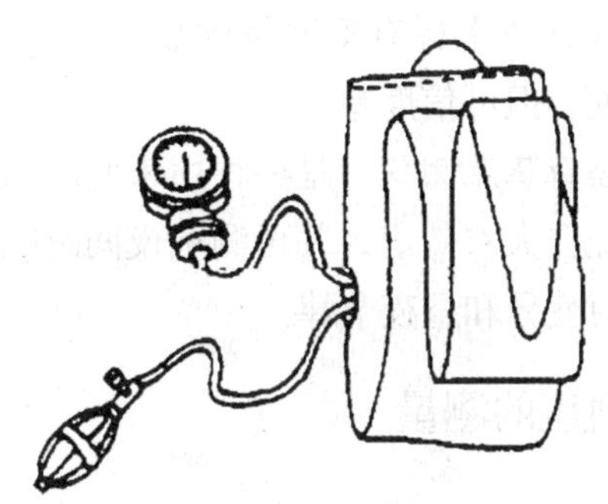

图 9–13　无液血压计

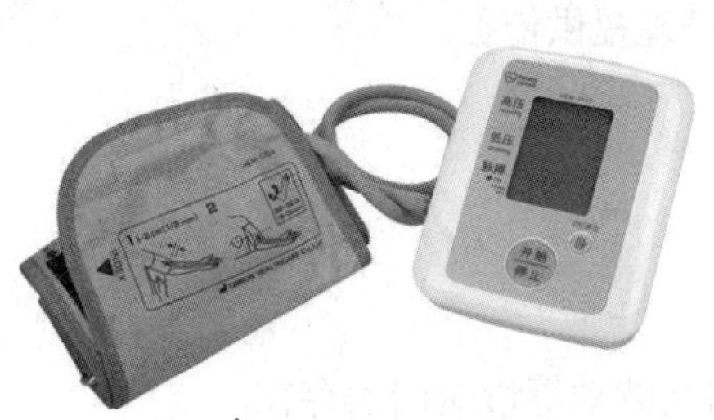

A. 臂式电子血压计

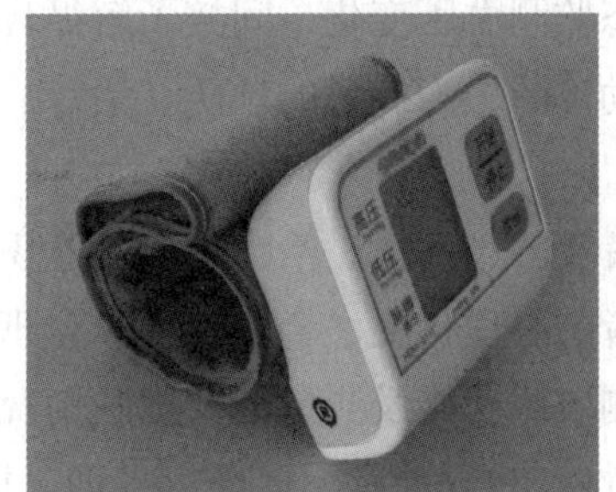

B. 腕式电子血压计

图 9–14　电子血压计

（二）血压计的构造

血压计主要由三个部分构成：

1. 加压气球和压力活门　加压气球可向袖带气囊充气；压力活门可调节压力大小。

2. 袖带　袖带由内层长方形扁平橡胶气囊和外层布套组成。测量血压应选择大小合适的气囊袖带，气囊应至少包裹 80% 上臂，大多数成人可使用气囊长 22 ～ 26cm、宽 12cm 的标准规格袖带，外层布套长 48cm（目前国内商品水银血压计气囊的规格：长 22cm，宽 12cm）。如气囊袖带太窄，需加大力量才能阻断动脉血流，测得数值偏高；气囊袖带太宽，大段血管受阻，测得数值偏低。因此，肥胖者或臂围大着（＞ 32cm）应使用大规格气囊袖带，儿童应使用小规格气囊袖带。气囊袖带上有两根橡胶管，一根连加压气球，另一根与压力表相接。

3. 测压计

（1）水银血压计　又称汞柱式血压计，由玻璃管、标尺和水银槽3部分组成。玻璃管固定在血压计盒盖内面，管面上有双刻度，一侧为0～300mmHg，最小分度值为2mmHg；另一侧为0～40kPa，最小分度值为0.5kPa。玻璃管上端以金属帽和大气相通，下端和水银槽（槽内装有汞60g）相通。其优点是测得数值准确可靠，但较笨重，且玻璃管易破裂，造成环境污染，将逐渐被淘汰。

（2）电子血压计　袖带内有一换能器，具有自动采样、微电脑控制数字运算、自动放气程序。测量后在显示屏上直接显示收缩压、舒张压及脉搏的数值。其优点是操作方便，不用听诊器，省略放气系统，可以排除听觉不灵敏，噪音干扰等造成的误差。因此，推荐使用通过国际标准方案认证的上臂式医用电子血压计。。

（3）无液血压计　又称弹簧表式血压计、压力表式血压计、表式血压计。压力计外观似表，呈圆盘状，正面盘上标有刻度及读数（20～300mmHg），盘中央有一指针指示血压数值。其优点是携带方便，但可信度差。

（4）动态血压监测仪　是一种用来监测动态、连续血压的测压仪。测量次数较多，无测量者误差，可避免白大衣效应，并可测量夜间睡眠期间的血压，因此，既可更准确地测量血压，也可评估血压短时变异和昼夜节律。

（三）血压的测量

【目的】

1. 判断血压有无异常。
2. 动态监测血压变化，间接了解循环系统功能状况。
3. 协助诊断，为疾病的预防、治疗、康复和护理提供依据。

【评估】

1. 患者年龄、病情、治疗情况、意识状态等。
2. 患者的心理状况、合作程度、自理能力等。
3. 被测肢体功能及测量部位皮肤情况。
4. 测量前30分钟有无运动、吸烟、饮酒、情绪波动等影响因素存在。

【计划】

1. 护士准备　衣帽整洁，修剪指甲，洗手，戴口罩。

2. 患者准备

（1）了解测量血压的目的、方法、注意事项及配合要点。

（2）体位舒适，情绪稳定。

（3）测血压前若有运动、吸烟、饮酒、情绪激动等，应休息15～30分钟后再测量。

3. 用物准备　治疗盘内备血压计、听诊器、笔、记录本。

4. 环境准备　环境整洁、安静，光线充足。

【实施】操作步骤见表9–7。

表 9-7　血压测量操作步骤

操作步骤	要点与说明
1. 核对、解释　携用物至患者床旁，核对患者床号、姓名，向患者解释操作的目的、过程及配合要点	· 确认患者，并取得患者的理解和配合
2. 测量血压	
▲肱动脉	
（1）取体位　患者取坐位或仰卧位，被测肢体（肱动脉）与心脏呈同一水平：坐位时平第四肋；卧位时平腋中线	· 如肱动脉高于心脏水平，测得血压值偏低；反之，测得血压值偏高
（2）暴露测量部位　卷袖露臂，掌心向上，肘部伸直	· 袖口不可过紧，必要时脱袖，以免衣袖过紧影响血压测量值的准确性
（3）开启血压计　放妥血压计，开启水银槽开关	
（4）缠袖带　驱尽袖带内空气，平整缠于上臂中部，下缘距肘窝 2 ～ 3cm，松紧度以能插入一指为宜	· 袖带缠得太松，充气后橡胶气囊呈气球状，有效面积变窄，致血压测量值偏高；袖带缠得太紧，血管在未注气时已受压，致血压测量值偏低
（5）充气　触摸肱动脉搏动，戴听诊器，将听诊器胸件置肱动脉搏动最明显处（图 9-15），一手固定听诊器胸件，另一手关闭气门，握加压气球充气，至肱动脉搏动音消失后再升高 20 ～ 30mmHg	· 听诊器胸件不可塞在袖带下，以免局部受压较大和听诊时出现干扰声 · 充气不可过猛、过快，以免水银溢出或引起患者不适 · 肱动脉搏动音消失，即袖带内压力大于心脏收缩压，血流被阻断
（6）放气　以水银柱下降 2mmHg/s 的恒定速度放气为宜，注意动脉搏动音变化时水银柱所指刻度	· 放气太快，分辨不出听诊间隔，猜测血压值；放气太慢，使静脉充血，测得舒张压值偏高 · 心率缓慢者放气的速度应更慢
（7）判断血压值　听诊器出现第一声搏动音时，水银柱所指的刻度即为收缩压；当搏动音突然变弱或消失，水银柱所指的刻度即为舒张压	· 视线与水银柱弯月面保持平齐。视线低于水银柱弯月面读数偏高，反之，读数偏低 · 第一声搏动音出现，表示袖带内压力降至与心脏收缩压相等，血流能通过受阻的肱动脉 · 搏动音变弱或消失，表示袖带内压力降至与心脏舒张压相等 · WHO 规定成人应以动脉搏动音的消失作为判断舒张压的标准
▲腘动脉	
（1）取体位　患者取仰卧、俯卧、侧卧位，使腘动脉与心脏保持在同一水平	· 一般不采用屈膝仰卧位
（2）暴露测量部位　协助患者卷裤或脱去一侧裤子，露出大腿部	· 防止衣裤过紧影响血压测量值的准确性
（3）开启血压计　放妥血压计，开启水银槽开关	
（4）缠袖带　驱尽袖带内空气，平整缠于大腿下部，下缘距腘窝 3 ～ 5cm，听诊器置腘动脉搏动最明显处	· 袖带松紧适宜
（5）其余操作同肱动脉测量法	
3. 整理　排尽袖带内余气，整理后放入盒内；血压计盒盖右倾 45°，使水银全部流回槽内，关闭水银槽开关，盖上盒盖；协助患者穿衣、裤，取舒适体位	· 避免玻璃管被压碎，水银溢出
4. 洗手、记录　记录方式为：收缩压 / 舒张压 mmHg，如 118/70 mmHg	· 当舒张压的变音与消失音之间有差异时，两读数都应记录，记录方式为：收缩压 / 变音 / 消失音 mmHg，如 118/70/60 mmHg
5. 转记	· 将血压值转记至体温单的血压栏内

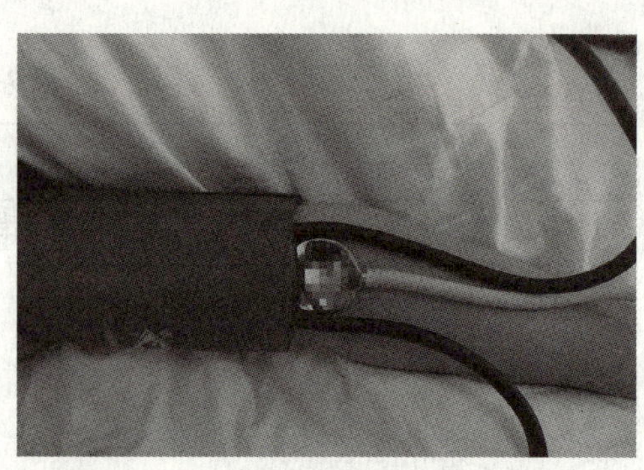

图 9–15 袖带和听诊器胸件放置位置

【评价】

1. 患者理解测量血压的目的，了解测量注意事项，能主动配合。

2. 测量方法正确，读数准确。

【注意事项】

1. 血压计应定期检查。测量前应检查橡胶管和加压气球是否漏气；玻璃管有无破裂，其上端是否与大气相通；水银是否足够，水银柱是否保持在“0”点处；血压计袖带宽窄是否适合；听诊器是否完好等。

2. 需长期监测血压的患者，为保证血压的准确性和可比性，应做到“四定”：定体位、定部位、定时间、定血压计。

3.《中国高血压防治指南》(2018 年修订版) 对测量血压要求：应相隔 1 ～ 2 分钟重复测量，取 2 次读数的平均值记录。如果收缩压或舒张压的 2 次读数相差 5mmHg 以上，应再次测量，取 3 次读数的平均值记录。首次就诊时应测量左、右上臂血压，以后通常测量较高读数一侧的上臂血压。老年人、糖尿病患者及出现直立性低血压情况者，应加测站立位血压；站立位血压应在卧位改为站立位后 1 分钟和 3 分钟时测量。

4. 如发现血压听不清或异常时，应重新测量。重测时，先将袖带内气体驱尽，使水银柱降至“0”点，稍待片刻再进行第二次测量。

5. 使用水银血压计测量血压，读取数值时，末位数值只能为 0、2、4、6、8，不能出现 1、3、5、7、9 等数字。

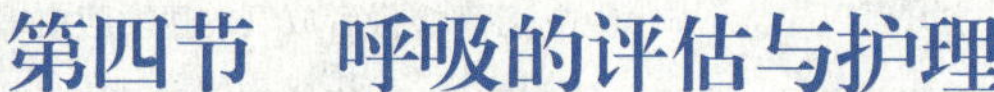

第四节 呼吸的评估与护理

机体在新陈代谢过程中，不断地从外界环境摄取氧气，并将自身产生的二氧化碳排出体外，机体与外环境之间进行气体交换的过程，称为呼吸（respiration)。呼吸是维持机体新陈代谢、生命活动和内环境稳定的重要生理功能之一。临床工作中，护士通过准确地观测呼吸可以了解患者呼吸功能状况，为疾病的诊断、治疗与护理提供依据。

一、正常呼吸及生理变化

(一) 呼吸过程

呼吸过程是由三个相互关联并同时进行的环节组成，即外呼吸、气体运输和内呼吸（图 9–16)。

1. 外呼吸（external respiration） 又称肺呼吸，指外界环境与血液之间在肺部进行的气体交换，包括肺通气和肺换气两个过程。

(1) 肺通气　指通过呼吸运动，肺与外界环境之间进行的气体交换。在肺通气过程中，呼吸道是气体进出的通道，肺泡是进行气体交换的场地，胸廓的节律性运动是实现肺通气的原动力。

(2) 肺换气　指肺泡与血液之间的气体交换。气体通过分压差进行交换，即气体从分压高处向分压低处扩散。如肺泡内氧分压高于静脉血氧分压，而二氧化碳分压则低于静脉血的二氧化碳分压，因此肺循环毛细血管的血液不断地从肺泡中获得氧，释放出二氧化碳，交换的结果是静脉血变成动脉血。

2. 气体运输　指通过血液循环将氧由肺运送至组织细胞，同时将二氧化碳由组织细胞运送至肺的过程。

3. 内呼吸　又称组织呼吸，指血液与组织、细胞之间的气体交换。气体交换方式同肺换气。体循环毛细血管的血液不断地从组织中获得二氧化碳，释放出氧气，交换的结果是动脉血变成静脉血。

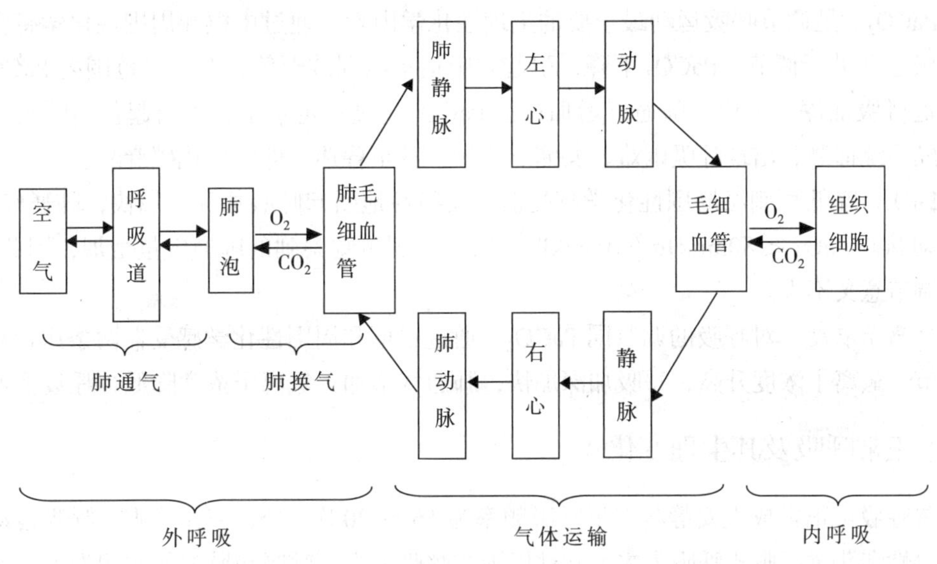

图 9-16　呼吸过程

（二）呼吸运动的调节

1. 中枢性神经调节　呼吸中枢是指中枢神经系统内产生和调节呼吸运动的神经细胞群，它们分布于脊髓、延髓、脑桥、间脑、大脑皮质等部位，其中延髓和脑桥是产生基本呼吸节律的部位，大脑皮层可控制随意呼吸运动。在呼吸运动调节过程中，各级中枢相互协调和制约，并各自发挥不同的作用。

2. 反射性调节

（1）肺牵张反射　由肺的扩张和回缩所引起的吸气抑制或兴奋的反射，称肺牵张反射（pulmonary stretch reflex），又称黑 - 伯反射。此反射属于负反馈调节，当肺扩张时可引起吸气动作的抑制而产生呼气，当肺回缩时可引起呼气动作的终止而产生吸气，从而使吸气不致过长、过深，促使吸气转为呼气，以维持正常的呼吸节律。

（2）呼吸肌本体感受性反射　是指呼吸肌本体感受器传入冲动所引起的反射性呼吸变化。呼吸肌属于骨骼肌，肌梭和腱器官是骨骼肌的本体感受器，肌梭受到牵张刺激时，可反射性引起受牵拉肌梭所在肌肉的收缩，属本体感受性反射。呼吸肌本体感受器传入冲动参与维持正常呼吸，呼吸肌负荷增加时（如气道梗阻），在呼吸肌本体感受性反射的作用下，反射性地调节膈肌和肋间外肌的收缩，使呼吸运动增强，以维持机体需要的通气量。

（3）防御性反射　包括喷嚏反射（sneeze reflex）和咳嗽反射（cough reflex），是最常见的防御反射。当鼻黏膜受到刺激时，可引起喷嚏反射；喉、气管和支气管黏膜上皮的感受器受到机械或化学刺激时，可引起咳嗽反射。这两种反射是对机体的保护性反射，目的是排除呼吸道刺激物和异物，起到保护呼吸道的作用。

3. 化学性调节 动脉血或脑脊液中动脉血氧分压（PaO_2）、二氧化碳分压（$PaCO_2$）和氢离子浓度的改变对呼吸运动的影响，称为化学性调节，它是机体一种短期的适应机制。化学性调节通过内环境变化作用于化学感受器而发挥作用，化学感受器包括中枢性化学感受器（central chemoreceptor）和周围性化学感受器（peripheral chemoreceptor）。中枢性化学感受器位于延髓，对 CO_2 浓度变化较敏感；周围性化学感受器位于主动脉体和颈动脉窦中，对动脉血中 $PaCO_2$、氢离子浓度升高和 PaO_2 下降敏感，通过兴奋神经调节器改善通气，以维持动脉血气在正常水平。

（1）$PaCO_2$　是调节呼吸运动最重要的生理性化学因素，通过中枢和周围性化学感受器两条途径对呼吸运动进行调节。$PaCO_2$ 下降，引起呼吸运动减弱或暂停；在一定范围内 $PaCO_2$ 升高，反射性引起呼吸加深、加快，肺通气增加；但 $PaCO_2$ 超过一定水平，可引起包括呼吸中枢在内的中枢神经系统抑制，出现呼吸困难、头痛、头晕，甚至昏迷，即二氧化碳麻醉。

（2）PaO_2　降低可刺激周围性化学感受器，反射性地引起呼吸加深、加快，肺通气量增加。但一般在动脉血 $PaO_2 < 80mmHg$（10.64kPa）时才出现可觉察到的肺通气量增加，因此 PaO_2 对正常呼吸调节意义不大。

（3）氢离子浓度　对呼吸的调节同 $PaCO_2$，通过中枢和周围性化学感受器两条途径对呼吸运动进行调节。氢离子浓度升高，呼吸加深加快，肺通气增加；氢离子浓度降低，呼吸受到抑制。

（三）正常呼吸及其生理变化

1. 正常呼吸 正常成人安静状态下呼吸频率为 16 ～ 20 次 / 分，节律规则，呼吸运动无声且不费力。男性和儿童以腹式呼吸为主，女性以胸式呼吸为主。呼吸与脉搏的比例为 1 ∶ 4。

2. 呼吸的生理性变化

（1）年龄　年龄越小，呼吸频率越快，新生儿呼吸约 44 次 / 分钟。

（2）性别　同龄女性的呼吸频率稍高于男性。

（3）活动　剧烈活动使呼吸加深、加快；休息和睡眠时呼吸减慢。

（4）情绪　紧张、恐惧、愤怒、悲伤等强烈情绪变化会刺激呼吸中枢，引起呼吸加快或屏气。

（5）体温　体温上升，呼吸频率加快；体温下降，呼吸变深、变慢。

（6）血压　血压大幅度变化，可反射性地影响呼吸。血压升高，呼吸减慢、变弱；血压降低，呼吸加快、加深。

（7）其他　环境温度升高、海拔升高、气压降低、低氧环境等因素可使呼吸加快、加深。

二、异常呼吸的评估与护理

（一）异常呼吸的评估

1. 频率异常

（1）呼吸过速　成人呼吸频率大于 24 次 / 分，称为呼吸过速（tachypnea）（表 9-8）。常见于发热、甲状腺功能亢进、疼痛、贫血及心功能不全等患者。一般体温每升高 1℃，呼吸频率增加 3 ～ 4 次 / 分。

（2）呼吸过缓　成人在安静状态下，呼吸频率小于 12 次 / 分，称为呼吸过缓（bradypnea）（表 9-8）。常见于颅内压增高、巴比妥类药物中毒等呼吸中枢受抑制患者。

表 9–8　正常和异常呼吸形态比较

呼吸名称	呼吸形态	特点
正常呼吸	吸气　呼气	规则、平稳
呼吸过速		规则、快速
呼吸过缓		规则、缓慢
深度呼吸		规则、深而大
潮式呼吸		潮水般起伏
间断呼吸		呼吸和呼吸暂停交替出现

2. 节律异常

（1）潮式呼吸　又称陈 – 施呼吸（Cheyne–Stokes respiration），是一种周期性呼吸异常。呼吸的特点是由浅慢逐渐变为深快，再由深快转为浅慢，经过一段时间的呼吸暂停（5 ～ 20 秒）后，又开始重复上述呼吸状态（表 9–8），周期长 30 秒至 2 分钟。由于呼吸运动呈潮水涨落样，周而复始，故称潮式呼吸。

潮式呼吸发生机制是呼吸中枢的兴奋性降低或严重缺氧。血液中正常浓度二氧化碳不能通过刺激化学感受器引起呼吸中枢兴奋，使呼吸逐渐减弱以致暂停。之后体内二氧化碳积聚，$PaCO_2$ 增高到一定程度后，刺激化学感受器反射性地刺激呼吸中枢，再次引发呼吸，使呼吸恢复或加强。随着呼吸运动的进行，体内积聚的二氧化碳被排出，呼吸中枢又失去有效兴奋，呼吸再次减弱继而暂停，从而形成周期性异常呼吸。常见于中枢神经系统疾病，如脑膜炎、脑炎、巴比妥药物中毒、颅内压增高等。

（2）间断呼吸　又称毕奥呼吸（Biots respiration），其特点是呼吸和呼吸暂停现象交替出现，即有规律地呼吸几次后，突然停止，间隔一段时期后又开始呼吸，如此反复交替进行（表 9–8）。产生机制同潮式呼吸，但预后更严重，是呼吸中枢兴奋性显著降低的现象，多在呼吸完全停止前出现。常见于颅内病变或呼吸中枢衰竭。

（3）叹气式呼吸　正常呼吸间断一段时间后做一次深大呼吸，并伴叹气声。偶尔一次叹气是正常的，可以扩张小肺泡，常见于精神紧张、神经官能症等患者。如出现反复叹气式呼吸则是临终前的表现。

3. 深度异常

（1）深度呼吸　又称库斯莫呼吸（Kussmaul's respiration），是一种深大而规则的呼吸（表 9–8）。常见于尿毒症、糖尿病等引起的代谢性酸中毒，通过深度呼吸使肺换气加深、加快，以便排出体内较多的二氧化碳，调节血液中酸碱平衡。

（2）浅快呼吸　是一种浅表而不规则的呼吸，有时呈叹息样。常见于呼吸肌麻痹、某些肺部疾病、胸膜疾病等患者，也可见于濒死患者。

4. 声音异常

（1）蝉鸣样呼吸（strident respiration）　呼吸特点是吸气时产生一种似蝉鸣样高音调的音响，多因声带附近有异物阻塞，使空气吸入困难所致。常见于喉头水肿、痉挛、异物等。

（2）鼾声呼吸（stertorous respiration）　呼吸特点是呼吸时发出一种粗大的鼾声，多因气管或支气管内有较多的分泌物聚积。常见于昏迷或神经系统疾病。

5. 型态异常

（1）胸式呼吸减弱，腹式呼吸增强　正常女性以胸式呼吸为主。但由于肺、胸壁或胸膜的疾病产生剧烈疼痛，如肺炎、胸膜炎、肋骨神经痛、肋骨骨折等，可造成胸式呼吸减弱，腹式呼吸增强。

（2）腹式呼吸减弱，胸式呼吸增强　正常男性和儿童以腹式呼吸为主。但由于腹膜炎、大量腹水、腹腔内巨大肿瘤、肝脾极度肿大等，使腹腔内压力增高，膈肌下降受限，可造成腹式呼吸减弱，胸式呼吸增强。

6. 呼吸困难　由于各种原因导致患者通气需要量增加而引起的呼吸费力，称为呼吸困难（dyspnea），是临床常见的症状和体征。患者因气体交换不足，机体缺氧，主观感觉空气不足，呼吸费力，客观表现为发绀、鼻翼扇动、口唇及指（趾）端发绀、端坐呼吸、烦躁，以及辅助呼吸肌参与呼吸运动，造成呼吸频率、节律、深度的异常。根据临床表现可分为：

（1）吸气性呼吸困难　由于上呼吸道部分梗阻，气流不能顺利进入肺，吸气极度用力，呼吸肌收缩，辅助呼吸肌收缩增强，肺内负压增加所致。表现为吸气时间明显延长，吸气显著困难，有明显三凹征（胸骨上窝、锁骨上窝和肋间隙出现凹陷）。常见于喉头水肿或气管、喉头异物等患者。

（2）呼气性呼吸困难　由于下呼吸道部分梗阻，气体呼出不畅所致。表现为呼气时间延长，呼气费力。常见于阻塞性肺气肿、支气管哮喘患者。

（3）混合性呼吸困难　由于广泛性肺部病变使呼吸面积减少，影响换气功能所致。表现为吸气和呼气均感费力，呼吸频率快而表浅。常见于广泛性肺纤维化、大面积肺不张、重症肺炎、大量胸腔积液等患者。

（二）异常呼吸的护理

1. 提供舒适环境　调节室内适宜的温湿度，保持室内空气流通、清新，为患者提供良好的休息环境。

2. 病情观察　观察患者有无呼吸频率、节律、深度、型态、声音异常及呼吸困难现象；有无咳嗽、胸痛、咯血、发绀等表现。

3. 改善呼吸功能，保持呼吸道通畅　采用有效咳嗽、叩击、体位引流、雾化吸入等方法促进排痰，及时清除呼吸道分泌物，必要时给予吸痰。根据病情，遵医嘱给予氧气吸入或人工呼吸机辅助通气。

4. 合适体位　根据患者病情安置合适体位，减轻呼吸困难，如半坐卧位、端坐位等。

5. 饮食营养　选择清淡、易消化、营养丰富的食物，避免过饱及食用产气食物。注意患者水分摄入，以利于稀释痰液，促进痰液排出。

6. 心理护理　根据患者病情进行针对性的心理护理，消除患者紧张、恐惧心理，稳定患者

情绪。

7. 中医护理　中医气功“六字诀”及各类呼吸操，对增加肺活量，增强呼吸功能有独特的治疗作用。

8. 健康教育　教会患者有效咳嗽、缩唇呼吸及腹式呼吸等呼吸训练的方法；戒烟限酒，养成良好的生活方式；在身体负荷内，进行一定体育锻炼，如慢走、五禽戏、太极拳等，以能耐受而不疲劳为度。

三、呼吸的测量

【目的】

1. 判断呼吸有无异常。
2. 动态监测呼吸变化，了解患者呼吸功能状态。
3. 协助诊断，为疾病预防、治疗、护理提供依据。

【评估】

1. 患者年龄、病情、治疗情况、意识状态、心理状况、合作程度。
2. 测量前 30 分钟有无剧烈运动、情绪波动等影响因素存在。

【计划】

1. 护士准备　衣帽整洁，修剪指甲，洗手，戴口罩。

2. 患者准备

（1）体位舒适，情绪稳定，保持自然呼吸状态。

（2）测量前若有剧烈运动、吸烟、情绪激动等，应休息 20 ～ 30 分钟后再测量。

3. 用物准备　治疗盘内备带有秒针的表、笔、记录本，必要时备棉花。

4. 环境准备　环境整洁、安静，温湿度适宜。

【实施】操作步骤见表 9–9。

表 9–9　呼吸测量操作步骤

操作步骤	要点与说明
1. 核对　携用物至患者床旁，核对患者床号、姓名，但不解释	· 确认患者 · 避免引起患者紧张
2. 测量呼吸	
（1）测量脉搏后，护士将手放在患者的诊脉部位似诊脉状，观察患者胸部或腹部的起伏（图 9–17），观察呼吸频率（一起一伏为一次呼吸）、深度、节律、音响、型态及有无呼吸困难。一般测 30 秒，测得数值乘以 2 为呼吸频率	· 避免引起患者的紧张 · 女性以胸式呼吸为主；男性和儿童以腹式呼吸为主 · 异常呼吸者、婴儿应测 1 分钟
（2）呼吸微弱不宜观察者，可用少许棉花置于患者鼻孔前，观察棉花纤维被吹动的次数（图 9–18），测 1 分钟	
3. 记录　记录形式为：次 / 分	· 将所测呼吸值记录在记录本上
4. 整理　协助患者取舒适卧位	
5. 洗手，转记	· 将呼吸值转记到体温单上

【评价】

1. 患者处于自然呼吸状态。

2. 测量方法正确，结果准确。

【注意事项】

1. 因呼吸受意识控制，测量前不对患者进行解释，测量过程中不使患者觉察。

2. 测量时，使患者处于自然呼吸的状态，以保证测量呼吸的正确性。

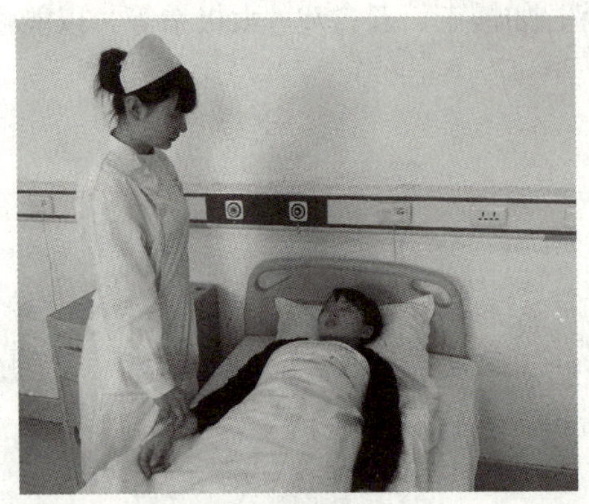

图 9–17 测量呼吸方法

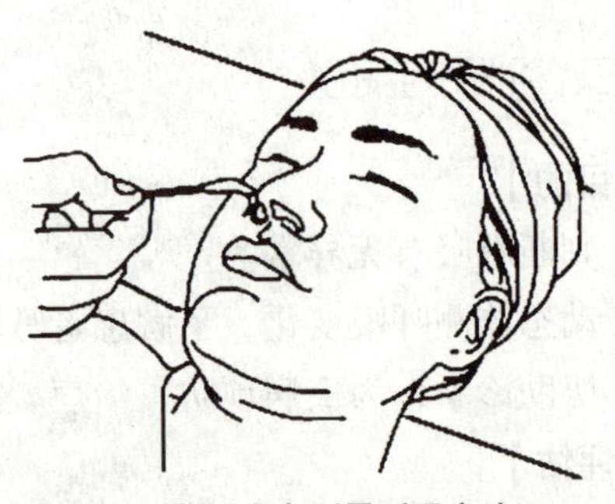

图 9–18 危重患者测量呼吸方法

四、促进呼吸功能的护理技术

有效清除呼吸道分泌物的技术

（一）叩击

叩击（percussion）是用手叩击患者胸背部，使呼吸道分泌物松脱而排出体外的方法。适用于长期卧床、久病体衰、排痰无力患者。操作时患者取坐位或侧卧位，操作者手固定成背隆掌空状（握杯姿势，图 9–19），有节奏地自下而上、由背外侧向脊柱内侧轻轻叩击，同时鼓励患者咳嗽。不可在裸露的皮肤、脊柱、乳房、肋骨上下及衣服纽扣、拉链上叩击。

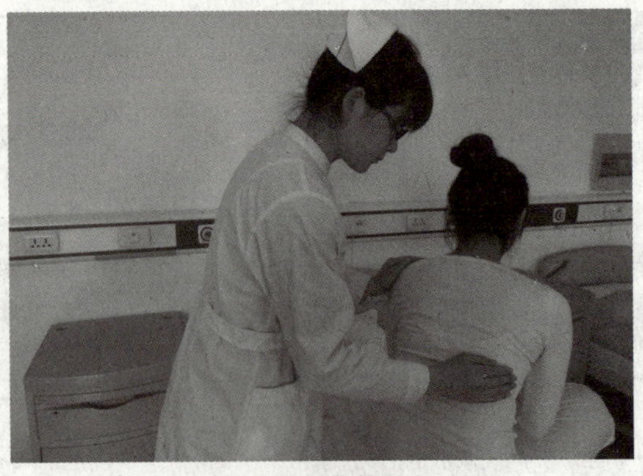

图 9–19 背部叩击

（二）有效咳嗽

咳嗽是一种防御性呼吸反射，通过咳嗽可帮助患者排出呼吸道内分泌物、异物，保持和维护呼吸道清洁、通畅。适用于神志清醒尚能咳嗽的患者。促进有效咳嗽的主要措施包括：

1. 改变姿势 指导卧床患者改变姿势，使分泌物流到气管内以便于咳出。

2. 适当活动　病情允许的情况下，适当增加患者活动量，促使痰液松动，以便通过咳嗽排出体外。

3. 缩唇呼吸　指导患者用鼻缓慢吸气，腹部渐渐鼓起，然后收紧腹部肌肉，通过缩唇缓慢、均匀地呼出气体，以引发咳嗽，同时训练呼吸功能。

4. 有效咳嗽　患者取坐位，上身前倾，屈膝，双手抱膝或在胸部和膝盖上置一枕头并用两臂夹紧，深吸气后屏气 3 秒（如胸腹部手术后或有伤口者，护士应将双手按压在切口的两侧），腹肌用力，两手抓紧支持物（脚或枕），用力做爆破性咳嗽，将痰液咳出（图 9–20）。

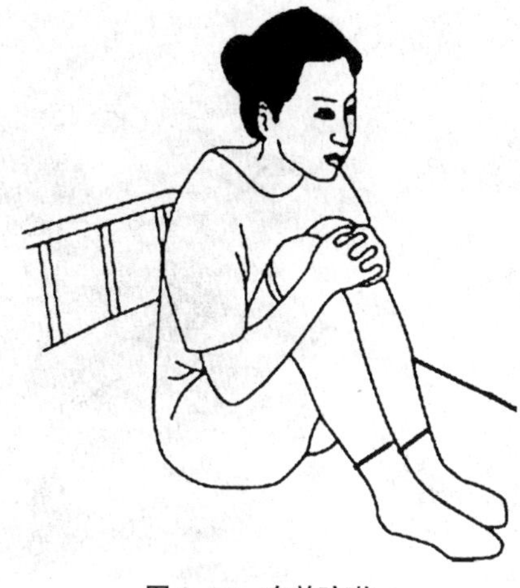

图 9–20　有效咳嗽

（三）体位引流（postural drainage）

置患者于特殊的体位，借助重力作用促使积存于肺和支气管中的分泌物流入大气管，通过咳嗽排出体外的方法，称体位引流。适用于支气管扩张、肺脓肿等痰量较多但呼吸功能尚好的患者，对治疗起到重要作用。严重高血压、心力衰竭、年老体弱、意识不清等患者应禁忌使用该方法。操作要点如下：

1. 根据引流肺段选择合适的体位进行引流，要求是患肺处于高位，其引流的支气管开口向下，便于分泌物顺体位引流而咳出。

2. 体位引流前叩击胸背部，引流同时辅以叩击相应部位，患者间歇深呼吸并尽力咳痰，可提高引流效果。

3. 痰液黏稠不易引流者，可给予超声雾化吸入、蒸气吸入、祛痰药等，以稀释痰液，有利于痰液的排出。

4. 宜在空腹时体位引流，如晨起早饭前、晚上睡眠前。每日 2 ～ 4 次，每次 15 ～ 30 分钟。

5. 病情监测　①引流液的颜色、性质和量，并记录。如引流液大量涌出，应注意防止窒息。每日引流液小于 30mL，可停止引流。②患者耐受程度，如出现面色苍白、头晕、出冷汗、血压下降、呼吸困难、疲劳等，应停止引流。

体位引流后随即进行深呼吸和咳嗽，有利于分泌物排出。

（四）吸痰法（aspiration of sputum）

吸痰法是指利用负压作用，用导管经口、鼻腔、人工气道将呼吸道的分泌物吸出，以保持呼吸道通畅，预防吸入性肺炎、肺不张、窒息等并发症的一种方法。主要适用于年老体弱、危重、昏迷、麻醉未清醒前等各种原因引起的不能进行有效咳嗽或排痰者。

吸痰装置有电动吸引器、中心吸引器（中心负压装置）两种。在紧急状态下，可用 50 ～ 100mL 注射器连接导管进行抽吸或口对口吸出呼吸道分泌物，解除呼吸道梗阻症状。

电动吸引器由马达、偏心轮、气体过滤器、负压表、安全瓶、贮液瓶组成（图 9–21）。安全瓶和贮液瓶的瓶塞上分别有两个玻璃管，可通过橡胶管相互连接，安全瓶另一开口接电动吸引器吸气孔，贮液瓶另一开口接吸痰管道进行吸痰。接通电源后马达带动偏心轮，从吸气孔吸出瓶内空气，再由排气孔排出，循环转动使瓶内产生负压，将痰液吸出。大多医院设有中心负压装置（图 9–22），使用时只需将负压表、贮液瓶和吸痰导管连接后接在各病室床单位的中心负压管道上，开启开关，即可吸痰，使用方便。

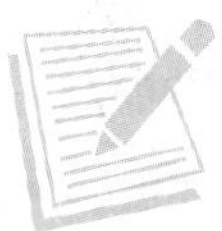

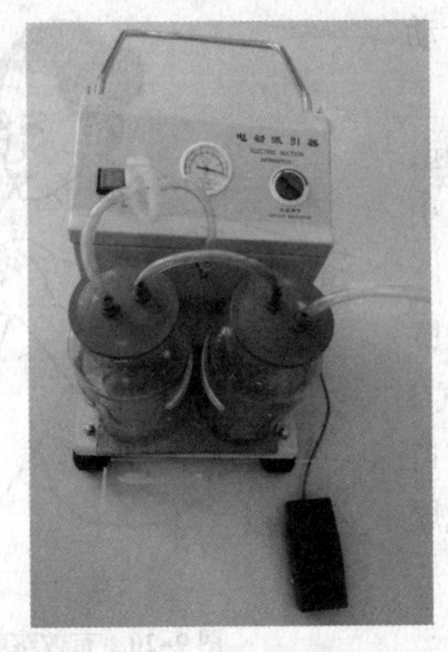

图 9–21　电动吸引器

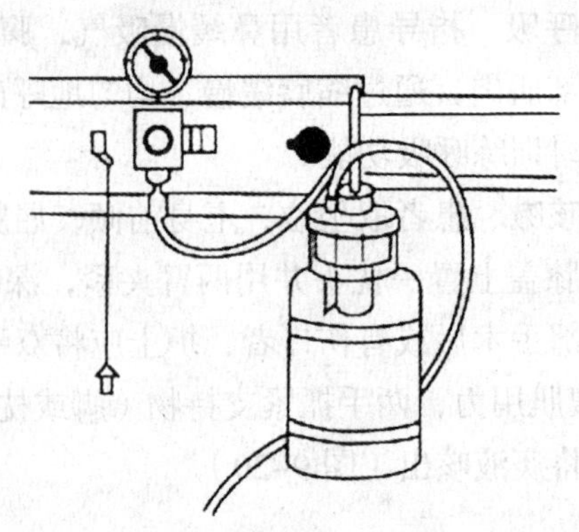

图 9–22　中心负压装置

【目的】

1. 清除呼吸道分泌物，保持呼吸道通畅。

2. 促进呼吸功能，改善肺通气。

3. 预防肺不张、坠积性肺炎等并发症发生。

【评估】

1. 患者年龄、病情、生命体征、意识状态等。

2. 患者心理状况、合作程度、自理能力等。

3. 患者排痰能力、痰鸣音状况。

4. 患者口腔、鼻腔黏膜情况，有无鼻中隔偏曲等。

【计划】

1. 护士准备　衣帽整洁，修剪指甲，洗手，戴口罩。

2. 患者准备

（1）了解吸痰的目的、方法、注意事项及配合要点。

（2）卧位舒适，愿意配合。

3. 用物准备

（1）治疗盘内备　盛无菌生理盐水的有盖罐 2 个（试吸罐和冲洗罐）、治疗巾、一次性无菌吸痰管数根、无菌纱布、无菌血管钳（镊子）或无菌手套、弯盘。必要时备舌钳、压舌板、开口器、痰标本容器。

（2）电动吸引器和电插板或中心负压装置。

4. 环境准备　环境整洁、安静，光线充足。

【实施】操作步骤见表 9–10。

表 9–10　吸痰法操作步骤（以电动吸引器吸痰为例）

操作步骤	要点与说明
1. 核对、解释　携用物至患者床旁，核对患者床号、姓名，向患者解释操作的目的、过程及配合要点	· 确认患者，并取得患者的理解和配合
2. 调节　接通电源，打开开关，检查吸引器性能，调节负压	· 一般成人 40.0 ～ 53.3 kPa（300 ～ 400mmHg）；儿童 < 40.0 kPa

续表

操作步骤	要点与说明
3. 检查　检查患者口、鼻腔，取下活动义齿	·若口腔吸痰有困难，可由鼻腔吸引 ·昏迷患者可用压舌板或张口器协助张口
4. 体位　患者头部转向一侧，面向操作者，必要时将治疗巾围于患者胸前	·保护衣物不被污染
5. 试吸　连接吸痰管，用无菌血管钳（镊子）或者戴手套持吸痰管前端在试吸罐中试吸少量生理盐水	·持吸痰管的手或血管钳（镊子）必须保持无菌 ·检查吸痰管是否通畅，同时润滑导管前端
6. 吸痰	
（1）一手反折吸痰导管末端，另一手用无菌血管钳（镊子）或者戴手套持吸痰管前端，从口腔一侧插入口咽部（10 ～ 15cm） （2）放松导管末端，吸净口咽部分泌物 （3）更换吸痰管，再吸气管内分泌物	·插管时不可有负压，以免引起呼吸道黏膜损伤 ·从口腔一侧插入吸痰管，减少患者恶心 ·气管切开吸痰，应先吸气管切开处，再吸口（鼻）部 ·每根吸痰管只能用 1 次 ·采取左右旋转并向上提管的手法，以利于呼吸道分泌物的充分吸尽，不可反复上下提插 ·每次吸痰时间＜ 15 秒，同时观察患者的呼吸、面色情况
7. 冲洗　吸痰管退出后，在冲洗罐抽吸生理盐水冲洗导管	·以免分泌物堵塞吸痰导管
8. 观察　观察患者的反应，如面色、呼吸、心率、血压等；吸出痰液的色、质、量；气道是否通畅	·吸痰过程中动态评估患者，听诊肺部呼吸音，以评价气道是否通畅
9. 整理用物　关闭吸引器，吸痰管按一次性用物处理，吸痰导管插入盛有消毒液的玻璃瓶中浸泡	·吸痰用物根据吸痰操作性质每班更换或每日更换 1 ～ 2 次
10. 安置患者　擦净患者面部分泌物，协助患者于舒适体位，整理床单位	
11. 洗手，记录　记录吸引出痰液的色、质、量及患者反应	·利于评价

【评价】

1. 患者理解吸痰的目的，了解吸痰的注意事项，愿意配合，有安全感。

2. 患者呼吸道分泌物及时吸出，吸痰彻底，呼吸道通畅，缺氧症状得以改善。

3. 动作轻巧，手法正确，操作熟练，未发生呼吸道机械性损伤。

4. 操作中无菌观念强，患者床单位无污染。

【注意事项】

1. 吸痰前，检查电动吸引器性能是否良好，连接是否正确。

2. 严格执行无菌操作，治疗盘内吸痰用物每天更换 1 ～ 2 次，每根吸痰管只能用 1 次。

3. 吸痰动作轻稳，防止呼吸道黏膜损伤。为婴幼儿吸痰时，吸痰管要细，动作要轻，负压要小，以免损伤呼吸道黏膜。

4. 痰液黏稠时，可配合雾化吸入、蒸汽吸入、叩击等方法，提高吸痰效果。

5. 为防止吸出痰液黏附于瓶底，贮液瓶内应放少量消毒液，同时便于清洗消毒。贮液瓶内液体达 2/3 满时，应及时倾倒，以免液体过多吸入马达内损坏吸引器。

氧气疗法

氧气疗法（oxygenic therapy）是指通过给氧，提高动脉血氧分压（PaO_2）和动脉血氧饱和度（SaO_2），增加动脉血氧含量（CaO_2），纠正各种原因造成的缺氧状态，促进组织的新陈代谢，维持机体生命活动的一种治疗方法。

（一）缺氧的分类及氧气疗法适应证

1. 低张性缺氧 由于吸入气体中氧气分压过低，外呼吸功能障碍或静脉血分流入动脉血所致。特点是动脉血氧分压降低，使动脉血氧含量减少，导致组织供氧不足。常见于慢性阻塞性肺部疾病、先天性心脏病、高山病、吸入气体氧浓度低等情况。该类疾病中（除静脉血分流入动脉血外），由于患者动脉血氧分压和动脉血氧含量明显低于正常，吸氧能提高 PaO_2、SaO_2、CaO_2，使组织供氧显著增加，因而疗效最好。

2. 血液性缺氧 由于血红蛋白数量减少或性质改变所致，造成动脉血氧含量降低或与血红蛋白结合的氧不易释放。常见于贫血、一氧化碳中毒、高铁血红蛋白血症等。

3. 循环性缺氧 由于组织血流量减少使组织供氧量减少所致。可分为全身性循环性缺氧和局部性循环性缺氧。常见于心力衰竭、休克、大动脉栓塞、心肌梗死等。

4. 组织性缺氧 由于细胞损伤、组织中毒、呼吸酶合成障碍等，造成组织细胞利用氧异常所致。常见于氰化物、硫化物、磷等引起的中毒，大量放射线照射，维生素严重缺乏等。

氧气疗法对于心功能不全、大量失血、严重贫血及一氧化碳中毒，也有一定的治疗作用。

（二）缺氧程度判断及给氧标准

缺氧程度主要根据患者临床表现及 PaO_2、SaO_2 来判断，其中 PaO_2 是反映缺氧的敏感指标，PaO_2 的正常值为 12.6 ～ 13.3kPa（95 ～ 100mmHg），SaO_2 的正常值为 95% ～ 99%。缺氧程度是判断是否需要给氧及给氧浓度的重要依据。

1. 轻度低氧血症 $PaO_2 > 6.67$kPa（50mmHg），$SaO_2 > 80\%$，无发绀，意识清楚，一般不需氧疗。如有呼吸困难，可给予低流量、低浓度氧气（氧流量 1 ～ 2L/min）。

2. 中度低氧血症 PaO_2 为 4 ～ 6.67kPa（30 ～ 50mmHg），SaO_2 为 60% ～ 80%，有发绀、明显呼吸困难，神志正常或烦躁不安，需氧疗。

3. 重度低氧血症 $PaO_2 < 4$kPa（30mmHg），$SaO_2 < 60\%$，显著发绀，呼吸极度困难，出现“三凹症”，神志昏迷或半昏迷，是氧疗的绝对适应证。

监测用氧效果的客观指标是血气分析检查，当患者 PaO_2 低于 50mmHg（6.6kpa）时，均应给予吸氧。

（三）供氧装置

供氧装置主要有氧气筒供氧装置和管道氧气装置（中心供氧装置）。

1. 氧气筒供氧装置 没有中心供氧装置时，可用氧气筒供氧装置（图 9–23）

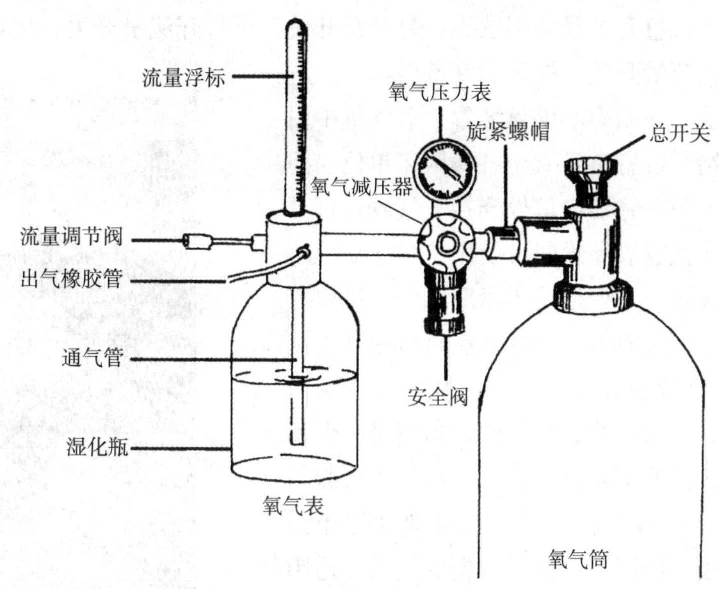

图 9-23　氧气筒及氧气压力表供氧装置

（1）氧气筒　为圆柱形无缝钢筒，标准氧气筒可容纳氧气 6000L，筒内压力可达 14.7MPa（150kg/cm^2）。氧气筒顶部的总开关控制氧气的输出。氧气筒颈部的侧面有一气门，可接氧气表，是氧气自筒中输出的途径。

氧气筒内的氧气供应时间计算公式：

$$\text{氧气筒内氧气可供应时间} = \frac{（\text{压力表压力} - 5\text{kg/cm}^2）\times \text{氧气筒容积}（\text{L}）}{1\text{kg/cm}^2 \times \text{氧流量}（\text{L/min}）\times 60\text{min}}$$

氧气浓度与流量的关系：

吸氧浓度（%）=21+4× 氧流量（L/min）

（2）氧气表　由压力表、减压器、安全阀、流量表及湿化瓶组成。

压力表：显示氧气筒内的压力，以 MPa 或 kg/cm^2 表示，压力越大，氧气筒内氧气越多。

减压器：是一种弹簧自动减压装置，将来自氧气筒内的压力减至 2 ～ 3kg/cm^2（0.2 ～ 0.3MPa），使输出氧流量平稳，保证用氧安全。

安全阀：当输出氧气压力过高、氧流量过大时，安全阀内部活塞自行上推，使过多的氧气由四周小孔流出，以保证安全。

流量表：用来测量每分钟氧气的流出量。氧气通过流量表时，吹起流量表内浮标，浮标中间位置所指刻度即为每分钟氧气流量。

湿化瓶：内装 1/3 ～ 1/2 灭菌蒸馏水，通气管浸入水中，氧气出口端接吸氧导管。通过湿化氧气，使吸入体内的氧气不致过干。急性肺水肿患者可选用 20% ～ 30% 乙醇作为湿化液，乙醇可降低肺泡内泡沫的表面张力，使泡沫破裂、消散，改善肺换气功能，减轻缺氧症状。

（3）装表法　包括一吹（吹尘）、二上（上表）、三紧（拧紧）、四查（检查）四个步骤。

吹尘：将氧气筒置于氧气架上，打开总开关（逆时针转 1/4 周），使少量气体从气门处流出，随即迅速关上（顺时针），达到清洁气门、避免灰尘吹入氧气表的目的。

上表（氧气表）、拧紧：将氧气表稍向后倾置于氧气筒气门上，氧气表的旋紧螺口与气门的螺丝接头衔接，用手初步旋紧，再用扳手拧紧，使氧气表直立于氧气筒旁，连接通气管和湿化瓶。

检查装置：确认流量开关呈关闭状态，打开总开关，再打开流量开关，检查氧气流出是否通畅、有无漏气。关紧流量开关，推至病室备用。

2. 中心供氧装置 使用中心供氧装置，氧气集中由中心供氧站负责供给，设管道送氧至各病区床单位、门诊、急诊。各用氧单位在管道出口处连接氧气表，打开流量表调节流量，连接吸氧导管即可使用（图 9–24）。

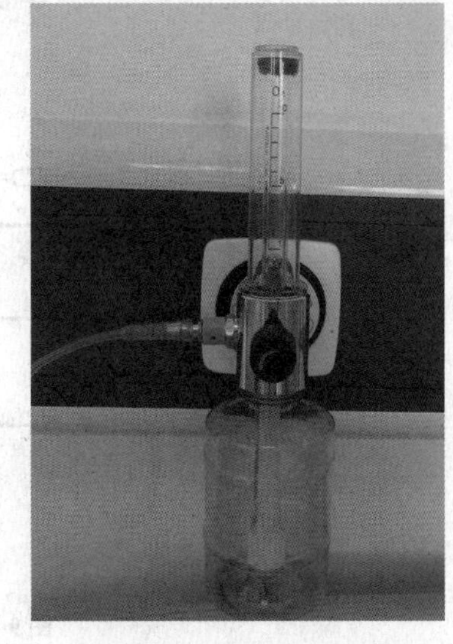

图 9–24 中心供氧装置

3. 便携式供氧装置 主要适用于家庭氧疗，主要有便携式制氧机和小型氧气瓶等。便携式制氧机原理为制氧剂 A 和催化剂 B 在反应仓中与水产生化学反应制造出氧气，制氧纯度高、供氧快、易操作、易携带，但每次制氧持续时间短，需要不断更换制剂；小型氧气瓶与医院用氧一样，有 2L、4L、8L、12L、15L 等多种不同容量规格，具有实用、经济、安全、方便等优点，适用于慢病阻塞性肺病、肺气肿、哮喘等慢性疾病患者的家庭氧疗。

（四）给氧法

1. 鼻导管给氧法 将双侧鼻导管插入鼻腔内约 1cm，调节导管松紧度并固定即可（图 9–25），适用于单纯低氧血症、氧流量需求在 1 ～ 5L/min 者。此法操作简单，不影响患者进食、沟通，患者相对舒适，耐受性好，在临床使用较为广泛。

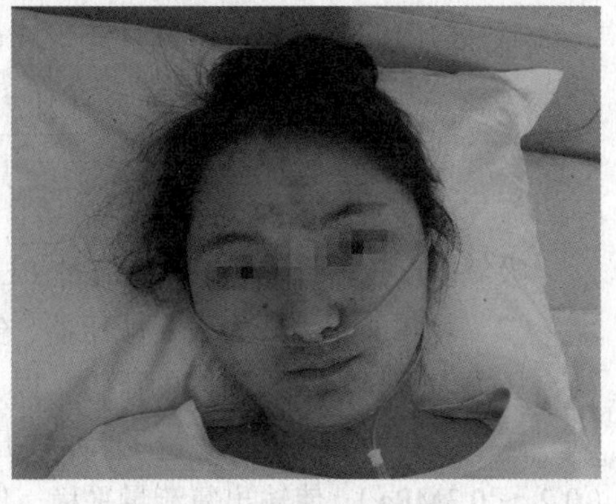

图 9–25 鼻导管给氧法

【目的】

（1）纠正各种原因造成的缺氧状态，提高动脉血氧分压、动脉血氧饱和度，增加动脉血氧含量。

（2）促进组织的新陈代谢，维持机体生命活动。

【评估】

（1）患者年龄、病情、意识状态、缺氧程度、有无高碳酸血症风险、气道通畅情况等。

（2）心理状态、合作程度、自理能力等。

【计划】

（1）护士准备 衣帽整洁，修剪指甲，洗手，戴口罩。

（2）患者准备 ①了解氧气吸入法的目的、方法、注意事项及配合要点。②体位舒适，愿意配合。

（3）用物准备

①治疗盘内备小药杯（内盛冷开水）、纱布、弯盘、鼻导管、棉签。

②中心供氧装置或氧气筒及氧气压力表装置、扳手、用氧记录单、笔。

（4）环境准备 整洁、安静、舒适，远离火源。

【实施】操作步骤见表 9–11。

表 9–11　氧气吸入法的操作步骤（以双侧鼻导管给氧为例）

操作步骤	要点与说明
1. 核对、解释　携用物至患者床旁，核对患者床号、姓名，向患者解释操作目的、过程及配合要点	· 确认患者，并取得患者的理解和配合
2. 清洁鼻腔　用湿棉签清洁双侧鼻腔并检查	· 检查鼻腔有无分泌物堵塞及异常
3. 连接、检查　连接给氧装置，并将鼻导管与湿化瓶的出口相连接，打开流量开关，检查设备功能是否正常，管道有无漏气	
4. 调节氧流量	· 轻度缺氧 1 ～ 2L/min，中度缺氧 2 ～ 4L/min，重度缺氧 4 ～ 6L/min，小儿 1 ～ 2L/min
5. 湿润　将鼻导管前端放入小药杯冷开水中湿润	· 湿润鼻导管前端并检查鼻导管是否通畅
6. 插管　将鼻导管前端轻轻插入患者鼻腔 1.5cm	· 动作轻柔，以免损伤鼻黏膜
7. 固定　将导管环绕患者耳部向下放置，调节松紧度	· 松紧适宜，防止因导管太紧引起皮肤受损或不适
8. 记录　记录给氧时间、氧流量、患者反应	· 便于对照
9. 观察　缺氧症状改善情况、实验室指标变化、氧气装置无漏气、是否通畅、有无氧疗副作用	· 有异常及时处理
10. 停止用氧　先取下鼻导管，再关闭流量开关	· 防止操作不当，引起组织损伤
11. 整理床单位　协助患者取舒适体位，整理床单位	
12. 卸表	· 卸表顺序：一关（总开关及流量开关）、二扶（氧气表）、三松（氧气筒气门与氧气表连接处）、四卸（表）
▲氧气筒	
关闭总开关，放出余气后，再关闭流量开关，然后卸表	
▲中心供氧	
关流量开关后，取下流量表	
13. 清理用物	· 一次性用物消毒后集中处理
14. 洗手，记录　记录停止用氧时间及用氧效果	· 利于评价

【评价】

（1）患者及家属理解氧气疗法的目的，了解氧气疗法和安全用氧的相关知识、氧气疗法过程中的注意事项，能主动配合。

（2）患者缺氧症状得以改善，无氧疗副作用出现。

（3）操作程序清晰、规范，未发生鼻腔黏膜及呼吸道损伤，用氧安全。

【注意事项】

（1）严格遵守操作规程，注意用氧安全，切实做好“四防”：防火、防热、防油、防震；氧气筒应置于阴凉处，周围严禁烟火及易燃品，距明火至少 5 米，距暖气至少 1 米；氧气表及螺旋口勿上油，不得用带油的手和扳手装卸氧气表；氧气筒搬运过程中要避免倾倒和撞击。

（2）氧疗过程中要经常巡视，加强监测，观察氧气装置有无漏气、是否通畅，监护缺氧状况有无改善。缺氧症状改善的表现为：患者由烦躁变为安静、呼吸平稳、心率变慢、血压上升、皮

肤变红润温暖、发绀消失；PaO_2、SaO_2、$PaCO_2$（正常值4.7～5.0kPa或35～45mmHg）等实验室检查指标改善或恢复正常。

（3）使用氧气时，应先调节流量后使用；中途改变流量，应先分离鼻导管与湿化瓶连接处，调节好流量连接后再使用；停用氧气时，应先取下鼻导管，再关闭氧气表流量开关。以免操作不当导致大量氧气进入呼吸道而损伤肺组织。

（4）氧气筒内氧气不可用尽，桶内压力降至0.5MPa（$5kg/cm^2$）时，即不可再用，以免灰尘进入筒内，再充气时引起爆炸。对未用完或已用尽的氧气筒，应分别悬挂“空”或“满”标志，便于及时调换和急用时搬运，避免延误抢救时间。

（5）告知患者及家属安全用氧知识，不可随意调节氧流量。

2. 鼻塞法 鼻塞是一种塑料制成的球状物，有单侧和双侧两种，使用时将鼻塞塞入鼻前庭内给氧（图9-26）。此法对鼻黏膜刺激性小，患者较为舒适，且两侧鼻孔可交替使用。适用于长期吸氧的患者，但吸氧浓度一般＜50%。

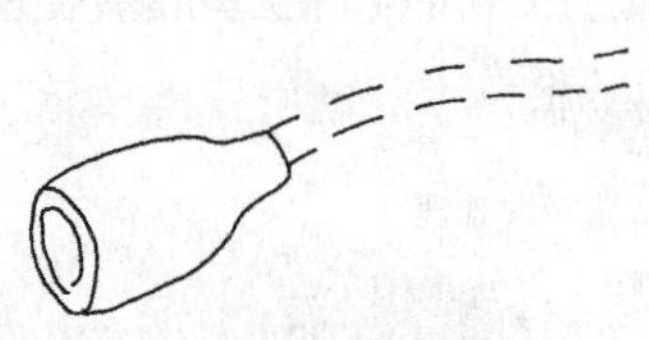

图9-26 鼻塞给氧法

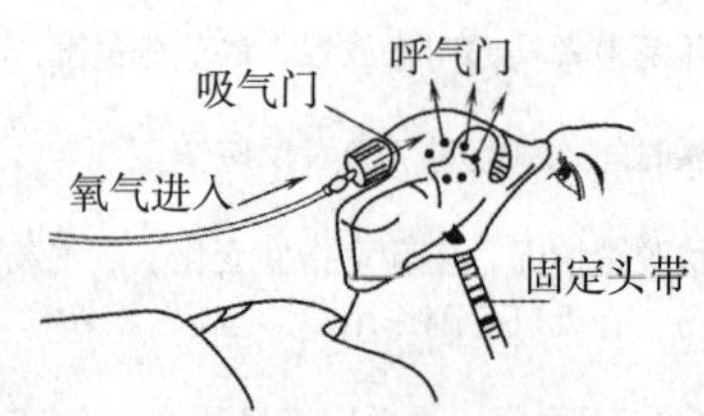

图9-27 面罩给氧法

3. 面罩法 氧气面罩包括普通面罩、储氧面罩、文丘里面罩，普通面罩（图9-27）适用于单纯低氧血症、氧流量需求在5～10L/min者；储氧面罩适用于单纯低氧血症、氧流量需求在6～15L/min者；文丘里面罩适用于存在高碳酸血症风险、氧流量需求在2～15L/min者。

4. 氧气枕法 氧气枕是一长方形橡胶枕，枕的一角有橡胶管，上有调节器可调节氧流量，氧气枕内充入氧气，接上湿化瓶、鼻氧管即可使用（图9-28）。氧气枕法可短时间内代替氧气装置，适用于家庭氧疗、危重患者的抢救或转运途中。

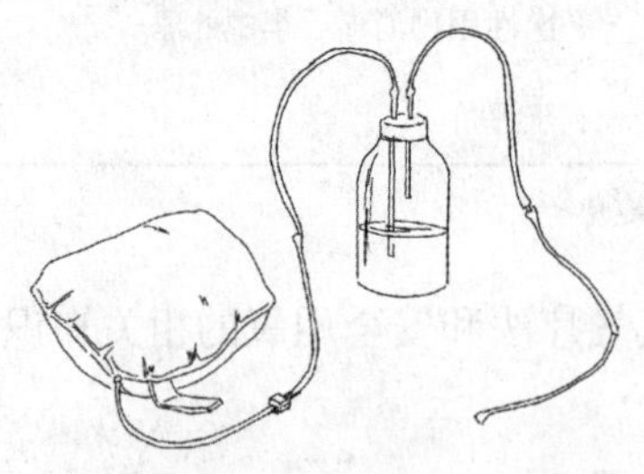

图9-28 氧气枕

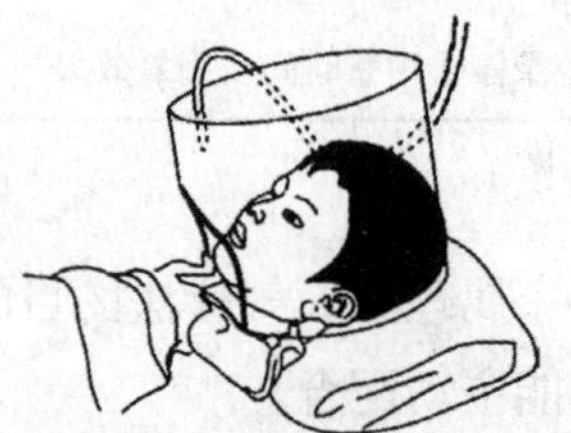

图9-29 氧气头罩给氧法

5. 氧气头罩法 将患者头部置于氧气头罩内，将氧气接入氧气进孔内，罩面上有多个孔，可以保持罩内一定的氧浓度、温度和湿度（图9-29）。为防止二氧化碳潴留及重复吸入，头罩与颈部之间要保持适当的空隙。此法主要用于儿童。

6. 高压氧疗法（hyperbaric oxygenation therapy，HBOT） 是指在超过一个标准大气压环境内，机体吸入氧气而达到治疗目的的一种有效医疗方法，源于潜水医学。高压氧舱分为多人舱、双人舱、单人舱、婴儿舱等，舱内充满高压氧气，人体置于舱内，在高压状态下吸氧达到治疗疾病的目的。氧气的吸入可为纯氧亦可为混合氧。凡各种因素致使机体组织、器官、细胞缺血缺氧

所导致的疾病均可采用高压氧治疗。与普通吸氧相比，高压氧对煤气中毒、脑外伤、某些心血管疾病、厌氧菌感染、脑、脊髓损伤和多种外伤及后遗症等治疗效果更好。

（五）氧疗的副作用及预防

吸氧浓度超过 60%，持续时间超过 24 小时，可出现氧疗副作用。

1. 呼吸道分泌物干燥　供氧装置中输出的氧气是干燥气体，吸入后可导致呼吸道黏膜干燥，分泌物黏稠，不易咳出，且有损纤毛运动。预防措施是氧气吸入前要先湿化再吸入，并定期雾化吸入。

2. 氧中毒　其特点是肺实质的改变，表现为胸骨下疼痛、灼热感，继而出现呼吸增快、断续干咳、恶心、呕吐、烦躁、进行性呼吸困难、血氧饱和度下降，晚期可表现为肺间质纤维化及多脏器功能受损。预防措施是避免长时间吸入高浓度氧气，经常做血气分析，动态观察氧疗的效果和副作用。

3. 吸入性肺不张　吸入高浓度氧气后，肺泡内氮气被大量置换，一旦支气管被堵塞，其所属肺泡内的氧气被肺循环血液迅速吸收，导致肺泡坍塌，引起吸入性肺不张。表现为烦躁不安，呼吸、心率增快，血压升高，继而出现呼吸困难、发绀、昏迷。预防措施是控制吸氧浓度，鼓励患者深呼吸、多咳嗽，经常改变卧位、叩背促进排痰，防止分泌物阻塞支气管。

4. 晶状体后纤维组织增生　仅见于新生儿，以早产儿多见。由于视网膜血管收缩、视网膜纤维化，最后出现不可逆转的失明。因此新生儿吸氧浓度应控制在 40% 以下，且吸氧时间不可过长。

5. 呼吸抑制　见于Ⅱ型呼吸衰竭者（PaO_2 降低、$PaCO_2$ 增高）。由于 $PaCO_2$ 长期处于高水平，呼吸中枢失去了对二氧化碳的敏感性，呼吸的调节主要依靠缺氧对外周化学感受器的刺激来维持。吸入高浓度氧后，PaO_2 升高，解除了缺氧对呼吸的刺激作用，使呼吸中枢抑制加重，甚至呼吸停止。因此对Ⅱ型呼吸衰竭患者，应给予低浓度、低流量（1 ～ 2L/min）持续吸氧，维持 PaO_2 在 8kPa（60mmHg）即可。

6. 医疗器械相关压力性损伤　因鼻导管或面罩型号不合适、松紧度调节过紧等原因造成。预防措施是加强对鼻导管或面罩下方和周围皮肤的评估，对易发生压力性损伤者，应增加皮肤评估频次。

思考题

1. 患者，女，36 岁。因“不明原因发热 2 天”收治入院，患者自诉体温波动在 39.0 ～ 40℃之间。体检：体温 39.5℃，脉搏 88 次 / 分，呼吸 19 次 / 分，血压 120/70mmHg。

请问：

（1）该患者目前的发热程度？

（2）患者发热的热型属于哪一种？

（3）如何对该患者进行护理？

2. 患者，男，67 岁。因急性脑出血急诊入院，目前患者意识不清。体检：体温 37.5℃，脉搏 74 次 / 分，呼吸 17 次 / 分，血压 140/90mmHg，喉间痰鸣音明显。

请问：

（1）目前患者存在的护理问题有哪些？

（2）应该采取哪些措施为患者解决这些护理问题？

3. 患者，女，42 岁。因心房纤颤入院，入院查体：体温 36.5℃，脉搏 74 次 / 分，心率 100 次 / 分，呼吸 18 次 / 分，血压 110/75mmHg，心率快慢不一，心律完全不规则，患者自诉有胸闷感。

请问：

（1）患者出现了哪种情况的脉搏异常？

（2）如何为该患者测量脉搏？

（3）该如何在体温单上绘制脉搏？

4. 患者，男，53 岁。因“头痛、头晕两天”入院，入院后查体：体温 36.8℃，脉搏 60 次 / 分，呼吸 16 次 / 分，血压 170/90mmHg。患者自诉有高血压病史，但未规律服用降压药。

请问：

（1）该患者血压属于血压水平分类中的哪一类？

（2）如何准确为患者测量血压？

（3）如何对该患者进行护理？

第十章
冷热疗法

扫一扫，查阅本章数字资源，含PPT、音视频、图片等

冷热疗法是临床常用的物理治疗方法。作为冷热疗法的实施者，护理人员应通过有效地评估，掌握患者局部或全身状况，正确使用冷热疗法，并对治疗效果进行评价，防止不良反应发生，满足患者的身心需要。

第一节　冷热疗法概述

运用冷和热治疗疾病，自古有之。据资料记载，早在2500年前，埃及人已知冷敷可以减轻炎症。我国古代医学即认为阳证用冷疗法可消肿止痛，明朝李时珍在《本草纲目》中即记述了冷疗法。《黄帝内经》中也有“热者寒之”这样的记载。古希腊医生希波克拉底曾用热水装入动物膀胱中制成热水囊治疗坐骨神经痛和直肠的局部炎症。清代康熙年间，就有温泉疗养场所。清代吴尚先所著《理瀹骈文》一书中，曾详细介绍了日晒、火烧、熏蒸、热熨等治疗疾病的方法。

一、冷热疗法的概念

冷热疗法（cold and heat therapy）是利用低于或高于人体温度的物质作用于体表皮肤，通过神经传导引起皮肤和内脏器官血管的收缩或扩张，从而改变机体各系统体液循环和新陈代谢，达到治疗目的的方法。

人体皮肤分布着多种感受器，能产生各种感觉，包括冷觉、温觉、痛觉等。冷觉感受器位于真皮上层，温觉感受器位于真皮下层。冷觉感受器比较集中于躯干上部和四肢，数量较温觉感受器多4～10倍，所以对刺激的反应，冷比热敏感。当温觉、冷觉感受器受到强烈刺激时，痛觉感受器也会兴奋，使机体产生疼痛。

当皮肤感受器接受温度或疼痛刺激后，神经末梢发出冲动，经过传入神经纤维传到大脑皮层，感觉中枢对冲动进行识别，并通过传出神经纤维发出指令，机体产生相应的运动。当刺激强烈时，神经冲动可不经过大脑，只通过脊髓反射作用，整个反射过程加速，使机体免受损伤。

二、冷热疗法的效应

（一）生理效应

机体接受冷、热的刺激后，可产生一系列生理效应（表10–1），冷热疗法便是借助冷、热刺激引发机体相应的生理反应，而达到治疗的目的。

表 10–1 冷、热刺激的生理效应

生理指标	生理效应		生理指标	生理效应	
	用热	用冷		用热	用冷
细胞代谢	增快	减慢	血液流动	增快	减慢
需氧量	增加	减少	淋巴流动	增快	减慢
血管	扩张	收缩	结缔组织伸展性	增强	减弱
毛细血管通透性	增加	减少	神经传导速度	增快	减慢
血液黏滞度	降低	增加	体温	上升	下降

（二）继发效应

继发效应（secondary effect）是指持续用冷或用热超过一定时间，机体产生与生理效应相反作用的现象。动物实验可见，持续用冷 1 小时后，即出现 10 ～ 15 分钟的小动脉扩张；持续用热 1 小时后，扩张的小动脉会发生收缩。继发效应是机体避免长时间用冷或用热对组织造成损伤而出现的防御反应。因此，护理人员应注意在为患者用冷或用热 30 分钟后，应给予 1 小时复原时间，再按规定反复使用。

三、影响冷热疗法效果的因素

（一）方式

冷热疗法分为干法（干冷及干热）和湿法（湿冷及湿热）两大类。由于水的传导能力及渗透力均比空气强，相同温度下，湿冷及湿热疗法的作用优于干冷及干热疗法。因此，为了达到较好的治疗效果，使用干冷疗法时，温度应低于湿冷疗法的温度；而在使用干热疗法时，温度应比湿热疗法的温度高一些。在临床应用中，应根据病变部位和病情特点选择合适的方法，同时注意防止冻伤、烫伤。

（二）温度

用冷或用热时，温度与体表的温度相差越大，机体对冷或热刺激的反应就越强烈；反之则反应越小。环境温度也会影响用冷或用热的效果，如降低室温可增强如冰袋、冷湿敷等冷疗法降温时的效果，而在使用热疗法如热水袋为患者保暖的同时，适度调高室温可增强其效果。

（三）面积

冷热疗法产生的效应与应用面积的大小呈正比。应用面积越大，对身体造成的影响越大，产生的生理效应越明显，作用就越强；应用的面积越小，产生的生理效应则越小，产生的作用就越弱。但应注意用冷或用热面积越大，患者的耐受性越差，有引起全身反应的危险，所以，在全身用冷或用热时，护理人员应特别注意观察患者的反应。

（四）时间

在一定时间范围内，用冷或用热的效应是随着时间的延长而增强的。但如果时间过长，则会产生继发效应，抵消治疗效果，甚至引起不良反应。因此，用冷或用热一段时间以后，必须给予至少 1 小时的复原时间。

（五）部位

人体各部位的皮肤薄厚不同，对冷和热刺激的反应也有所不同。如手、脚等皮肤较厚的部位，对冷和热刺激的耐受力强，反应相对较弱；如颈部、躯体皮肤等皮肤较薄的部位，对冷和热刺激的反应较敏感，则治疗效果相对较好。其次，血液循环情况也可以影响冷热疗法的效果，血液循环良好的部位，能够增强冷热应用的效果。因此进行物理降温时，可将冰袋、冰囊等放置在颈部、腋下、腹股沟等体表大血管走行处。

（六）个体差异

由于中枢神经系统和自主神经系统机能状态不同，不同的个体对相同程度的冷或热的刺激会产生不同的反应。年龄、性别、健康状况、精神状态、锻炼情况、居住习惯等因素均可引起个体差异。因此，在使用冷热疗法的过程中，应充分考虑到以上因素，如对于老年人、昏迷、感觉障碍的患者用冷或用热时，由于其敏感性降低，一定要加强观察，防止冻伤或烫伤的发生。

第二节 冷疗法的应用

冷疗法根据应用的面积及方式可分为局部冷疗法和全身冷疗法。局部冷疗法包括冰袋、冰帽的使用，冷湿敷法和化学制冷袋的使用等；全身冷疗法包括温水擦浴、乙醇擦浴、冰毯机的使用等。

一、冷疗法概述

冷疗法（cold therapy）是指用低于人体温度的物质，作用于机体的局部或全身，以达到退热、止血、止痛和消炎的物理治疗方法。

（一）冷疗法的作用

1. 降低体温 皮肤接触冷刺激后，通过传导与蒸发的物理作用，可使体温降低。适用于高热、中暑等。低温可以降低细胞代谢率，降低细胞的耗氧量。颅脑外伤患者头部用冷疗法，可提高脑组织对缺氧的耐受性，减少脑细胞损害。

2. 减轻局部充血或出血 冷疗法可使毛细血管收缩，降低血管通透性，减轻局部组织充血；冷疗法还可使血流速度减慢，血液黏滞度增加，促进血液凝固而控制出血。适用于扁桃体摘除术后、软组织挫伤早期、鼻出血等。

3. 控制炎症扩散 用冷后，局部血流减少，细菌的活动力和细胞代谢率降低，炎症早期应用冷疗法，可抑制化脓及炎症扩散。适用于炎症早期。

4. 减轻疼痛 用冷可抑制组织细胞的活动，降低游离神经末梢的敏感性，使神经传导速度减慢，抑制痛觉神经纤维信号的传导，从而减轻疼痛；同时用冷使局部血管收缩，渗出减少，减轻

由于组织肿胀压迫神经末梢引起的疼痛。适用于踝关节扭伤等急性损伤初期、牙痛、烫伤等。

（二）冷疗法的禁忌

1. 血液循环障碍 大面积组织受损、局部组织血液循环不良、休克、微循环明显障碍、周围血管病变、水肿等患者不宜用冷。因用冷会加重局部微循环障碍，导致组织缺血缺氧而变性坏死。

2. 慢性炎症或深部化脓病灶 用冷可使局部血管收缩，血流量减少，妨碍炎症吸收。

3. 组织损伤、破裂 用冷可导致血液循环不良，影响伤口愈合。特别是大范围组织损伤应禁止用冷。

4. 冷过敏者 对冷过敏者使用冷疗可出现冷性红斑、寒冷性荨麻疹、关节疼痛、肌肉痉挛，甚至寒冷性血红蛋白尿等症状，故不适合用冷。

5. 冷疗的禁忌部位

（1）枕后、耳郭、阴囊处 以防冻伤。

（2）心前区 以防引起反射性心率减慢、心律失常、房室传导阻滞等。

（3）腹部 以防引起腹痛、腹泻。

（4）足底 以防反射性末梢血管收缩而影响散热或引起一过性的冠状动脉收缩。

二、冷疗法的应用

（一）冰袋（ice bag）的使用

【目的】降温、止血、消肿、止痛。

【评估】

1. 患者年龄、病情、生命体征、有无感觉障碍、意识状态等。

2. 患者心理状况、合作程度、自理能力等。

3. 患者局部皮肤情况。

【计划】

1. 护士准备 衣帽整洁，修剪指甲，洗手，戴口罩。

2. 患者准备 了解使用冰袋的目的、方法、注意事项及配合要点。

3. 用物准备

（1）冰袋（图 10-1） 冰袋分为注水冰袋和化学冰袋。现临床常用化学冰袋为病人进行降温。化学冰袋是将两种化学制剂（一般为十水碳酸钠和硝酸铵），分成两部分装在特制密封的聚乙烯塑料袋内，使用时将两种化学制剂充分混合便可使用。另有聚乙烯醇冰袋，存放于冰箱内，使用时取出，可维持 2 小时。使用后，用消毒液擦拭外壁，置冰箱内 4 小时后，可再次使用。

（2）干毛巾 根据情况酌情准备，若冰袋表面为无纺布则无须准备。

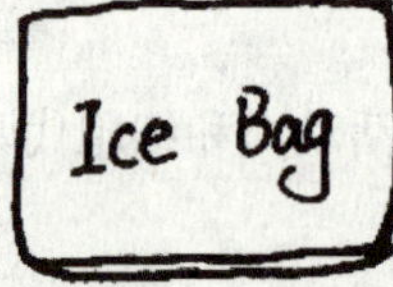

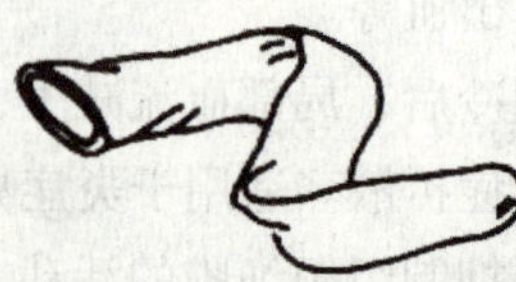

图 10-1 冰袋

4. 环境准备　环境整洁、安静、舒适、安全，室温适宜，无对流风。

【实施】操作步骤见表 10–2。

表 10–2　冰袋的使用操作步骤

操作步骤	要点与说明
1. 准备冰袋	· 酌情用干毛巾包裹
2. 核对、解释　携冰袋至患者床旁，核对患者床号、姓名，向患者解释操作目的、过程及配合要点	· 确认患者，并取得患者的理解和配合
3. 放置　将冰袋置于患者所需部位，高热降温时，置冰袋于患者前额（图 10–2）及体表大血管分布处如颈部两侧（图 10–3）、腋窝、腹股沟等处	· 扁桃体摘除术后将冰囊置于颈前颌下
4. 观察　随时观察效果及不良反应，正确掌握用冷时间，一般为 30 分钟	· 防止继发效应的产生，影响治疗效果
5. 整理床单位，清理用物	
（1）用毕，撤掉冰袋，协助患者躺卧舒适，整理床单位	
（2）清理用物	· 根据冰袋性质弃去或消毒后准备下次使用
6. 洗手，记录　记录使用部位、时间、效果及患者反应等	· 利于评价 · 降温后的体温应记录在体温单上

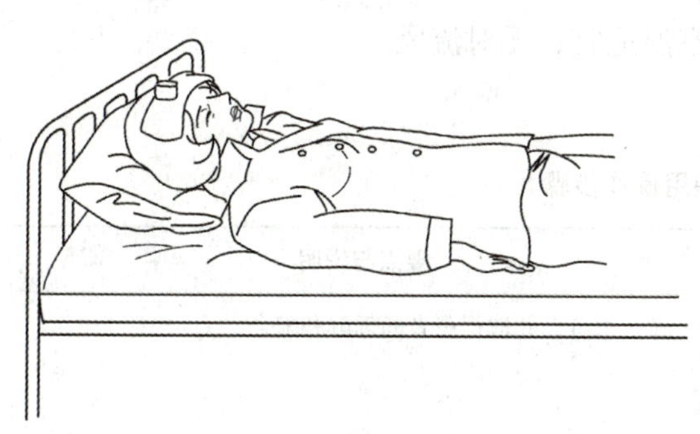

图 10–2　头部冷敷　　图 10–3　颈部冷敷

【评价】

1. 护患沟通有效，患者及家属了解冰袋使用的目的、方法、配合要点及注意事项，能够积极配合。

2. 护士能严格执行操作规程，用冷时间正确，无冻伤等发生。

3. 有一定治疗效果，如患者体温降低、疼痛减轻等。

【注意事项】

1. 用冷时间正确，最长不超过 30 分钟，如需继续使用，中间应休息 60 分钟，防止继发性效应产生，并使局部组织得以恢复。

2. 如用于降温，30 分钟后应测量体温，当体温降至 39℃以下时，应停止用冷，并做好记录。

3. 使用过程中需加强观察，一旦发现患者局部皮肤发紫，有麻木感，应立即停止使用，防止发生冻伤。

4. 化学冰袋在使用过程中须随时观察有无漏液现象，一旦嗅到氨味，应立即更换，以防药液损伤皮肤。一旦皮肤受到刺激，可酌情给予外科换药处理。

（二）冰帽（ice cap）的使用

【目的】头部降温，防治脑水肿，减轻脑细胞损害。

【评估】

1. 患者年龄、病情、生命体征、有无感觉障碍、意识状态等。

2. 患者心理状况、合作程度、自理能力等。

3. 患者头部皮肤情况。

【计划】

1. 护士准备 衣帽整洁，修剪指甲，洗手，戴口罩。

2. 患者准备 了解使用冰帽的目的、方法、注意事项及配合要点。

3. 用物准备

（1）冰帽（图 10–4） 常用的冰帽有普通冰帽和电冰帽。普通冰帽内为液体或化学制冷物质，使用方法同冰袋。电冰帽由具有制冷系统、控制和测温系统、音乐报警系统的箱体和冰帽组成，两者经软管连接而成，形成电冰帽封闭的制冷循环，达到头部降温目的。

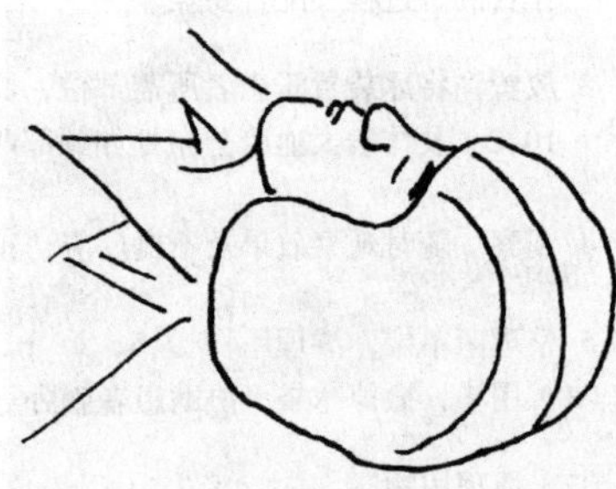

图 10–4 冰帽

（2）其他 治疗巾、海绵垫、肛表等。

4. 环境准备 环境整洁、安静、舒适、安全，室温适宜，无对流风。

【实施】操作步骤见表 10–3。

表 10–3 冰帽的使用操作步骤

操作步骤	要点与说明
1. 核对、解释 携冰帽至患者床旁，核对患者床号、姓名，向患者解释操作的目的、过程及配合要点	·确认患者，并取得患者的理解和配合
2. 放置冰帽	
（1）去枕，铺橡胶单及中单于患者头下，治疗巾铺于冰帽内	·保护床单不受潮
（2）将患者头部置于冰帽内，用海绵垫垫于患者后颈部及耳郭处	·正确掌握冰帽冷疗时间，最长不超过 30 分钟，防止冻伤 ·有利于保持呼吸道通畅
3. 观察 随时观察效果及不良反应，持续时间根据患者病情而定，及时测量体温，并记录在特别护理记录单上	·记录方法见第十八章
4. 整理床单位，清理用物 用毕按冰袋法处理	
5. 洗手，记录 记录使用时间、效果及患者反应	·利于评价

【评价】

1. 护患沟通有效，患者及家属了解冰帽使用的目的、方法、配合要点及注意事项，能够积极配合。

2. 护士能严格执行操作规程，用冷时间正确，局部皮肤无冻伤发生。

3. 有一定治疗效果。

【注意事项】

1. 用冷时间正确，最长不超过 30 分钟，如需继续使用，中间应休息 60 分钟，防止继发性效应产生，并使局部组织得以恢复。

2. 治疗过程中，每 30 分钟测量生命体征一次，保持体温在 33℃（肛温）左右，不宜低于 30℃；注意心率变化，观察有无心律失常的发生。

3. 注意观察用冷部位局部情况，如耳郭部位有无发紫、麻木及冻伤等情况发生。

4. 观察冰帽有无破损、漏水，电冰帽连接是否完好，设备运转是否正常。

（三）冷湿敷（cold moist compress）

【目的】降温、消肿、止痛、止血。

【评估】

1. 患者年龄、病情、生命体征、有无感觉障碍、意识状态等。

2. 患者心理状况、合作程度、自理能力等。

3. 患者局部皮肤情况。

【计划】

1. 护士准备　衣帽整洁，修剪指甲，洗手，戴口罩。

2. 患者准备　了解冷湿敷的目的、方法、注意事项及配合要点。

3. 用物准备　脸盆（盛冰水）、敷布 2 块（略大于患处面积）、长敷钳 2 把、一次性治疗巾、凡士林、棉签、纱布、干毛巾。

4. 环境准备　环境整洁、安静、舒适、安全，室温适宜，无对流风，必要时屏风遮挡。

【实施】操作步骤见表 10–4。

表 10–4　冷湿敷操作步骤

操作步骤	要点与说明
1. 核对、解释　携用物至患者床前，核对患者床号、姓名，向患者解释操作的目的、过程及配合要点	· 确认患者，并取得患者的理解和配合
2. 患处准备　协助患者取适当卧位，暴露患处，下垫一次性治疗巾，受敷部位涂凡士林，上盖一层纱布	· 保护床单不被污染
3. 冷敷　将敷布浸入冰水盆内浸透，双手持敷钳将敷垫拧至不滴水（图 10–5），抖开敷布，敷于患处。每 3 ～ 5 分钟更换 1 次敷布，持续时间为 15 ～ 20 分钟	· 高热患者降温敷于前额部 · 必要时用屏风遮挡 · 确保冷湿敷效果，防止产生继发效应
4. 整理床单位，清理用物	
（1）冷湿敷结束后，撤掉敷布，擦干冷敷处，协助患者躺卧舒适，整理床单位	· 如有开放性伤口，须按无菌技术处理伤口
（2）清洁、消毒物品，归回原处备用	
5. 洗手，记录　记录冷湿敷的部位、时间、效果及患者反应	· 利于评价 · 降温后的体温记录在体温单上

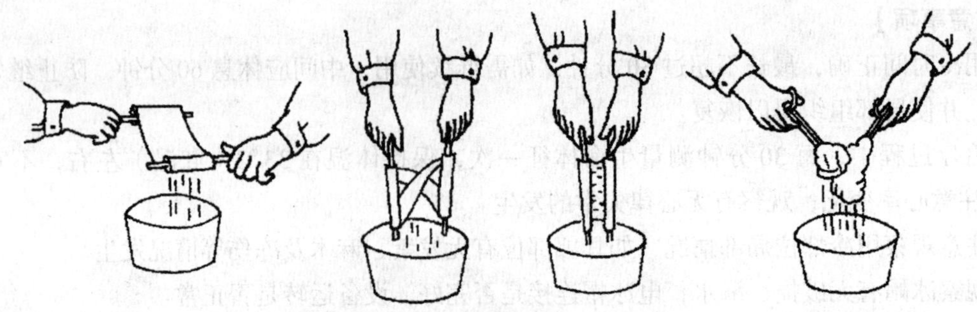

图 10-5 冷湿敷敷布拧干方法

【评价】

1. 护患沟通有效，患者及家属了解冷湿敷的目的、方法、配合要点及注意事项，能够积极配合。

2. 护士能严格执行操作规程，用冷时间正确，无并发症发生。

3. 有一定治疗效果，如患者体温降低、局部组织肿痛减轻等。

【注意事项】

1. 为高热患者降温时，30 分钟以后应测量体温，并将体温记录在体温单上。

2. 随时观察冷敷效果与反应，发现异常立即停止使用。

（四）温水擦浴（tepid water sponge bath）

使用低于患者皮肤温度的水擦浴，可使机体的热量通过传导及蒸发的方式散发。

【目的】为高热患者降温。

【评估】

1. 患者年龄、病情、生命体征、有无感觉障碍、意识状态等。

2. 患者心理状况、合作程度、自理能力等。

3. 患者局部皮肤情况。

【计划】

1. 护士准备 衣帽整洁，修剪指甲，洗手，戴口罩。

2. 患者准备 了解温水擦浴的目的、方法、注意事项及配合要点。

3. 用物准备 脸盆（内盛 32℃～34℃温水，2/3 满）、冰袋及布套、热水袋及布套、小毛巾、大浴巾、清洁衣裤、屏风、便器等。

4. 环境准备 环境整洁、安静、舒适、安全，室温适宜，无对流风。必要时屏风遮挡。

【实施】操作步骤见表 10-5。

表 10-5 温水擦浴操作步骤

操作步骤	要点与说明
1. 核对、解释 携用物至患者床前，核对患者床号、姓名，向患者解释操作的目的、过程及配合要点，协助患者排空二便	· 确认患者，并取得患者的理解和配合
2. 患者准备 松开床尾盖被，协助患者脱去上衣，松解裤带	
3. 置冰袋、热水袋 置冰袋于患者头部，置热水袋于患者足底	· 头部放冰袋，可协助降温并防止擦浴时头部充血而致头痛；足底放热水袋不仅使患者感觉舒适，而且可促进足底血管扩张而减轻头部充血

续表

操作步骤	要点与说明
4. 擦拭	
（1）方法　暴露擦拭部位，将大浴巾垫于擦拭部位的下面，将浸湿的小毛巾拧至半干，缠于手上成手套状，以离心方向边擦边拍打，最后以浴巾擦干	·避免床单潮湿 ·刺激皮肤血管扩张，达到散热降温的目的
（2）顺序 ①侧颈→肩→上臂外侧→前臂外侧→手背	
②侧胸→腋窝→上臂内侧→肘窝→前臂内侧→手心	·腋窝、肘窝、腹股沟、腘窝等有大血管经过的浅表处，应多擦拭片刻，以促进散热
③颈下肩部→臀部 （穿好上衣，脱去裤子）	
④髋部→下肢外侧→足背 ⑤腹股沟→下肢内侧→内踝 ⑥臀下→下肢后侧→腘窝→足跟	·禁擦胸前区、腹部及足底，这些部位对冷的刺激较敏感，可引起不良反应的发生
（3）时间　四肢及腰背部每部分各 3 分钟，全过程 20 分钟以内	
5. 观察　有无出现寒战、面色苍白、脉搏或呼吸异常等情况	
6. 整理床单位，清理用物 （1）擦浴完毕，协助患者穿好衣裤，并使患者躺卧舒适，整理床单位 （2）清洁、消毒、整理用物，放回原处备用	
7. 洗手，记录　记录温水擦浴的部位、时间、效果及患者反应	·利于评价 ·降温后的体温记录在体温单上

【评价】

1. 护患沟通有效，患者及家属了解温水擦浴的目的、方法、配合要点及注意事项，能够积极配合。

2. 护士能严格执行操作规程，擦浴方法正确，患者无不适。

3. 有一定治疗效果，患者擦浴后体温有所下降。

【注意事项】

1. 密切观察病情变化。因全身用冷面积较大，血管收缩和扩张的反应较强烈，病情容易发生变化；一旦患者出现寒战、面色苍白、脉搏和呼吸异常等情况，应立即停止擦浴，与医师联系，给予相应处理。

2. 擦浴全过程不可超过 20 分钟，以防患者着凉。

3. 胸前区、腹部、足底等部位禁忌擦浴。

（五）乙醇擦浴（alcohol sponge bath）

乙醇擦浴可用于为高热患者降低体温。乙醇是一种挥发性的液体，擦浴时在皮肤上迅速蒸发，吸收和带走机体大量的热，并具有刺激皮肤血管扩张的作用，因而散热能力较强。血液病和新生儿高热患者禁忌使用乙醇拭浴降温。

乙醇擦浴时，治疗碗内盛 30℃、25% ～ 35% 乙醇 200mL，其余物品及操作步骤同温水擦浴。

（六）冰毯机（ice blanket machine）的使用

医用冰毯机全身降温仪，简称冰毯机，作用原理是利用半导体制冷机理，将水箱内蒸馏水冷却后通过主机与冰毯内的水进行循环交换，促进与毯面接触的皮肤进行散热，以达到降温的目的。

冰毯机上联有肛温传感器，可设定肛温的上下限，根据肛温的变化自动切换"制冷"开关，将肛温控制在设定的范围内。使用时，在毯面上覆盖中单，助患者脱去上衣，患者的整个背部贴于冰毯上。

第三节　热疗法的应用

热疗法是一种简便、经济、安全、有效的物理治疗方法。热疗法包括干热疗法和湿热疗法。干热疗法包括热水袋的使用、化学加热袋和烤灯的使用；湿热疗法包括热湿敷法、热水坐浴和温水浸泡法等方法。还可根据用热面积分为局部热疗法和全身热疗法。

一、热疗法概述

热疗法（heat therapy）是用高于人体温度的物质，作用于机体的局部或全身，以达到促进血液循环、消炎、解痉和舒适的物理治疗方法。

（一）热疗法的作用

1. 保暖与舒适　用热可使局部血管扩张，血液循环加速，将热量带往全身，使体温升高，患者感到温暖舒适。对年老体弱、早产儿、末梢循环不良的患者尤为适用。

2. 促进炎症的消散或局限　用热可使局部血管扩张，血液循环速度加快，新陈代谢增强，促进组织中毒素、废物的排出。因而炎症早期用热，可促进炎性渗出物的吸收与消散；炎症后期用热，可促进白细胞释放蛋白溶解酶，使其活性增强，加速炎症过程，溶解坏死组织，使炎症局限。同时用热可使局部血液循环得到改善，组织愈合所需的氧及营养物质增多，使局部或全身的抵抗力和修复力增强。

3. 减轻疼痛　用热可降低感觉神经兴奋性，提高疼痛阈值；由于血液循环的改善，可加速组织胺等致痛物质的排出和炎性渗出物的吸收，解除对神经末梢的刺激和压迫，从而减轻疼痛；还可使肌肉松弛，结缔组织的伸展性增强，关节的活动范围增大，从而减轻因肌肉痉挛、关节强直所引起的疼痛。

4. 减轻深部组织充血　用热后皮肤血管扩张，血流量增多，促使局部滞留的血液与体液重新分布，从而减轻深部组织的充血与肿胀。

（二）热疗法的禁忌

1. 急腹症未明确诊断前　对急腹症未确诊的患者用热，虽能减轻疼痛但会掩盖病情真相，贻误诊断和治疗，同时，在炎症过程中有引发腹膜炎的危险。

2. 脏器出血　用热会使局部血管扩张，血流量增加，血管的通透性增强而加重出血。

3. 面部危险三角区的感染　因该部位血管丰富，面部静脉无静脉瓣，且与颅内海绵窦相通。局部用热会使血管扩张，血流量增大，细菌、毒素会随血液循环扩散至颅内，导致颅内感染或败

血症等严重后果发生。

4. 软组织损伤初期（48 小时内） 凡扭伤、挫伤早期内禁忌使用热疗，因用热会促使血管扩张，通透性增加，加重出血和肿胀。

5. 恶性病变部位 用热可加速细胞活动、分裂及生长，从而加重病情，甚至会加速肿瘤的扩散、转移。

6. 金属移植物部位 因为金属是热的良导体，用热易造成烫伤。

7. 感觉功能障碍、意识不清者 因其用热疗容易造成不同程度损伤，故应慎用。

二、热疗法的应用

（一）热水袋（hot water bag）的使用

【目的】保暖、舒适、解痉、镇痛。

【评估】

1. 患者年龄、病情、生命体征、有无感觉障碍、意识状态等。

2. 患者心理状况、合作程度、自理能力等。

3. 患者局部皮肤情况。

【计划】

1. 护士准备 衣帽整洁，修剪指甲，洗手，戴口罩。

2. 患者准备 了解热水袋使用的目的、方法、注意事项及配合要点。

3. 用物准备 热水袋及布套、热水（60 ～ 70℃）、量杯、水温计、干毛巾。

4. 环境准备 环境整洁、安静、舒适、安全，室温适宜，无对流风。

【实施】操作步骤见表 10-6。

表 10-6　热水袋的使用操作步骤

操作步骤	要点与说明
1. 准备用物　根据医嘱按需准备用物	
（1）检查热水袋有无破损，塞子是否合适	· 以防漏水
（2）准备 1000 ～ 1500mL 热水，水温调至 60 ～ 70℃	· 以防发生烫伤 · 对老年人、婴幼儿及麻醉未清醒、昏迷、肢体感觉障碍者，水温应调至 50℃
（3）放平热水袋，去塞，一手持热水袋袋口边缘，另一手灌入热水至热水袋容积的 1/2 ～ 2/3 满	· 边灌边提高热水袋口端，以防热水外溢
（4）将热水袋口端逐渐放平，驱尽袋内空气，见热水达到袋口（图 10-6），拧紧塞子，擦干，倒提热水袋并轻轻抖动，检查无漏水后装入布套内	· 空气是热的不良导体，影响传热。袋内有较多的空气，不仅降低其对身体的顺应度，而且影响舒适
2. 核对、解释　携热水袋至患者床旁，核对床号、姓名，向患者解释目的、过程及配合要点	· 确认患者，并取得患者的理解和配合
3. 放置　将热水袋放于患者所需部位	· 小心放置，避免烫伤
4. 观察　随时观察效果及不良反应、热水温度等，正确掌握时间，不超过 30 分钟	· 以防产生继发性效应，影响治疗效果 · 热水袋内水温降低后及时更换热水

续表

操作步骤	要点与说明
5. 整理床单位，清理用物	
（1）用毕，撤掉热水袋，协助患者躺卧舒适，整理床单位	
（2）将热水袋内水倒弃，倒挂热水袋，晾干后，向袋内吹气，旋紧塞子，存放阴凉处备用；热水袋布套清洁后晾干备用	·防止热水袋两层橡胶粘连
6. 洗手，记录　记录使用部位、时间、效果及患者反应	·利于评价

【评价】

1. 护患沟通有效，患者及家属了解热水袋使用的目的、方法、配合要点及注意事项，能够积极配合。

2. 护士能严格执行操作规程，用热时间正确，患者局部皮肤无烫伤发生。

3. 有一定治疗效果，患者舒适度增高。

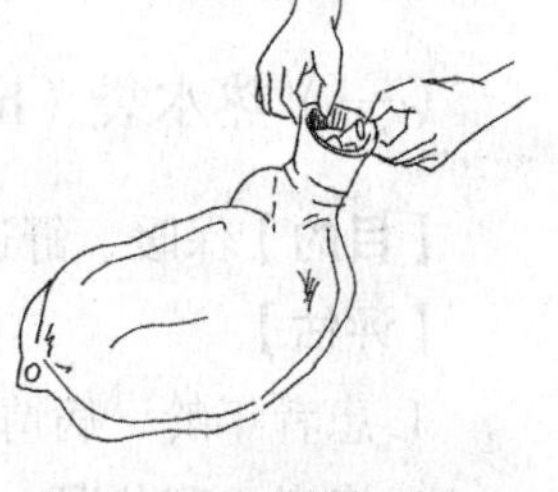

图 10-6　热水袋驱气方法

【注意事项】

1. 老年人、婴幼儿及意识不清、感觉异常的患者使用热水袋时，应再包一块大毛巾或将热水袋置于两层毯子之间，以防烫伤。

2. 加强观察，一旦发现皮肤有潮红、疼痛等反应，立即停止使用，并在局部涂凡士林，以保护皮肤。

（二）化学加热袋（chemo-warm-up bag）的使用

化学加热袋是将铁粉、活性炭、食盐等化学物质封装于密封的塑料袋内制成，有不同规格，可根据需要选用。使用时，将化学物质充分混合，使袋内的化学物质发生反应而产热。化学加热袋最高温度可达 76℃，平均温度为 56℃，可持续使用 2 小时左右。

化学加热袋使用方法与热水袋相同，一定要加布套或包裹后使用。因为加热袋内的化学物质在反应初期热温不足，以后逐渐加热并有一高峰期，温度可达 70℃以上，此时要注意防止烫伤。必要时可加双层包裹使用。老年人、小儿及昏迷、感觉障碍的患者不宜使用化学加热袋。

（三）红外线灯（infrared lamp）及烤灯（hot lamp）的使用

【目的】消炎、解痉、镇痛，促使创面干燥、结痂。

【评估】

1. 患者年龄、病情、生命体征、有无感觉障碍、意识状态等。
2. 患者心理状况、合作程度、自理能力等。
3. 患者局部皮肤情况。

【计划】

1. 护士准备　衣帽整洁，修剪指甲，洗手，戴口罩。

2. 患者准备　了解烤灯的使用目的、方法、注意事项及配合要点。

3. 用物准备　红外线灯或鹅颈型烤灯 1 盏，必要时备有色眼镜、屏风。

4. 环境准备　环境整洁、安静、舒适、安全，室温适宜，无对流风，必要时屏风遮挡。

【实施】操作步骤见表 10–7。

表 10–7　烤灯的使用操作步骤

操作步骤	要点与说明
1. 准备用物　根据医嘱，按需选用所需功率的灯泡，并确认烤灯可正常使用	· 胸、腹、腰、背部选用 500 ～ 1000W；手、足部选用 250W，亦可用鹅颈灯 40 ～ 60W
2. 核对、解释　携烤灯至患者床旁，核对患者床号、姓名，向患者解释操作目的、过程及配合要点	· 确认患者，并取得患者的理解和配合
3. 暴露　指导并协助患者取适当卧位并躺卧舒适，暴露治疗部位，必要时用屏风遮挡	· 覆盖患者身体其他部位，以防受凉
4. 照射　接通电源，打开开关，将烤灯移至患处，调节灯距，一般为 30 ～ 50cm，开始照射，照射时间为 20 ～ 30 分钟	· 确保患者安全
5. 整理床单位，清理用物	
（1）照射完毕，关闭开关；协助患者穿好衣服，躺卧舒适，整理床单位	· 嘱患者在室内休息 15 分钟后方可外出，防止感冒
（2）切断烤灯电源，将烤灯放回原处备用	
6. 洗手，记录　记录治疗时间、部位及患者反应、皮肤状况	· 利于评价

【评价】

1. 护患沟通有效，患者及家属了解烤灯的使用目的、方法、配合要点及注意事项，能够积极配合。

2. 护士能严格执行操作规程，无差错事故发生，操作程序清晰、规范。

3. 患者无过热、头晕等不适，接受照射颈部和胸前时，眼睛无不适。

4. 有一定治疗效果。

【注意事项】

1. 照射过程中，应随时观察局部皮肤反应，若出现紫红色则应立即停止照射，并涂上凡士林保护皮肤。

2. 为确保患者安全，应叮嘱患者及家属不得自行调节灯距。

3. 照射患者面颈部及胸前时，用湿纱布遮盖患者眼睛或戴有色眼镜，以防眼睛受伤害。

（四）热湿敷（hot moist compress）

【目的】消炎、消肿、解痉、止痛。

【评估】

1. 患者年龄、病情、生命体征、有无感觉障碍、意识状态等。

2. 患者心理状况、合作程度、自理能力等。

3. 患者局部皮肤情况。

【计划】

1. 护士准备　衣帽整洁，修剪指甲，洗手，戴口罩。

2. 患者准备　了解热湿敷的目的、方法、注意事项及配合要点。

3. 用物准备　脸盆（盛热水）、水温计、热水瓶或热源、敷布 2 块（略大于患处面积）、长敷

钳 2 把、凡士林、棉签、纱布、干毛巾、一次性治疗巾，必要时备热水袋、屏风。若患处为开放性伤口，使用的敷垫、长钳、凡士林及热水均需是无菌物品。

4. 环境准备 环境整洁、安静、舒适、安全，室温适宜，无对流风，必要时屏风遮挡。

【实施】操作步骤见表 10–8。

表 10–8 热湿敷法操作步骤

操作步骤	要点与说明
1. 核对、解释 携用物至患者床旁，核对患者床号、姓名，向患者解释操作目的、过程及配合要点	·确认患者，并取得患者的理解和配合
2. 患处准备 协助患者取适当卧位，暴露患处，下垫一次性治疗巾，受敷部位涂凡士林，上盖一层纱布	·保护床单不受潮；必要时用屏风遮挡 ·涂凡士林范围要大于热敷面积，以保护皮肤免于烫伤
3. 热敷 将敷垫浸入热水中，浸透；用敷钳取出敷垫，拧至不滴水，抖开，放在手腕掌侧测试温度，以不烫手为宜；敷于患处，每 3 ～ 5 分钟更换一次敷垫，持续 15 ～ 20 分钟	·敷垫须浸透，方可使温度平均分散在敷垫上 ·以水温计监测水温（保持在 50℃～ 60℃） ·注意观察局部皮肤状况，若患者感到烫热，可揭开一角散热 ·有伤口或疮面者，须按无菌技术处理伤口
4. 整理床单位，清理用物 （1）操作后揭掉敷布和纱布，擦去凡士林，盖好治疗部位 （2）协助患者躺卧舒适，整理床单位，清洁、消毒物品后放于原处备用	
5. 洗手，记录 记录热湿敷部位、时间、效果及患者反应等	·利于评价

【评价】

1. 护患沟通有效，患者及家属了解热湿敷的目的、方法、配合要点及注意事项，能够积极配合。

2. 护士能严格执行操作规程，操作方法正确，患者无不适感觉，无烫伤发生。

3. 有一定治疗效果，如局部感染症状减轻等。

【注意事项】

1. 应密切观察患者局部皮肤状况，及时听取患者对用热的反应，防止烫伤。

2. 若患者热敷部位不忌压迫时，可使用热水袋维持温度。

3. 进行面部热湿敷的患者，治疗结束不可立即外出，防止受凉感冒。

（五）热水坐浴（hot site bath）

【目的】消炎、消肿、止痛，常用于会阴和肛门疾患或手术后。

【评估】

1. 患者年龄、病情、生命体征、有无感觉障碍、意识状态等。

2. 患者心理状况、合作程度、自理能力等。

3. 患者局部皮肤情况。

【计划】

1. 护士准备 衣帽整洁，修剪指甲，洗手，戴口罩。

2. 患者准备

（1）了解热水坐浴的目的、方法、注意事项及配合要点。

（2）排空二便并清洗热水坐浴局部皮肤。

3. 用物准备　坐浴椅（图 10–7）、消毒坐浴盆、热水瓶、药物适量（遵医嘱）、无菌纱布、水温计、毛巾，必要时备屏风。

4. 环境准备　环境整洁、安静、舒适、安全，室温适宜，无对流风，必要时屏风遮挡。

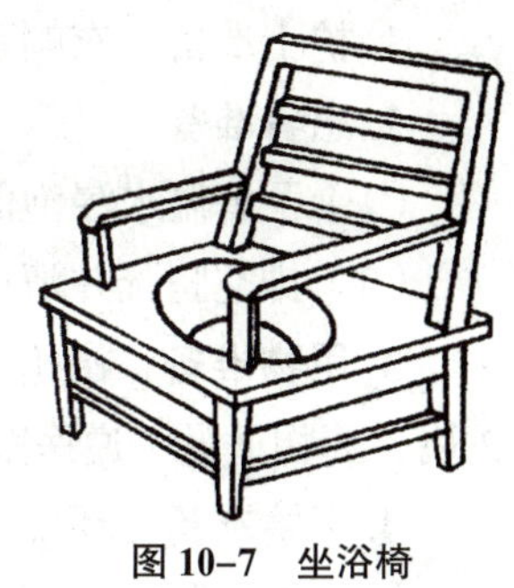

图 10–7　坐浴椅

【实施】操作步骤见表 10–9。

表 10–9　热水坐浴操作步骤

操作步骤	要点与说明
1. 准备用物　根据医嘱，按需要准备用物；热水倒入盆内至 1/2 满，调节水温为 40 ～ 45℃并配制药液	· 若有伤口，坐浴盆及药液均须无菌 · 根据医嘱配制药液，若为高锰酸钾溶液，其浓度为 1 ∶ 5000
2. 核对、解释　携用物至患者床旁，核对患者床号、姓名，向患者解释操作目的、过程及配合要点	· 确认患者，并取得患者的理解和配合
3. 置盆　携用物至坐浴处（浴室或厕所），将坐浴盆放在椅架上	
4. 坐浴　嘱患者先用纱布蘸药液清洗外阴部，适应后方可将臀部全部泡入水中，坐浴时间 15 ～ 20 分钟	· 必要时用屏风遮挡 · 观察患者反应，防止烫伤；随时调节水温
5. 整理床单位，清理用物 （1）坐浴毕，用纱布擦干臀部，协助穿裤，卧床休息 （2）整理用物，清洁、消毒坐浴盆后放原处备用	· 若有伤口，坐浴完毕，按换药法处理
6. 洗手、记录　记录坐浴时间、所用药液、效果及患者反应	· 利于评价

【评价】

1. 护患沟通有效，患者及家属了解热水坐浴的目的、方法、配合要点及注意事项，能够积极配合。

2. 护士能严格执行操作规程，操作方法正确，患者无不适感觉，无烫伤发生。

3. 有一定治疗效果，患者接受治疗部位肿痛减轻。

【注意事项】

1. 女患者经期、妊娠后期、产后 2 周内、阴道出血和盆腔急性炎症期不宜坐浴，以免引起感染。

2. 坐浴过程中，若患者出现头晕、乏力、心慌等症状，应立即停止坐浴，扶患者上床休息。

（六）温水浸泡（warm soak）

【目的】消炎、镇痛、清洁、消毒伤口。用于手、足、前臂、小腿等部位的感染。

【评估】

1. 患者年龄、病情、生命体征、有无感觉障碍、意识状态等。

2. 患者心理状况、合作程度、自理能力等。

3. 患者局部皮肤情况。

【计划】

1. 护士准备 衣帽整洁，修剪指甲，洗手，戴口罩。

2. 患者准备

（1）了解温水浸泡的目的、方法、注意事项及配合要点。

（2）排空膀胱并清洗浸泡部位皮肤。

3. 用物准备 浸泡盆（大小根据浸泡部位选用）内盛 43 ～ 46℃热水或药液 1/2 盆满、纱布 2 块、药物适量（遵医嘱）、弯盘内放镊子 1 把、小毛巾，必要时备屏风。

4. 环境准备 环境整洁、安静、舒适、安全，室温适宜，无对流风。必要时屏风遮挡。

【实施】操作步骤见表 10–10。

表 10–10 温水浸泡操作步骤

操作步骤	要点与说明
1. 核对、解释 携用物至患者床前，核对患者床号、姓名，向患者解释操作目的、过程及配合要点	·确认患者，并取得患者的理解和配合
2. 浸泡 （1）指导并协助患者将浸泡肢体慢慢放入盆内浸泡液中，护士酌情调节水温	·浸泡液的温度可依据患者习惯和耐受性调节，但应防止烫伤患者 ·镊子尖端勿接触创面
（2）用镊子夹取纱布反复轻擦创面，使之清洁	·浸泡时间 30 分钟，注意保持浸泡液的温度
3. 整理床单位，清理用物 （1）浸泡完毕，用小毛巾擦干肢体，协助患者躺卧舒适，整理床单位	·若有伤口者，浸泡完毕，按换药法处理
（2）清洁、消毒物品，放回原处备用	
4. 洗手、记录 记录浸泡部位、时间、效果及患者反应	·利于评价

【评价】

1. 护患沟通有效，患者及家属了解温水浸泡的目的、方法、配合要点及注意事项，能够积极配合。

2. 护士能严格执行操作规程，操作方法正确，患者无不适感觉，无烫伤发生。

3. 有一定治疗效果，患者接受治疗部位肿痛减轻、炎症局限。

【注意事项】

1. 严密观察患者局部皮肤状况，倾听患者主诉，随时调节水温，防止发生烫伤。

2. 患者如有开放性伤口，操作中应遵循无菌技术操作原则，防止发生感染。

（七）中医热疗法

有温灸疗法及热熨疗法等，详见中医护理学基础。

思考题

1. 患者李某，男，48 岁。在车祸中头部受伤入院，神志不清，高热不退。

请问：

有哪些方法可帮助该患者降低体温？

2. 患者田某，男，38 岁。中暑高热入院，T 41℃，P 128 次 / 分，R 24 次 / 分，为其做乙醇拭浴。

请问：

（1）擦浴时乙醇的浓度和温度分别是多少？

（2）擦浴时有哪些禁忌部位，理由是什么？

3. 患者王某，女，68 岁。因脑出血入院治疗，昏迷不醒，由于其四肢冰冷，家属要求护理人员提供热水袋取暖。

请问：

护理人员在给王某使用热水袋时需注意哪些问题？为什么？

第十一章
饮食与营养

扫一扫，查阅本章数字资源，含PPT、音视频、图片等

饮食与营养（diet and nutrition）和健康与疾病的关系非常密切。合理的饮食与营养可以保证机体正常生长发育，维持机体各种生理功能，提高机体免疫力；而不良的饮食与营养可以引起机体营养物质失衡，甚至导致各种疾病的发生。当机体患病时，通过合理地调配饮食和选择适当的供给途径满足病理情况下机体对营养的需要也是促进患者康复的有效手段。特别是在现代临床治疗方法中，营养治疗作为一种特殊的治疗形式，已成为控制和治疗某些疾病的重要手段。因此，护理人员必须掌握饮食和营养的相关知识，正确评估患者的饮食与营养状况，制定并实施有效的饮食护理措施，以促进患者尽快康复。

第一节　概　述

为了维持生命和健康，预防疾病及促进康复，人体必须通过食物获取足够的热能和营养素。护理人员只有掌握人体对营养的需要，饮食、营养与健康、疾病痊愈的关系，才能采取有效的措施，满足患者在疾病康复过程中的营养需求，从而达到恢复健康和促进健康的目的。

一、人体对营养的需要

（一）热能

热能（energy）是一切生物维持生命和生长发育及从事各种活动所必需的能量，由食物内的化学潜能转化而来。人体的主要热能来源是碳水化合物，其次是脂肪、蛋白质，这些物质又被称为“热能营养素”。它们的产热量分别为：碳水化合物 4kcal/g（16.7kJ），脂肪 9kcal/g（37.6kJ），蛋白质 4kcal/g（16.7kJ）。

人体对热能的需要量受年龄、性别、生理特点及劳动强度等因素影响。根据中国营养学会的推荐标准，我国成年男子的热能供给量为 10.0 ～ 17.5MJ/d，成年女子为 9.2 ～ 14.2MJ/d。

（二）营养素

营养素（nutrient）是能够在体内被利用，具有供给能量、构成机体及调节和维持生理功能作用的物质。人体需要的营养素有六大类：碳水化合物、蛋白质、脂肪、水、维生素和矿物质。各种营养素的生理功能、主要来源及每日供给量见表 11-1。

表 11-1　各种营养素的功能、来源及供给量

营养素	生理功能	主要来源	每日供给量
蛋白质	构成及修复人体细胞、组织；构成人体内的酶、激素、抗体等；维持血浆渗透压；提供热能	肉、蛋、乳及豆类	男性：80g 女性：70g 占总热能的 10%～14%
脂肪	提供及储存热能；构成身体组织；促进脂溶性维生素的吸收；维持体温，保护脏器；增加饱腹感	动物性食品、食用油、坚果类等	占总热能的 20%～30%
碳水化合物	提供热能；参与构成机体组织；保肝解毒；抗生酮作用	谷类和根茎类食品，各种食糖（蔗糖、麦芽糖等）	占总热能的 60%～70%
矿物质			
钙	构成骨骼与牙齿的主要成分；调节心脏和神经的正常活动；维持肌肉紧张度；参与凝血过程；激活多种酶；降低毛细血管和细胞膜的通透性	奶及奶制品、海带、小虾米皮、芝麻酱、豆类、绿色蔬菜、骨粉、蛋壳粉	800mg
磷	构成骨骼、牙齿、软组织的重要成分；参与多种酶、辅酶的合成；调节酸碱平衡	广泛存在于动物、植物食品中	700mg
铁	构成血红蛋白与肌红蛋白，参与氧的运输；构成某些呼吸酶；促进生物氧化还原反应	动物肝脏、动物全血、肉蛋类、豆类、绿色蔬菜	男性：15mg 女性：20mg
锌	促进机体发育和组织再生；参与构成多种酶；促进食欲；促进 VitA 的代谢；参与免疫过程	动物食品、海产品、奶、蛋、坚果类等	15mg
碘	参与甲状腺素的合成	海产品、海盐	150μg
维生素			
脂溶性维生素			
VitA	维持正常夜视功能；保持皮肤与黏膜的健康；增强机体免疫力；促进生长发育	动物肝脏、鱼肝油、奶制品、禽蛋类、有色蔬菜及水果等	男性：800μgRE 女性：700μgRE （视黄醇当量）
VitD	调节钙磷代谢，促进钙磷吸收	海鱼及动物肝脏、蛋黄、奶油；体内转化	5μg
VitE	抗氧化作用，保持红细胞完整性；参与 DNA、辅酶 Q 的合成	植物油、谷类、坚果类、绿叶蔬菜等	14mg α-TE （α-生育酚当量）
VitK	合成凝血因子，促进血液凝固	肠内细菌合成；绿色蔬菜、肝脏	20～100μg
水溶性维生素			
$VitB_1$	构成辅酶 TPP；参与糖代谢过程；影响某些氨基酸与脂肪的代谢；调节神经系统功能	动物内脏、肉类、豆类、花生、未过分精细加工的谷类	男性：1.4mg 女性：1.3mg
$VitB_2$	构成体内多种辅酶，参加人体内多种生物氧化过程；保持皮肤和黏膜完整性	动物内脏、禽蛋类、奶类、豆类、花生、新鲜绿叶蔬菜等	男性：1.4mg 女性：1.2mg

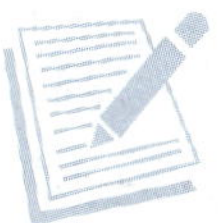

营养素	生理功能	主要来源	每日供给量
$VitB_6$	构成多种辅酶，参加物质代谢	畜禽肉及其内脏、鱼类等	1.2mg
$VitB_{12}$ 及叶酸	为细胞的核酸和核蛋白合成代谢过程中所必需的物质；促进红细胞发育与成熟	动物内脏、发酵豆制品、新鲜绿叶蔬菜	$VitB_{12}$：2.4μg 叶酸：400μgDEF（膳食叶酸当量）
VitC	保护细胞膜，防治坏血病；促进铁吸收和利用；促进胶原、抗体合成；参与胆固醇代谢	新鲜蔬菜和水果	100mg
水	构成人体组织；调节体温；运送营养素和代谢产物；维持消化、吸收功能	饮用水、食物中水、体内代谢水	2～3L

注：表中营养素供给量采用2001年中国营养学会正式发布的“中国居民膳食营养素参考摄入量（DRIS）”中成人中等劳动强度的标准。

二、饮食、营养对人体健康的意义

食物是人类赖以生存的物质基础。合理的饮食与营养是维持人体健康及促进疾病痊愈的重要条件，不合理的饮食则可能损害健康，甚至导致某些疾病的发生和发展。因此，饮食和营养对维持机体的健康有着十分重要的作用。

（一）饮食、营养与健康的关系

1. 合理饮食与健康 合理的饮食对维持和促进人体健康具有非常重要的作用。

（1）促进生长发育 营养素对人体的发育起着决定性的作用，是维持生命活动的重要物质基础。人体不同时期对营养素的需求是不同的，如婴儿期生长速度快，需要高蛋白、高维生素、高矿物质及高热量饮食；幼儿期及学龄前期生长速度减慢，需要的热能减少，但应确保摄入充足的脂肪酸，以满足大脑和神经系统的发育；青春期需要增加热能和摄入足够的蛋白质、维生素和微量元素如钙、铁等，以满足生长过程中代谢的需要；老年期代谢率下降，对热能的需要量也下降，但对维生素和矿物质的需要量却保持不变，脂肪、胆固醇摄入不宜过多。

（2）构成机体组织 各种营养素是构成机体组织的物质基础，如蛋白质是构成人体细胞的重要成分，脂类是构成细胞膜的重要成分，糖类参与构成神经组织，维生素参与合成酶和辅酶，钙、磷等是构成骨骼的主要成分等。

（3）供给能量 人体的各种生命活动都需要消耗能量，这些能量来源于碳水化合物、脂肪、蛋白质等“热能营养素”在体内氧化生成。

（4）调节机体功能 人体的功能活动是在神经系统、内分泌系统及各种酶的共同调节下完成的，而这些调节系统也是由各种营养素构成的。此外，人体的代谢活动需要一个较为稳定的内环境，适量的蛋白质及矿物质中的各种离子对维持机体内环境的稳定也起着重要的调节作用。

2. 不合理饮食与健康 某些营养素的过多、过少或饮食不当会损害健康，并影响某些疾病的发生和发展。如营养过剩可造成肥胖、心脑血管疾病等营养失调性疾病，食物中铁缺乏可导致缺铁性贫血等营养缺乏性疾病，而食品存放过久、食品处理不当、食品污染、暴饮暴食等可引起胃肠炎等一些食源性疾病。

（二）饮食、营养与疾病痊愈的关系

人体患病时常伴有不同程度的代谢变化，合理地调整饮食和营养，可达到治疗或辅助治疗疾病，促进康复的目的。

1. 补充额外损失及消耗的营养素　疾病和创伤可引起代谢的改变、热能的过度消耗及某些特定营养素的损失，及时、合理地调整营养素的摄入，补充足够的营养，则可减少机体内糖原分解及蛋白质的消耗，提高患者的抵抗力，促进创伤组织的修复和疾病的痊愈。如大面积烧伤患者能量消耗增加，水分、蛋白质大量丢失，给予高热量、高蛋白饮食并保证足够水分的摄入，可有效改善机体的营养状态，促进伤口愈合。

2. 治疗疾病及辅助诊断　对于某些疾病，饮食治疗已成为重要的治疗手段之一。如肥胖患者可通过控制热能减轻体重，肾衰时通过控制钠盐的摄入可减轻肾脏负担，糖尿病患者通过控制糖类摄入可以控制疾病的发展等。此外，还可以通过对饮食内容的调整辅助疾病诊断，如隐血试验饮食可辅助诊断怀疑有消化道出血的疾病，肌酐试验饮食可协助检查、测定肾小球的滤过功能。

第二节　营养状况的评估

营养评估是做好患者饮食护理的前提。在对患者的护理过程中，护士应能正确评估患者的营养状况，及时发现患者饮食与营养的影响因素，了解和掌握患者现存或潜在的营养问题，以便选择恰当的饮食治疗与护理方案，促进患者的康复。

一、影响因素的评估

（一）生理因素

1. 年龄　可影响个人对食物的喜好，也可影响每日所需的食物量及对热能和营养素的需要量。

2. 活动量　各种活动是能量代谢的主要因素。平时活动量大的人所需的热能及营养素一般高于活动量小的人。

3. 特殊生理状况　处于妊娠期与哺乳期妇女营养需求量明显增加，并常伴有饮食习惯的改变。妊娠期女性摄入营养素的比例应均衡，同时需要增加蛋白质、铁、碘、叶酸的摄入量，在怀孕期后三个月尤其要增加钙的摄入量。哺乳期女性每日消耗的热能和营养素较多，因此应增加各种营养素尤其是蛋白质、钙、铁、锌、B 族维生素的摄入，在每日饮食的基础上需要再增加 500kcal 热量。

（二）病理因素

1. 疾病及药物影响　许多疾病可影响机体对饮食和营养的摄取、消化、吸收及代谢。如口腔、胃肠道疾患可直接影响食物的摄取、消化和吸收；当患有高代谢性疾患如发热、甲状腺功能亢进等或慢性消耗性疾病时，机体对热量的需求量较正常增加；伤口愈合与感染期间，患者对蛋白质的需求较大；如果尿液或引流液中流失大量的蛋白质、体液和电解质时，患者则需要增加相应营养素的摄入；若因疾病影响患者食欲，也可导致营养摄入不足。此外，患病后治疗用药也会影响患者的饮食与营养。有些药物如盐酸赛庚啶、类固醇类药物可增进食欲；有些药物如非肠溶

性红霉素、氯贝丁脂则降低食欲；有些药物可影响营养素的吸收，如苯妥英钠长期服用可干扰叶酸和 VitC 的吸收；有些药物可影响营养素的排泄，如异烟肼可使 $VitB_6$ 排泄增加。

2. 食物过敏 有些人对特定的食物如牛奶、海产品等过敏，出现腹泻、哮喘、荨麻疹等过敏反应，影响营养素的摄入和吸收。

（三）心理因素

一般情况下，不良的情绪如焦虑、恐惧、忧郁、悲哀等可引起交感神经兴奋，抑制胃肠道蠕动及消化液的分泌，使人食欲降低，引起进食过少、偏食甚至厌食。而愉快、轻松的心理状态则会促进食欲。但也有些患者在焦虑、孤独等心理状态下反而有进食的欲望。

（四）环境因素

1. 地域环境 不同地域和气候环境会影响人们对食物的选择。我国有“东酸西辣，南甜北咸”的饮食特色，如我国东北地区居民冬天喜食酸菜，其中含有较多的亚硝胺类物质，易发生消化系统肿瘤。

2. 进餐环境 进餐时周围的环境、餐具的洁净、有无不良刺激等都可影响人们对食物的选择和摄入。

（五）社会文化因素

1. 经济状况 经济状况的好坏直接影响人们对食物的选择，从而影响人们的营养状况。经济状况良好，能够满足人对营养的需求，但有发生营养过剩的可能；经济状况差，轻者影响饮食与营养的质量，重者会出现营养不良等问题。

2. 饮食习惯 饮食习惯是指个体或群体在一定生活环境中形成的、自己特定的选择食物和餐具、进餐时间和方式等的习惯。饮食习惯受民族、文化习俗、经济条件、家庭饮食习惯、地域、对营养知识的了解等因素影响。饮食习惯不佳，如偏食、吃零食等可造成某些营养素摄入过多或过少，导致营养不均衡。

3. 生活方式 生活方式影响着人们的饮食、营养需求及习惯。如现代高效率、快节奏的生活方式使食用快餐、速食食品的人越来越多。

4. 宗教信仰 不同宗教信仰的人对食物的种类、制作和进食时间、方式等常有特殊的要求，如佛教徒很少摄入动物性食物，可能会引起特定营养素的缺乏。

二、饮食营养的评估

（一）饮食状况的评估

1. 用餐情况 评估患者用餐时间、方式、频次、规律等。

2. 摄食种类和摄入量 评估患者摄入食物的种类、数量及相互比例是否适宜，是否易被人体消化吸收，热能和各种营养素能否满足机体需要。

3. 食欲 评估患者食欲有无改变，如有改变，注意分析原因。

4. 其他 评估患者饮食是否规律，是否服用药物、补品及其种类、剂量、服入时间，有无食物过敏史、特殊喜好等。并注意评估有无口腔疾患、咀嚼不便等影响饮食状况的因素。

（二）身体状况的评估

1. 体格检查 通过对患者的外貌、皮肤、毛发、指甲、骨骼和肌肉等方面的评估可初步确定患者的营养状况（表 11–2）。

表 11–2 不同营养状况的身体征象

项目	营养良好	营养不良
外貌	发育良好、精神状态佳、有活力	消瘦、缺乏兴趣、倦怠、易疲劳
皮肤	有光泽、弹性良好	干燥、无光泽、弹性差、肤色过淡或过深
指甲	粉色、坚实	粗糙、无光泽、易断裂
毛发	浓密、有光泽	缺乏自然光泽、干燥稀疏
口唇	柔润、无裂口	肿胀、口角裂隙、口角炎症
肌肉和骨骼	肌肉结实、皮下脂肪丰满、有弹性、骨骼无畸形	肌肉松弛无力、皮下脂肪菲薄、肋间隙及锁骨上窝凹陷、肩胛骨和髂骨突出

2. 人体测量 人体测量是通过对人体有关部位的长度、宽度、厚度及围度的测量，根据个体的生长发育情况以达到了解其营养状况的目的。最常用的测量项目是身高、体重、皮褶厚度和上臂围。

（1）*身高和体重* 身高和体重是综合反映个体生长发育及营养状况的最重要的指标。因身高、体重除受营养因素影响外，还受遗传、种族等因素影响，因此评价个体营养状况时需用测得的身高、体重数值与人体正常值进行比较。测量出患者的身高、体重，然后按公式计算出标准体重，计算实测体重占标准体重的百分数。百分数在 ±10% 以内为正常范围，增加 10%～20% 为过重，超过 20% 为肥胖，减少 10%～20% 为消瘦，低于 20% 为明显消瘦。

我国常用的标准体重的计算公式为 Broca 公式的改良公式：

男性：标准体重（kg）= 身高（cm）– 105

女性：标准体重（kg）= 身高（cm）– 105 – 2.5

实测体重占标准体重的百分数计算公式：

$$\frac{\text{实测体重} - \text{标准体重}}{\text{标准体重}} \times 100\%$$

近年来还采用体重和身高的比例来衡量体重是否正常，称为体重指数（body mass index，BMI），即 BMI =体重（kg）/[身高（m）]^2。按照中国营养学会的标准为，BMI ＜ 18.5 为消瘦，24 ≤ BMI ＜ 28 为超重，BMI ≥ 28 为肥胖。

（2）*皮褶厚度* 皮褶厚度又称皮下脂肪厚度，反映身体的脂肪含量，对于判断消瘦或肥胖有重要意义。WHO 推荐的常用测量部位有：肱三头肌部，即右上臂肩峰与尺骨鹰嘴连线中点处；肩胛下部，即右肩胛下角处；腹部，即距脐左侧 1cm 处。测量时选用准确的皮褶计，测定 3 次取平均值。最常测量部位为肱三头肌部，其正常参考值为：男性 12.5mm，女性 16.5mm。所测数值较同年龄的正常值少 35%～40% 为重度消耗，25%～34% 为中度消耗，24% 以下为轻度消耗。

（3）*上臂围* 上臂围是测量上臂中点位置的周长，可反映肌蛋白贮存和消耗程度，是快速而简便的营养状况评价指标之一，也可反映热能代谢的情况。我国男性上臂围平均值为 27.5cm。测量值大于平均值 90% 为营养正常，90%～80% 为轻度营养不良，80%～60% 为中度营养不良，小于 60% 为重度营养不良。

（三）实验室检查的评估

实验室检查可为营养状况评估提供客观数据。目前常用的检查包括血清蛋白质水平、氮平衡试验、免疫功能测定。

1. 血清蛋白质水平 可反映身体脏器内蛋白质的存贮量。血清蛋白质种类很多，包括清蛋白、转铁蛋白等。清蛋白是临床上评价蛋白质营养状况的常用指标之一，变化较慢，正常值为35～55g/L。血清转铁蛋白可反映内脏蛋白质情况，是评价蛋白质营养状况较敏感的一项指标，可用放射免疫法直接测定，也可通过测量总铁结合力推算，转铁蛋白＝总铁结合力 ×0.8－43。

2. 氮平衡试验 用于初步判断体内蛋白质合成与分解代谢状况。试验方法为：测定患者24小时摄入氮量与总氮丧失量的差值，负数表示负氮平衡。

3. 免疫功能测定 免疫功能是反映脏器蛋白质存储量的另一指标，主要包括淋巴细胞总数及细胞免疫状态测定。淋巴细胞总数即周围血液中淋巴细胞总数（白细胞总数 × 淋巴细胞百分率），当蛋白质缺乏时，淋巴细胞总数会相应减少。细胞免疫状态测定主要通过迟发型超敏皮肤试验来了解机体的细胞免疫能力，常用皮试抗原有结核菌素、白色念珠菌抗原、腮腺炎病毒、链激酶－链球菌脱氧核糖核苷酸、植物血凝素等。通常选用3种抗原分别作皮内注射，24～48小时后观察反应，风团直径大于5mm者为阳性。皮肤试验中有两项或以上阳性反应者，表示细胞免疫有反应性，而风团直径小于5mm提示免疫反应低下或无免疫力，存在营养不良。

第三节 医院饮食

医院饮食（hospital diet）可分为基本饮食、治疗饮食及试验饮食，分别适应不同病情患者的需要。

一、基本饮食

基本饮食（basic diet）是其他饮食的基础，包括普通饮食、软质饮食、半流质饮食及流质饮食四种（表11-3）。

表11-3 医院基本饮食

类别	适用范围	饮食原则及用法
普通饮食（general diet）	消化功能正常、体温正常、病情较轻或疾病恢复期、无饮食限制的患者	营养均衡；易消化、无刺激性的一般食物；限油煎、坚硬、胀气等食物。总热量为9.20～10.88MJ/d（2200～2600kcal/d），蛋白质70～90g/d。每日3餐，各餐按比例分配
软质饮食（soft diet）	消化吸收功能差、咀嚼不便、低热、术后恢复期的患者及老人、幼儿	营养均衡；易消化、易咀嚼；食物碎、烂、软，无刺激性。如面条、切碎煮熟的菜和肉等。总热量为9.20～10.04MJ/d（2200～2400kcal/d），蛋白质60～80g/d，每日3～4餐
半流质饮食（semi-liquid diet）	口腔及消化道疾患、中等发热、体弱及术后患者	食物呈半流质；易咀嚼、吞咽和消化，无刺激性；营养丰富，膳食纤维含量少。如粥、肉末、鸡蛋羹、豆腐、碎菜叶等。总热量为6.28～8.37MJ/d（1500～2000kcal/d），蛋白质50～70g/d，每日5～6餐
流质饮食（liquid diet）	口腔疾患、急性消化道疾患、高热、各种大手术后、病情危重、全身衰竭患者	食物呈液体状；易吞咽、易消化、无刺激性；所含热量与营养素不足，只能短期使用。如牛奶、豆浆、米汤、菜汁、果汁等。总热量为3.5～5.0MJ/d（836～1195kcal/d），蛋白质40～50g/d。每日6～7餐，每2～3小时1次，每次200～300mL

二、治疗饮食

治疗饮食（therapeutic diet）是指在基本饮食基础上，适当调整热能和营养素，以达到治疗或辅助治疗目的的一类饮食（表 11–4）。

表 11–4　医院治疗饮食

类别	适用范围	饮食原则及用法
高热量饮食（high energy diet）	热能消耗较高的患者，如甲状腺功能亢进、大面积烧伤、结核、肝炎、胆道疾患、体重不足患者及产妇等	基本饮食的基础上加餐 2 次，如进食牛奶、鸡蛋、豆浆、藕粉、蛋糕等。总热量 12.55MJ/d（3000kcal/d）
高蛋白饮食（high protein diet）	高代谢性疾病，如结核、烧伤、恶性肿瘤、贫血、甲状腺功能亢进、大手术后、低蛋白血症患者，孕妇，哺乳期妇女等	基本饮食的基础上增加富含蛋白质的食物，如肉类、鱼类、蛋类、乳类、豆类等。供给量为 1.5 ～ 2g/（kg · d），成人总量不超过 120g/d。总热量 10.46 ～ 12.55MJ/d（2500 ～ 3000kcal/d）
低蛋白饮食（low protein diet）	限制蛋白质摄入的患者，如急性肾炎、尿毒症、肝昏迷等患者	限制蛋白质摄入，可多补充蔬菜和含糖高的食物，以维持正常热量。成人蛋白质总量不超过 40g/d，视病情可减至 20 ～ 30g/d。肾功能不全者应摄入动物性蛋白，忌用豆制品；肝昏迷者应以植物性蛋白为主
低脂肪饮食（low fat diet）	肝胆胰疾患、高脂血症、动脉硬化、冠心病、肥胖症及腹泻等患者	饮食清淡、少油，禁用肥肉、蛋黄、动物脑等；脂血症及动脉硬化患者不必限制植物油（椰子油除外）；脂肪含量不超过 50g/d，肝胆胰病患者不超过 40g/d，尤其应限制动物脂肪的摄入
低胆固醇饮食（low cholesterol diet）	高胆固醇血症、高脂血症、动脉硬化、高血压、冠心病等患者	胆固醇摄入量应少于 300mg/d，禁用或少用含胆固醇高的食物，如动物内脏和脑、蛋黄、鱼子、动物油等
低盐饮食（low salt diet）	急慢性肾炎、心脏病、肝硬化腹水、重度高血压但水肿较轻的患者	食盐量不超过 2g/d，不包括食物内自然存在的氯化钠。禁食腌制食物，如咸菜、咸肉、香肠、火腿、皮蛋等
无盐低钠饮食（non salt low sodium diet）	同低盐饮食，但一般用于水肿较重患者	无盐饮食除食物内自然含钠量外，烹调时不放食盐，食物中含钠量少于 0.7g/d；低钠饮食除无盐外，还须控制食物中自然存在的含钠量，一般应少于 0.5g/d；二者均禁用腌制食品、含钠食物和药物，如油条、挂面、汽水和碳酸氢钠药物等
少渣饮食（low residue diet）	伤寒、痢疾、腹泻、肠炎、食管胃底静脉曲张、咽喉部及消化道手术的患者	饮食中应少含食物纤维，如蛋类、嫩豆腐等。并注意不用刺激性强的调味品及坚硬带碎骨的食物，肠道疾患少用油脂
高纤维素饮食（high cellulose diet）	便秘、肥胖症、脂血症、糖尿病等患者	食物中应多含食物纤维，如韭菜、芹菜、竹笋、豆类、粗粮等

三、试验饮食

试验饮食（test diet）是指在特定时间内，通过对饮食内容的调整来协助诊断疾病和确保实验室检查结果正确性的一种饮食（表 11–5）。

表 11-5 医院试验饮食

类别	适用范围	饮食原则及用法
隐血试验饮食（occult blood test diet）	用于大便隐血试验的准备，以协助诊断有无消化道出血	试验前 3 天起，禁止食用易造成隐血试验假阳性结果的食物，如肉类、肝类、动物血及含铁丰富的药物或食物、绿色蔬菜等。可进食牛奶、豆制品、白菜、土豆、冬瓜、米饭、面条、馒头等食品 第 4 天留取患者粪便做隐血试验
肌酐试验饮食（creatinine test diet）	用于协助检查、测定肾小球的滤过功能	试验期为 3 天，试验期间禁食肉类、禽类、鱼类，忌饮茶与咖啡。全日主食在 300g 以内，限制蛋白质的摄入（蛋白质摄入量＜ 40g/d），以排除外源性肌酐的影响；蔬菜、水果、植物油不限，热量不足可添加藕粉和含糖的点心等 第 3 天测尿肌酐清除率及血肌酐含量
尿浓缩功能试验饮食（干饮食）（urine concentration function test diet）	用于检查肾小管的浓缩功能	试验期为 1 天，控制全天饮食中的水分，总量在 500 ～ 600mL。可进食含水分少的食物，如米饭、馒头、面包、炒鸡蛋、土豆、豆腐干等，烹调时尽量不加水或少加水；避免食用过甜、过咸或含水量高的食物。蛋白质供给量为 1g/（kg · d）
甲状腺 ^{131}I 试验饮食（^{131}I thyroid test diet）	用于协助测定甲状腺功能	试验期为 2 周，试验期间禁食含碘食物，如海带、海蜇、海参、虾、紫菜、含碘食盐等，禁用碘做局部消毒 2 周后做 ^{131}I 功能测定
胆囊 B 超检查饮食（gallbladder B ultra-sonic examination diet）	用于需行 B 超检查有无胆囊、胆管、肝胆管疾病患者	检查前 3 天最好禁食牛奶、豆制品、糖类等易发酵产气的食物，检查前 1 天晚进食无脂肪、低蛋白、高碳水化合物的清淡饮食。检查当日早晨禁食 若还需了解胆囊收缩功能，则在第 1 次 B 超检查后，如胆囊显影良好，进食高脂肪餐（如油煎荷包蛋 2 只或高脂肪的方便餐，脂肪含量 25 ～ 50g）；30 ～ 45 分钟后第 2 次 B 超检查观察，若效果不明显，可再等待 30 ～ 45 分钟后再次检查

第四节　一般饮食护理

根据对患者营养状况的评估，结合疾病的特点，护士可为患者制定有针对性的营养计划，并根据计划对患者进行相应的饮食护理，改善患者的营养状况，促进患者的康复。

一、病区的饮食管理

患者入院后，由病区负责医生根据患者病情开出饮食医嘱，确定饮食种类。护理人员根据医嘱填写入院饮食通知单，送交营养室，并填写在病区的饮食单上，同时在患者的床尾或床头做好相应标记，作为分发饮食的依据。

患者如因病情需要而更改饮食类别时，如流质饮食改为半流质饮食、检查前需要禁食或病愈出院需要停止饮食时，需由医生开出医嘱。护理人员根据医嘱填写饮食更改通知单或饮食停止通知单，送交营养室，由其做出相应处理。

二、患者的饮食护理

（一）患者进食前的护理

1. 环境准备 舒适整洁的环境可使患者心情愉快，增进食欲。患者进食的环境应以清洁、整齐、空气新鲜、气氛轻松为原则。

（1）整理床单位，去除不良气味，避免不良视觉印象，如饭前半小时开窗通风、移去便器等。

（2）进食前暂停非紧急的治疗及护理工作。

（3）同病室内如有病情危重或呻吟的患者，应以屏风遮挡。

（4）如条件许可，应鼓励同病室患者共同进餐或病情较轻的患者到病区餐厅与其他患者共同进餐，以增加轻松、愉快的气氛，增进患者食欲。

2. 患者准备

（1）减轻或去除各种引起不舒适的因素。如疼痛患者给予适当镇痛措施，高热患者给予降温，协助患者取合理、舒适的卧位等。

（2）改善患者的不良心理状态。如尽可能减轻患者的焦虑、抑郁情绪，做好心理指导。条件许可时，可允许家属陪伴患者进餐。

（3）协助患者洗手和清洁口腔。对病情严重的患者可给予口腔护理，以促进食欲。

（4）协助患者采取舒适的进餐姿势。如病情允许，可协助患者下床用餐；不便下床者，可安排坐位或半坐卧位，放置床上桌。卧床患者安排侧卧位或仰卧位（头转向一侧），并给予适当支托。

（5）取得患者同意后将治疗巾或餐巾围于患者胸前，以保持衣服和被单的清洁，并嘱患者做好进食的准备。

3. 饮食教育 护理人员应根据患者所需的饮食种类对其进行讲解和指导，说明进食此类饮食的意义，明确可选用和不宜选用的食物及进餐次数等，取得患者的理解和配合。对家属送来的食物，须经护理人员检查，在病情允许的情况下方可食用。

（二）患者进食中的护理

1. 及时分发食物 护理人员洗净双手，衣帽整洁。核对患者及饮食单，根据饮食要求协助配餐员及时将热饭、热菜准确无误地分发给每位患者。

2. 观察患者进食情况 患者进食期间，护理人员应巡视患者，检查治疗饮食、试验饮食的实施情况，并适时给予督促。有针对性地解答患者在饮食方面的问题，纠正其不良饮食习惯。征求患者对饮食制作的意见，并及时向营养室反映。

3. 鼓励并协助患者进餐

（1）鼓励患者自行进食，并协助将餐具、食物放到易取处。

（2）不能自行进食者，应根据患者的饮食习惯耐心喂食。喂食的量、速度适中，温度适宜，饭和菜、固体和液体食物应轮流喂食。进流质者，可用吸管吸吮。

（3）对失明患者或双眼被遮盖的患者，除遵循上述喂食要求外，还应告知喂食内容以增加进食的兴趣。如果患者要求自己进食，可按时钟平面图放置食物，并告知方向、食品名称，利于患者取用食物。例如，饭放在6点的位置，汤放在12点的位置，菜放在9点、3点的位置等（图

11-1）。

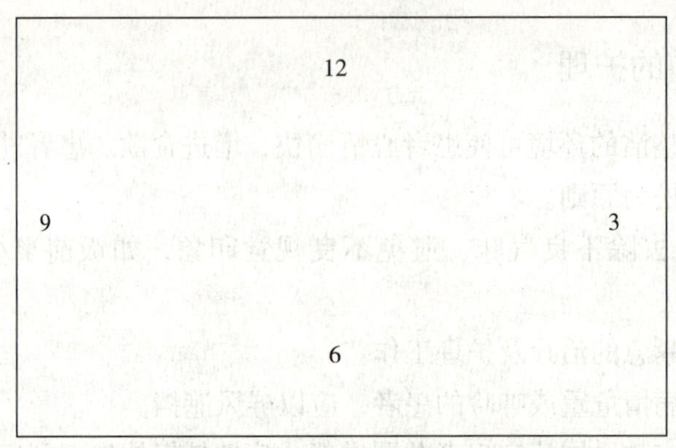

图 11-1 失明患者食物放置平面图

（4）对禁食或限量饮食者，应告知患者原因，取得配合，同时在床头或床尾挂上标记，做好交接班。

（5）对于需要增加饮水量者，应向患者解释大量饮水的目的和重要性，督促患者白天完成24小时总饮水量的3/4，以免夜间饮水多，增加排尿而影响睡眠。

（6）对于需限制饮水的患者，应说明限水的目的，取得患者合作，并制订饮水计划。若患者口干，可用湿棉球湿润口唇。如患者口渴严重且病情允许，可采用口含冰块、酸梅等方法刺激唾液分泌而止渴。

4. 及时处理进食过程中的特殊问题

（1）恶心呕吐　若患者进食过程中出现恶心，可鼓励患者做深呼吸并暂停进食。若发生呕吐，可将患者头偏向一侧，防止呕吐物进入气管；尽快清除呕吐物并及时更换被污染的被服等；开窗通风，去除室内不良气味；协助漱口或给予口腔护理，去除口腔异味；观察呕吐物性质、颜色、量和气味等并做好记录；对不愿继续进食者，可帮其保存好剩下的食物，待其愿意进食时给予。

（2）呛咳和噎食　告诉患者在进食过程中应细嚼慢咽，不要边进食边说话，以免发生呛咳。若发生呛咳，可轻拍其背部；若出现严重呛咳、呼吸困难、面色青紫、双手乱抓或抽搐，提示噎食，护理人员应尽快协助清除呼吸道食物。意识清楚的患者，可指导其用力咳出或吐出食物，若患者出现窒息状态，应立即采取膈下腹部冲击法（即海姆立克手法）急救，同时通知医生，做好其他相应急救准备。

（三）患者进食后的护理

1. 及时收回餐具，整理床单位，督促和协助患者洗手、漱口或做口腔护理。

2. 根据需要做好记录，如进食的种类、进食量、进食过程中及进食后的反应等，评价患者进食是否达到营养需求。

3. 对暂需禁食或延迟进食的患者做好交接班。

第五节　特殊饮食护理

对于病情危重、消化道功能障碍、不能经口或不愿经口进食的患者，为保证其营养素的摄取、消化、吸收，维持细胞代谢，保持组织器官的结构与功能，促进康复，临床上常根据患者的情况采用特殊方式进行营养支持，包括胃肠内营养和胃肠外营养。

一、胃肠内营养

胃肠内营养（enteral nutrition，EN）是采用口服或管饲等方式经胃肠道提供能量及营养素的支持方法。根据所提供营养食物的不同，可分为要素饮食、非要素饮食等。要素饮食主要通过管饲的方法供给患者。管饲饮食（tube feeding）是指将导管插入胃肠道，为患者提供必需的食物、营养液、水分及药物的方法，是临床上提供或补充营养的非常重要的方法之一。根据导管插入的途径，可分为：①口胃管，导管经口插入胃内；②鼻胃管，导管经鼻腔插入胃内；③鼻肠管，导管经鼻腔插入小肠；④胃造瘘管，导管经胃造瘘口插入胃内；⑤空肠造瘘管，导管经空肠造瘘口插至空肠内。为患者通过导管注入营养液时，可使用注射器注入，也可应用肠内营养泵注入。鼻饲法是实施管饲饮食最常用的方法，本节主要以鼻饲法为例讲解管饲饮食的操作方法。

（一）鼻饲法

鼻饲法（nasogastric gavage）是将导管经鼻腔插入胃内，从管内灌注流质食物、水分和药物的方法。

【目的】对不能自行经口进食的患者以鼻胃管供给食物和药物，以维持其营养和治疗的需要。适用于下列患者：

1. 昏迷患者。
2. 口腔疾患或口腔手术后的患者，以及上消化道肿瘤引起有吞咽困难的患者。
3. 不能张口的患者，如破伤风患者。
4. 其他患者，如早产儿、拒绝进食患者、病情危重患者等。

【评估】

1. 患者的年龄、病情、意识状态及治疗情况。
2. 患者的心理状态、合作程度及自理能力。
3. 患者的鼻腔通畅性，有无肿胀、炎症、息肉及鼻中隔偏曲等。

【计划】

1. 护士准备　衣帽整洁，修剪指甲，洗手，戴口罩。

2. 患者准备

（1）了解鼻饲法的目的、方法、注意事项及配合要点。

（2）取舒适卧位，戴眼镜或有义齿者取下，妥善放置。

3. 用物准备　无菌鼻饲包（内备治疗碗、镊子、止血钳、压舌板、纱布、胃管、50mL 注射器、治疗巾）；液体石蜡、棉签、夹子或橡皮圈、别针、胶布、弯盘、无菌手套、听诊器、手电筒；鼻饲液（温度 38 ～ 40℃）、温开水适量。按需准备漱口或口腔护理用物及松节油、速干手消毒剂。

4. 环境准备　环境整洁、安静、舒适、安全，无异味。

【实施】操作步骤见表 11-6。

表 11-6　鼻饲法操作步骤

操作步骤	要点与说明
▲插管	
1. 核对、解释　携用物至患者床旁，核对患者床号、姓名，向患者解释操作目的、过程及配合要点	·确认患者，并取得患者的理解和配合
2. 安置卧位　协助患者取半坐位或坐位，无法坐起者取右侧卧位，昏迷患者取去枕平卧位，头向后仰	·坐位可减轻胃管通过鼻咽部时的呕吐反射，使胃管易于插入；根据解剖原理，右侧卧位利于胃管插入；头后仰有利于昏迷患者胃管插入
3. 铺巾置盘　将治疗巾围于患者颌下，弯盘放于便于取用处	·保护床单位和患者的衣服，以免污染
4. 清洁鼻腔　观察鼻腔是否通畅，选择通畅一侧，用棉签清洁鼻腔。备好胶布	·如有鼻腔疾患，应选择健侧
5. 检查胃管　打开鼻饲包，戴手套，用空注射器注入少量空气	·检查胃管是否通畅
6. 测量长度　测量胃管插入长度并标记	·插入长度一般为前额发际至胸骨剑突处或自鼻尖经耳垂至剑突的距离 ·一般成人插入长度为 45 ～ 55cm，应根据患者身高等确定个体化长度。为防止反流、误吸，插管长度可在 55cm 以上。若需经胃管注入刺激性药物，可将胃管再向深部插入 10cm
7. 润滑胃管　用液体石蜡润滑胃管前端	·减少插入时的摩擦阻力
8. 插管　左手持纱布托住胃管，右手持镊子夹住胃管前端，沿选定侧鼻孔轻轻插入。当插入胃管 10 ～ 15cm（咽喉部）时，根据患者具体情况进行插管	·插管时动作要轻、慢，以免造成损伤
（1）清醒患者　嘱其做吞咽动作，顺势将胃管向前推进至标记长度	·吞咽动作利于胃管进入食管，且减轻患者不适。必要时，可让患者饮少量温开水
（2）昏迷患者　用左手将其头部托起，使下颌靠近胸骨柄，缓缓插入胃管至标记长度（图 11-2）	·下颌靠近胸骨柄可增大咽喉部通道的弧度，便于胃管顺利通过会厌部 ·插管过程若出现恶心、呕吐，可暂停插入，嘱患者做深呼吸，以分散患者注意力，缓解紧张 ·如患者出现呛咳、呼吸困难、发绀等现象，表明胃管误入气管，应立即拔出，休息片刻后再重新插入 ·插入不畅时，应检查患者口腔，了解胃管是否盘在口咽部，或将胃管抽出少许，再小心插入
9. 确认　确认胃管是否在胃内	·确认胃管插入胃内的方法有：①用注射器抽吸，有胃液抽出；②听诊器置于剑突下，用注射器经胃管向胃内快速注入 10mL 空气，听到气过水声；③将胃管末端置于盛水的治疗碗内，无气泡逸出
10. 固定胃管　确认胃管在胃内后，脱去手套，用胶布将胃管固定于鼻翼及面颊部，并做好标示	·防止胃管移动或滑出 ·标明置管名称、插入长度及日期、时间
11. 灌注食物	
（1）连接注射器于胃管末端，回抽见有胃液抽出，先注入少量温开水	·每次灌注食物前应抽吸胃液以确定胃管在胃内及胃管是否通畅 ·温开水可润滑管腔，防止鼻饲液黏附于管壁

续表

操作步骤	要点与说明
（2）缓慢灌注鼻饲液或药液	·每次抽吸鼻饲液时应反折胃管末端，灌注前应排尽注射器内空气，防止导管内容物反流或空气进入引起腹胀；如胃管末端带盖，每次可关闭管盖 ·每次鼻饲量不超过 200mL，间隔时间大于 2 小时
（3）鼻饲完毕后，再次注入少量温开水	·冲净胃管，防止鼻饲液积存于管腔中干结变质，造成胃肠炎或堵塞管腔
12. 处理胃管末端　将胃管末端反折，或关闭胃管末端管盖并用纱布包好，用橡皮圈扎紧或用夹子夹紧，用别针将之固定于大单、枕旁或患者衣领处	·防止灌入食物反流 ·防止胃管脱出
13. 整理床单位，清理用物　协助患者清洁口腔、鼻腔，整理床单位，嘱患者维持原卧位 20 ～ 30 分钟，清理用物	·维持原卧位以防呕吐 ·鼻饲用注射器可洗净放入治疗盘内，用纱布盖好备用 ·鼻饲用物应每日更换消毒
14. 洗手，记录　记录鼻饲时间、鼻饲液的种类及量、患者反应等	·利于评价
▲拔管	·用于停止鼻饲或长期鼻饲需要更换胃管时 ·长期鼻饲者应定期更换胃管，晚间拔管，次晨再从另一侧鼻孔插入
1. 核对、解释　携用物至患者床前，核对床号、姓名，说明拔管原因	·确认患者，并取得患者的理解和配合
2. 拔出胃管　置弯盘于患者颌下，夹紧胃管末端，轻轻揭去固定的胶布。戴手套，用纱布包裹近鼻孔处的胃管，嘱患者深呼吸，在患者呼气时拔管，边拔边用纱布擦拭胃管，到咽喉处快速拔出	·夹紧胃管，防止拔管时管内液体反流 ·至咽喉处时快速拔出胃管，避免管内残留液体滴入气管
3. 整理床单位，清理用物　将胃管放入弯盘，移出患者视线以外。清洁患者口鼻及面部，擦去胶布痕迹，协助患者漱口，采取舒适卧位。整理床单位，清理用物	·避免污染床单位，减少患者的视觉刺激 ·可用松节油擦去胶布痕迹
4. 洗手，记录　记录拔管时间和患者反应	·利于评价

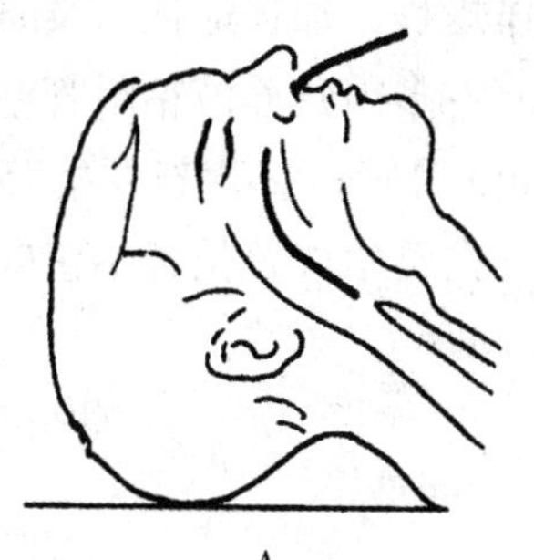

A

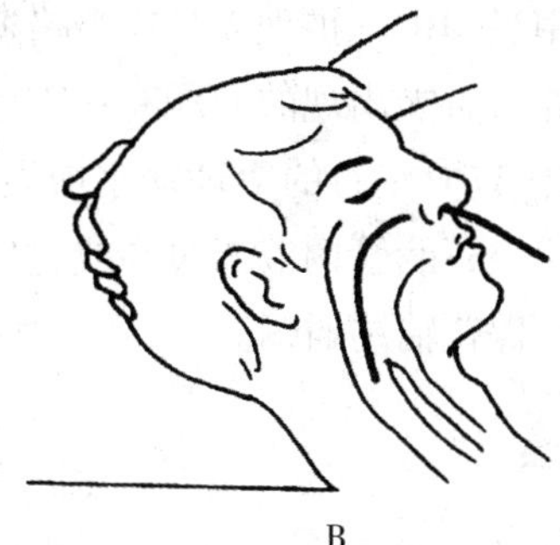

B

图 11–2　为昏迷患者插管示意图

【评价】

1. 患者了解鼻饲法的目的、方法及注意事项并主动配合。

2. 操作规范，动作轻柔，无鼻黏膜损伤、出血及其他并发症。

3. 能正确处理插管过程中出现的问题。

4. 护患沟通有效，患者配合得当。

【注意事项】

1. 插管时动作应轻柔，以免损伤食道黏膜，尤其是通过食道的 3 个狭窄处（环状软骨水平处、平气管分叉处、食管通过膈肌处）时。

2. 每次鼻饲前，应确定胃管在胃内且通畅。先用少量温开水冲洗后再灌注饮食，鼻饲完毕后再次注入少量温开水，防止鼻饲液凝结。

3. 鼻饲液的温度应保持在 38 ～ 40℃，避免过冷或过热。

4. 药片应研碎溶解后注入，注意药物性质及配伍禁忌；新鲜果汁与奶液应分别注入，防止产生凝块。

5. 长期鼻饲者应每日进行口腔护理 2 次，并根据胃管种类定期更换胃管。普通胃管每周更换 1 次，硅胶胃管可每月更换 1 次。

6. 食管静脉曲张、食管梗阻的患者禁忌使用鼻饲法。

（二）肠内营养泵

肠内营养泵是一种肠内营养输注系统，是通过鼻胃管或鼻肠管连接泵管及其附件，以微电脑精确控制输注速度、剂量、温度及输注总量等的一套完整、封闭、安全、方便的系统（图 11-3）。肠内营养泵应用于处于昏迷状态或需要准确控制营养输入的管饲饮食患者。该系统可以根据需要定时、定量对患者进行肠道营养液输入，达到维持患者生命、促进术后康复的目的。

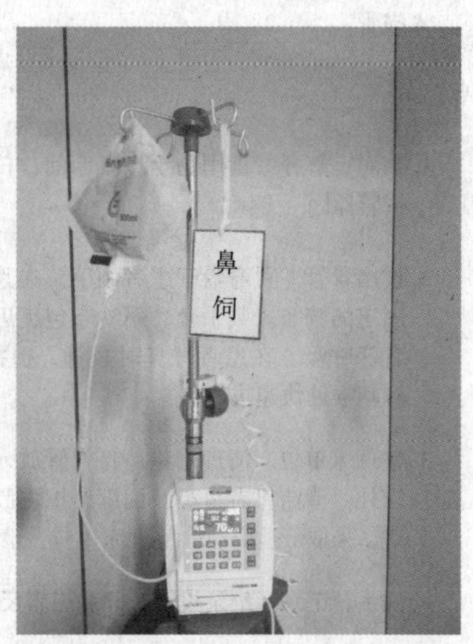

图 11-3 肠内营养泵

肠内营养泵的规格型号很多，但功能大致相同：①自动输液功能：可以根据要求设定输入营养液的总量、流速、温度等参数，并且在运行过程中可以任意修改；②自动检测功能：根据指令，可自动检测和控制营养液的流量、流速及温度；③自动报警功能：当营养液的温度、流量和流速出现异常时，发出报警信号；④动态显示功能：可动态显示已经输入营养液的数量、温度、流量和流速，便于随时查看。

肠内营养泵使用过程中，护理人员应严格遵守操作规程，加强巡视，及时、正确处理可能出现的问题。肠内营养泵可能出现的问题有：①管道堵塞：多因营养液粘附管壁所致，应在持续滴注时每 2 ～ 4 小时用 37℃左右的生理盐水或温开水冲洗胃管；②营养泵报警：原因除管道堵塞外，还可能是液体滴空、滴管内液面过高或过低、导管在泵中放置位置不正确、电源不足等，应及时排除报警原因，保持输注通畅。

（三）要素饮食

要素饮食（elemental diet）是一种人工精制、化学组成明确的食物，含有人体所需的易于消化吸收的营养成分，与水混合后可形成溶液或较为稳定的悬浮液。其主要特点是不需经过消化过程即可直接被肠道吸收和利用，为人体提供热能及营养。适用于严重烧伤及创伤等超高代谢状态、消化道瘘、手术前后需营养支持、非感染性严重腹泻、肿瘤或其他消耗性疾病引起的慢性营养不良等患者。

1. 目的　要素饮食在临床营养治疗中可保证危重患者的能量及氨基酸等营养素的摄入，促进伤口愈合，改善患者的营养状况，达到治疗及辅助治疗的目的。

2. 分类　要素饮食根据治疗用途可分为营养治疗用和特殊治疗用两大类。营养治疗用要素饮食主要包含游离氨基酸、单糖、重要脂肪酸、维生素、无机盐类和微量元素等。特殊治疗用要素饮食是针对不同疾病患者的需要，增减相应营养素以达到治疗目的的一些特殊种类要素饮食，如适用于肝功能损害的高支链氨基酸要素饮食、适用于肾衰竭的以必需氨基酸为主的要素饮食、适用于苯丙酮尿症的低苯丙氨酸要素饮食等。

3. 用法　根据患者的病情需要，将粉状要素饮食按比例添加水，配制成适宜浓度和剂量的要素饮食。可通过口服、鼻饲、经胃或空肠造瘘口滴注（图 11–4）的方式供给患者。因要素饮食口味欠佳，口服患者不易耐受，故临床较少应用。管饲滴注时一般有以下 3 种方式：

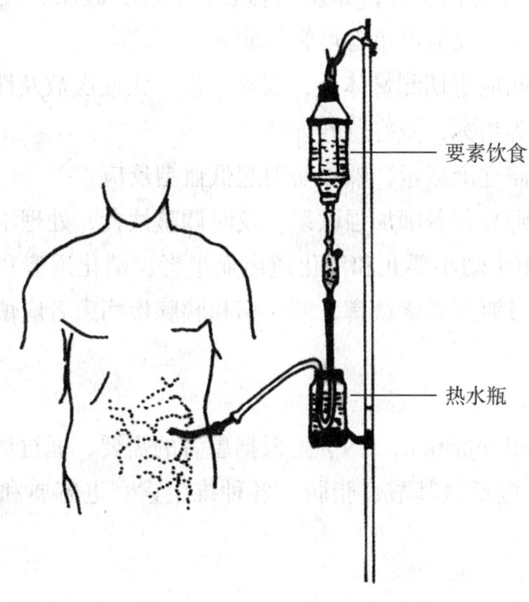

图 11–4　空肠造瘘滴入饮食图

（1）分次注入　将配制好的要素饮食或现成制品用注射器通过鼻胃管注入胃内，每日 4 ～ 6 次，每次 250 ～ 400mL。主要用于非危重、经鼻胃管或造瘘管行胃内喂养的患者。优点是操作方便，费用低廉；缺点是易引起恶心、呕吐、腹胀、腹泻等胃肠道反应。

（2）间歇滴注　将配制好的要素饮食或现成制品放入有盖吊瓶内，经输注管缓慢注入，每日 4 ～ 6 次，每次 400 ～ 500mL，每次输注持续时间 30 ～ 60 分钟。多数患者可耐受。

（3）连续滴注　装置与间歇滴注相同，在 12 ～ 24 小时内持续滴注，或用肠内营养泵保持恒定滴速。多用于经空肠喂养的危重患者。

4. 并发症　要素饮食在应用过程中，可因营养制剂选择不当、配制不合理、营养液污染或护理不当等因素引起各种并发症。

（1）机械性并发症　主要有鼻咽部和食管黏膜损伤、管道阻塞等，与营养管的硬度、插入位置等有关。

（2）感染性并发症　若营养液误吸可导致吸入性肺炎；若肠道造瘘患者的营养管滑入腹腔可导致急性腹膜炎。

（3）胃肠道并发症　患者可出现恶心、呕吐、腹痛、腹胀、便秘、腹泻等。

（4）代谢性并发症　有些患者可出现高血糖或水、电解质代谢紊乱，微量元素异常等。

5. 注意事项

（1）每一种要素饮食的具体营养成分、浓度、用量、滴入速度，应根据患者的具体病情，由临床医师、责任护士和营养师共同商议决定。应用原则一般是由低、少、慢开始，逐步增加，待患者耐受后，再稳定配餐标准、用量和速度。

（2）配制要素饮食过程中应严格无菌操作，所用器具、导管等均需灭菌后使用。

（3）要素饮食的口服温度为37℃左右，鼻饲及经造瘘口注入时的温度宜为41～42℃，滴注时可置一热水袋于输液管远端，保持温度，防止发生腹泻、腹痛、腹胀。

（4）已配制好的溶液应存放于4℃以下的冰箱内，24小时内用完，防止放置时间过长而变质。

（5）要素饮食滴注前后都需用温开水或生理盐水冲净管腔，以防食物积滞管腔而腐败变质。

（6）滴注过程中应经常巡视患者，如发现恶心、呕吐、腹胀、腹泻等症状，应及时查明原因，按需要调整速度、温度。反应严重者可暂停滴入。

（7）应用要素饮食期间应定期测量体重，观察尿量、大便次数及性状，检查血糖、尿糖、血尿素氮、电解质、肝功能等指标，做好营养评估。

（8）要素饮食停用时需逐渐减量，骤停易引起低血糖反应。

（9）临床护士应与医师和营养师加强联系，及时调整饮食，处理不良反应或并发症。

（10）要素饮食不能用于幼小婴儿和消化道出血患者，消化道瘘和短肠综合征患者宜先采用几日全胃肠外营养后逐渐过渡到要素饮食，糖尿病和胰腺疾病患者应慎用。

二、胃肠外营养

胃肠外营养（parenteral nutrition，PN）是根据患者的需要，通过周围静脉或中心静脉供给患者所需的能量及营养素，包括氨基酸、脂肪、各种维生素、电解质和微量元素的一种营养支持方法。

（一）目的

用于各种原因引起的不能从胃肠道摄入营养、胃肠道需要充分休息、消化吸收障碍及存在超高代谢等的患者，保证热量及营养素的摄入，从而维持机体新陈代谢，促进患者康复。

（二）分类

根据补充营养的量，胃肠外营养可分为完全胃肠外营养（total parenteral nutrition，TPN）和部分胃肠外营养（partial parenteral nutrition，PPN）。前者指患者需要的全部营养素均通过胃肠道外途径输入；后者则是部分输入，其余部分营养素可经胃肠途径（口服或管饲）补充。根据应用途径不同，胃肠外营养可分为周围静脉营养及中心静脉营养。短期、部分营养支持或中心静脉置管困难时，可采用周围静脉营养；长期、全量补充营养时宜采用中心静脉营养。经外周中心静脉置管（peripherally inserted central catheter，PICC）是近年来临床常采用的一种新的输液方法，该法操作简单、感染性并发症少，是胃肠外营养的一种安全途径。

（三）用法

1. 全营养混合液输注　是将每天所需的营养物质在无菌条件下按次序混合输入由聚合材料制成的输液袋或玻璃容器后再输注的方法。这种方法热氮比例平衡、多种营养素同时进入人体内而

增加节氮效果，同时可简化输液过程，节省时间，减少污染，并降低代谢性并发症的发生。

2. 单瓶输注　在无条件进行全营养混合液输注时，可采用单瓶输注。此方法由于各种营养素非同步进入机体而造成营养素的浪费，并易发生代谢性并发症。

（四）并发症

1. 机械性并发症　在中心静脉置管时，可因患者体位不当、穿刺方向不正确等引起气胸、血胸、皮下气肿、血肿、臂丛神经损伤等。输注过程中，若大量空气进入输注管道可发生空气栓塞，甚至死亡。

2. 感染性并发症　感染是全胃肠外营养最为严重的并发症之一。主要为导管性脓毒血症，常见原因有置管时无菌操作不严格、导管护理不当、营养液污染、导管长期留置等。长期肠外营养也可发生肠源性感染。

3. 代谢性并发症　营养液输注速度、浓度不当或突然停用可引起糖代谢紊乱、脂肪代谢异常、氨基酸代谢异常、水和电解质失衡、微量元素缺乏、肝脏毒性损害等与代谢有关的并发症，其中以高血糖症和低血糖症最为严重。

（五）注意事项

1. 严格无菌操作　配制营养液及静脉穿刺、置管过程中均应严格无菌操作，所有用具均应灭菌后才能使用，输液袋及输液导管每 12 ～ 24 小时更换 1 次。

2. 营养液的保存　配制好的营养液储存于 4℃冰箱内备用，若超过 24 小时则不宜使用。

3. 导管的护理　置管后应固定好导管，防止牵拉脱出；导管进入静脉处的敷料每日更换 1 次，更换时应严格无菌操作，并注意观察局部皮肤有无异常征象；导管与输液导管接头处应连接牢固，并用无菌敷料包裹，以防导管脱落与污染；严禁从静脉营养导管输入其他液体、药物及血液，也不可在此处采集血标本或监测中心静脉压等。

4. 滴注过程的观察与护理

（1）*观察滴注的速度及浓度*　开始时滴注速度应缓慢，逐渐增加滴速，保持滴入速度均匀。营养液浓度也应由较低浓度开始，逐渐增加。滴注速度及浓度可根据患者年龄及耐受情况加以调节。

（2）*观察滴入情况*　经常巡视营养液滴入是否通畅，防止导管扭曲、堵塞或脱出，防止营养液液体滴空而发生空气栓塞。

（3）*观察患者的反应*　如患者出现恶心、心慌、出汗、胸闷及寒战、高热等症状时，应及时查明原因，报告医生，给予相应处理。

5. 做好监测　使用前及使用过程中要对患者进行严密的实验室监测，定期检查血糖、尿糖、电解质、肝肾功能等项目，以便根据患者体内代谢的动态变化及时调整营养液配方；准确记录每日出入液量；定期做好患者营养状况的评估、胃肠道功能评估，如病情允许，可少量多次给予进食，刺激胃肠道尽早恢复功能，逐步由肠外营养转向肠内营养。

6. 停用前准备　停用胃肠外营养时应提前在 2 ～ 3 天内逐渐减量。

思考题

1. 李某，男，68 岁。入院诊断为“扩张型心肌病，心力衰竭”。2 周前无明显诱因出现胸闷、气喘，近 2 天加重。患者消瘦，因在家中长期卧床，骶尾部出现压疮。

请问：

（1）患者入院后应给予何种饮食？饮食原则是什么？

（2）随着病情进展，患者出现双下肢水肿，护理人员应如何调整饮食计划？

2. 章某，男，46岁。因反复上腹疼痛，伴反酸、嗳气1年加重3天，门诊以“十二指肠溃疡”收入院。

请问：

（1）患者入院后应给予何种饮食？

（2）若患者需要做大便隐血试验，则患者在试验前应禁食哪些食物？

3. 王某，女，68岁。因“脑出血”入院。现已昏迷5天，需鼻饲饮食以维持其营养需要。

请问：

（1）为保证顺利插入胃管，鼻饲操作前及操作中如何为患者摆放体位？

（2）标记胃管时，插入长度如何测量？

（3）如何确认胃管在胃内？

（4）鼻饲时应注意哪些事项？

第十二章
排泄护理

扫一扫，查阅本章数字资源，含PPT、音视频、图片等

排泄是机体将新陈代谢所产生的废物排出体外的生理过程，是维持生命活动的必要条件之一，也是人体基本生理需要之一。人体排泄废物的途径有皮肤、呼吸道、消化道、泌尿道，其中主要排泄途径是消化道和泌尿道。因此，排泄的主要方式是排尿和排便。

正常的排尿、排便活动对维持机体内环境相对稳定，保证机体正常生命活动起着重要作用，但许多因素会直接影响人体的排尿、排便功能。因此，护理人员要通过及时、准确评估患者的排尿、排便功能，选择合适的护理措施帮助患者维持正常的排尿、排便活动，满足患者的基本生理需要。

第一节　排尿的护理

排尿是机体将人体代谢的终末产物、过剩盐类、有毒物质和药物排出体外的过程。排尿可调节水、电解质和酸碱平衡，维持人体内环境的相对稳定。

一、与排尿有关的解剖与生理

（一）与排尿有关的解剖

泌尿系统由肾、输尿管、膀胱和尿道组成。肾脏是产生尿液的器官，尿液经输尿管输送至膀胱。膀胱是贮尿器官，尿液在膀胱内达到一定量时，在神经系统的支配下经尿道排出体外。

男、女尿道有很大区别。男性尿道长 18 ～ 20cm，有 3 个狭窄：尿道内口、尿道膜部、尿道外口；两个弯曲：耻骨下弯和耻骨前弯。耻骨下弯固定无变化，耻骨前弯随阴茎位置不同而变化，阴茎勃起或阴茎向上提起，耻骨前弯可消失。女性尿道长 4 ～ 5cm，较男性尿道短、直、粗，尿道外口位于阴蒂下方，与阴道口、肛门相邻，故比男性容易发生泌尿系统逆行感染。

（二）排尿的生理

肾脏生成尿液是一个连续不断的过程，而膀胱排尿则是间歇进行的。排尿活动是受大脑皮层控制的反射活动，当膀胱的尿量充盈时，即成人尿量 400 ～ 500mL、小儿尿量 50 ～ 200mL 或膀胱内压力达到 0.98kPa（7.35mmHg）时，刺激膀胱壁上的牵张感受器使之兴奋，冲动经盆神经传入脊髓骶段排尿反射初级中枢；同时，冲动也上传到脑干和大脑皮层的排尿反射高级中枢，产生尿意。如果环境许可，排尿反射继续进行，冲动沿盆神经传出，逼尿肌收缩，内括约肌松弛，尿液进入后尿道，刺激后尿道感受器，使冲动沿盆部神经再次传至脊髓骶段排尿初级中枢，以加强

排尿，反射性抑制阴部神经，膀胱外括约肌松弛，尿液在强大的膀胱内压作用下排出体外。在排尿时，腹肌、膈肌、尿道海绵体肌收缩均有助于尿液的排出。小儿大脑皮质发育不完善，对初级排尿中枢控制能力较弱，所以小儿排尿次数多，且易发生夜间遗尿现象，一般到 2 ～ 3 岁才可随意志排尿。

二、排尿活动的评估

（一）影响排尿因素的评估

正常情况下，排尿受意识支配，无障碍、无痛苦，可自主随意进行。但诸多因素可影响排尿的正常进行，因此，护理人员应根据患者的具体情况，有针对性地采取护理措施解除患者痛苦。

1. 心理因素 心理因素对正常排尿有很大影响，压力会影响会阴部肌肉和膀胱括约肌的放松或收缩。如当个体处于紧张、焦虑的状态下，往往会出现尿频、尿急，有时会抑制排尿，出现尿潴留的现象。另外排尿还受暗示的影响，任何听觉、视觉、其他身体感觉的刺激也可诱发排尿，如有些人听见流水声便产生尿意。

2. 个人习惯 排尿常常在隐蔽的场所进行，当个体在缺乏隐蔽的环境中就会产生精神压力，而影响正常的排尿。大多数人潜意识里会形成一些排尿的习惯，如有些人早晨起床后第一件事是排尿，晚上就寝前要排空膀胱；儿童期的排尿训练对成年后排尿习惯的养成具有一定的影响。

3. 液体和饮食的摄入 如果其他影响体液的因素不变，摄入液体的量、种类及食物的成分将直接影响尿量和排尿的频率。液体摄入多，尿量就多；液体种类如咖啡、茶、酒、糖类饮料有利尿作用；摄入含水量较多的水果、蔬菜可增加液体摄入量，使尿量增加；含盐分较高的食物会造成水钠潴留，尿量减少。

4. 气候变化 夏季炎热，出汗量大，大量的水分随汗液排出，身体内水分减少，血浆晶体渗透压增加，抗利尿激素分泌增多，促进肾脏重吸收功能增强，尿液浓缩和尿量减少。冬天寒冷，身体外周血管收缩致使循环血量增加，体内水分相对增加，反射性抑制抗利尿激素分泌，而使尿量增加。

5. 治疗及检查 手术、外伤均可导致失血、失液，如果不及时补液或补液不足会致使机体脱水，尿量减少；手术中使用麻醉剂，可干扰排尿反射，导致尿潴留；当输尿管、膀胱、尿道肌肉损伤，不能控制排尿也可导致尿潴留、尿失禁；诊断性检查需禁食、禁水，也导致排尿减少；有些检查（如膀胱镜检查）可能造成尿道损伤、水肿或不适，导致排尿型态的改变；某些药物直接影响排尿，如利尿剂导致尿量增加，镇静剂影响神经传导可干扰排尿。

6. 疾病 某些疾病常可引起排尿及尿量异常，如神经系统的损伤和病变，使排尿反射的神经传导和排尿的意识控制发生障碍，出现尿失禁；肾脏的病变使尿液生成障碍，出现少尿或无尿；泌尿系统的肿瘤、结石或狭窄也可导致排尿障碍，引起尿潴留；当输尿管、膀胱、尿道肌肉损伤失去功能时，不能控制排尿，发生尿潴留或尿失禁。

7. 其他因素 老年人膀胱肌肉张力下降导致尿频；老年男性前列腺肥大，压迫尿道导致排尿困难；婴儿大脑皮质发育不完善导致排尿不受意识控制；妇女妊娠，子宫增大压迫膀胱，排尿次数增加；月经周期改变，经前液体潴留导致尿量减少，经期开始尿量增加。

（二）尿液的评估

1. 尿量及次数 尿量是反映肾脏功能的重要指标之一。一般情况下，成人白天排尿 3 ～ 5

次，夜间 0 ～ 1 次。每次尿量 200 ～ 400mL，24 小时尿量 1000 ～ 2000mL，平均 1500mL。

2. 颜色　正常新鲜的尿液呈淡黄色或深黄色，由尿胆原和尿色素所致。尿液浓缩时可致尿量少、色深；尿液稀释时可致尿量多、色浅。尿液颜色还受某些食物、药物的影响，如进食大量胡萝卜或服用维生素 B_2，尿液的颜色呈深黄色。病理情况下，尿液的颜色有下列变化：

（1）血尿　离心沉淀后的尿液，镜检下每高倍视野有红细胞 3 个以上即为血尿。血尿颜色的深浅，与尿液中所含红细胞量多少有关。含红细胞量少者，尿色正常；尿液中含红细胞量多时呈洗肉水色或血色，常见于急性肾小球肾炎、泌尿系结石、尿路感染及泌尿系统肿瘤、结核等。

（2）血红蛋白尿　大量红细胞在血管内被破坏，形成血红蛋白尿，尿液呈浓茶色或酱油色，隐血试验阳性。常见于溶血、恶性疟疾、阵发性睡眠性血红蛋白尿。

（3）胆红素尿　尿液呈深黄或黄褐色，振荡尿液后泡沫也呈黄色，见于阻塞性黄疸、肝细胞性黄疸。

（4）乳糜尿　因尿液中含有淋巴液，故尿呈乳白色，见于丝虫病。

3. 透明度　正常新鲜尿液清澈透明，放置后可出现微量絮状沉淀物，系黏蛋白、核蛋白、盐类及上皮细胞凝结而成。蛋白尿不影响尿液的透明度，但振荡时可产生较多且不易消失的泡沫。新鲜尿液发生混浊有以下原因：

（1）正常情况下，尿液含有大量尿盐时，尿液冷却后可出现微量絮状沉淀物，但加热、加酸、加碱后，尿盐溶解，尿液重新变为澄清。

（2）异常情况下，尿液中含有大量脓细胞、红细胞、上皮细胞、细菌或炎性渗出物。排出的新鲜尿液呈白色絮状混浊，在加热、加酸、加碱后，尿液混浊度不变，见于泌尿系统感染。

4. 气味　正常尿液的气味来自尿内的挥发性酸，尿液久置后因尿酸分解产生氨，故有氨臭味。若新鲜尿有氨臭味，疑有泌尿系统感染。糖尿病酮症酸中毒时，因尿中含有丙酮而呈烂苹果味。有机磷农药中毒者尿液有大蒜臭味。此外，某些食物和药物也可使尿液呈特殊气味。

5. 酸碱反应　正常人尿液呈弱酸性，pH 值为 4.5 ～ 7.5，平均为 6。食物的种类和疾病可影响尿液酸碱性，如进食大量蔬菜，尿液可呈碱性；进食大量肉类，尿液可呈酸性；酸中毒患者，尿液可呈强酸性；严重呕吐患者，尿液可呈强碱性。

6. 比重　尿比重取决于肾脏浓缩功能，尿比重与尿量成反比。正常情况下，尿比重波动于 1.015 ～ 1.025 之间，若尿比重固定于 1.010 左右，则提示肾功能严重障碍。

（三）常见的异常排尿

1. 多尿（polyuria）　指 24 小时尿量超过 2500mL 者。正常情况下，饮用大量液体、妊娠等可导致尿量增多。病理情况下的尿量增多见于糖尿病、尿崩症、急性肾功能不全患者，由内分泌障碍、肾小管浓缩功能不全引起。

2. 少尿（oliguria）　指 24 小时尿量少于 400mL 或每小时尿量少于 17mL 者。见于发热、液体摄入过少、休克等患者，因体内血液循环不足，也见于心脏、肾脏、肝脏功能衰竭的患者。

3. 无尿（anuria）或尿闭（urodialysis）　指 24 小时尿量少于 100mL 或 12 小时内无尿者。因严重血液循环不足，导致肾小球滤过率明显降低所致。见于严重休克、急性肾功能衰竭、药物中毒的患者。

4. 尿潴留（retention of urine）　指尿液大量存留在膀胱内而不能自主排出。当严重尿潴留时，膀胱容积可致 3000 ～ 4000mL，膀胱高度膨胀可到脐部，患者主诉下腹胀痛，排尿困难。体检可见耻骨上膨隆，扪及囊样包块，叩诊呈实音。引起尿潴留的原因有：

（1）机械性梗阻　见于膀胱颈部或尿道有梗阻性病变，如前列腺肥大或肿瘤压迫尿道导致排尿受阻。

（2）动力性梗阻　由于排尿功能障碍引起，而膀胱、尿道并无器质性梗阻病变。如外伤、疾病或使用麻醉剂所致脊髓初级排尿中枢活动障碍或抑制，导致不能形成排尿反射。

（3）其他　各种原因引起不能用力排尿或不习惯卧床排尿，包括某些心理因素，如焦虑、窘迫使得排尿不能及时进行。

5. 尿失禁（incontinence of urine）　指排尿失去意识控制或不受意识控制，尿液不由自主流出。尿失禁可分为：

（1）真性尿失禁（完全性尿失禁）　膀胱稍有一些存尿便会不由自主地流出，膀胱处于空虚状态。其原因见于：①脊髓初级排尿中枢与大脑皮层之间联系受损，如昏迷、截瘫者因排尿反射活动失去大脑皮层的控制，导致膀胱逼尿肌出现无抑制性收缩。②手术、分娩者的膀胱括约肌损伤或支配括约肌神经受损，导致膀胱括约肌功能障碍。③膀胱与阴道之间有瘘道。

（2）假性尿失禁（充溢性尿失禁）　当膀胱内尿液充盈达到一定压力时，即可不由自主地溢出少量尿液。当膀胱内压力降低时，排尿立即停止，但膀胱仍呈胀满状态，尿液不能排空。常见原因有脊髓初级排尿中枢活动受抑制，膀胱充满尿液致使膀胱内压增加，迫使少量尿液流出。

（3）压力性尿失禁　当腹肌收缩，腹内压增加时，即有少量尿液不自主流出。如在咳嗽、打喷嚏、运动时。原因是膀胱括约肌张力下降，骨盆底部肌肉、韧带松弛或肥胖，多见于中老年女性。

6. 膀胱刺激征　主要表现为尿频、尿急、尿痛。主要是由于膀胱及尿道感染、机械性刺激引起。

（1）尿频（frequent micturition）　指单位时间内排尿次数增加，由膀胱炎症或机械性刺激所致。

（2）尿急（urgent micturition）　指患者突然有强烈尿意，不能控制，需立即排尿。主要是由于膀胱三角或后尿道的刺激，造成排尿反射活动特别强烈，有时也与精神因素有关。

（3）尿痛（dysuria）　指患者排尿时膀胱区及尿道产生疼痛，主要由于病损区域受刺激所致。尿道炎多在排尿开始时出现疼痛；膀胱炎多在排尿终了时疼痛加重；有膀胱刺激症状时常伴有血尿。

三、排尿异常的护理

（一）尿潴留患者的护理

护理人员应了解和分析尿潴留的原因，如属机械梗阻，须在治疗原发疾病的基础上，进行对症处理；若非尿道梗阻所致尿潴留，应及时采取以下护理措施，帮助患者排尿，以减轻痛苦。

1. 心理护理　安慰患者，消除和缓解紧张、焦虑情绪。

2. 提供隐蔽的排尿环境　关门窗，屏风或围帘遮挡，让无关人员回避，并调节治疗和护理时间，以使患者安心排尿。

3. 调整体位与姿势　卧床患者若不习惯卧位排尿，在病情允许的情况下可帮助患者坐起，尽可能以习惯性姿势排尿。对需要绝对卧床或某些手术患者，应事先有计划地训练床上排尿，以免排尿姿势不习惯而导致尿潴留。

4. 诱导排尿　利用条件反射诱导排尿。如听流水声、温水冲洗会阴等。也可针刺中极、曲

骨、三阴交，艾灸关元、中极等方法，刺激排尿。

5. 热敷、按摩　可放松肌肉促进排尿，如病情允许，可用手掌自患者膀胱底部向尿道方向推移按压，直至耻骨联合。按压时用力均匀，逐渐加力，一次按压到底。若未排尿，可重复操作，直至排尿为止。切忌强力按压，以防膀胱破裂。

6. 健康教育　帮助患者和家属了解维持正常排尿的重要性，取得患者的主动配合。

7. 药物治疗　必要时遵医嘱肌内注射卡巴胆碱等。

8. 导尿术　经上述处理仍不能解除尿潴留时，可采取导尿术。

（二）尿失禁患者的护理

无论是哪一种原因导致的尿失禁，都会给患者造成很大的精神压力，如患者感到精神苦闷，没有自尊，而且会给患者生活带来不便。所以对于尿失禁患者，除进行对症治疗外，还应注重如下护理。

1. 心理护理　尊重患者的人格，理解患者，给予安慰、开导、鼓励，使其树立信心，积极配合治疗。

2. 皮肤护理　保持局部皮肤清洁干燥，使用尿垫、纸尿裤或铺橡胶单和中单。经常用温水清洗会阴部皮肤，勤换衣裤、被单。定时翻身并按摩受压部位皮肤，防止压疮发生。

3. 外部引流　用接尿装置引流尿液，女患者用女式尿壶，紧贴外阴部接取尿液；男患者用男式尿壶，还可用阴茎套连接集尿袋，或保鲜袋直接使用。但这两种方法不宜长时间使用，要定时取下，清洗外阴。

4. 重建正常排尿功能

（1）持续膀胱训练　向患者及家属说明目的、方法、时间，取得患者及家属的配合，安排排尿时间表。定时使用便器，建立规律的排尿习惯。初始白天每隔 1 ～ 2 小时使用便器 1 次，夜间每隔 4 小时使用便器 1 次。

（2）摄入适量液体　如病情允许，指导患者每日白天摄入液体 2000 ～ 3000mL。增加对膀胱的刺激，促进排尿反射恢复，预防泌尿系统的感染。但入睡前限制饮水，减少夜间尿量，以免影响患者休息。

（3）骨盆底部肌肉的锻炼　指导患者进行骨盆底部肌肉的锻炼，以增强控制排尿的能力。具体方法是患者取立、坐或卧位，试做排尿动作，先缓慢收紧盆底肌肉，再缓慢放松，每次 10 秒左右，连续 10 次，每日进行 5 ～ 10 次。以不觉疲乏为宜。病情许可时，可做抬腿运动或下床走动，增强腹部肌肉的力量。

5. 导尿术　对长期尿失禁患者，可行导尿术留置导尿，避免皮肤感染，定时排放尿液，锻炼膀胱壁肌肉的张力。

四、与排尿有关的护理技术

（一）导尿术

导尿术（catheterization）是在严格无菌操作下，用导尿管经尿道插入膀胱引出尿液的方法。导尿是一种侵入性治疗，可引起医源性感染。因此，在操作中应严格遵守无菌原则，熟练掌握操作技术，并熟悉男、女性尿道解剖特点，避免增加患者的痛苦。

【目的】

1. 为尿潴留患者引流尿液，以减轻患者痛苦。

2. 协助临床诊断，如留取未受污染的尿标本做细菌培养；测量膀胱容量、压力及检查残余尿；进行尿道或膀胱造影等。

3. 为膀胱肿瘤患者行膀胱化疗。

【评估】

1. 患者的年龄、病情、生命体征、意识状态等。

2. 患者心理状况、合作程度、生活自理能力等。

3. 患者膀胱充盈度和局部皮肤黏膜情况。

【计划】

1. 护士准备 衣帽整洁，修剪指甲，洗手，戴口罩。

2. 患者准备

（1）了解导尿的目的、方法、注意事项及配合要点。

（2）清洗外阴，必要时护理人员协助患者进行清洁。

3. 用物准备

（1）*治疗车上层* 一次性无菌导尿包（包括初步消毒用物、再次消毒及导尿用物。初步消毒用物有小方盘、碘伏棉球袋、镊子、纱布、手套。再次消毒和导尿用物有导尿管、碘伏棉球袋、镊子 2 把、自带 10mL 无菌液体的注射器、石蜡油棉球、血管钳、标本瓶、纱布、集尿袋、弯盘、孔巾、手套、外包治疗巾）速干手消毒液、弯盘、一次性治疗巾、浴巾。

（2）*治疗车下层* 便盆及便盆巾、生活垃圾桶、医用垃圾桶。

（3）*其他* 必要时准备屏风。

4. 环境准备 环境整洁、安静、舒适、安全，酌情关闭门窗，屏风或围帘遮挡患者。

【实施】操作步骤见表 12–1。

表 12–1 导尿术操作步骤

操作步骤	要点与说明
1. 核对、解释 携用物至患者床旁，核对患者床号、姓名，向患者解释操作目的、过程及配合要点	· 确认患者，并取得患者的理解和配合
2. 准备	
（1）移床旁椅于操作的同侧床尾	· 方便操作，节省体力和时间
（2）操作者站在患者右侧，将便盆放于床尾同侧床旁椅上，揭开便盆巾，松开床尾盖被	
3. 安置体位	
（1）协助患者脱去对侧裤腿，盖在近侧腿部，并盖上浴巾，对侧腿用盖被遮盖	· 保暖；尽量少暴露患者，保护患者自尊
（2）协助患者取屈膝仰卧位，两腿外展，暴露外阴	· 便于操作
（3）将一次性治疗巾垫于患者臀下，放弯盘于会阴处	· 保护床单不被污染；弯盘置污物用
4. 根据男、女患者尿道的解剖特点进行消毒、导尿	
▲女性患者导尿术	

续表

操作步骤	要点与说明
（1）初步消毒 1）速干手消毒液消毒双手后，打开无菌导尿包外层，取出初步消毒品	·严格无菌操作
2）将碘伏棉球倒入小方盘内，左手戴手套，右手用镊子取棉球擦洗阴阜、对侧大阴唇、近侧大阴唇	·消毒原则自上而下、由外向内
3）左手拇、食指分开大阴唇，擦洗对侧小阴唇、近侧小阴唇、尿道口至肛门	·每个棉球限用一次
4）脱手套放入弯盘内，与治疗碗一并移至床尾（或放入治疗车下层）	
（2）再次消毒	
1）速干手消毒液消毒双手后，按无菌技术操作原则，在患者两腿之间打开无菌导尿包	·嘱患者勿移动肢体，保持原有的体位，避免无菌区域被污染
2）戴无菌手套，铺孔巾，使孔巾和治疗巾内层形成无菌区，置弯盘于会阴部	·
3）检查导尿管是否合适，打开石蜡油棉球袋，润滑导尿管前端	·润滑尿管，可减轻尿管对黏膜的刺激和插管时的阻力
4）打开碘伏棉球，左手拇、食指分开大阴唇，右手用镊子取棉球分别消毒尿道口、对侧小阴唇、近侧小阴唇、尿道口；用过的镊子及污棉球放入床尾弯盘内	·消毒原则是自上而下，由内→外→内，依次消毒，消毒尿道口时停留片刻，使消毒液充分与尿道口黏膜接触，达到消毒的目的，一个棉球限用一次
（3）插管导尿　左手继续固定小阴唇，右手将无菌治疗碗或弯盘移至孔巾口旁，嘱患者张口呼吸，用血管钳夹持已润滑的导尿管对准尿道口轻轻插入尿道 4 ～ 6cm（如果导尿管误入阴道，应另换无菌导尿管重新插入）。见尿液流出再插入 1 ～ 2cm，松开固定小阴唇的手，固定导尿管，将尿液引入治疗碗或弯盘内（图 12–1）	·既可避免尿道口污染，又可充分暴露尿道口，便于插管；患者张口呼吸，使腹肌和尿道括约肌松弛，便于插管；插管时动作要轻柔，避免损伤尿道黏膜；如导尿管滑出疑有污染，不能再向内插，防止泌尿系统发生感染；老年女性尿道口回缩，插管时应仔细观察、辨认
1）当弯盘内盛满尿液，用血管钳夹住导尿管末端，将尿液倒入便盆内，再打开导尿管继续放尿，注意观察患者反应及询问其感觉	
2）若需做尿培养，用无菌标本瓶接取中段尿液 5mL，盖好瓶盖，放置合适处	
▲男性患者导尿术	
（1）初步消毒 1）速干手消毒液消毒双手后，打开无菌导尿包外层，取出初步消毒品	
2）将碘伏棉球倒入小方盘内，左手戴手套，右手用镊子取消毒液棉球进行初步消毒，依次为阴阜、阴茎、阴囊、尿道口，在擦洗尿道口时用纱布包裹阴茎将包皮向后推拉，向外向后旋转擦拭尿道口、龟头及冠状沟数次	·每个棉球限用一次；消毒阴茎时，自阴茎根部向尿道口擦拭；包皮和冠状沟易藏污垢，应注意擦拭干净
3）脱手套放入弯盘内与治疗碗一并移至床尾（或放入治疗车下层）	
（2）再次消毒 1）速干手消毒液消毒双手后，按无菌技术操作原则，在患者两腿之间打开无菌导尿包	·嘱患者勿移动肢体，保持原有的体位，避免无菌区域被污染

续表

操作步骤	要点与说明
2）戴无菌手套，铺孔巾，使孔巾和治疗巾内层形成无菌区，置弯盘于会阴部 3）检查导尿管气囊是否漏气，打开石蜡油棉球袋，润滑导尿管前端 4）打开碘伏棉球袋，用纱布包住阴茎将包皮向后推，暴露尿道口。用消毒液棉球再次消毒尿道口、龟头及冠状沟	
（3）插管导尿　移近治疗碗，固定阴茎并提起，使之与腹壁成60°，嘱患者张口呼吸，用血管钳夹持导尿管对准尿道口轻轻插入尿道20～22cm，见尿液流出再插入1～2cm，将尿液引流入弯盘内，必要时可留取尿标本（图12-2）	·阴茎上提，使耻骨前弯消失，减轻对尿道黏膜的刺激和插管时的阻力，便于插入。男性尿道较长，且有3个狭窄，插管时略有阻力。因此当插管过程中受阻时，应稍停片刻，嘱患者深呼吸，使尿道括约肌松弛，再缓缓插入导尿管，切忌用力过快、过猛而损伤尿道黏膜
5. 整理床单位，清理用物　导尿完毕，轻轻拔出导尿管，撤下孔巾，擦净外阴，脱去手套置弯盘内，撤出患者臀下的一次性治疗巾，放在治疗车下层。协助患者穿好裤子，整理床单位，清理用物	·防止污染、遗忘或丢失 ·避免损伤尿道黏膜；使患者感觉舒适；维护患者的隐私
6. 洗手、记录　记录导尿量、时间及患者反应等	·利于评价

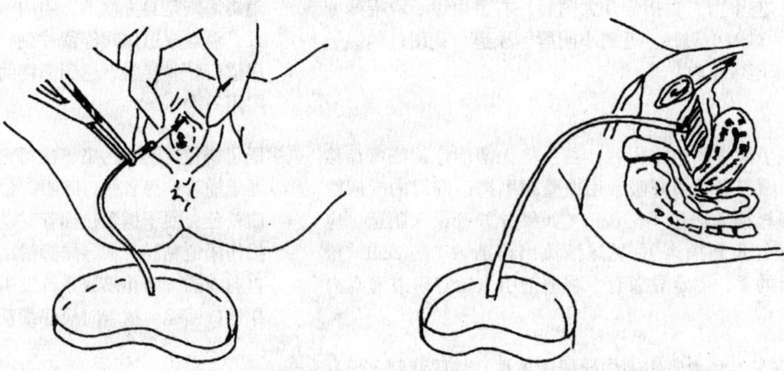

图 12-1　女患者导尿术

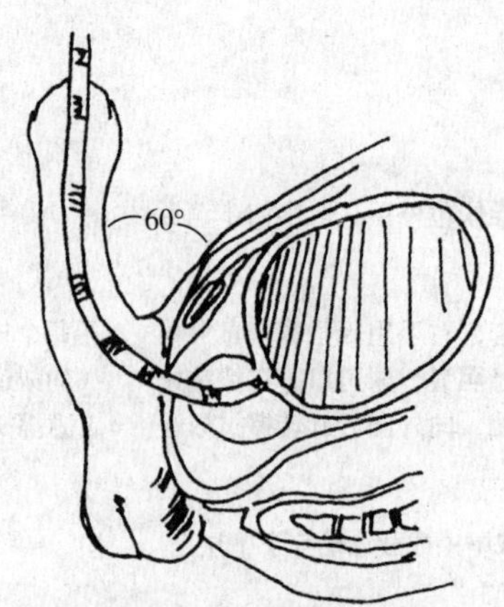

图 12-2　男患者导尿术

【评价】

1. 操作程序规范，符合无菌技术操作原则。

2. 患者痛苦减轻，感觉舒适和安全。

3. 护患沟通有效，患者配合得当。

【注意事项】

1. 严格执行无菌操作原则，防止泌尿系感染。

2. 保护患者自尊，耐心解释，操作环境要遮挡。

3. 选择型号适宜的导尿管，插管时动作要轻柔，避免损伤尿道黏膜。

4. 为女性患者导尿时，应仔细辨认尿道口，尤其是老年女性。如导尿管误入阴道，应换管重新插入。

5. 对膀胱高度膨胀且又极度衰弱的患者，第一次放尿不应超过 1000mL。大量放尿可导致腹腔内压力突然降低，大量血液滞留于腹腔血管内，引起患者血压下降产生虚脱；或因膀胱内压力突然减低引起膀胱黏膜急剧充血而发生血尿。

（二）留置导尿术

留置导尿术（retention catheterization）是在导尿后，将导尿管保留在膀胱内，引流尿液的方法。

【目的】

1. 抢救危重、休克患者时准确记录每小时尿量，测量尿比重，以密切观察患者的病情变化。

2. 为盆腔手术患者排空膀胱，使膀胱持续保持空虚状态，避免术中误伤。

3. 某些泌尿系统疾病患者术后留置导尿管，便于引流和冲洗，并减轻手术切口的张力，促进切口的愈合。

4. 为尿失禁或会阴部有伤口的患者引流尿液，保持会阴部的清洁干燥。

5. 为尿失禁患者进行膀胱功能训练。

【评估】

1. 患者的病情、生命体征、意识状态等。

2. 患者心理状况、合作程度、生活自理能力等。

3. 患者膀胱充盈度和局部皮肤黏膜情况。

【计划】

1. 护士准备 衣帽整洁，修剪指甲，洗手，戴口罩。

2. 患者准备

（1）了解留置导尿的目的、方法、注意事项及配合要点。

（2）清洁外阴，必要时护理人员协助患者进行清洁。

3. 用物准备 同导尿术。

硅胶导尿管可分为双腔气囊导尿管、三腔气囊导尿管、三腔双气囊导尿管。根据留置导尿的目的不同而选择：①单纯留置导尿，可选用双腔气囊导尿管（图 12–3）。②膀胱冲洗，可选用三腔气囊导尿管（图 12–4）。③前列腺摘除手术后止血导尿，可选用三腔双气囊导尿管。

4. 环境准备 环境整洁、安静、舒适、安全，酌情关闭门窗，屏风或围帘遮挡患者。

【实施】操作步骤见表 12–2。

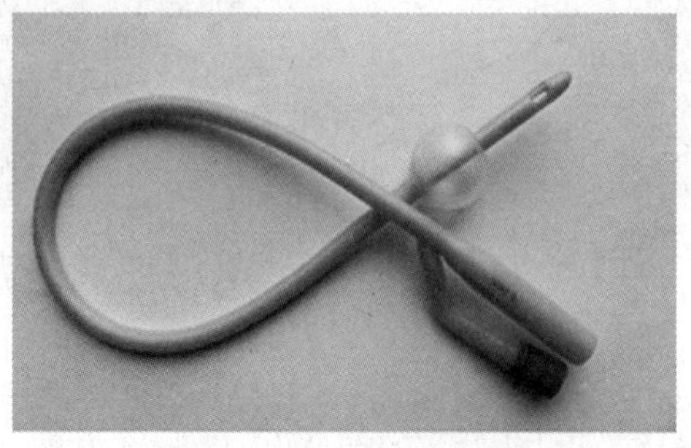

图 12–3 双腔气囊导尿管

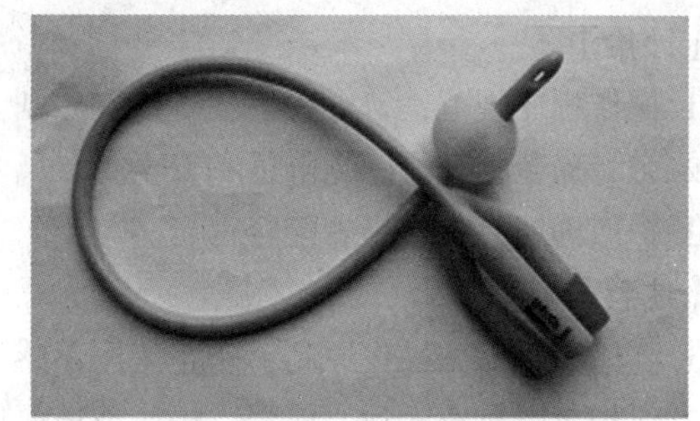

图 12–4 三腔气囊导尿管

表 12–2 留置导尿操作步骤

操作步骤	要点与说明
1. 核对、解释 携用物至患者床前，核对患者床号、姓名，向患者解释操作目的、过程及配合要点	· 确认患者，并取得患者的理解和配合
2. 准备	
（1）移床旁椅于操作的同侧床尾	· 方便操作，节省体力和时间
（2）操作者站在患者右侧，将便盆放于床尾同侧床旁椅上，揭开便盆巾，松开床尾盖被	
3. 安置体位	
（1）协助患者脱去对侧裤腿，盖在近侧腿部，并盖上浴巾，对侧腿用盖被遮盖	· 保暖；尽量少暴露患者，保护患者自尊
（2）协助患者取屈膝仰卧位，两腿外展，暴露外阴	
（3）将一次性治疗巾垫于患者臀下，放弯盘于会阴处	
4. 消毒插管 同导尿术，消毒会阴部及尿道外口，插入导尿管	· 严格执行无菌操作技术，防止泌尿系统感染；双腔气囊导尿管插管前，应先检查气囊有无破损
5. 固定尿管 排尿后，夹住导尿管末端或连接集尿袋，固定导尿管（图 12–5）	
▲双腔气囊导尿管固定法	
同导尿法插入导尿管，见尿液流出后再插入 7 ～ 10cm。根据导尿管上注明的气囊容积，向气囊注入等量的无菌液体，轻拉导尿管有阻力感，即证实导尿管已固定于膀胱内	· 硅胶导尿管与组织有较好的相容性，对组织刺激小，双腔导尿管前端有一个气囊，当注入一定量的气体或液体后可使导尿管固定于膀胱内，不易滑出。气囊注水速度要慢；膨胀的气囊不宜卡在尿道内口，以免气囊压迫膀胱内壁，造成黏膜的损伤
6. 连接尿袋	
（1）将导尿管末端与集尿袋的引流接头连接，撤下孔巾，开放导尿管。再用橡皮圈、安全别针将集尿袋的引流管固定在床单上（图 12–6），开放导尿管	· 引流管要留出足够的长度，防止因翻身牵拉，使导尿管滑出
（2）集尿袋妥善地固定在低于膀胱的高度	· 防止尿液逆流引起泌尿系统感染
7. 整理床单位，清理用物 协助患者穿好裤子，取舒适的卧位。整理床单位，清理用物	· 防止污染、遗忘或丢失 · 避免损伤尿道黏膜；使患者感觉舒适；维护患者的隐私
8. 洗手、记录 记录导尿量、时间及患者反应等	· 利于评价

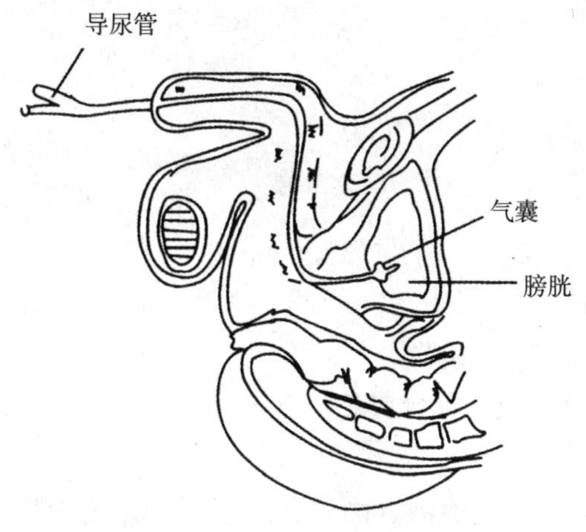

图 12–5　气囊导尿管固定法

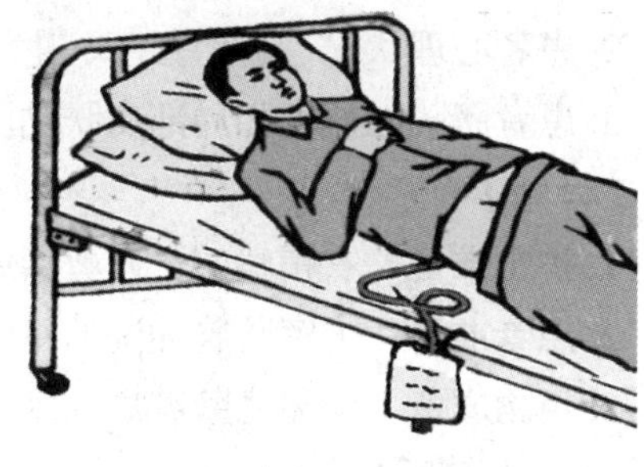

图 12–6　集尿袋固定法

【评价】

1. 护患沟通较好，患者能积极配合。

2. 未发生泌尿系感染。

【注意事项】

1. 双腔气囊导尿管固定时，要注意膨胀的气囊不能卡在尿道内口，以免损伤膀胱黏膜。若固定时患者感觉疼痛或不适，应抽出生理盐水或空气，将导尿管稍向前推进，再注入生理盐水或空气。

2. 在离床活动时，应将导尿管妥善固定在大腿上，集尿袋不得超过膀胱的高度。

3. 注意做好留置导尿术后护理

（1）防止泌尿系统逆行感染的措施：①保持尿道口清洁。女患者用消毒液棉球擦拭外阴及尿道口，男患者用消毒液棉球擦拭尿道口、龟头及包皮，每天 1 ～ 2 次。②集尿袋的更换。每周更换集尿袋 1 ～ 2 次，若有尿液性状、颜色改变，需及时更换。③尿管的更换。定期更换导尿管，导尿管的更换频率通常根据导尿管的材质决定，一般 1 ～ 4 周更换 1 次。④每周定时做尿培养 1 次，及时发现泌尿系统感染。⑤膀胱有感染者，根据尿培养及药敏实验结果，选用适当抗生素加入生理盐水中做膀胱冲洗，每日 1 ～ 2 次。

（2）保持留置导尿管通畅，妥善固定导尿管，防止导尿管及连接管扭曲、受压、堵塞，观察尿液引流情况。

（3）及时放出集尿袋中尿液，观察并记录 24 小时引流尿液的颜色、性状、量。

（4）鼓励患者多饮水，避免感染与结石。

（5）训练膀胱反射功能，长期留置导尿管者，在拔管前应做间歇性夹管和引流，每 3 ～ 4 小时开放 1 次，使膀胱定时充盈和排空。

（三）膀胱冲洗术

膀胱冲洗（bladder irrigation）是通过三通的导尿管，将溶液灌入膀胱内，再借用虹吸原理将灌入的液体引流出来的方法。

【目的】

1. 对留置导尿管的患者，保持其尿液引流通畅。

2. 清洁膀胱，清除膀胱内的血凝块、黏液、细菌等异物，预防感染。

3. 治疗某些膀胱疾病，如膀胱炎、膀胱肿瘤等。

【评估】

1. 患者的病情、生命体征、意识状态等。

2. 患者心理状况、合作程度、生活自理能力等。

3. 患者膀胱充盈度和局部皮肤黏膜情况。

【计划】

1. 护士准备 衣帽整洁，修剪指甲，洗手，戴口罩。

2. 患者准备 了解膀胱冲洗的目的、方法、注意事项及配合要点。

3. 用物准备（密闭式膀胱冲洗术）

（1）治疗车上层 0.5% 碘伏消毒液、无菌棉签、冲洗溶液、网套、启瓶器、无菌膀胱冲洗器、血管钳、弯盘。

（2）治疗车下层 便盆及便盆巾、生活垃圾桶、医疗用垃圾桶。

（3）遵医嘱准备冲洗溶液 常用冲洗溶液有生理盐水、0.02% 呋喃西林液、3% 硼酸液、0.1% 新霉素溶液。灌入溶液的温度为 38 ～ 40℃。若为前列腺肥大摘除术后患者，用冰生理盐水灌洗。

（4）其他 必要时准备屏风。

4. 环境准备 环境整洁、安静、舒适、安全，酌情关闭门窗，屏风或围帘遮挡患者。

【实施】操作步骤见表 12–3。

表 12–3 膀胱冲洗操作步骤

操作步骤	要点与说明
1. 核对、解释 携用物至患者床旁，核对患者床号、姓名，向患者解释操作目的、过程及配合要点	· 确认患者，并取得患者的理解和配合
2. 插管固定 按导尿术插好导尿管，按留置导尿管术固定导尿管	· 严格执行无菌操作技术，防止医源性感染
3. 排空膀胱 排空膀胱；选择冲洗方式冲洗膀胱	· 排空膀胱，使膀胱内压降低，便于冲洗液顺利滴入膀胱；有利于药液与膀胱内壁充分接触，并保持有效浓度
4. 冲洗膀胱	
（1）用开瓶器启开冲洗液瓶铝盖中心部分，常规消毒瓶塞，打开膀胱冲洗装置，将冲洗导管针头插入瓶塞，将冲洗液瓶倒挂于输液架上，瓶内液面距床面约 60cm，排气后用血管钳夹闭导管	· 膀胱冲洗装置类似静脉输液导管，其末端与“Y”形管的主管连接，“Y”形管的一个分管连接引流管，另一个分管连接导尿管。应用三腔导尿管时，可免用“Y”形管；液面距床面约 60cm，以便产生一定的压力，使液体能够顺利滴入膀胱
（2）分开导尿管与集尿袋引流接头连接处，消毒导尿管口和引流管接头，将导尿管和引流管分别与“Y”形管的两个分管相连接，“Y”形管的主管连接冲洗导管（图 12–7）	· “Y”形管须低于耻骨联合，以引流彻底
（3）夹闭引流管，开放冲洗管，使溶液滴入膀胱，调节滴速。待患者有尿意或滴入溶液 200 ～ 300mL 后，夹闭冲洗管，放开引流管，将冲洗液全部引流出来后，再夹闭引流管	· 滴速一般为 60 ～ 80 滴 / 分；如滴入治疗药物，须在膀胱内保留 30 分钟再引流至体外

续表

操作步骤	要点与说明
（4）按需要如此反复冲洗。在冲洗过程中，经常询问患者感受，观察患者反应及引流液性状	· 每天冲洗 3 ～ 4 次，每次冲洗量 500mL ～ 1000mL · 如系注入药物，可根据治疗需要，注药结束拔除导尿管
5. 整理床单位，清理用物	
（1）冲洗完毕，取下冲洗管，消毒导尿管口和引流管接头并连接 （2）清洁外阴部，固定好导尿管 （3）协助患者取舒适卧位，整理床单位，清理物品	
6. 洗手，记录　记录冲洗液名称、冲洗量、引流量、引流液性质、患者的反应等	· 利于评价

【评价】

1. 操作正确、熟练，严格遵守无菌操作原则。

2. 达到治疗目的。

3. 保护患者隐私，护患沟通有效。

【注意事项】

1. 严格执行无菌操作，防止医源性感染。

2. 冲洗时若患者感觉不适，应减缓冲洗速度并减少冲洗量，必要时停止冲洗。密切观察，若患者感到剧痛或引流液中有鲜血时，应停止冲洗，通知医生处理。

3. 冲洗时，冲洗液瓶内液面距床面约 60cm，以便产生一定的压力，以利于液体流入，冲洗速度根据流出液的颜色进行调节。

4. 冲洗过程中注意观察引流管是否通畅。

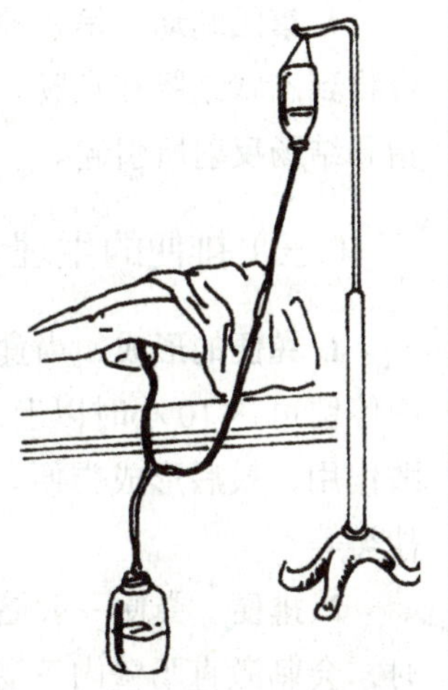

图 12-7　膀胱冲洗术

第二节　排便护理

当食物经由胃和小肠消化吸收后，残渣进入大肠并与肠道脱落的上皮细胞、细菌、消化道分泌物、无机盐等混合形成粪便。粪便的性状和排便过程与个体消化系统的健康有着密切的关系。护士在工作中应密切观察病人的排便状况，了解患者的排便需要，提供适宜的护理措施解决病人存在的排便问题，促进其身心健康。

一、与排便有关的解剖与生理

（一）与排便有关的解剖

大肠是消化管的下段，弯曲围绕着小肠袢。大肠全长 1.5m，由盲肠、阑尾、结肠、直肠和肛管组成。其中结肠包括升结肠、横结肠、降结肠和乙状结肠四部分，从右髂窝至左髂窝呈“M”形排列（图 12-8）。大肠的主要功能是吸收水分和无机盐，形成粪便并在自身运动和神经反射的作用下将粪便排出体外。了解

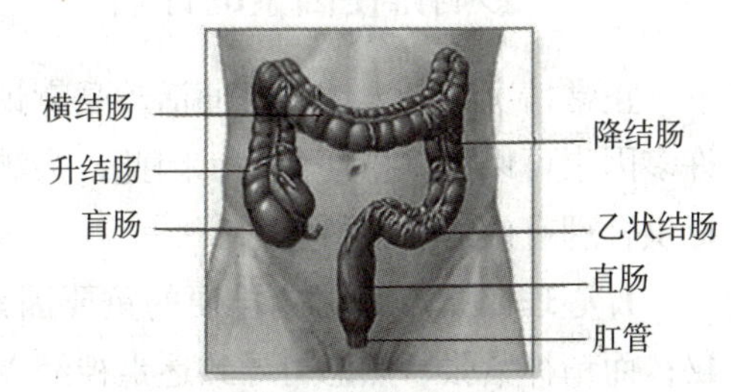

图 12-8　大肠的解剖

和熟悉大肠的生理功能和解剖结构有助于护士更好地开展排便相关的护理工作。

（二）大肠的运动

大肠的运动少而慢，对刺激的反应也较迟缓。大肠的运动形式有以下几种：

1. 袋状往返运动 在空腹和安静时多见，主要由环形肌无规律地收缩所致，使结肠袋中的内容物向前向后两个方向做短距离位移，但并不向前推进。这种运动可使肠内容物得到充分混合。

2. 分节或多袋推进运动 是进食后或副交感神经兴奋时较多见的一种运动形式。分节推进是由一个结肠袋或一段结肠收缩，将其内容物推移到下一结肠段的运动。当一段结肠上同时发生多个结肠袋的收缩和推进时，被称为多袋推进运动。

3. 蠕动 是一种很慢的推进运动，由一些稳定的收缩波组成。收缩波前面的肌肉舒张，波后面的肌肉则收缩，使肠管闭合排空。蠕动对肠道排泄起重要作用。

4. 集团蠕动 是一种行进很快且向前推进很远的蠕动，开始于横结肠，可推动一部分大肠内容物到乙状结肠和直肠。常发生于进食后，由于食物进入胃、十二指肠后，由胃结肠反射和十二指肠结肠反射所引起。

（三）排便的生理

1. 粪便的形成 当食物由口进入胃和小肠进行充分的消化和吸收后，形成的食物残渣在大肠内停留可达 10 小时以上，其中大部分水分被大肠黏膜所吸收，同时经过大肠内细菌的发酵和腐败作用，最后形成粪便。粪便除食物残渣外，还包括脱落的肠上皮细胞、粪胆色素、大量细菌、盐类等。

2. 排便 粪便一般储存在乙状结肠内，正常人的直肠内是空的。当肠蠕动将粪便推移至直肠时，会刺激直肠壁内感受器，其兴奋冲动沿盆神经、腹下神经传至脊髓腰骶段的初级排便中枢，同时上传至大脑皮层，产生便意，若条件允许，随即引发排便反射。此时传出冲动沿盆神经到降结肠、乙状结肠和直肠，使其收缩，肛门内括约肌舒张。同时阴部神经冲动减少，导致肛门外括约肌舒张，使粪便排出体外。膈肌、腹肌兴奋使腹内压升高，协助排便活动。若条件不允许，便意可受大脑皮层抑制。

排便活动受大脑皮层控制，人的意识可加强或抑制排便。正常人的直肠对粪便的压力刺激有一定的阈值，达到此阈值便可以产生一定的便意。如果个体经常有意识遏制便意，直肠逐渐失去对粪便压力的敏感性，加之粪便在大肠内停留过久，水分吸收过多而干硬，就会造成排便困难，这是产生便秘最常见的原因之一。

二、排便活动的评估

（一）影响排便因素的评估

正常情况下，人体的排便活动受意识控制，自然、无痛苦、无障碍。但生理、心理、社会等许多因素可以影响排便活动，因此，为满足患者的排便需要，护理人员必须做出正确的评估，并提供合理有效的护理措施。

1. 心理因素 是影响排便的重要因素，精神抑郁时，身体活动减少，肠蠕动减慢而导致便秘；而精神紧张、焦虑可导致迷走神经兴奋，肠蠕动增加而致腹泻。

2. 个人习惯因素 通常个体在排便时间、环境、姿势等方面都有自己的习惯，如发生改变，可影响正常排便。住院患者由于排便时间规律被打乱，排便环境丧失隐蔽性，疾病导致只能卧床排便时，其排便活动容易出现障碍。

3. 生理因素　年龄可影响人对排便的控制。2 ～ 3 岁以下的婴幼儿，神经肌肉系统发育不完善，不能控制排便。老年人可因腹壁肌肉张力下降，胃肠蠕动减慢，肛门括约肌松弛而导致排便功能异常。

4. 饮食因素　饮食是影响排便的主要因素，均衡饮食与足量的液体是维持正常排便的重要条件。当摄食量过少、食物中缺少纤维或摄入液体量不足等，均可引起排便困难或便秘。

5. 活动因素　适当的活动可维持肌肉的张力，刺激肠蠕动，以维持正常的排便功能。如长期卧床，可因缺乏活动导致排便困难。

6. 治疗与检查因素　腹部、肛门部位手术，会因肠壁肌肉的暂时麻痹或伤口疼痛而造成排便困难；胃肠 X 线检查常需灌肠或服用钡剂，若钡剂存留在结肠内阻塞肠道，也会影响排便。

7. 疾病因素　肠道疾病或其他系统的病变均可影响正常排便，如肠道肿瘤、直肠脱垂可导致便秘的发生；肠道感染时，肠蠕动增加可导致腹泻；全身疾病如糖尿病、脑血管意外等也会导致排便障碍。

8. 药物因素　缓泻药可刺激肠蠕动，减少肠道水分吸收，促进排便；某些药物干扰正常排便形态，如长时间应用抗生素，可抑制肠道正常菌群而导致腹泻；麻醉剂或止痛药，可抑制中枢神经系统的活动，使肠运动能力减弱导致便秘。

（二）粪便的评估

正常情况下，粪便的性质与性状可反映出整个消化系统的功能状况。因此，护理人员通过对患者粪便的评估有助于疾病诊断和选择适宜的治疗、护理措施。

1. 排便次数　排便次数因人而异。一般成人每日排便 1 ～ 2 次，婴幼儿每日排便 3 ～ 5 次。成人排便每天超过 3 次或每周少于 3 次，都应视为排便异常。患有消化不良或急性肠炎时，排便次数增多。

2. 排便量　每日排便量与摄入食物的种类、数量及消化器官的功能状态有关。正常成人每日排便量为 100 ～ 300g。进食低纤维素，富含蛋白质的精细食物时，粪便细腻而量少；进食粗粮或大量蔬菜、水果者，粪便量增多。胃、肠、胰腺有炎症或功能紊乱时，粪便量增多。

3. 形状与软硬度　粪便的形状可分为成形与不成形两种。粪便的软硬度分为硬便、软便、稀便、水样便四种。正常成人的粪便为成形软便。便秘时粪便坚硬，呈栗子样；消化不良或急性肠炎时，可为稀便或水样便；肠道部分梗阻或直肠狭窄时，粪便常呈扁条形或带状。

4. 颜色　正常粪便因含胆色素而呈黄褐色，婴儿的粪便呈黄色或金黄色。

（1）摄入食物或药物的不同可改变粪便的颜色，如食用大量绿叶蔬菜，粪便可呈暗绿色；摄入动物血或铁制剂，粪便可呈无光样黑色。

（2）排除食物和药物的影响，粪便颜色异常则提示消化系统有病理变化的存在。如柏油样便提示上消化道出血；暗红色血便提示下消化道出血；粪便表面粘有鲜红色血液见于痔疮或肛裂；果酱样便见于肠套叠、阿米巴痢疾；陶土色便提示胆道梗阻；白色“米泔水”样便见于霍乱、副霍乱。

5. 气味　正常粪便中的气味是由食物残渣与结肠中细菌发酵而产生的，并与食物种类及肠道疾病有关。肉食者味重，素食者味轻。病理情况下，严重腹泻患者的粪便呈极恶臭；直肠溃疡、肠癌患者的粪便呈腐败臭；消化不良者的粪便呈酸败臭；上消化道出血的柏油便有腥臭味。

6. 混合物 正常粪便含有少量的黏液，与粪便均匀混合，肉眼不易查见。如粪便中混有大量黏液，常见于肠道炎症；伴有脓血，常见于痢疾、肠癌等。肠道寄生虫感染者的粪便中可查见蛔虫、蛲虫、绦虫节片等。

（三）常见的异常排便

1. 便秘（constipation） 指排出过于干硬的粪便，且排便不畅、困难，常伴有排便次数减少。在某些情况下，便秘可能给患者带来危险，如心脏病患者用力排便时，可能诱发心绞痛和心肌梗死。长期慢性便秘可致粪便嵌塞。

（1）原因 某些器质性病变；中枢神经系统功能障碍；排便习惯不良；排便时间或活动受限制；强烈的情绪反应；各类直肠肛门手术；某些药物如缓泻剂、栓剂等不合理的使用；饮食结构不合理，饮水量不足；长期卧床或活动减少等，均可抑制肠道活动而导致便秘的发生。

（2）症状和体征 头痛、腹痛、腹胀、消化不良、乏力、食欲不佳、精神烦躁、舌苔变厚、排便不畅、触诊腹部较硬实且紧张，有时可触及包块，肛诊可触及粪块。

2. 粪便嵌塞（fecal impaction） 指粪便持久滞留堆积在直肠内，坚硬不能排出。常见于慢性便秘的患者。

（1）原因 便秘未能及时解除，粪便持久滞留在直肠内，水分一直被吸收，而乙状结肠排下的粪便又不断增加，使粪块变得又大又硬不能排出，发生粪便嵌塞。

（2）症状和体征 患者有排便冲动，腹部胀痛，直肠肛门疼痛，肛门处有少量液化的粪便渗出，但不能排出粪便，患者十分痛苦。

3. 腹泻（diarrhea） 指肠蠕动加快，肠分泌增加，排便次数增多，排出稀薄而不成形便或水样便。短时的腹泻是一种保护性反应，有助于将肠道内的刺激物或有毒物质排出，但持续严重的腹泻，可使机体内的大量水分和胃肠液丧失而发生水、电解质和酸碱平衡的紊乱。

（1）原因 饮食不当或使用泻剂不当；胃肠道疾患；肠道内正常菌群的改变；消化系统发育不成熟；某些内分泌疾病；情绪紧张、焦虑等均可导致腹泻。

（2）症状和体征 腹痛、肠痉挛、恶心、呕吐、肠鸣、肛门疼痛、全身乏力、有急于排便的需要和难以控制的感觉。

4. 排便失禁（fecal incontinence） 指肛门括约肌不受意识的控制而不自主地排便。

（1）原因 神经肌肉系统的病变或损伤，如瘫痪；胃肠道疾患、精神障碍、情绪失调等。

（2）症状和体征 患者不自主地排出粪便。

5. 肠胀气（flatulence） 指胃肠道内有过量的气体聚积而不能排出。

（1）原因 食入产气性食物过多；吞入大量空气；肠蠕动减少；肠道梗阻及肠道手术后等。

（2）症状和体征 患者表现为腹部膨隆，叩诊呈鼓音，腹胀，痉挛性疼痛，呃逆，肛门排气过多等。当肠胀气压迫膈肌和胸腔时，可出现气急和呼吸困难。

三、排便异常的护理

（一）便秘患者的护理

1. 提供适当的排便环境 为患者提供舒适、清洁、隐蔽的排便环境，如适当遮挡、通风，以消除其紧张情绪，保持精神放松。

2. 采取适宜的排便姿势 病情允许，让患者下床上厕所排便，取自身习惯的排便姿势（蹲便或坐便）；对需绝对卧床或手术患者，应在手术前有计划地训练其在床上使用便器。床上使用便器时，如无特别禁忌，最好取坐位或抬高床头，以借重力作用，增加腹内压力，促进排便。

3. 腹部环形按摩　按摩时可用单或双手的示、中、无名指重叠，在腹部依结肠走行方向，由升结肠向横结肠、降结肠至乙状结肠做环行按摩，每次5～10分钟，每日2次，可促使降结肠的内容物向下移动，并可增加腹内压，促进排便。指端轻压肛门后端也可促进排便。

4. 穴位按摩　以一指禅推法在中脘、天枢、足三里、大横等穴位治疗，每穴约1分钟，再以顺时针方向摩腹约8分钟。

5. 针刺疗法　刺灸法取穴天枢、支沟、大肠俞、曲池、上巨虚等；耳针法取穴大肠、直肠、交感等。或用揿针埋藏或用王不留行籽贴压以促进肠蠕动，导致排便。

6. 遵医嘱给予口服缓泻剂　根据患者的病情、年龄选用恰当的缓泻剂，如年老、体弱、婴幼儿应选择作用缓和的泻剂；慢性便秘的患者可选用蓖麻油、酚酞（果导）、番泻叶、大黄等接触性泻剂。但应注意缓泻剂不宜长期使用，否则会使肠道失去自行排便的功能，导致慢性便秘的发生。

7. 使用简易通便剂　简易通便剂通过软化粪便、润滑肠壁、刺激肠蠕动而促进排便。临床上常用开塞露、甘油栓等。

8. 灌肠　使用以上方法均无效时，遵医嘱给予灌肠。

9. 健康教育

（1）帮助患者及家属正确认识维持正常排便习惯的重要意义，讲解与排便有关的知识，并给予耐心的安慰和指导，解除患者的顾虑。

（2）帮助患者建立正常的排便习惯　指导患者选择合适自身的排便时间，一般以早餐后为最佳，每天固定在此时间排便，并坚持下去；不随意使用缓泻剂及灌肠等方法。

（3）合理安排膳食　在饮食中增加蔬菜、水果、粗粮等高纤维食物；多饮水，每日液体摄入量不少于2000mL；适当食用油脂类的食物；禁食辛辣刺激性食品。

（4）鼓励患者适当运动　卧床患者可进行床上活动，病情许可时，进行适当的户外活动。指导患者进行增强腹肌和骨盆底部肌肉的运动，以增加肠蠕动和肌张力，促进排便。

（二）粪便嵌塞患者的护理

1. 早期口服缓泻剂，或使用简易通便剂以润肠通便。

2. 灌肠时，先做油类保留灌肠，2～3小时后再做清洁灌肠。必要时，每天进行2次，直至大便排出为止。

3. 灌肠无效后，为解除患者的痛苦，应戴手套为患者从直肠内取出粪便，即人工取便法。

（三）腹泻患者的护理

1. 去除病因　如为肠道感染，遵医嘱及时给予抗生素治疗；食物不洁者，立即停止食用。

2. 卧床休息　减少体力消耗，注意腹部保暖。对于不能自理的患者，应及时给予便盆，消除焦虑不安的情绪，使之达到身心充分休息的目的。

3. 饮食护理　鼓励患者饮水，根据病情给予清淡的流质或半流质饮食，禁食辛辣、油腻、高纤维食物，严重腹泻时可暂禁食。

4. 防治水和电解质紊乱　按医嘱给予止泻剂、口服补盐液或静脉输液。

5. 肛周皮肤护理　每次便后用软纸轻擦肛门，温水清洗，并在肛门周围涂上油膏以保护局部

皮肤。

6. 密切观察病情 记录粪便的性质、次数等，必要时留取标本送检。病情危重者，严密观察生命体征变化。如疑为传染性疾病，按肠道隔离原则隔离。

7. 心理护理 腹泻患者常因粪便异味及沾污的衣裤、被单等感到不适和不安。因此，应协助患者清洗沐浴，更换清洁衣裤、被单，并及时提供便器，解除其心理负担，使患者感到舒适。

8. 健康教育 向患者讲解腹泻相关知识，指导其养成良好的饮食卫生习惯。

（四）排便失禁患者的护理

1. 心理护理。排便失禁的患者心情紧张而窘迫，常感到自卑、忧郁，期望得到理解和帮助。护理人员应尊重、理解患者，给予心理安慰与支持，帮助其树立信心，配合治疗与护理。

2. 保护皮肤。床上垫橡胶单、中单或一次性尿布，每次便后温水洗净肛门周围皮肤，必要时涂擦软膏。保持床褥、衣服清洁，及时更换污染潮湿的衣裤被单。注意观察骶尾部皮肤，定时按摩，预防压疮。

3. 帮助患者重建控制排便的能力。了解患者排便时间，掌握规律，定时给予便盆，促使患者按时排便。与医生协调，定时应用导泻剂或栓剂，刺激定时排便。协助患者实施排便功能训练的计划，教会患者进行肛门括约肌及盆底部肌肉收缩训练。指导患者取立位、坐位或卧位，让其试做排便动作，先慢慢收缩肌肉，然后慢慢放松，每次 10 秒左右，连续 10 次，每次锻炼 20 ～ 30 分钟，每日数次，以患者感觉不疲劳为度。

4. 如无禁忌，保证患者每天摄入足够液体。

5. 保持室内空气清新，定时开窗通风。

（五）肠胀气患者的护理

1. 去除肠胀气原因，勿食产气食物和饮料，治疗肠道疾患。

2. 指导患者养成细嚼慢咽的良好饮食习惯。

3. 鼓励患者适当活动，尽可能协助患者下床活动，如散步等。卧床患者可做床上运动或变换体位，促进肠蠕动，减轻肠胀气。

4. 解除肠胀气。轻微胀气时，行腹部热敷、腹部按摩、针刺疗法。严重胀气时，给予药物治疗，如大黄、甘遂、大戟等敷于脐部，肌注新斯的明等或进行肛管排气。

四、与排便有关的护理技术

灌肠法

灌肠法（enema）是将一定量的液体由肛门经直肠灌入结肠，以帮助患者清洁肠道、排便、排气或由肠道供给药物，达到确定诊断和治疗目的的方法。根据灌肠的目的不同可分为保留灌肠、不保留灌肠。不保留灌肠又分为大量不保留灌肠、小量不保留灌肠。反复多次大量不保留灌肠称为清洁灌肠。

（一）大量不保留灌肠（large volume non-retention enema）

【目的】

1. 刺激肠蠕动，软化和清除粪便，排除肠内积气，减轻腹胀。

2. 清洁肠道，为手术、检查和分娩做准备。

3. 稀释并清除肠道内有毒物质，减轻中毒。

4. 为高热患者降温。

【评估】

1. 患者年龄、病情、生命体征、意识状态、排便状况等。

2. 患者心理状况、合作程度、自理能力。

3. 患者肛门皮肤、黏膜的状况。

【计划】

1. 护士准备 衣帽整洁，修剪指甲，洗手，戴口罩。

2. 患者准备 了解灌肠的目的、方法、注意事项及配合要点；排尿。

3. 用物准备

（1）*治疗车上层* 治疗盘内备 消毒灌肠筒或一次性灌肠袋1套、24～26号肛管2根、止血钳、弯盘、润滑剂、棉签、卫生纸、一次性治疗巾、水温计、量杯、手套1副。

（2）*治疗车下层* 便盆及便盆巾、生活垃圾桶、医疗用垃圾桶。

（3）*灌肠溶液* ①溶液种类：0.1%～0.2%肥皂溶液或生理盐水。②溶液量：成人每次用量为500～1000mL；小儿每次用量为200～500mL；1岁以下婴儿每次用量为50～100mL。③溶液温度：一般为39～41℃，降温时用28～32℃，中暑时用4℃。

（4）*其他* 必要时准备屏风。

4. 环境准备 环境整洁、安静、舒适、安全，酌情关闭门窗，屏风或围帘遮挡患者。

【实施】操作步骤见表12–4。

表12–4 大量不保留灌肠操作步骤

操作步骤	要点与说明
1. 核对、解释 携用物至患者床旁，核对患者床号、姓名，向患者解释操作目的、过程及配合要点	·确认患者，并取得患者的理解和配合
2. 安置体位 协助患者取左侧卧位，双膝屈曲，将裤子退至膝部，臀部移至床沿。取出并垫一次性治疗巾于臀下，弯盘置于臀边。不能自我控制排便的患者，可取仰卧位，臀下置便盆。盖好盖被，只暴露臀部	·左侧卧位使乙状结肠、降结肠处于下方，使灌肠液借重力作用顺利流入
3. 挂筒 取出灌肠筒或灌肠袋，夹闭开关，倒入灌肠液，将灌肠筒或灌肠袋挂于输液架上，液面高于肛门40～60cm	·保持一定的灌注压力和灌注速度；如灌肠筒位置过高，压力过大，流速过快，不易保留，而且易引起肠道损伤
4. 润滑肛管，排气 戴手套，润滑肛管的前端，松开调节器，排尽导管内气体，关闭调节器	·减少肛管对肠道的刺激 ·防止气体进入肠道
5. 插管灌液	
（1）左手垫卫生纸分开肛门，暴露肛门口，嘱患者张口呼吸，右手将肛管轻轻插入直肠7～10cm。固定肛管，开放调节器，使液体缓缓流入（图12–9），小儿插管深度为4～7cm	·使肛门括约肌松弛，勿强行用力，防止损伤肠黏膜，如遇到阻力，可退出少许，旋转再插
（2）观察筒内液面下降情况和患者反应，如液体流入受阻，可前后移动肛管或挤捏肛管；如患者感觉腹胀或有便意，可告知患者为正常感觉，嘱其深呼吸，放松腹部肌肉，转移患者的注意力，减轻腹压，同时适当降低灌肠筒高度，减慢流速或暂停片刻	·使阻塞肛管口的粪块脱落

续表

操作步骤	要点与说明
6. 整理床单位，清理用物	
（1）待灌肠液即将流尽时，关闭调节器，右手用卫生纸包裹肛管留出部分，轻轻拔出肛管放入弯盘内，擦净肛门	· 防止拔管时灌肠液和粪便随肛管流出
（2）协助患者取舒适的卧位，嘱其尽量保留 5 ～ 10 分钟后再排便	· 有利于粪便的充分软化；降温灌肠时液体要保留 30 分钟，排便后 30 分钟，测体温并做记录
（3）卧床的患者及时给予便器，将卫生纸、呼叫器放于易取处	· 协助能下床的患者上厕所排便
（4）排便后及时取出便器，擦净肛门，协助患者穿裤，整理床单位，开窗通风	· 保持病房整洁，空气流通；观察大便性状，必要时留取标本送检
（5）清理用物	
7. 洗手，记录　记录灌肠溶液种类、量，患者反应及排便情况	· 利于评价 · 灌肠（enema）的缩写符号为“E”，灌肠后排便一次为 1/E，灌肠一次后无排便为 0/E

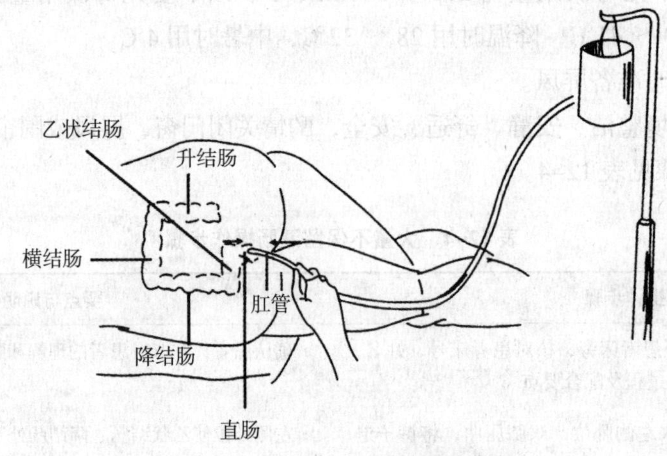

图 12–9　大量不保留灌肠

【评价】

1. 操作方法和步骤正确、熟练。

2. 灌肠液选择正确，灌肠筒的高度及肛管插入的深度合适。

3. 达到灌肠目的，减轻患者不适。

4. 护患沟通有效，患者能够配合。

【注意事项】

1. 保护患者的自尊，尽量减少暴露，避免患者着凉。插管前需排除肛管内空气，防止空气灌入肠道，引起腹胀不适。

2. 根据医嘱正确选用灌肠溶液，严格掌握灌肠液的温度、浓度、压力和量。

（1）颅脑疾患、心脏病患者、老年及儿童等灌肠时压力要低，流速要缓慢。

（2）伤寒患者灌肠液面不得高于肛门 30cm，液量不得超过 500mL，并选用等渗盐水。

（3）充血性心力衰竭、水钠潴留患者禁用生理盐水灌肠。

（4）肝昏迷患者禁用肥皂水灌肠，以减少氨的产生和吸收。

3. 妊娠、急腹症、消化道出血、严重心血管疾病患者禁忌灌肠。

4. 若患者有痔疮，要选用管径小的肛管，插管时动作要轻柔，以防损伤肛门。

5. 灌肠过程中随时注意观察患者病情变化，如发现脉搏细速、面色苍白、出冷汗、剧烈腹痛、心慌气急时，应立即停止灌肠并及时与医生联系，采取急救措施。

（二）小量不保留灌肠（small volume non-retention enema）

适用于腹部或盆腔手术后的患者及危重患者、年老体弱者、小儿、孕妇等。

【目的】

1. 软化粪便，解除便秘。

2. 排除肠道内积气，减轻腹胀。

【评估】

1. 患者年龄、病情、生命体征、意识状态、排便状况等。

2. 患者心理状况、合作程度、自理能力。

3. 患者肛门皮肤、黏膜的状况。

【计划】

1. 护士准备　衣帽整洁，修剪指甲，洗手，戴口罩。

2. 患者准备　了解灌肠的目的、方法、注意事项及配合要点；排尿。

3. 用物准备

（1）*治疗车上层*　治疗盘内备：注洗器或小容量灌肠筒或一次性灌肠器、量杯、肛管、灌肠溶液、弯盘、止血钳、棉签、润滑剂、水温计、一次性治疗巾、手套。

（2）*治疗车下层*　便器及便盆巾、生活垃圾桶、医用垃圾桶。

（3）*常用灌肠溶液*　①“1、2、3”溶液：50% 硫酸镁 30mL、甘油 60mL、温开水 90mL。②甘油 50mL 加等量温开水。③各种植物油 120 ～ 180mL。灌肠液温度为 38℃。

4. 环境准备　环境整洁、安静、舒适、安全，酌情关闭门窗，屏风或围帘遮挡患者。

【实施】操作步骤见表 12-5。

表 12-5　小量不保留灌肠操作步骤

操作步骤	要点与说明
1. 核对、解释　携用物至患者床旁，核对患者床号、姓名，向患者解释操作目的、过程及配合要点	· 确认患者，并取得患者的理解和配合
2. 安置体位　协助患者取左侧卧位，双膝屈曲，将裤子退至膝部，臀部移至床沿。垫一次性治疗巾于臀下，弯盘置于臀边，不能自我控制排便的患者，可取仰卧位，臀下置便盆。盖好盖被，只暴露臀部	· 使灌肠液借重力作用顺利流入
3. 挂筒排气　将灌肠筒挂于输液架上，液面距肛门应低于 30cm（图 12-10）；用止血钳夹紧橡胶管（用一次性灌肠器时，排气后关紧调节器开关）	· 保持一定的灌注压力和灌注速度 · 防止气体进入肠道
4. 润滑肛管　连接肛管，排气后夹闭肛管，润滑肛管前段	· 减少肛管对黏膜的刺激，有利于肛管的插入

续表

操作步骤	要点与说明
5. 插管灌液	
（1）戴手套，左手垫卫生纸分开肛门，嘱患者张口呼吸，右手将肛管轻轻插入直肠 7 ～ 10cm（图 12-10）	· 使患者放松，便于肛管插入
（2）开放肛管，缓缓注入溶液	· 灌注过程中密切观察患者病情变化
6. 整理床单位，清理用物	
（1）用卫生纸包住肛管轻轻拔出，放入弯盘内，擦净肛门	
（2）嘱患者平卧，尽可能保留 10 ～ 20 分钟，再行排便	· 充分软化粪便
（3）整理床单位，清理用物	· 同大量不保留灌肠
7. 洗手，记录　记录灌肠溶液的种类、量，患者反应及排便情况	· 利于评价

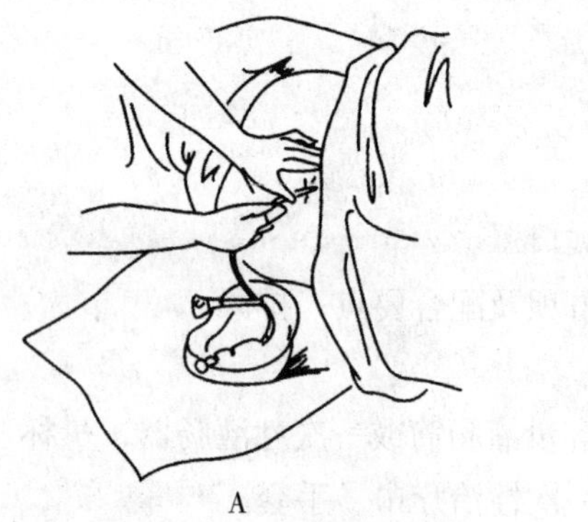

A

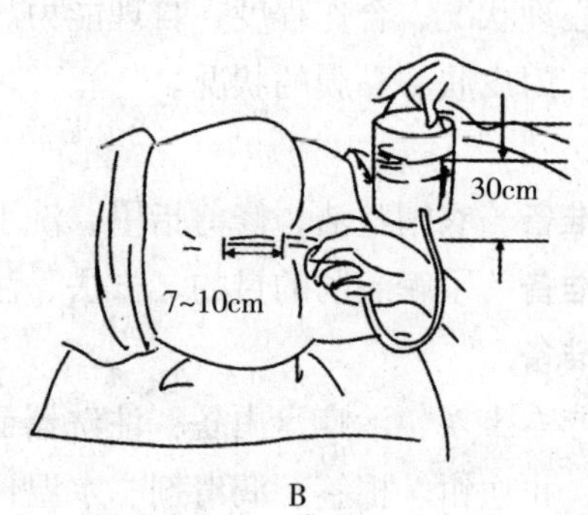

B

图 12-10　小量不保留灌肠

【评价】同大量不保留灌肠术。

【注意事项】同大量不保留灌肠术。

（三）保留灌肠（retention enema）

将药液灌入直肠或结肠内，通过肠黏膜吸收达到治疗疾病的目的。

【目的】

1. 镇静、催眠。
2. 治疗肠道感染。

【评估】

1. 患者年龄、病情、生命体征、意识状态、排便状况等。
2. 患者心理状况、合作程度、自理能力。
3. 患者肛门皮肤、黏膜的状况。

【计划】

1. 护士准备　衣帽整洁，修剪指甲，洗手，戴口罩。

2. 患者准备　了解灌肠的目的、方法、注意事项及配合要点；排尽大小便。

3. 用物准备

（1）同小量不保留灌肠，选择较细的肛管（20 号以下）。

（2）灌肠溶液，根据治疗目的不同，遵医嘱可有多种药物及剂量准备：①镇静催眠用 10% 水合氯醛。②肠道抗感染用 0.5% ～ 1% 新霉素、2% 黄连素液或其他抗生素溶液。③灌肠液用量不超过 200mL。灌肠液温度为 38℃。

4. 环境准备　环境整洁、安静、舒适、安全，酌情关闭门窗，屏风或围帘遮挡患者。

【实施】操作步骤见表 12–6。

表 12–6　保留灌肠操作步骤

操作步骤	要点与说明
1. 核对、解释　携用物至患者床旁，核对患者床号、姓名，向患者解释操作目的、过程及配合要点	· 确认患者，并取得患者的理解和配合 · 盆腔疾患者以睡觉前灌肠为宜，有利于药液的保留吸收
2. 安置体位　根据病情为患者安置不同的卧位，并将臀部抬高 10cm。如慢性细菌性痢疾，病变多在直肠或乙状结肠，取左侧卧位；阿米巴痢疾，病变多在盲肠和升结肠，取右侧卧位	· 有利于药物直接作用于病变部位
3. 润滑肛管　用注洗器抽吸灌肠溶液，连接肛管，排气后润滑肛管前段	· 减少肛管对黏膜的刺激
4. 插管灌液	· 为保留药液，肛管要细、插入要深
（1）戴手套，左手分开肛门，嘱患者张口呼吸，右手将肛管轻轻插入直肠 15 ～ 20cm	
（2）缓缓注入溶液	· 灌注过程中密切观察患者病情变化
（3）灌毕，夹管，取下注洗器吸取溶液，松开血管钳后再行灌注，如此反复直至溶液灌注完毕	
（4）再用 5 ～ 10mL 温开水冲净药液	
5. 整理床单位，清理用物	
（1）夹紧或反折肛管，用卫生纸包住肛管轻轻拔出，放入弯盘内，擦净肛门	
（2）嘱患者尽可能保留 1 小时，再行排便	· 有利于药物的吸收
（3）整理床单位，清理用物	
6. 洗手，记录　记录灌肠时间，灌肠液的种类、量及患者的反应	· 利于评价

【评价】

1. 灌肠液选择正确；操作方法和步骤正确、熟练。

2. 护患沟通有效，患者能够配合，有效达到灌肠的目的。

【注意事项】

1. 保留灌肠，肛管要细且插入要深，液量要少，压力要低，灌入速度宜慢，以便使灌入的药液能保留较长时间，有利于肠黏膜的吸收。

2. 肛门、直肠、结肠等手术后的患者及大便失禁的患者，不宜做保留灌肠。

附：几种灌肠术的比较，见表 12–7。

表 12-7 几种灌肠术的比较

	大量不保留灌肠	小量不保留灌肠	保留灌肠
灌肠液	0.1% ~ 0.2% 肥皂水 生理盐水 500 ~ 1000mL	1、2、3 灌肠液 甘油 50mL 加温开水等量 各种植物油 120 ~ 180mL	10% 水合氯醛 2% 黄连素溶液 抗生素溶液 中药
用注洗器	40 ~ 60cm	低于 30cm	低于 30cm
肛管插管深度	7 ~ 10cm 儿童 4 ~ 7cm	7 ~ 10cm	15 ~ 20cm
灌肠溶液温度	一般 39 ~ 41℃ 降温 28 ~ 32℃ 中暑 4℃	38℃	38℃
卧位	左侧屈膝	左侧屈膝	视病情而定，抬高臀部 10cm，慢性痢疾病变在乙状结肠、直肠，取左侧卧位。阿米巴痢疾病变在回盲部，取右侧卧位
灌肠液保留时间	5 ~ 10 分钟	10 ~ 20 分钟	1 小时以上

口服高渗溶液清洁肠道

【目的】通过口服高渗溶液，在肠道内形成高渗环境，使肠道内水分大量增加，从而软化粪便，刺激肠蠕动，加速排便，达到清洁肠道的目的。适用于直肠、结肠检查和手术前肠道准备。

【常用溶液】甘露醇、硫酸镁、聚乙二醇。

【实施】

1. 甘露醇法 患者术前 3 日进半流质饮食，术前 1 日进流质饮食，术前 1 日下午 2：00 ~ 4：00，口服甘露醇溶液 1500mL（20% 甘露醇 500mL+5% 葡萄糖 1000mL 混匀）。一般服用后 15 ~ 20 分钟反复自行排便。

2. 硫酸镁法 患者术前 3 日进半流质饮食，每晚口服 50% 硫酸镁 10 ~ 30mL。术前 1 日进流质饮食，术前 1 日下午 2：00 ~ 4：00 口服 25% 硫酸镁 200mL（50% 硫酸镁 100mL +5% 葡萄糖盐水 100mL），然后再口服温开水 1000mL。一般服后 15 ~ 30 分钟，即可反复自行排便,2 ~ 3 小时内可排便 2 ~ 5 次。

3. 聚乙二醇电解质溶液法 患者术前 2 日起进少渣饮食，检查前 1 日的晚餐进流食，检查当日早晨禁食，检查前 4 小时空腹给药，首次服用 600 ~ 1000mL，以后每隔 10 ~ 15 分钟服用 1 次，每次 250mL，直至口服完 2000mL。此间患者活动应方便如厕。

使用上述 3 种溶液清洁肠道，护理人员应观察患者的一般情况，注意排便次数及粪便的性状，评估是否达到清洁肠道的目的，并记录。

简易通便法

【目的】简易通便法是采用简单易行、经济有效的通便剂协助患者解除便秘的方法。适用于老年、小儿、体弱和久病卧床便秘者。

【评估】

1. 患者年龄、病情、生命体征、意识状态、排便状况等。

2. 患者心理状况、合作程度、自理能力。

3. 患者肛门皮肤、黏膜的状况。

【常用通便剂】开塞露、肥皂栓、甘油栓。

【实施】

1. 开塞露法　开塞露用甘油或山梨醇制成，装在塑料容器中，使用时将封口端剪去，先挤出少许液体润滑开口处，患者左侧卧位，放松肛门外括约肌，将开塞露的前端轻轻插入肛门后再将药液全部挤入直肠内，保留 5～10 分钟后排便（图 12-11）。

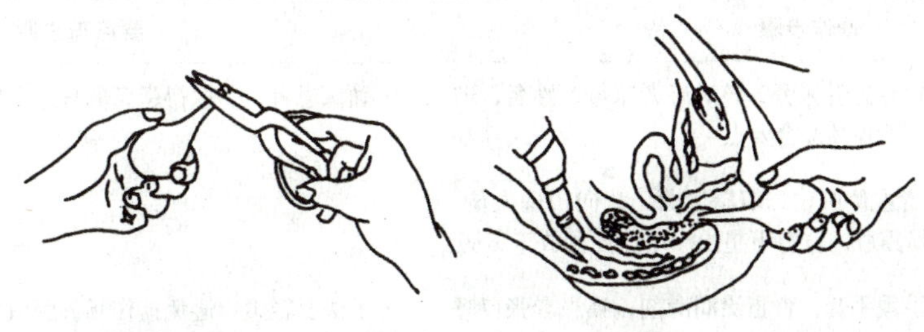

（1）将顶端圆弧形剪去　（2）把药液全部挤入直肠

图 12-11　开塞露简易通便法

2. 肥皂栓法　将普通肥皂削成圆锥形（底部直径约 1cm，长 3～4cm），使用时手垫纱布或戴手套，将肥皂栓蘸热水后轻轻插入肛门，保留 5～10 分钟排便。注意有肛门黏膜溃疡、肛裂及肛门剧烈疼痛者，不宜使用肥皂栓通便。

3. 甘油栓法　甘油栓是用甘油和明胶制成的栓剂。使用时手垫纱布或戴手套，捏住甘油栓底部轻轻插入肛门至直肠内，抵住肛门处轻轻按摩，保留 5～10 分钟排便（图 12-12）。

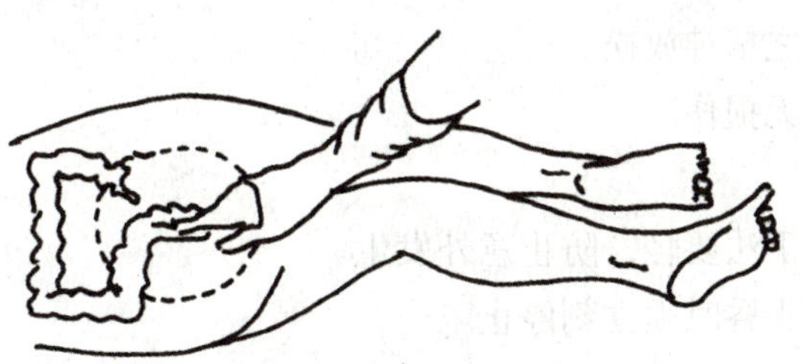

图 12-12　甘油栓简易通便法

人工取便术

人工取便术（digital removal of fecal impaction）是用手指插入直肠，破碎并取出嵌顿粪便的方法。常用于粪便嵌塞的患者采用灌肠等通便术无效时使用，以帮助患者排便，解除患者痛苦。

【目的】用人工的方法将嵌塞在肛门的粪便破碎取出，以缓解患者痛苦。

【评估】

1. 患者病情、生命体征、意识状态、排便状况等。

2. 患者心理状况、合作程度、自理能力。

3. 患者肛门皮肤、黏膜的状况。

【计划】

1. 护士准备　衣帽整洁，修剪指甲，洗手，戴口罩。

2. 患者准备　了解人工取便的目的、方法、注意事项及配合要点。

3. 用物准备

（1）治疗车上层　手套、润滑剂适量、弯盘、卫生纸、一次性治疗巾。

（2）治疗车下层　便盆及便盆巾、生活垃圾桶、医用垃圾桶。

4. 环境准备　环境整洁、安静、舒适、安全，酌情关闭门窗，屏风或围帘遮挡患者。

【实施】操作步骤见表 12–8。

表 12–8　人工取便操作步骤

操作步骤	要点与说明
1. 核对、解释　携用物至患者床旁，核对患者床号、姓名，向患者解释操作目的、过程及配合要点	· 确认患者，并取得患者的理解和配合
2. 安置体位　帮助患者左侧卧位，双腿弯曲，背向护理人员。用毛毯遮盖患者，暴露肛门。臀下垫治疗巾，便盆放于床旁	
3. 润指取便　护士右手戴手套，食指涂润滑剂，嘱患者张口呼吸，轻轻插入肛门，沿着直肠壁进入直肠，手指轻轻摩擦，碾松粪块，取出粪块，放入便盆，反复进行	· 手法要轻柔，避免损伤肠黏膜或引起肛周水肿；勿使用器械掏取粪便，易误伤肠黏膜
4. 观察病情　取便过程中，注意观察患者的病情变化	· 如患者出现面色苍白、出汗、疲倦等全身反应时，应暂停，休息片刻后再进行
5. 整理床单位，清理用物　取便完毕，清洁肛门，如病情许可，可行热水坐浴，协助患者穿裤，整理用物	· 促进局部血液循环，减轻疼痛
6. 洗手，记录　记录取便时间及患者反应等	· 利于评价

【评价】

1. 维护患者自尊，使之精神放松。
2. 动作轻柔，肠黏膜无损伤。

【注意事项】

1. 操作中尊重患者，手法要轻，防止意外发生。
2. 操作中患者心悸、头昏时须立刻停止。
3. 有肛门黏膜溃疡、肛裂及肛门剧烈疼痛者禁用。
4. 勿用器械掏取粪便，以免损伤肠道黏膜。

肛管排气法

肛管排气法（flatulence decreasing through the rectal tube）是将肛管从肛门插入直肠，以排除肠腔内积气的方法。

【目的】解除肠道积气，减轻腹胀。

【评估】

1. 患者年龄、病情、生命体征、意识状态等。
2. 患者心理状况、合作程度、自理能力。
3. 患者肛门皮肤、黏膜的状况。

【计划】

1. 护士准备　衣帽整洁，修剪指甲，洗手，戴口罩。

2. 患者准备　了解肛管排气的目的、方法、注意事项及配合要点。

3. 用物准备

（1）*治疗车上层*　清洁手套、26号肛管、系带、橡胶管、润滑剂、棉签、胶布、弯盘、玻璃瓶（内盛水3/4满）、别针、卫生纸。

（2）*治疗车下层*　便盆及便盆巾、生活垃圾桶、医用垃圾桶。

4. 环境准备　环境整洁、安静、舒适、安全，酌情关闭门窗，屏风或围帘遮挡患者。

【实施】操作步骤见表12–9。

表12–9　肛管排气操作步骤

操作步骤	要点与说明
1. 核对、解释　携用物至患者床旁，核对患者床号、姓名，向患者解释操作目的、过程及配合要点	· 确认患者，并取得患者的理解和配合
2. 安置卧位　帮助患者左侧卧位或平卧位，暴露肛门	· 防止外界气体进入直肠，并可观察气体排出的情况
3. 连接排气装置　将瓶系于床边，橡胶管一端插入玻璃瓶液面下，另一端与肛管相连	
4. 润滑插管　润滑肛管前端，嘱患者张口呼吸，轻轻将肛管插入直肠内15～18cm；用胶布固定于臀部，橡胶管留出足够长度后用别针固定在床单上（图12–13）	· 减少肛管对直肠的刺激，使肛门括约肌松弛 · 方便患者翻身
5. 观察排气　如排气不畅，可帮助患者更换体位或按摩腹部	
6. 整理床单位，清理用物　保留肛管20分钟，拔出肛管，清洁肛门，协助患者取舒适体位，询问患者腹胀有无减轻，整理床单位，清理用物	· 长时间留置肛管会降低肛门括约肌的反应，甚至导致肛门括约肌永久性松弛
7. 洗手，记录　记录插管及留管时间，患者腹胀改善情况	· 利于评价

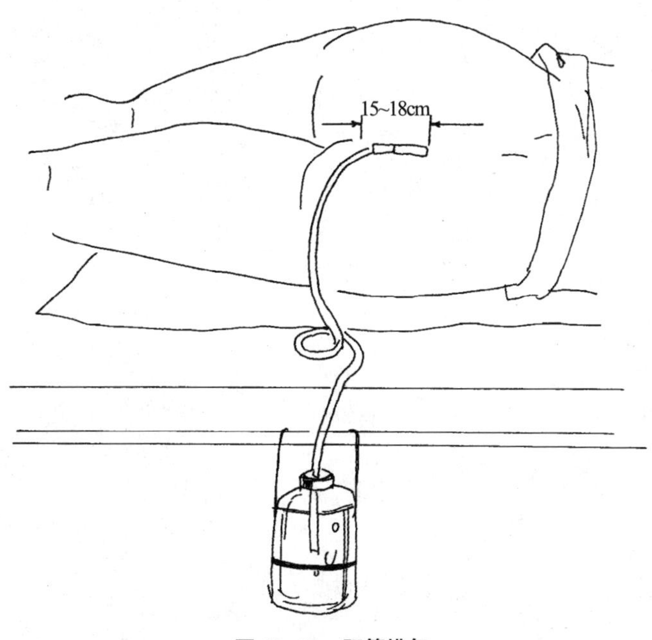

图12–13　肛管排气

【评价】

1. 操作方法和步骤正确、熟练。

2. 肛管插入的深度合适，留置时间正确。

3. 完成操作后患者感觉舒适。

【注意事项】

1. 注意保暖，保护患者的隐私，观察患者的反应。

2. 保留肛管时间不宜过长，以免造成肛门不适，必要时 2 ～ 3 小时再行肛管排气。

思考题

1. 张某，女，82 岁。脑出血致右侧肢体偏瘫，长期卧床。患者主诉下腹胀痛，排尿困难，体检见耻骨上膨隆，有囊样包块，叩诊实音，有压痛。

请问：

（1）患者出现什么问题？

（2）如何对该患者进行护理？

2. 张某，男，50 岁。在高温环境下工作 5 小时后，感到全身软弱、乏力、头晕、头痛、出汗减少。检查：体温 41℃，面色潮红，脉搏 110 次 / 分，呼吸 24 次 / 分。诊断：轻度中暑。医嘱：大量不保留灌肠。

请问：

（1）灌肠的目的是什么？

（2）可选用何种溶液？

（3）灌肠液的温度和液量为多少？

（4）灌肠时需注意哪些问题？

第十三章
药物疗法

扫一扫，查阅本章数字资源，含PPT、音视频、图片等

药物疗法简称给药（administering medication），是用于维护患者健康、治疗疾病的基本方法。临床护理工作中，护理人员是药物疗法的实施者，负责帮助和指导患者安全正确地用药。因此，护理人员必须了解药理学的有关知识，熟悉给药的相关法律法规，掌握各种给药方法和技能，确保患者用药的准确、安全、有效。

第一节　给药的基本知识

护理人员在执行药疗的过程中，不仅要熟悉药物的药理知识，还需要掌握药物的领取和保管方法、给药途径、给药时间，严格遵守给药原则，对患者进行全面、安全的给药护理，使其获得药物治疗的最佳效果。

一、药物的种类、领取与保管

（一）药物的种类

常用药物的种类依据给药途径不同可分为：

1. 内服药　有溶液、合剂、酊剂、片剂、粉剂、胶囊、丸剂、散剂等。

2. 注射药　有水溶液、油剂、混悬剂、结晶、粉剂等。

3. 外用药　有软膏、酊剂、搽剂、粉剂、滴剂、洗剂、栓剂、涂膜剂等。

4. 新剂型　有黏贴敷片、植入慢溶药片、胰岛素泵等。

（二）药物的领取

各医院药物领取方法有所不同，一般包括：

1. 病区　病区设置药柜，备有一定数量的常用药物，由专人负责，根据消耗量进行领取和补充；特殊药或贵重药凭医生处方领取；剧毒药及麻醉药，病区内有固定基数，用后凭医生处方及空安瓿领取补充。

2. 中心药房　医院内设有中心药房，中心药房的工作人员负责配药、核对，病区护理人员再次核对并取回，按时给患者服用。

（三）药物的保管

根据药物的性质采用正确的保管方法，具体方法如下：

1. 药柜保管 药柜应置于治疗室，并放在通风、干燥、整洁、光线明亮并避免阳光直射处，由专人负责，定期检查、补充。药柜内应有灯，以方便取药，避免因看不清药品标签而发生错误。

2. 药物分类放置 药物应按内服、外用、注射、剧毒等分类放置，其中毒麻药品除了有明显的标记外，还应依据“麻醉品管理办法”规定的原则进行专人管理，单独存放，加锁保管并实行严格交班制度。

3. 药物标签醒目 药品应有明显的标签，标签应标明药名、浓度及剂量。不同的药物选择不同的标签：内服药为蓝色边标签；外用药为红色边标签；剧毒药为黑色边标签。药品无标签、标签不清、标签被污染或脱落，应及时处理。

4. 定期检查 药物应按有效期先后顺序使用，如药物过期或出现变色、沉淀、异味、浑浊、变性、潮解等，应及时停止使用。

5. 妥善保存 根据药物的不同性质，妥善保存。

（1）*易氧化及光解的药物* 如氨茶碱、盐酸肾上腺素、维生素 C 等应装入有色密盖瓶中或置于有避光纸的药盒内，放于阴凉处保存。

（2）*易挥发、潮解或风化的药物* 如三溴片、甘草片、糖衣片、硫酸亚铁、乙醇、水合氯醛等需装瓶密盖保存。

（3）*易燃易爆药物* 如乙醚、环氧乙烷、乙醇等应单独存放，置于低温并远离明火处。

（4）*易被热破坏的某些生物制品和抗生素* 如抗毒血清、疫苗、胎盘球蛋白、青霉素皮试液、胰岛素等应根据其性质和储存条件的要求，置于干燥、阴凉处保存，温度约为 20℃或冷藏于 2 ～ 10℃的冰箱内。

（5）*患者个人专用药物* 应注明床号、姓名并单独存放。

二、给药的原则

给药原则是一切用药的总则，在执行药疗工作时必须严格遵守。

（一）根据医嘱准确给药

给药属非独立性的护理操作，护理人员在给药过程中必须严格遵照医嘱给药。护理人员应熟悉常用药物的作用、副作用、用法和毒性反应，在给药前确认用药医嘱中所有内容都正确。对有疑问的医嘱，应及时向医生提出，不可盲目执行，也不可擅自更改医嘱。一般情况下不执行口头医嘱，只有在紧急情况下才接受口头医嘱，但必须重复核对无误后才可执行，且要求医生在 6 小时内将口头医嘱补写完整。

（二）严格执行查对制度

护理人员在执行药疗时，应首先认真检查药物的质量，对疑有变质或已超过有效期的药物，应立即停止使用。要将准确的药物（right drug），按准确的剂量（right dose），用准确的途径（right route），在准确的时间（right time）内给予准确的患者（right client），即给药的“五个准确”。因此，在执行药疗时，护理人员应认真做到“三查七对”。

三查：即操作前、操作中、操作后查（查七对的内容）。

七对：核对床号、姓名、药名、浓度、剂量、用法及时间。

（三）安全正确用药

护理人员在给药时应准确掌握给药时间、方法；给药前应评估患者的病情、治疗方案、过敏史和所用的药物，向患者解释，以取得合作，并给予相应的用药指导，提高患者自我合理用药的能力。药物备好后及时分发使用，避免久置后引起药物污染或药效降低。对易致过敏反应的药物，使用前应了解过敏史，按要求做过敏试验，结果阴性方可使用。此外，给药前应检查药物的质量，如发现药物有变色、沉淀、浑浊、絮状物、无菌密封瓶有裂隙或瓶盖松动、已过有效期等情况，不得使用。

（四）密切观察用药反应

用药过程中，护理人员应密切观察药物的反应，注意用药后的疗效及副作用，做好观察和记录工作。如洋地黄类药物的治疗剂量与中毒剂量非常接近，因此应随时观察患者的心率及心律、视力等情况，出现异常及时向医生报告。

三、给药的途径

给药途径应依据药物的性质、剂型、机体组织对药物的吸收情况、用药目的及患者的病情而定，常用的给药途径有口服、注射（皮内、皮下、肌内、静脉、动脉注射）、吸入、舌下含服、直肠给药、皮肤给药、黏膜给药、气管内滴药等。给药途径不同，药物的吸收速度和生物利用度也不同，吸收速度由快到慢的顺序是：静脉＞吸入＞舌下含服＞直肠＞肌内注射＞皮下注射＞口服＞皮肤。有些药物采用不同的给药途径可产生不同的药物效应，如甘露醇口服产生导泻作用，而静脉给药则产生降低颅内压和减轻脑水肿的作用。

四、给药的次数和时间

临床工作中，常根据药物的半衰期来确定给药的时间和次数，以维持药物在血液中的有效浓度，发挥最大药效。此外，还应综合考虑药物性质、吸收速度、用药目的及患者个体情况合理安排给药的次数和间隔时间。医院常用外文缩写见表 13–1。

表 13–1 医院常用外文缩写及中文译意

缩写	拉丁文 / 英文	中文译意
qh	quaque hora/ every hour	每小时 1 次
q2h	quaque secunda hora/ every 2 hours	每 2 小时 1 次
q4h	quaque quarta hora/ every 4 hours	每 4 小时 1 次
q6h	quaque sexta hora/ every 6 hours	每 6 小时 1 次
qd	quaque die/ every day	每日 1 次
bid	bis in die/ twice a day	每日 2 次
tid	ter in die/ three times a day	每日 3 次
qid	quarter in die/ four times a day	每日 4 次
qm	quaque mane/ every morning	每晨 1 次

续表

缩写	拉丁文 / 英文	中文译意
qn	quaque nocte/ every night	每晚 1 次
qod	quaque omni die/ every other day	隔日 1 次
ac	ante cibum/ before meals	饭前
pc	post cibum/ after meals	饭后
hs	hora somni/ at bed time	临睡前
am	ante meridiem/ before noon	上午
pm	post meridiem/ after noon	下午
st	statim/ immediately	立即
DC	–/discontinue	停止
prn	pro re nata/ as necessary	需要时（长期）
sos	si opus sit/ one dose if necessary	需要时（限用一次，12 小时有效）
12n	–/ 12 o'clock at noon	中午 12 时
mn	–/ midnight	午夜
gtt	gutta/ drip	滴
g	gramma/ gram	克
mL	millilitrum/ milliliter	毫升
aa	ana/ of each	各
ad	ad/ up to	加至
R；Rp	recipe/ prescription	处方 / 请取
OD	oculus dexter/ right eye	右眼
OS	oculus sinister/ left eye	左眼
OU	oculus utrigue/ both eyes	双眼
AS	auris sinistra/ left ear	左耳
AD	auris dextra/ right ear	右耳
AU	auris utrigue/ both ears	双耳
ID	injectio intradermica/ intradermic（injection）	皮内注射
H	injectio hypodermica/ hypodermic（injection）	皮下注射
IM/im	injectio muscularis/ intramuscular（injection）	肌内注射
IV/iv	injectio venosa/ intravenous（injection）	静脉注射
ivgtt/ivdrip	injectio venosa gutta/ intravenous drip	静脉滴注

续表

缩写	拉丁文 / 英文	中文译意
po	per os/ oral medication	口服
tab	taballa/ tablet	片剂
comp	compositus/ compound	复方
pil	pilula/ pill	丸剂
lot	lotio/ lotion	洗剂
mist	mistura/ mixture	合剂
tr	tinctura/ tincture	酊剂
pulv	pulvis/ powder	粉剂 / 散剂
ext	extractum/ extract	浸膏
cap	capsula/ capsule	胶囊
sup	suppositouium/ suppository	栓剂
syr	ssyrupus/ syrup	糖浆剂
ung	unguentum/ ointment	软膏剂
inj	injectio/ injection	注射剂

五、影响药物作用的因素

药物在机体内发挥疗效，不仅取决于药物本身的质与量，而且还受多种因素的影响。护理人员应了解和掌握影响药物疗效的因素，以采取恰当的护理措施，保证患者在用药过程中获得最佳的治疗效果和最小的不良反应。

（一）药物因素

1. 剂量　药物剂量大小与药效强弱之间存在着一定的关系，药物需达到一定的剂量才能产生效应。在一定范围内，剂量增加效应也会增强，但当达到最大效应后，再增加剂量其效应不会再增强，且可能产生中毒反应。

2. 剂型　不同剂型的药物吸收量与速度不同，药物作用的快慢和强弱也不同。如肌内注射时，混悬液、油剂比水溶液吸收慢，因而其作用发生也较慢；同类药物注射针剂比口服片剂吸收快，作用发生也快。

3. 给药途径　不同的给药途径可以影响药物效应的强弱和起效快慢，用药途径的选择应根据药物的性质和病情等因素来决定。

4. 给药时间　合理安排给药时间对药疗有重要影响，用药间隔时间应以能提高疗效和降低药物的副作用为原则，以药物的半衰期作为参考依据。如抗结核药物异烟肼，半衰期 6 小时，应每日给药 4 次，以维持药物在血中的有效浓度。临床工作中常用给药时间安排，见表 13–2。

表 13-2 给药时间与安排（外文缩写）

给药时间	安排	给药时间	安排
qd	8am	q2h	6am，8am，10am，12n，2pm...
bid	8am，4pm	q3h	6am，9am，12n，3pm，6pm···
tid	8am，12n，4pm	q4h	8am，12n，4pm，8pm，12mn···
qid	8am，12n，4pm，8pm	q6h	8am，2pm，8pm，2am
qm	6am	qn	8pm

5. 联合用药 临床工作中为达到治疗目的，往往采取两种或两种以上药物同时或先后应用。合理的联合用药可发挥药物的协同作用，增强疗效，避免或减轻药物的不良反应。不合理的联合用药则会降低疗效，增加毒性，如应用磺脲类药物治疗糖尿病时若同时服用肾上腺素，可降低降糖药的疗效。因此，药物的相互作用是合理用药内容的重要组成部分，护理人员应从药物的药效学、药动学及机体情况等方面分析，判断联合用药是否合理，并指导患者安全用药。

（二）机体因素

1. 生理因素

（1）年龄与体重 通常药物用量与体重呈正比。但儿童和老年人对药物的反应与成年人不同，除体重因素外，还与生长发育和机体的功能状态有关。小儿的神经系统、内分泌系统等生理功能及调节机制尚未发育完善，对药物的敏感性较高，易引起中毒。如小儿对影响水盐代谢和酸碱平衡的药物较为敏感，使用利尿药后容易出现严重的血钾和血钠的降低；老年人各系统功能尤其是肝肾功能减退，影响了药物的代谢和排泄，故对药物的耐受性降低。

（2）性别 性别不同，对药物的反应一般无明显的差异。但女性在月经期、妊娠期和哺乳期应用药物要谨慎。泻药、子宫收缩药及刺激性较强的药物易造成月经过多、早产或流产，在月经期、妊娠期应禁用。此外，妊娠期还应禁用致畸胎的药物，如苯巴比妥可致胎儿兔唇，甲氨蝶呤易引起孕妇流产、胎儿畸形等。某些药物可经乳腺排泌进入婴儿体内而引起中毒，如吗啡能通过乳汁抑制新生儿呼吸，故禁用于哺乳妇女止痛。

（3）个体差异 即使上述情况基本相同，个体之间对同一药物的反应可有明显差异。如同一药物，有的个体特别敏感，只需很小剂量就可以达到应有的效应，常规剂量就能产生强烈效应或中毒反应；而有的个体对药物敏感性低，需要用较大的剂量才能达到同等疗效。

2. 病理状态 疾病可影响药物在体内的代谢过程。在病理因素中，肝、肾功能受损程度具有特别重要的意义。肝功能受损时，肝药酶活性降低，某些主要在肝脏代谢的药物如苯巴比妥、洋地黄毒苷等要减量、慎用或禁用。肾功能受损时，氨基糖苷类抗生素、抑制前列腺素合成药物等主要经肾脏排泄的药物应减量或慎用。

3. 心理行为因素

（1）情绪因素 患者乐观、愉快的情绪能提高机体功能，使药物更好地发挥疗效；反之，忧郁、焦虑等不良情绪则可使患者产生应激反应，影响药物疗效。

（2）对药物的信赖程度 如患者坚信某药物治疗有效，则会积极、主动地配合治疗，提高疗

效；反之，认为某种药物不起作用，则会自觉疗效不高，甚至采取不配合态度。

（3）医护人员的语言　可影响患者的情绪及对药物的信赖程度。因此，医护人员应重视语言沟通的艺术和技巧在药物治疗中的作用。

（三）饮食因素

1. 饮食可促进药物的吸收而增强疗效　高脂饮食可促进脂溶性维生素 A、D、E 的吸收，因此，维生素 A、D、E 宜在餐后服用；富含纤维素的食物可通过增强肠蠕动促进导泻剂的疗效；酸性食物可增加铁剂的溶解度，促进铁的吸收。

2. 饮食可干扰药物的吸收而降低疗效　补钙时不宜同服菠菜，因菠菜中的草酸可与钙结合成草酸钙，影响钙剂的吸收；硫酸亚铁不宜与茶水、高脂饮食同服，因茶叶中的鞣酸与铁结合形成铁盐妨碍吸收，脂肪抑制胃酸分泌，也影响铁的吸收。

3. 饮食可改变尿液的酸碱度而影响药效　动物性食物在体内代谢产生酸性物质，蔬菜、豆制品在体内代谢形成碳酸氢盐，它们排出时会影响尿液的 pH 而影响药效。如氨苄西林、呋喃妥因在酸性尿液中杀菌力强，因此用此类药物治疗泌尿系统感染时宜多吃荤食；而应用头孢菌素、氨基糖苷类、磺胺类药时，则宜多吃素食，以碱化尿液，增强疗效。

第二节　口服给药法

口服给药（administering oral medications）是临床上常用、方便、安全、经济、适用范围广的给药方法，药物经口服后进入胃肠道，经过胃和小肠的吸收后可以治疗全身或局部疾病。口服给药的主要优点是给药方便且较安全；不直接损伤皮肤或黏膜。缺点是吸收较慢且不规则，不适用于急救、意识不清、剧烈呕吐、禁食等患者。

【目的】协助患者遵照医嘱安全、正确地服下药物，达到减轻症状、防治疾病、协助诊断的目的。

【评估】

1. 患者年龄、病情、生命体征、意识状态。
2. 患者的心理状况、自理能力、合作程度等。
3. 患者的吞咽能力，有无口腔、食管疾患，有无恶心、呕吐状况。
4. 患者的用药史、过敏史和目前用药情况。

【计划】

1. 护士准备　衣帽整洁，修剪指甲，洗手，戴口罩。

2. 患者准备

（1）了解服药的目的、方法、注意事项和配合要点。

（2）取舒适体位，若病情允许，通常取坐位、侧卧位。

3. 用物准备　服药本、药卡；各种常用药物、药匙、量杯、滴管、乳钵、湿纱布或小毛巾、药杯；发药盘或发药车、饮水管、包药纸、小水壶（内备温开水）。

4. 环境准备　环境整洁、安静、舒适、安全。

【实施】操作步骤见表 13–3 。

表 13-3　口服给药法操作步骤

操作步骤	要点与说明
▲备药	
1. 核对　依照医嘱单、服药本上患者床号、姓名，填写并核对药卡，依床号顺序将小药卡插入药盘内，放好药杯	· 严格执行查对制度，避免出现差错
2. 规范配药　每次摆一日的药量。依据不同药物剂型采取相应的取药方法	
（1）药片、胶囊等固体药用药匙取药	· 同一患者的数种固体药物可放入同一个药杯中，药粉、含化药及特殊治疗药和特殊时间服用的药需用纸包好 · 婴幼儿、鼻饲或有食道静脉曲张的患者所用药物需研碎
（2）液体药用量杯量取	
1）摇匀药液，打开瓶盖	
2）一手持量杯，拇指置于所需刻度，保持视线与此刻度在同一水平线上，另一手持药瓶，瓶签朝向手心倾倒药液至所需刻度（图 13-1）	· 同时有几种药液时，将药液分别倒入不同的药杯内；更换药液品种时应先洗净量杯或滴管 · 防止药液瓶签被污染
3）将药液倒入药杯，用湿纱布将药瓶瓶口擦净后放回原处	· 避免药液黏附在药杯壁上，浪费药液；滴药时将滴管稍倾斜，以使药量准确
4）药液不足 1mL 时用滴管吸取，以 15 滴为 1mL 计算，将药液滴入盛有少许冷开水的药杯内	· 确保计量准确
3. 再次核对　配药完毕，将药物、服药卡、医嘱本重新核对，盖上治疗巾备用。发药前须请另一护士核对 1 遍	· 确保正确无误
▲发药	
1. 核对、解释　携用物至患者处，核对患者床号、姓名，向患者解释服药目的及注意事项	· 确认患者，并取得患者的理解和配合
2. 协助服药　协助患者取舒适卧位，提供温开水协助患者服药，视患者服药后方能离开	· 鼻饲及危重等自理服药困难的患者应喂服 · 患者因故不在或暂不能服药，应妥善保管药物适时再发或进行交班
3. 整理床单位，清理用物	
（1）服药后，药杯浸泡消毒并用清水洗净擦干，如盛油剂应先用纸擦干净后，再消毒	· 促使消毒液与微生物接触，避免油剂影响消毒效果
（2）每日清洁发药盘	
4. 洗手，记录 观察药物疗效，必要时记录	· 利于评价

【评价】

1. 护患沟通有效，患者情绪稳定，愿意接受口服给药治疗并积极配合。

2. 患者及家属能理解服药的目的，了解药物的相关知识、服药过程中的注意事项。

3. 护理人员能严格执行操作规程，无差错事故发生，操作程序清晰、规范。

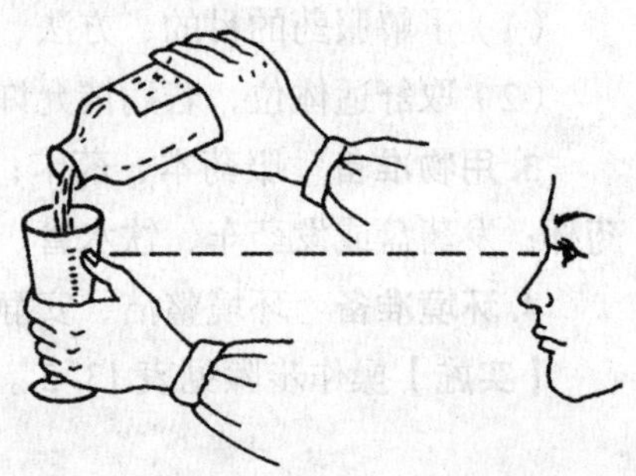

图 13-1　量取药液的方法

【注意事项】

1. 需吞服的药物通常用 40 ～ 60℃温开水送下，不要用茶水或其他饮料服药。

2. 增加或停用某种药物时，应及时告知患者。

3. 注意药物之间的配伍禁忌。

4. 发药中遇到患者询问应耐心解释，以满足其安全需要；并按药物性能，做好患者服药中的健康指导。

（1）缓释片、肠溶片、胶囊吞服时不可嚼碎；舌下含片应放于舌下或两颊黏膜与牙齿之间待其溶化。

（2）对牙齿有腐蚀作用或使牙齿染色的药物，如酸类、铁剂等可用饮水管吸入药液，以保护牙齿。

（3）增进食欲的药物及健胃药宜在饭前服，因其刺激味觉感受器，促进胃液分泌，增进食欲；对胃黏膜有刺激性的药物宜饭后服，以使药物与食物混合，减少药物对胃壁的刺激；助消化的药物宜饭后服，有助于食物的消化。

（4）磺胺类药物经肾脏排出，尿少时易析出结晶堵塞肾小管，服药后应鼓励患者多饮水。

（5）抗生素需保持有效的血药浓度，应准时服药。

（6）服用呼吸道黏膜安抚剂，如止咳糖浆不宜立即饮水，以免冲淡药物，降低疗效。

（7）服强心苷类药物者需监测心率及节律，脉率低于 60 次 / 分或节律不齐时应暂停服用，并及时报告医生。

第三节 注射给药法

注射给药法（administering injection）是将一定量的无菌药液或生物制剂注入体内的方法。注射给药的优点是药物吸收快，血药浓度迅速升高，发挥疗效较快，适用于因各种原因不宜口服给药的患者。缺点是注射给药会造成一定程度的组织损伤，可引起疼痛及产生潜在并发症，且因药物吸收快，某些药物的不良反应出现迅速，处理较困难，因此护理人员应掌握注射给药法的相关知识与技能，确保安全给药。常用的注射给药法有皮内注射、皮下注射、肌内注射、静脉注射及动脉注射。

一、注射原则

注射原则（principles of injection）是注射给药的总则，执行护理人员必须严格遵守。

（一）严格遵守无菌操作原则

1. 注射环境清洁、干燥。

2. 做好个人准备，注射前护理人员必须洗手、戴口罩，着装整洁，注射后再次洗手。

3. 按无菌原则取用无菌注射器，注射器针头的针尖、针梗、针栓内壁和注射器空筒的内壁、活塞、乳头保持无菌。

4. 注射部位皮肤严格按要求进行消毒并保持无菌。消毒方法：用棉签蘸取 2% 碘酊，以注射点为中心，由内向外螺旋式涂擦，直径大于 5cm，待干后，用 75% 的乙醇以同种方法脱碘，待干后即可注射。也可用 0.5% 碘伏或安尔碘以同样的方法涂擦消毒两遍，无需脱碘。

（二）严格执行查对制度

1. 严格执行“三查七对”制度，以确保安全。

2. 遵医嘱正确准备注射药物，仔细检查药物质量，如发现药液有变质、沉淀、浑浊、变色、过期或安瓿有裂痕或密封瓶盖松动等情况，都不可使用。

3. 同时注射多种药物时，应注意有无配伍禁忌。

（三）严格执行消毒隔离制度

1. 做到一人一套物品，包括注射器、针头、垫枕（或治疗巾）、止血带，防止交叉感染。

2. 使用后的物品严格按消毒隔离制度处理。

3. 一次性注射器及用物应按规定分类处理，不可随意丢弃。

（四）选择合适的注射器和针头

根据药液量、黏稠度和刺激性的强弱选择合适的注射器和针头。注射器应完整无裂痕；针头应锐利、无钩、无弯曲且型号合适；注射器和针头的衔接须紧密；一次性注射器的包装应密封、无漏气，在有效期内。

（五）选择合适的注射部位

1. 注射部位应避开神经和血管（动脉、静脉注射除外）处，不可在炎症、硬结、损伤、瘢痕及患病皮肤处进针。

2. 长期注射的患者，应经常更换注射部位。

（六）现用现配注射药液

药液在规定注射时间临时抽取，并即刻注射，以免因放置时间过长造成药液污染或效价降低。

（七）注射前排尽空气

1. 注射前应排尽注射器内空气，尤其是动脉、静脉注射，防止空气进入血管引起空气栓塞。

2. 排气时应避免浪费药液或针头污染。

（八）注药前检查回血

1. 进针后、注射药液前，应抽动注射器活塞，检查有无回血。

2. 动、静脉注射必须见回血后方可注入药液。皮下、肌内注射，若有回血，应立即拔出针头重新进针，不可将药液注入血管内。

（九）掌握合适的进针深度及角度

各种注射法的进针角度和进针深度有所不同，要根据操作规范正确操作，保证药物注入恰当的组织。

（十）应用减轻患者疼痛的注射技术

1. 指导并协助患者取合适卧位，使局部肌肉松弛，易于进针。

2. 做好解释工作，消除患者思想顾虑，分散其注意力。

3. 注射时做到“二快一慢加匀速”，即进针、拔针快、推药慢而均匀。

4. 注射刺激性较强的药物时，选用针头宜细长，进针要深；同时注射几种药物时，一般应先注射刺激性较弱的药物，再注射刺激性强的药物。

二、注射前准备

（一）用物准备

1. 注射盘　置于治疗车上层，放置以下物品：

（1）皮肤消毒液　2% 碘酊、75% 乙醇；或 0.5% 碘伏。

（2）无菌持物镊　放入灭菌后的干燥容器中。

（3）其他　无菌棉签、弯盘、砂轮、启瓶器等，静脉注射时另备止血带和小垫枕。

2. 注射器和针头（图 13-2）　注射器由空筒和活塞组成。空筒前端为乳头，空筒上有刻度。活塞后部为活塞轴和活塞柄。针头由针尖、针梗、针栓组成。常用注射器规格和针头型号有多种（表 13-4）。注射器和针头放于注射盘内。

目前，为了减少临床护理人员针刺伤的发生率，一些医院采用了一次性自毁注射器。与普通注射器相比，有效降低了医护人员针刺伤的发生率。同时，药液残留量少，使注射的药物剂量更精确。

3. 注射药物　根据医嘱准备。

4. 注射本或注射卡　遵照医嘱准备注射本或注射卡，作为注射给药的依据。

5. 盒和污物桶　一般放置于治疗车下层。锐器盒用来放置用过的注射器针头，污物桶放置用过的注射器等感染性废弃物。

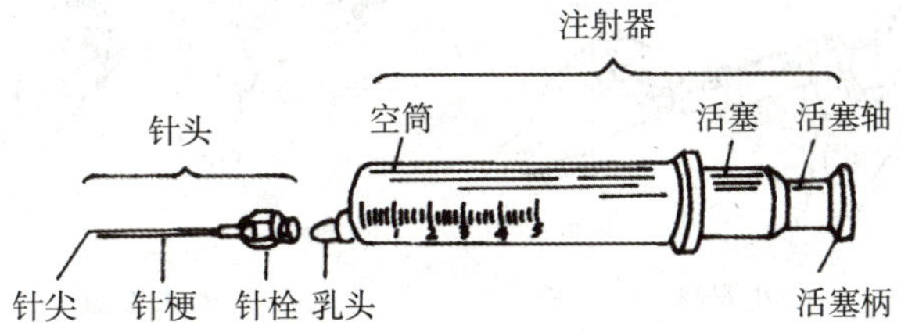

图 13-2　注射器及针头的构造

表 13-4　注射器的规格及主要用途

注射器规格（mL）	针头型号（号）	主要用途
1	4	皮内注射，注射小剂量药液
1、2	5～6	皮下注射
2、5、10	6～7	肌内注射、静脉采血
5、10、20、30、50、100	6～9	静脉注射、静脉采血

（二）抽吸药液

操作步骤见表 13–5。

表 13–5 药液抽吸法操作步骤

操作步骤	要点与说明
1. 核对、检查药物　备齐用物，核对药物名称、剂量、浓度、给药时间和方法；检查药液质量	· 严格执行查对制度及无菌操作原则
2. 抽吸药液	
▲自安瓿内抽吸药液	
（1）消毒、折断安瓿　将安瓿顶端药液轻弹至体部，用砂轮在颈部划一锯痕，再用 75% 乙醇消毒后折断安瓿	· 安瓿颈部若有蓝色标记，则不需划痕，直接用 75% 乙醇消毒颈部后用纱布包裹折断安瓿
（2）抽吸药液　认真核对注射器及针头型号规格及质量，将注射器针尖斜面向下置入安瓿内的药液中，抽动活塞，吸取药液（图 13–3）	· 抽吸药液时，勿使针尖触及安瓿外口，针栓不可置于安瓿内 · 手勿触及针尖、针梗及活塞体部
▲自密封瓶内吸取药液	
（1）消毒　用启瓶器除去铝盖中心部分，常规消毒瓶塞及瓶颈，待干	
（2）注入空气　认真核对注射器及针头型号规格及质量，将注射器内吸入与所需药液等量的空气后注入瓶内	· 增加瓶内压力，利于吸药
（3）抽吸药液　倒转药瓶，使针尖斜面在液面下，吸取药液至所需量后，以食指固定针栓，拔出针头（图 13–4）	· 抽吸结晶和粉剂药物时，先用专用溶媒或生理盐水或无菌注射用水将药物充分溶解后再抽取
3. 排尽空气　将针头垂直向上，轻拉活塞，使针头中的药液流入注射器，并使气泡集于乳头口，轻推活塞，驱出气体	· 若注射器乳头偏向一侧，排气时将注射器乳头向上倾斜，使气泡集中于乳头根部，驱出气体
4. 保持无菌　将安瓿或密封瓶套在针头上，再次核对后置于无菌盘或无菌巾内备用	· 也可套上针头保护套，但须将安瓿或密封瓶放于一边，以便查对
5. 洗手	

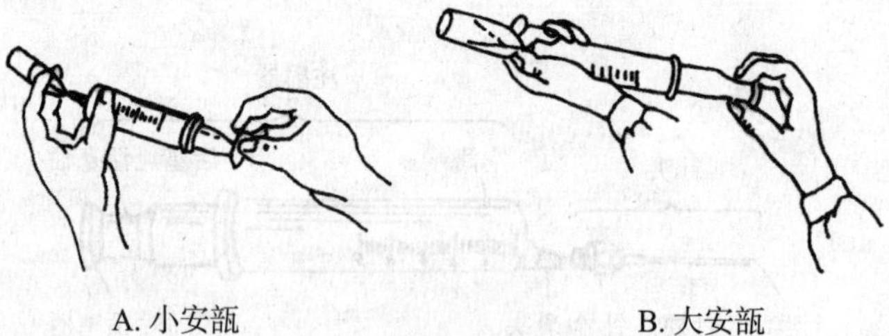

A. 小安瓿　　B. 大安瓿

图 13–3　自安瓿内吸取药液

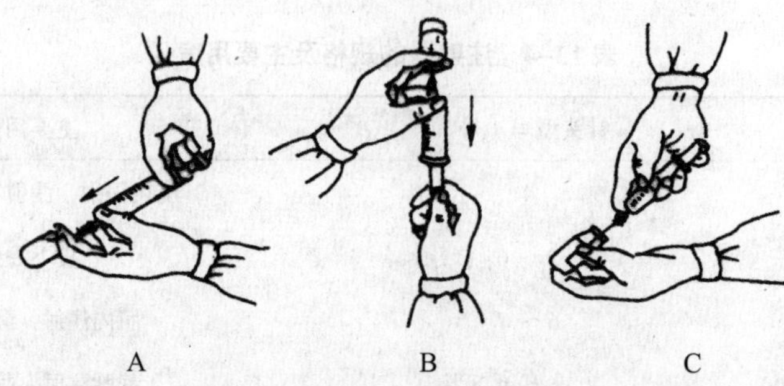

A　　B　　C

图 13–4　自密封瓶内吸取药液

【评价】

1. 严格执行查对制度，遵守无菌操作原则。

2. 严格按照操作程序抽吸药液，操作规范，药量准确。

3. 抽吸药液过程中无污染和差错发生。

【注意事项】

1. 严格执行查对制度和无菌操作原则。

2. 油剂可稍加温或双手对搓药瓶（药液易被热破坏者除外）后，用稍粗针头吸取。

3. 药液现用现抽吸，以免药液污染和效价降低。

三、常用注射法

（一）皮内注射法

皮内注射法（intradermic injection，ID）是将少量药液或生物制剂注射于表皮和真皮之间的方法。

【目的】

1. 进行药物过敏试验，以观察有无过敏反应。

2. 预防接种。

3. 局部麻醉的起始步骤。

【评估】

1. 患者的年龄、病情、生命体征、意识状态等。

2. 患者心理状况、自理能力、对用药知识的了解及合作程度。

3. 注射部位的皮肤状况。注射部位根据皮内注射的目的选择，如药物过敏试验常选择前臂掌侧下段，因该处皮肤较薄，易于注射，且肤色较淡，易于观察局部反应；预防接种常选择上臂三角肌下缘；局部麻醉则选择局部麻醉处。

4. 患者的用药史、过敏史和目前用药情况。

【计划】

1. 护士准备　衣帽整洁，修剪指甲，洗手、戴口罩。

2. 患者准备

（1）了解皮内注射的目的、方法、注意事项及配合要点。

（2）取合适体位并暴露注射部位。

3. 用物准备　注射盘 1 套、注射用药物（按医嘱准备）、1mL 无菌注射器、4 号针头、注射卡、锐器盒。如做药物过敏试验，应另备 0.1% 盐酸肾上腺素和一次性注射器。

4. 环境准备　环境符合无菌操作要求，整洁、安静、舒适、安全。

【实施】操作步骤见表 13-6。

表 13-6　皮内注射法操作步骤

操作步骤	要点与说明
1. 抽吸药液　核对医嘱、注射卡，按医嘱吸取药液	· 严格执行查对制度和无菌操作原则

续表

操作步骤	要点与说明
2. 核对、解释　携用物至患者床旁，核对患者床号、姓名，向患者解释操作目的、过程及配合要点	·确认患者，并取得患者的理解及配合
3. 选择注射部位	·根据皮内注射的目的选择注射部位
4. 消毒　以 75% 乙醇消毒局部皮肤，待干	
5. 二次核对，排尽空气	·操作中查对
6. 注射　左手绷紧局部皮肤，右手以平执式持注射器，针尖斜面向上，与皮肤呈 5°刺入皮内，待针头斜面完全进入皮内后，放平注射器，以左手拇指固定针栓，右手轻轻注入药液 0.1mL，使局部隆起形成一皮丘（图 13–5）	·注射过程中加强与患者沟通 ·掌握好进针角度和深度，针尖斜面完全进入皮内即可，以免刺入皮下组织 ·皮丘呈半球状，皮肤变白并显露毛孔
7. 拔针　注射完毕，迅速拔出针头（勿用棉签按压针孔），交代注意事项	·嘱患者勿按揉局部 ·指导药物过敏试验的患者暂勿离开病房，如有不适立即告知护理人员，15 ～ 20 分钟后观察结果
8. 再次核对　再次核对药物、患者	·操作后查对
9. 整理床单位，清理用物　协助患者取舒适卧位，整理床单位，清理用物	·将注射后用物按消毒隔离原则分类处理
10. 洗手，记录　记录注射药物的名称、剂量、时间及患者的反应等	·将过敏试验的结果记录在病历上，结果为阳性者，用红笔标记“+”，阴性用蓝笔或黑笔标记“–”

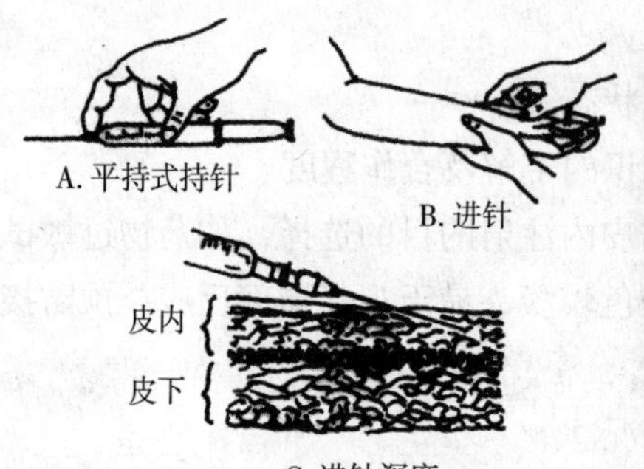

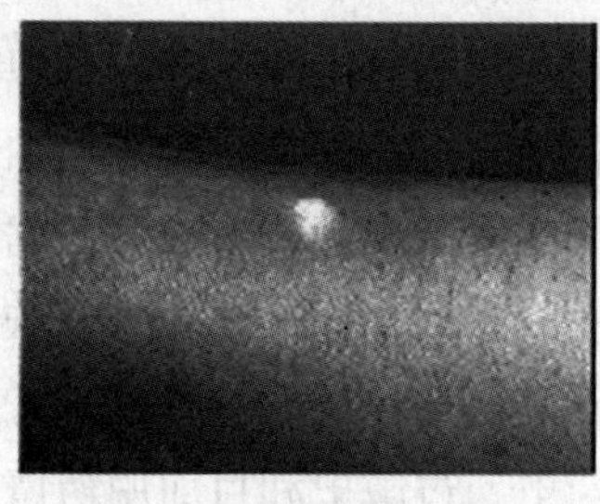

图 13–5　皮内注射

【评价】

1. 护患沟通有效，患者情绪稳定，愿意接受皮内注射治疗并积极配合。

2. 患者及家属能理解皮内注射的目的，了解药物的相关知识、皮内注射过程中的注意事项。

3. 护理人员能严格执行操作规程，无差错事故发生，操作程序清晰、规范。

【注意事项】

1. 严格执行查对制度及无菌操作原则。

2. 做药物过敏试验前，应详细询问患者用药史、过敏史及家族史，如患者对所注射的药物过敏，则不可做皮试，应及时与医生联系，更换其他药物，并做好标记。

3. 做药物过敏试验忌用碘类消毒剂消毒皮肤，掌握好进针角度与深度，注射后避免按揉局部，以免影响对局部反应的观察。

4. 在为患者做药物过敏试验前，要备好急救药品，以防发生意外。

5. 药物过敏试验结果如为阳性反应，应告知患者和家属，不能再用该种药物，并记录在病历上。

（二）皮下注射法

皮下注射法（hypodermic injection，H）是将少量药液或生物制剂注入皮下组织的方法。

【目的】

1. 注入小剂量药物，用于不宜口服给药且要求在一定时间内发生疗效时。
2. 预防接种。
3. 实施局部麻醉用药。

【评估】

1. 患者的年龄、病情、生命体征、意识状态等。
2. 患者心理状况、对用药计划的了解及合作程度、自理能力等。
3. 注射部位的皮肤及皮下组织状况。注射部位常选择上臂三角肌下缘，也可选择两侧腹壁、后背、大腿前侧和外侧（图 13-6）。
4. 患者的用药史、过敏史和目前用药情况。

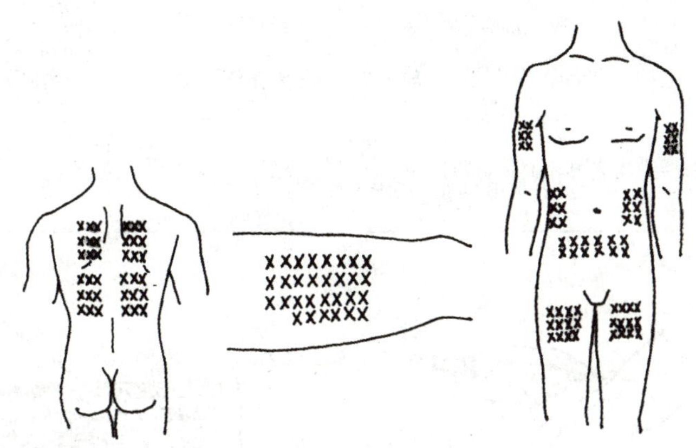

图 13-6　皮下注射部位

【计划】

1. 护士准备　衣帽整齐，修剪指甲，洗手，戴口罩。

2. 患者准备

（1）了解皮下注射的目的、方法、注意事项及配合要点。

（2）取舒适体位并暴露注射部位。

3. 用物准备　注射盘一套、药物（按医嘱准备）、1 ～ 2mL 无菌注射器、5 ～ 6 号针头、注射卡、锐器盒。

4. 环境准备　环境符合无菌操作要求，整洁、安静、舒适、安全。

【实施】操作步骤见表 13-7。

表 13-7　皮下注射法操作步骤

操作步骤	要点与说明
1. 抽吸药液　核对医嘱、注射卡及药物，按医嘱吸取药液	· 严格执行查对制度及无菌操作原则

续表

操作步骤	要点与说明
2. 核对、解释　携用物至患者床旁，核对患者床号、姓名，向患者解释操作目的、过程及配合要点	· 确认患者，并取得患者的理解和配合
3. 选择注射部位　根据注射目的选择注射部位	
4. 消毒　常规消毒皮肤，待干	
5. 二次核对，排尽空气	· 操作中查对
6. 注射	
（1）左手绷紧局部皮肤，右手持注射器，以食指固定针栓，针尖斜面向上（图 13–7A）与皮肤呈 30°～ 40°（图 13–7B），快速将针梗的 1/2 ～ 2/3 刺入皮下	· 进针角度不宜超过 45°，以免刺入肌层
（2）右手固定注射器，松开绷紧皮肤的左手，抽动活塞，如无回血，匀速、缓慢推注药液	· 避免引起疼痛
7. 拔针、按压　注射完毕，用无菌干棉签轻压针刺处，快速拔针后按压片刻	· 防止药液外溢或出血
8. 再次核对　注射药液后，再次核对药物、患者	· 操作后查对
9. 整理床单位，清理用物　协助患者取舒适卧位，整理床单位，清理用物	· 将注射后用物按消毒隔离原则分类处理
10. 洗手，记录　记录注射药物的名称、剂量、时间及患者的反应等	· 利于评价

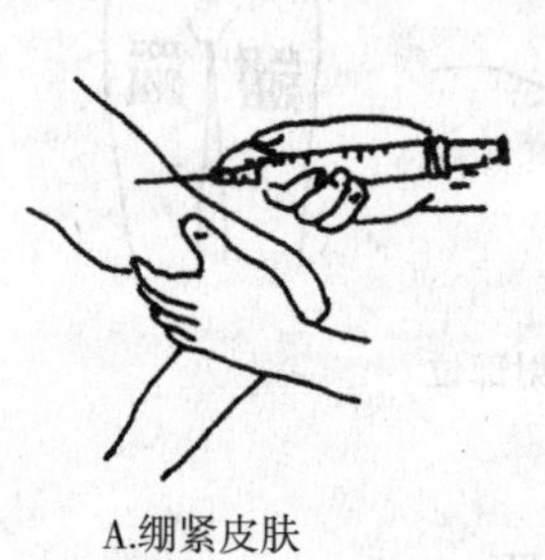

A.绷紧皮肤

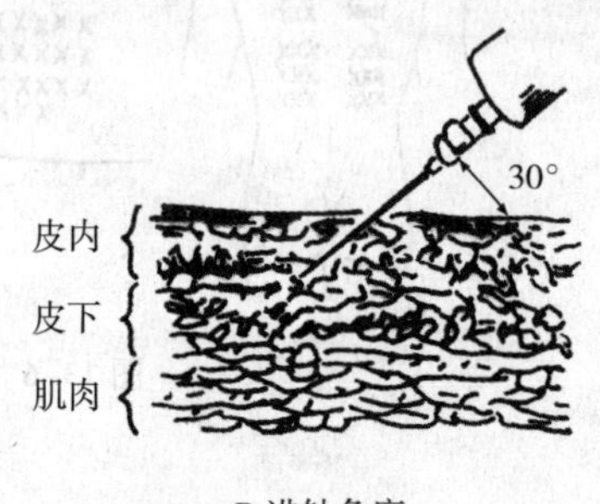

B.进针角度

图 13–7　皮下注射法

【评价】

1. 护患沟通有效，患者情绪稳定，愿意接受皮下注射治疗并积极配合。
2. 患者及家属能理解皮下注射的目的，了解药物的相关知识、皮下注射过程中的注意事项。
3. 护理人员能严格执行操作规程，无差错事故发生，操作程序清晰、规范。

【注意事项】

1. 严格执行查对制度及无菌操作原则。
2. 对过度消瘦者，可捏起注射部位皮肤，进针角度可适当减小。
3. 进针不要过深、角度不宜超过 45°，以防刺入肌层。
4. 对皮肤有刺激的药液一般不做皮下注射。
5. 注射药液少于 1mL 时，必须用 1mL 注射器，以保证注入药物的剂量准确。

（三）肌内注射法

肌内注射法（intramuscular injection，IM）是将一定量的药液注入肌肉组织的方法。肌内注射部位通常选择肌肉丰厚且距大血管、大神经较远的部位。其中最常用部位为臀大肌，其次为臀中肌、臀小肌、股外侧肌及上臂三角肌。

1. 臀大肌注射定位法　臀大肌起自髂后上棘与尾骨尖之间，肌纤维平行斜向外下方至股骨上部。坐骨神经起自骶丛神经，自梨状肌下孔出骨盆至臀部，在臀大肌深部，约于坐骨结节与大转子之间中点处下降至股部。其体表投影为自大转子尖至坐骨结节中点向下至腘窝。注射时注意避免损伤坐骨神经。臀大肌注射的定位方法有两种：

（1）十字法　从臀裂顶点向左侧或右侧划一水平线，然后自髂嵴最高点做一垂线，将一侧臀部分为四个象限，其外上象限避开内角（髂后上棘至股骨大转子连线）为注射区（图 13–8A）。

（2）联线法　自髂前上棘至尾骨做一联线，其外 1/3 处为注射部位（图 13–8B）。

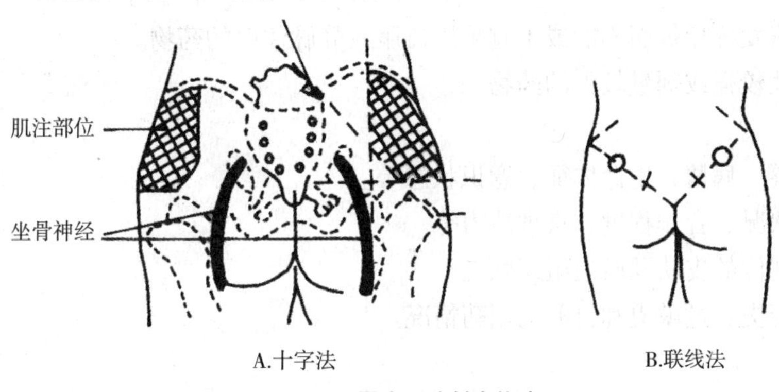

图 13–8　臀大肌注射定位法

2. 臀中肌、臀小肌注射定位法

（1）三角形区域定位法　以食指尖和中指尖分别置于髂前上棘和髂嵴下缘处，在髂嵴、食指、中指之间构成一个三角形区域即为注射区（图 13–9）。

（2）三横指法　取髂前上棘外侧三横指处（以患者的手指宽度为准）。

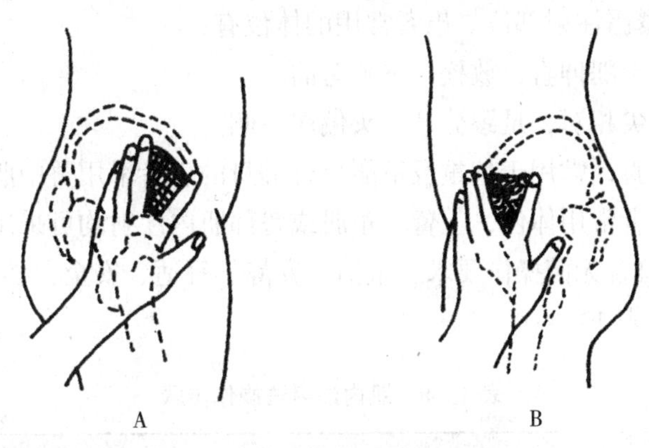

图 13–9　臀中肌、臀小肌注射定位法

3. 股外侧肌注射定位法　大腿中段外侧。一般成人取髋关节下 10cm 至膝关节上 10cm 的范围（图 13–10）。此处注射范围较广，大血管和神经干很少通过，可供反复多次注射，2 岁以下幼儿尤为适用。

4. 上臂三角肌注射定位法　取上臂外侧，肩峰下 2 ～ 3 横指处（图 13–11）。由于此处肌肉

较薄，故只可做小剂量注射。

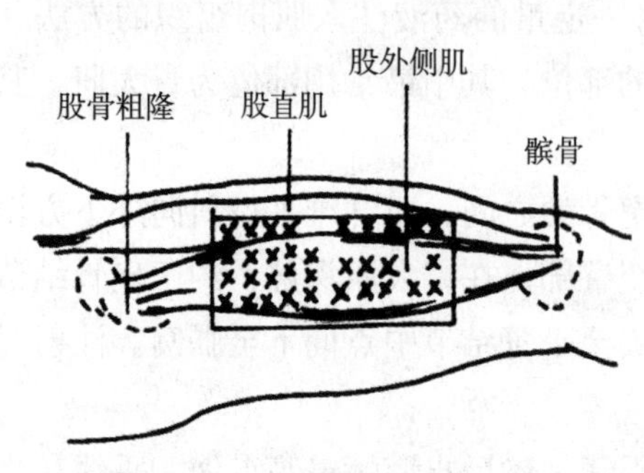

图 13-10 股外侧肌注射定位法

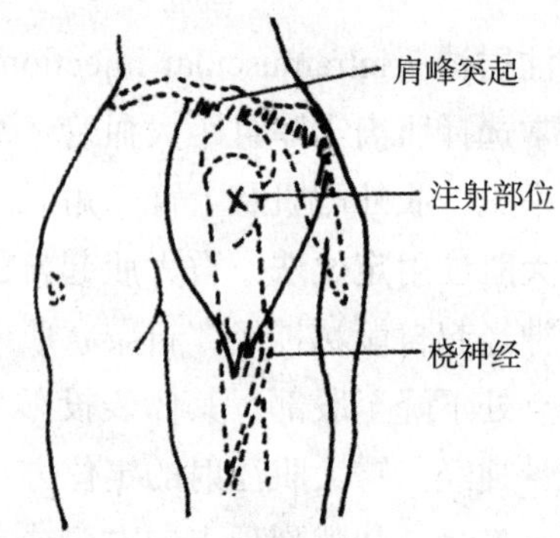

图 13-11 上臂三角肌注射定位法

【目的】

1. 用于需迅速发挥疗效而不能或不宜采用口服或静脉注射的药物。

2. 注射刺激性较强或剂量较大的药物。

【评估】

1. 患者的年龄、病情、生命体征、意识状态等。

2. 患者心理状况、合作程度、自理能力等。

3. 患者注射部位的皮肤及肌肉组织状况。

4. 患者的用药史、过敏史和目前的用药情况。

【计划】

1. 护士准备 衣帽整洁，修剪指甲，洗手，戴口罩。

2. 用物准备 注射盘一套、药物（按医嘱准备）、2mL 或 5mL 无菌注射器、6 ～ 7 号针头、注射卡、锐器盒。

3. 患者准备

（1）了解肌内注射的目的、方法、注意事项及配合要点。

（2）取舒适体位并暴露注射部位。患者常用的体位有：

1）侧卧位：嘱患者上腿伸直，放松，下腿弯曲。

2）俯卧位：患者足尖相对，足跟分开，头偏向一侧。

3）仰卧位：两腿伸直，常用于危重及不能自行翻身的患者采用臀中肌、臀小肌注射法时。

4）坐位：为门诊患者常用体位，上臂三角肌或臀部肌内注射均可采用。

4. 环境准备 环境符合无菌操作要求，整洁、安静、舒适、安全，必要时屏风或拉帘遮挡。

【实施】操作步骤见表 13-8。

表 13-8 肌内注射法操作步骤

操作步骤	要点与说明
1. 抽吸药液 核对医嘱、注射卡，按医嘱吸取药液	· 严格执行查对制度和无菌操作原则
2. 核对、解释 携用物至患者床旁，核对患者床号、姓名，向患者解释操作目的、过程及配合要点	· 确认患者，并取得患者的理解和配合
3. 选择注射部位 协助患者取合适体位，根据注射原则及患者情况选择注射部位	· 长期注射的患者，要有计划地更换注射部位，并选用细长针头，以减少或避免硬结产生

续表

操作步骤	要点与说明
4. 消毒　常规消毒皮肤，待干	
5. 二次核对，排尽空气	·操作中查对
6. 注射	
（1）左手拇指和食指绷紧局部皮肤，右手执笔式持注射器（图 13-12），中指固定针栓，针头和皮肤呈 90°，用腕部力量垂直快速刺入，深度为针梗的 2/3（图 13-13A、B）	·勿将针梗全部刺入，以防针头折断 ·小儿、消瘦者进针深度酌减
（2）右手固定注射器及针栓，松开左手抽动活塞，确认无回血后匀速缓慢注入药液（图 13-13C、D）	·减轻疼痛
7. 拔针、按压　注射完毕，用无菌干棉签轻压进针处，迅速拔针并按压片刻（图 13-13E）	
8. 再次核对	·操作后查对
9. 整理床单位，清理用物　协助患者取舒适卧位，观察患者反应	·将注射后用物按消毒隔离原则分类处理
10. 洗手，记录　记录注射药物的名称、剂量、时间及患者的反应等	·利于评价

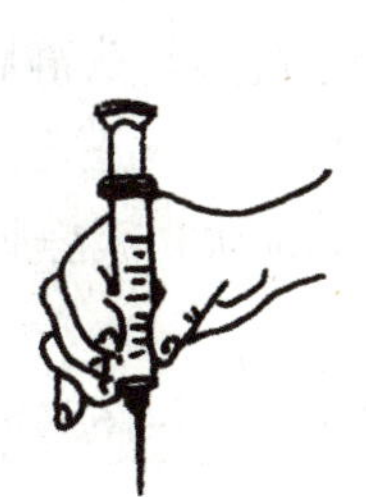

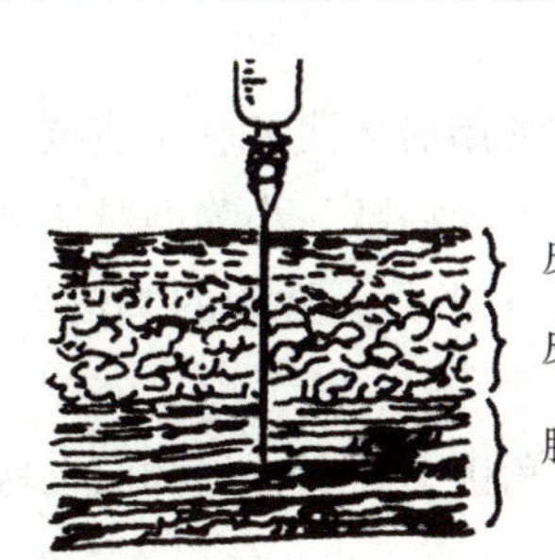

图 13-12　执笔式持注射器

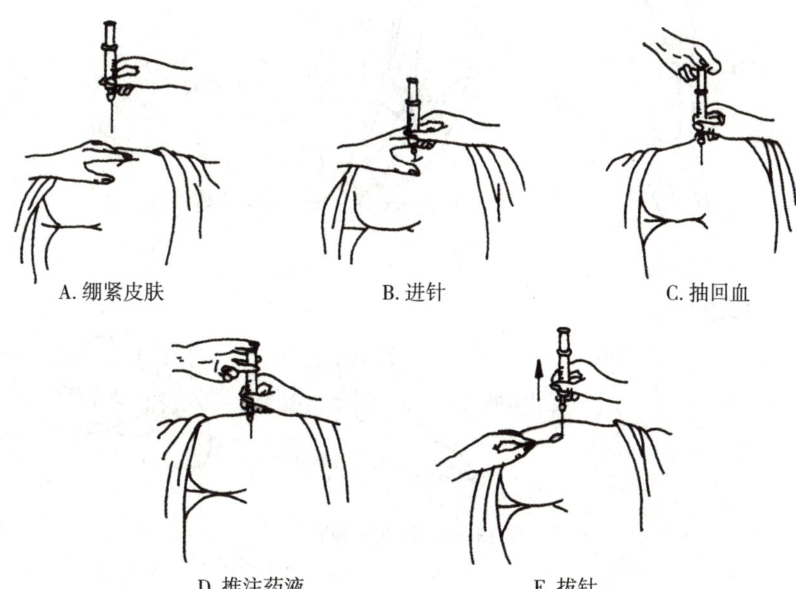

图 13-13　肌内注射法

【评价】

1. 护患沟通有效，患者情绪稳定，愿意接受肌内注射治疗并积极配合。

2. 患者及家属能理解肌内注射的目的，了解药物的相关知识、肌内注射过程中的注意事项。

3. 护理人员能严格执行操作规程，无差错事故发生，操作程序清晰、规范。

【注意事项】

1. 严格执行查对制度及无菌操作原则。

2. 切勿将针梗全部刺入组织，以防针头从根部衔接处折断。若针头折断，应嘱患者保持原体位不动，防止针头移位，迅速用无菌止血钳将断端取出。断端若进入肌肉，应请外科医生做紧急处理。

3. 确认无回血后方可注入药液。如有回血，应拔出针头重新消毒后再行注射。

4. 2 岁以下婴幼儿不宜选用臀大肌注射，因臀大肌尚未发育好，注射时有损伤坐骨神经的危险，应选用臀中肌、臀小肌注射。

5. 两种或两种以上药液同时注射时，应注意配伍禁忌。

6. 长期注射者局部有硬结时，可用理疗、局部热敷等方法给予处理。

（四）静脉注射法

静脉注射法（intravenous injection，IV）是将药液直接注入静脉的给药方法。

常用注射部位包括：

1. 四肢浅静脉　上肢常用肘部浅静脉（贵要静脉、正中静脉、头静脉）、腕部及手背浅静脉；下肢常用足背部浅静脉、大隐静脉、小隐静脉（图 13–14）。

2. 头皮静脉　多适用于小儿。常用的头皮静脉有颞浅静脉、额静脉、耳后静脉、枕静脉等（图 13–15）。

3. 股静脉　位于股三角区，在股神经和股动脉的内侧（图 13–16）。

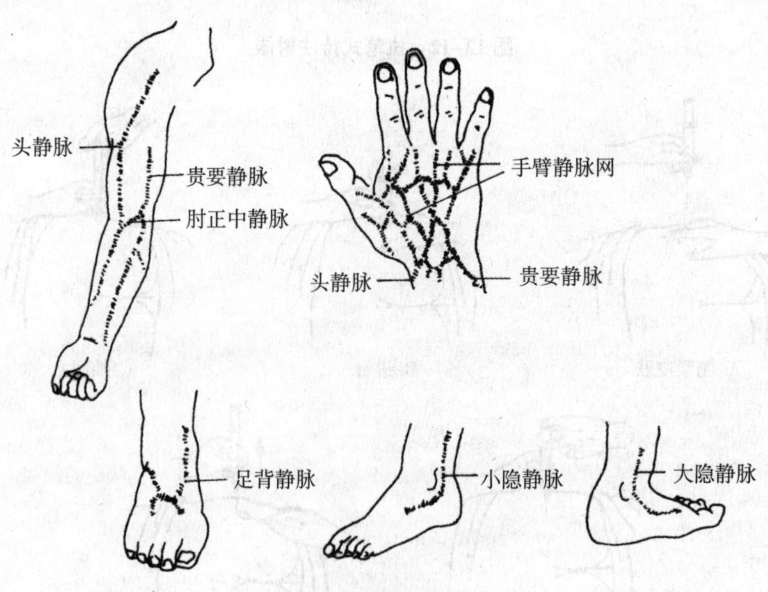

图 13–14　四肢浅静脉

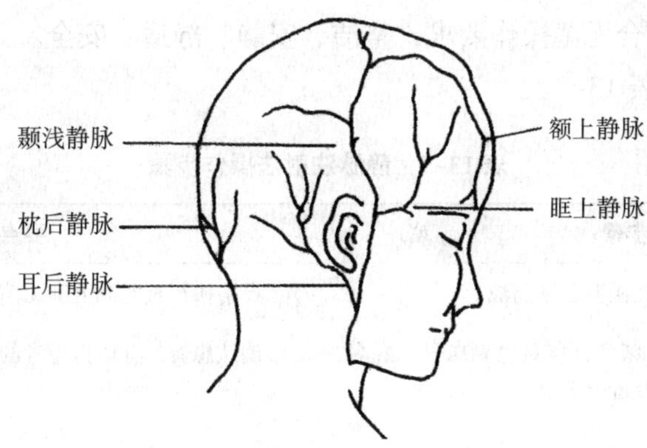

图 13-15　头皮静脉

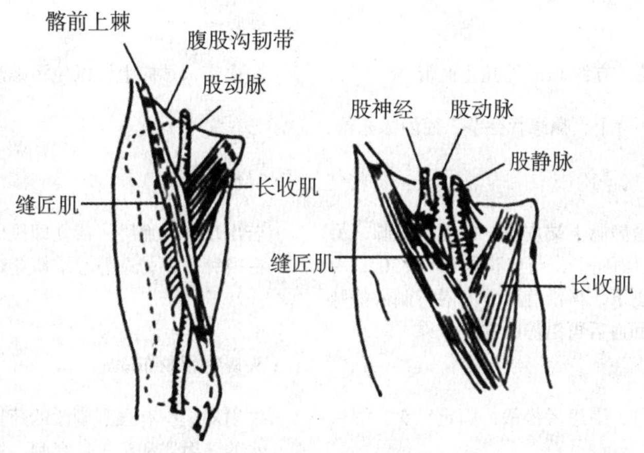

图 13-16　股静脉解剖位置

【目的】

1. 注入药物，用于药物不宜口服、皮下注射、肌内注射或需要迅速发挥药效时。

2. 注入药物做某些诊断性检查，如肝脏、肾脏和胆囊等 X 线检查。

3. 静脉营养治疗。

【评估】

1. 患者的年龄、病情、生命体征、血液循环情况、意识状态等。

2. 患者心理状况、合作程度、自理能力等。

3. 患者注射部位的皮肤状况、静脉充盈度及管壁弹性。

4. 患者的用药史、过敏史和目前用药情况。

【计划】

1. 护士准备　衣帽整洁，修剪指甲，洗手，戴口罩。

2. 患者准备

（1）了解静脉注射的目的、方法、注意事项及配合要点、药物的作用及副作用。

（2）取舒适体位，暴露注射部位；头皮静脉注射，必要时可剃去注射部位的头发。

3. 用物准备　注射盘 1 套、药物（按医嘱准备）、注射器（依据药量而定）、6 ～ 9 号针头或头皮针头、止血带、胶布、一次性治疗巾或垫枕、注射卡、锐器盒。必要时备无菌手套和无菌纱布。

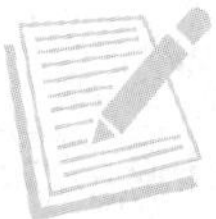

4. 环境准备 环境符合无菌操作要求，整洁、安静、舒适、安全。

【实施】操作步骤见表 13-9。

表 13-9 静脉注射法操作步骤

操作步骤	要点与说明
1. 备药 核对医嘱、注射卡，按医嘱备好药液	·严格执行查对制度和无菌操作原则
2. 核对、解释 携用物至患者床旁，核对患者床号、姓名，向患者解释操作目的、过程及配合要点	·确认患者，并取得患者的理解和配合
3. 选择部位并注射	
▲四肢浅静脉注射	
（1）选择静脉 选择合适静脉，在穿刺部位下方垫小枕	·选择直、粗、弹性好且易于固定的静脉，避开关节和静脉瓣
（2）扎止血带 在穿刺部位上方约 6cm 处扎止血带	·止血带末端向上，以免污染消毒区域
（3）消毒 常规消毒皮肤，待干，嘱患者握拳，使静脉充盈	
（4）二次核对，排尽空气	·操作中查对
（5）穿刺 用一手拇指绷紧静脉下端皮肤，以固定静脉，另一手持注射器，针尖斜面向上，与皮肤呈 15°～30°，由静脉上方或侧方刺入皮下，再沿静脉方向潜行刺入静脉（图 13-17A、B），见回血后再沿静脉进针少许	·若出现局部血肿，应立即拔出针头，按压局部片刻，更换针头，另选静脉重新穿刺 ·头皮针用胶布固定
（6）推注药液 松开止血带，嘱患者松拳，固定针头，缓慢注入药液（图 13-17C）	·注射对组织有强烈刺激的药物时，应先用抽有生理盐水的注射器和头皮针穿刺，先注入少量生理盐水，确认针头在静脉内后，再换上有药液的注射器进行推注，以防药液溢出血管，导致组织坏死
▲小儿头皮静脉注射	
（1）选择静脉 选合适静脉	
（2）消毒 常规消毒皮肤，待干	
（3）二次核对，排尽空气	·操作中查对
（4）穿刺 由助手固定患儿头部，术者一手拇、食指固定静脉两端，一手持头皮针柄，沿向心方向平行刺入静脉	
（5）推注药液 见回血后用胶布固定针头，缓慢推注药液	·注药过程中注意约束患儿，以防其抓拽注射局部；注药过程中要试抽回血，以证实针头是否仍在静脉内
▲股静脉注射	
（1）体位 协助患者取仰卧位，穿刺侧下肢伸直，略外展、外旋	
（2）消毒 常规消毒局部皮肤，待干	
（3）穿刺 术者按无菌操作原则戴无菌手套，左手食指和中指于腹股沟扪及股动脉搏动最明显处并予以固定，右手持注射器，针头和皮肤呈 90°或 45°，在股动脉内侧 0.5cm 处刺入，抽动活塞见有暗红色回血，提示针头已进入股静脉	·如回血为鲜红色，提示针头进入股动脉，应立即拔出针头，用无菌纱布加压按压穿刺处 5～10 分钟，至无出血为止

续表

操作步骤	要点与说明
（4）推注药液　固定针头，注入药液	
4. 拔针、按压　注射结束，将干棉签置于穿刺点上方，迅速拔出针头，按压片刻	·股静脉注射拔针后，局部用无菌纱布加压止血 3～5 分钟，防止引起出血或形成血肿
5. 再次核对	·操作后查对
6. 整理床单位，清理用物　协助患者取舒适卧位，整理床单位，清理用物	·将注射后用物按消毒隔离原则分类处理
7. 洗手，记录　记录注射药物的名称、剂量、时间及患者的反应等	·利于评价

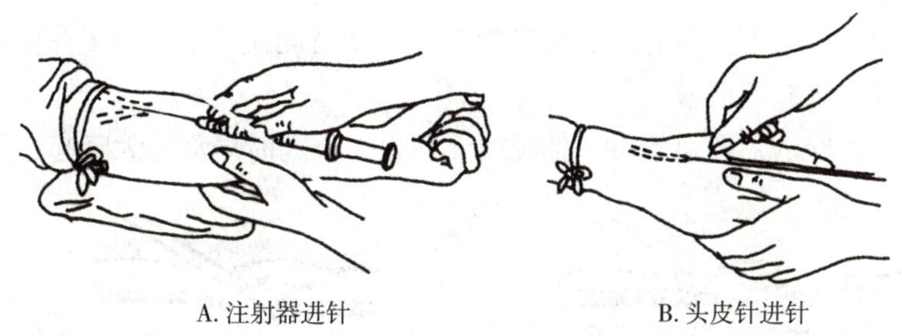

A. 注射器进针　　B. 头皮针进针

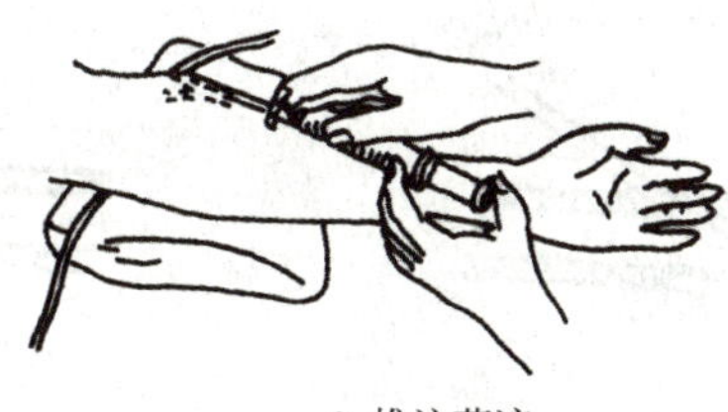

C. 推注药液

图 13-17　静脉注射法

【评价】

1. 护患沟通有效，患者情绪稳定，愿意接受静脉注射治疗并积极配合。

2. 患者及家属能理解静脉注射的目的，了解药物的相关知识、静脉注射过程中的注意事项。

3. 护理人员能严格执行操作规程，无差错事故发生，操作程序清晰、规范。

【注意事项】

1. 严格执行查对制度及无菌操作原则。需长期静脉给药者，应有计划地选择静脉（由小到大、由远心端到近心端）。

2. 注射过程中随时听取患者主诉，并观察注射局部情况和病情变化。如患者诉说疼痛或见局部隆起，回抽无回血表明针头已滑出血管或穿透血管壁，应立即拔出并更换针头，重新穿刺。

3. 注射完毕针头拔出后再用力按压，以免增加患者的疼痛。

4. 小儿头皮静脉注射时注意静脉与动脉的鉴别，如误刺入动脉，回血呈冲击状，推药阻力较大，局部可呈苍白树枝状分布，有时患儿出现痛苦面容或尖叫。

【特殊患者的静脉穿刺技巧】

1. 消瘦患者　皮下脂肪较少，静脉较滑动，但静脉明显，可以固定静脉的上下两端，从正面

或侧面刺入。

2. 肥胖患者 皮下脂肪较多，静脉位置较深，辨认困难，但相对固定，可消毒手指，摸清血管走向后由静脉上方以30°～40°进针。

3. 水肿患者 可沿静脉的走向，用手按揉局部，暂时驱散皮下水分，使静脉充分显露后再行穿刺。

4. 老年患者 皮肤松弛，皮下脂肪少，血管脆性大且易滑动，针头难以刺入或易穿破血管。注射时可用手指分别固定穿刺段静脉的上下两端，再沿静脉走向穿刺。

【静脉注射失败的常见原因】

静脉注射失败的常见原因有以下几种（图 13–18）：

1. 针头刺入太浅，未刺入静脉内，抽吸无回血。

2. 刺入静脉过少，针尖斜面部分在血管外，部分在血管内，抽吸可有回血，但推注药液时，药液溢至皮下，局部隆起并有痛感。

3. 针头刺入较深，穿破对侧血管壁，针尖斜面一半在对侧血管下，一半在血管内，回抽时可有回血，推注药液局部隆起不明显，但有疼痛。

4. 针头刺入过深，穿透对侧血管壁，抽吸时无回血，推药时局部可无隆起，但有痛感。

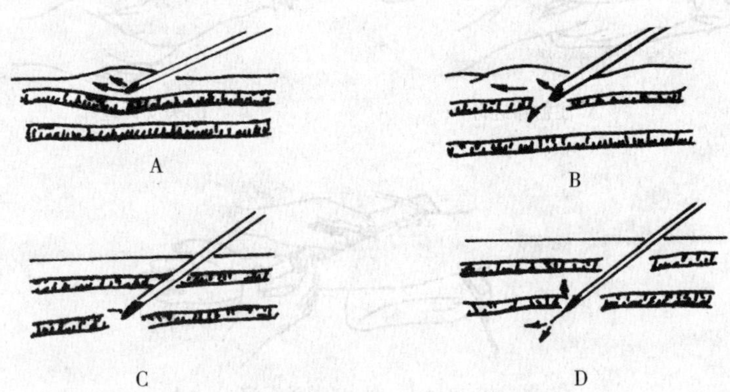

图 13–18 静脉注射失败的常见原因

【静脉注射泵的应用】静脉注射泵是将剂量精确的药物以均匀的速度注入人体静脉的注射装置（图 13–19）。常用于各类血管活性药物、抗心率失常药物、电解质溶液、麻醉剂等的注射。静脉注射泵使用方法如下。

1. 连接电源。

2. 将抽好药液的注射器稳妥固定于注射泵上。

3. 打开注射泵电源开关，按医嘱设定好注射速度和注射时间。

4. 将注射器与静脉穿刺针相连。

5. 选择静脉，常规消毒皮肤后进行穿刺，固定针头，按“开始”键，开始注射。

6. 药液注射完毕后按“停止”键。拔出针头，按压注射部位。

7. 关闭注射泵，取出注射器，切断电源。

8. 整理用物，协患者取舒适体位，洗手并记录。

9. 用物按消毒隔离原则处理。

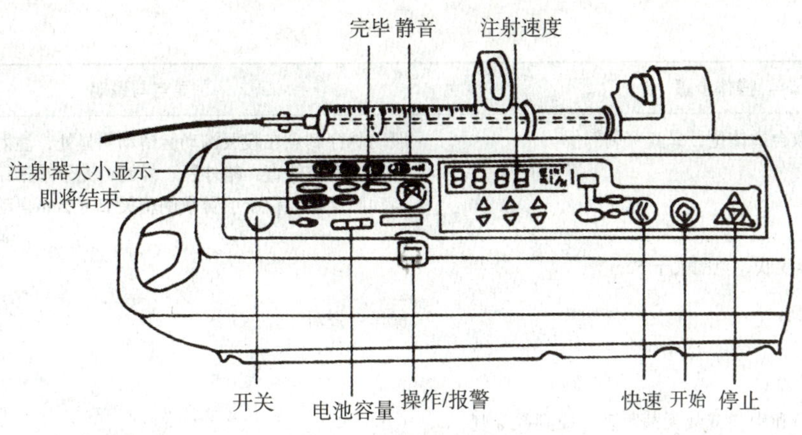

图 13-19　静脉注射泵

（五）动脉注射法

动脉注射法（arterial injection）是将药液加压注入动脉的方法。常用动脉为股动脉、桡动脉、肱动脉。做区域性化疗时，头面部疾患选择颈总动脉；上肢疾患选择锁骨下动脉或肱动脉；下肢疾患选择股动脉。

【目的】

1. 抢救重度休克患者，加压输入血液，以迅速增加其有效循环血量，使血压回升。
2. 注入造影剂，用于施行某些特殊检查，如脑血管造影、肾动脉造影等。
3. 注射抗癌药物做区域性化疗。

【评估】

1. 患者的年龄、病情、生命体征、血液循环情况、意识状态等。
2. 患者的心理状况、合作程度、自理能力等。
3. 患者注射部位的皮肤状况、动脉管壁弹性。
4. 患者的用药史、过敏史和目前用药情况。

【计划】

1. 护士准备　衣帽整洁，修剪指甲，洗手，戴口罩。

2. 患者准备

（1）了解动脉注射的目的、方法、注意事项及配合要点。

（2）取合适体位。

3. 用物准备　注射盘 1 套、药物（按医嘱准备）、无菌注射器及针头（型号规格按需要准备）、无菌纱布、注射卡、锐器盒；必要时备无菌手套。

4. 环境准备　环境符合无菌操作要求，整洁、安静、舒适、安全。

【实施】操作步骤见表 13-10。

表 13-10　动脉注射法操作步骤

操作步骤	要点与说明
1. 备药　核对医嘱、注射卡，按医嘱备好药液	· 严格执行查对制度和无菌操作原则
2. 核对、解释　携用物至患者床旁，核对患者床号、姓名，向患者解释操作目的、过程及配合要点	· 确认患者，并取得患者的理解和配合

续表

操作步骤	要点与说明
3. 体位 协助患者取合适体位，暴露穿刺部位	· 股动脉穿刺点在腹股沟动脉搏动明显处，注射时，患者取仰卧位，下肢伸直，略外展、外旋，充分暴露穿刺部位 · 桡动脉穿刺点位于前臂掌侧腕关节上 2cm，动脉搏动明显处
4. 消毒　常规消毒皮肤，范围大于 5cm	
5. 二次核对，排尽空气	· 操作中查对
6. 注射	
（1）消毒左手食指和中指或戴无菌手套，摸到欲穿刺动脉搏动最明显处，固定动脉于两指间	
（2）右手持注射器在两指间垂直或与动脉走向呈 40°刺入动脉，见有鲜红色血液涌进注射器，即用右手固定穿刺针的方向和深度，左手推注药液	
7. 拔针、按压　注射完毕，迅速拔出针头，局部用无菌纱布加压止血 5 ～ 10 分钟	· 或用砂袋加压止血，以免皮下出血或形成血肿
8. 再次核对	· 操作后查对
9. 整理床单位，清理用物　协助患者取舒适体位，处理用物	· 将注射后用物按消毒隔离原则分类处理
10. 洗手，记录　记录注射的药物名称、剂量及时间、患者的反应等	· 利于评价

【评价】

1. 护患沟通有效，患者情绪稳定，愿意接受动脉注射治疗并积极配合。

2. 患者及家属能理解动脉注射的目的，了解药物的相关知识、动脉注射过程中的注意事项。

3. 护理人员能严格执行操作规程，无差错事故发生，操作程序清晰、规范。

【注意事项】

1. 严格执行查对制度及无菌操作原则。

2. 有出血倾向的患者不宜采用动脉注射法。

3. 新生儿股动脉穿刺垂直进针易损伤髋关节，因此宜选用桡动脉穿刺。

第四节　吸入给药法

吸入给药法（administering inhalation medication）是指应用雾化装置将药液分散成细小的雾滴以气雾状喷出，使其悬浮在气体中经口或鼻由呼吸道吸入的治疗方法。由于雾化吸入用药具有奏效快、药物用量小、不良反应较轻等优点，故临床应用日渐广泛。临床常用的雾化吸入法有超声雾化吸入法、氧气雾化吸入法、手压式雾化吸入法和压缩雾化吸入法。

一、超声雾化吸入法

超声雾化吸入法是应用超声波的声能将药液变成细微的气雾，再由呼吸道吸入的方法。其雾量大小可以调节，雾滴小而均匀，药液可随深而慢的吸气到达终末支气管和肺泡。

【目的】

1. 预防呼吸道感染　常用于胸部手术前后的患者。

2. 控制呼吸道感染　消除炎症，减轻呼吸道黏膜水肿，稀释痰液，帮助祛痰。常用于咽喉炎、支气管扩张、肺炎、肺脓肿、肺结核等患者。

3. 改善通气功能　解除支气管痉挛，使气道通畅。常用于支气管哮喘等患者。

4. 湿化呼吸道　常用于呼吸道湿化不足、痰液黏稠、气道不畅者，也可作为气管切开术后常规治疗手段。

【评估】

1. 患者的年龄、病情、生命体征、意识状态等。

2. 患者的心理状况、合作程度、自理能力等。

3. 患者呼吸道状况（有无呼吸道感染、呼吸困难、咳嗽、咳痰及痰液黏稠情况）。

4. 患者唇、舌、口腔黏膜及面部有无感染或溃疡等。

5. 患者的用药史、过敏史和目前用药情况。

【计划】

1. 护士准备　衣帽整洁，修剪指甲，洗手，戴口罩。

2. 患者准备

（1）了解超声雾化吸入的目的、方法、注意事项及配合要点。

（2）采取坐位或侧卧位。

3. 用物准备

（1）超声波雾化吸入器（图 13–20） 1套。

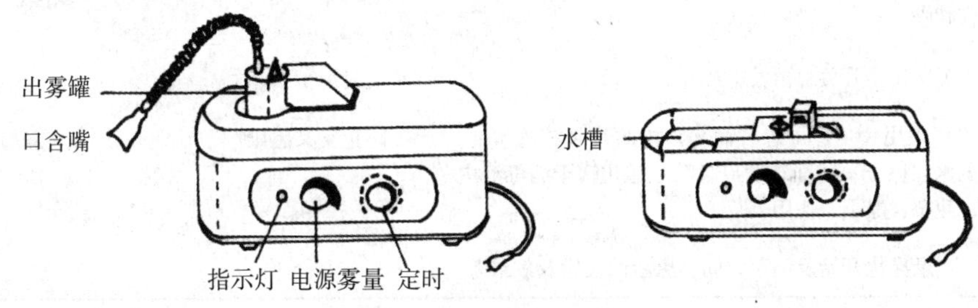

图 13–20　超声雾化吸入器

1）结构：①超声波发生器：通电后输出高频电能，其面板上有电源开关、定时开关和雾量调节旋钮。②水槽与晶体换能器：水槽内盛冷蒸馏水。水槽底部有一晶体换能器，接收发生器发出的高频电能，并将其转化为超声波声能。③雾化罐与透声膜：雾化罐盛药液，其底部是透声膜，声能可透过此膜与罐内药液作用，产生雾滴喷出。④螺纹管和口含嘴（或面罩）。

2）工作原理：超声波发生器通电后输出高频电能，通过水槽底部晶体换能器转换为超声波声能，声能震动并透过雾化罐底部的透声膜作用于罐内的药液，使药液的表面张力遭到破坏而形成细微雾滴，通过螺纹管随患者深吸气时进入呼吸道。

3）特点：雾量大小可以调节；雾滴小而均匀（直径在 5μm 以下），药液随着深而慢的吸气可到达终末支气管及肺泡；因雾化器电子部分产热，能对雾化液轻度加温，使患者吸入温暖、舒适的气雾。

（2）药液　①控制呼吸道感染：常用抗生素如庆大霉素、卡那霉素等。②解除支气管痉挛：

常用氨茶碱、舒喘灵等。③稀化痰液，协助祛痰：常用沐舒坦、α－糜蛋白酶、易咳净等。④减轻呼吸道黏膜水肿：常用地塞米松等。

（3）其他　冷蒸馏水、生理盐水、水温计、治疗巾。

4. 环境准备　病室安静、整洁、舒适、安全。

【实施】操作步骤见表 13–11。

表 13–11　超声雾化吸入法操作步骤

操作步骤	要点与说明
1. 检查装置　检查雾化器各个部件，接好口含嘴或面罩	· 确保性能良好；操作轻稳，以免损坏电晶片及透声膜
2. 水槽加入冷蒸馏水　水量视雾化器类型而定，液面浸没雾化罐底部的透声膜	· 水槽内勿加温水或热水，以免损坏元件 · 水槽内无水时，不可开机，以免损坏仪器
3. 加入药液　用生理盐水将药液稀释至 30 ～ 50mL，放入雾化罐内，确定无漏水后将雾化罐放入水槽内，盖紧水槽盖	
4. 核对、解释　携用物至患者床旁，核对患者床号、姓名，向患者解释操作目的、过程及配合要点	· 确认患者，并取得患者的理解和配合
5. 体位　协助患者取舒适体位，铺治疗巾于患者颌下	
6. 开始雾化	
（1）打开电源开关预热 3 ～ 5 分钟，调节定时器开关至所需时间	· 通常每次定时 15 ～ 20 分钟
（2）打开雾化开关，根据需要调节雾量	
（3）将口含嘴放入患者口中或将面罩妥善固定于患者口鼻部，指导患者做深呼吸	
7. 结束雾化　先关雾化器开关，再关电源开关	· 及时评价
8. 整理床单位，清理用物　擦干患者面部，协助其取舒适体位。放掉水槽内的水并擦干，将面罩、口含嘴、雾化罐于消毒液中浸泡 1 小时，冲净、擦干、备用	· 防止交叉感染
9. 洗手，记录　记录雾化开始及结束时间、患者的反应及效果等	· 利于评价

【评价】

1. 护患沟通有效，患者情绪稳定，愿意接受雾化吸入治疗并积极配合。

2. 患者及家属能理解雾化吸入的目的，了解吸入药物的相关知识、吸入过程中的注意事项。

3. 护理人员能严格执行操作规程，无差错事故发生，操作程序清晰、规范。

【注意事项】

1. 水温不宜超过 50℃。若水槽内水温超过 50℃或水量不足，应及时更换或添加冷蒸馏水。

2. 雾化罐底部透声膜及水槽底部的晶体换能器质脆易破碎，操作时动作要轻柔，避免损坏。

3. 连续使用雾化器时，中间需间隔 30 分钟。

4. 观察治疗效果及患者反应，若因黏稠的分泌物经湿化后膨胀致痰液不易咳出时，应予以拍背协助患者排痰，必要时吸痰。

5. 治疗过程中，如需添加药液，直接从盖上小孔注入即可，不必关机。如需向水槽内加水，必须关机操作。

二、氧气雾化吸入法

氧气雾化吸入法是利用高速氧气气流，使药液形成雾状，随吸气进入呼吸道达到治疗目的的方法。

【目的】同超声雾化吸入法。

【评估】同超声雾化吸入法。

【计划】

1. 护士准备　衣帽整洁，修剪指甲，洗手，戴口罩。

2. 患者准备　同超声雾化吸入法。

3. 用物准备

（1）氧气雾化吸入器

1）结构：氧气雾化吸入器类型较多，但基本构造及性能大致相同，临床常用射流式雾化器（图 13–21）。

2）工作原理：借助高速气流通过毛细管并在管口产生负压，将药液由接邻的小管吸出，所吸出的药物被毛细管口高速的气流撞击成细小的雾滴，呈气雾喷出。

（2）其他　药液（按医嘱准备）、吸氧装置 1 套。

4. 环境准备　同超声雾化吸入法。

【实施】操作步骤见表 13–12。

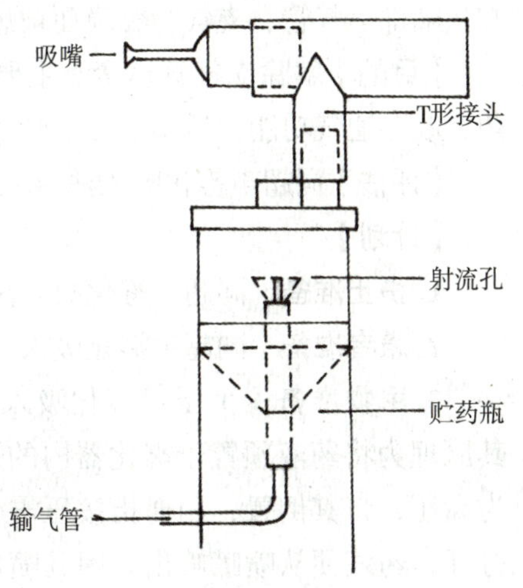

图 13–21　射流式氧气雾化吸入器

表 13–12　氧气雾化吸入法操作步骤

操作步骤	要点与说明
1. 准备　核对药液，遵医嘱将药液稀释至 5mL，注入储药瓶中	·严格执行查对制度
2. 核对、解释　携用物至患者床旁，核对患者床号、姓名，向患者解释操作目的、过程及配合要点	·确认患者，并取得患者的理解和配合
3. 连接　连接氧气输气管与雾化器底部的进气口	·各部件连接紧密无漏气；湿化瓶内勿加水，以免液体进入雾化吸入器将药液稀释
4. 调节氧气流量	·氧气流量一般为 6 ～ 8L/min
5. 开始雾化　指导患者用鼻呼气，口含吸嘴深吸气吸入药雾，直至药液雾化吸入完毕	·使药液充分到达支气管和肺部，以便达到药效
6. 结束雾化　移去雾化器，关闭氧气	
7. 整理床单位，清理用物　协助患者漱口，取舒适卧位，整理床单位，清洁雾化器，在消毒液中浸泡 1 小时后，冲净、擦干、备用	·防止交叉感染
8. 洗手，记录　记录雾化开始及结束时间、患者的反应及效果	·利于评价

【评价】同超声雾化吸入法。

【注意事项】

1. 使用氧气装置时应注意安全，室内避免火源；氧气湿化瓶内勿加水，防止液体进入雾化器内稀释药液而影响疗效。

2. 吸入过程中，尽可能深长吸气，使药液充分到达细支气管和肺内，屏气 1 ～ 2 秒，再轻松呼气，以提高治疗效果。

3. 药液应为水溶性，且对呼吸道无刺激、无过敏反应。

三、手压式雾化器雾化吸入法

手压式雾化器雾化吸入法是用拇指按压雾化器顶部，使药液由喷嘴喷出，形成雾滴作用于口腔、咽部、气管、支气管黏膜而被患者吸收的治疗方法。

【目的】解除支气管痉挛。主要通过吸入拟肾上腺素类药、氨茶碱或沙丁胺醇等支气管解痉药，改善通气功能，适用于支气管哮喘和喘息样支气管炎的对症治疗。

【评估】同超声雾化吸入法。

【计划】

1. 护士准备　同超声雾化吸入法。

2. 患者准备　同超声雾化吸入法。

3. 用物准备　手压式雾化吸入器（内含药物，图 13–22）。其原理为将药液预置于雾化器内的送雾器中，由于送雾器内腔为高压，将其倒置，用拇指按压雾化器顶部时，其内的阀门即打开，药液便从喷嘴喷出。因其喷出速度极快，雾滴平均直径为 2.8 ～ 4.3μm，80% 的雾滴会直接喷洒到口腔及咽部黏膜，经黏膜吸收。

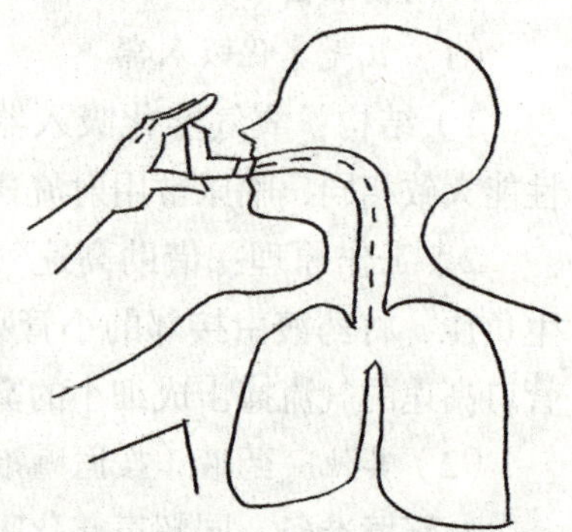

图 13–22　手压式雾化吸入器

4. 环境准备　同超声雾化吸入法。

【实施】操作步骤见表 13–13。

表 13–13　手压式雾化吸入法操作步骤

操作步骤	要点与说明
1. 核对、解释　携用物至患者床旁，核对患者床号、姓名，向患者解释操作目的、过程及配合要点	· 确认患者，并取得患者的理解和配合
2. 摇匀药液　取下雾化器保护盖，充分摇匀药液	· 更好发挥药效
3. 雾化吸入　将雾化器倒置，接口端放入双唇间，平静呼吸；吸气开始时按压气雾瓶顶部，喷药，患者屏气，再呼气，反复 1 ～ 2 次	· 尽可能延长屏气时间（最好能坚持 10 秒左右），使药物沉降在呼吸道内
4. 结束雾化　取出雾化器	
5. 整理床单位，清理用物　协助患者漱口，取舒适卧位，整理床单位，清理用物	· 减少口咽部雾滴的刺激 · 雾化器塑料外壳用温水清洁后放阴凉处保存
6. 洗手，记录　记录雾化开始及结束时间、患者的反应及效果	· 利于评价

【评价】同超声雾化吸入法。

【注意事项】

1. 使用前检查雾化器各部件是否完好，有无松动、脱落等异常情况。

2. 用药过程中应观察患者有无心动过速、头痛、头晕等不良反应。

3. 每次 1 ～ 2 喷，两次喷雾间隔时间不少于 3 ～ 4 小时。

四、压缩雾化吸入法

压缩雾化吸入法是利用压缩空气将药液变成直径3μm以下的细微气雾，使药物直接被吸入呼吸道的治疗方法。

【目的】 同超声雾化吸入法。

【评估】 同超声雾化吸入法。

【计划】

1. 护士准备 同超声雾化吸入法。

2. 患者准备 同超声雾化吸入法。

3. 用物准备

（1）压缩雾化吸入器（图13-23）

1）构造：①空气压缩机：其面板上有电源开关、过滤器、空气导管接口等，接通电源后可将空气压缩。②喷雾器：包括与压缩机相连的空气导管接口、进气活瓣、带有呼气活瓣的口含嘴。中间部分为药皿，用以盛放药液。

2）作用原理：利用压缩机将空气压缩形成较强气流，冲击喷雾器内的药液，使其表面张力破坏而形成细微气雾，通过面罩或口含嘴随患者的呼吸进入呼吸道。

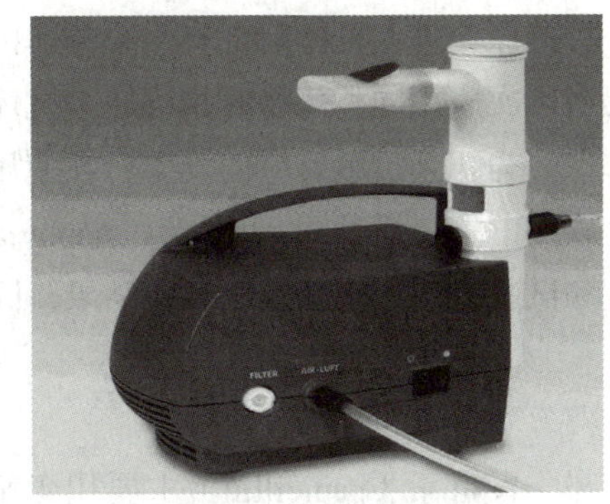

图13-23 压缩雾化吸入器

（2）其他 药物（遵医嘱准备）、治疗巾、纱布、弯盘。

4. 环境准备 同超声雾化吸入法。

【实施】 操作步骤见表13-14。

表13-14 压缩雾化吸入法操作步骤

操作步骤	要点与说明
1. 准备 检查压缩雾化吸入器；取下喷雾器上半部分及进气活瓣，遵医嘱注入药液（药量不超过规定刻度）后再安装好；安装口含嘴或面罩；连接压缩机和喷雾器	·使用前检查雾化吸入器各个部件是否完好 ·若使用面罩，则不安装进气活瓣
2. 核对、解释 携用物至患者床旁，核对患者床号、姓名，向患者解释操作目的、过程及配合要点	·确认患者，并取得患者的理解和配合
3. 体位 协助患者采取半坐位或坐位，铺治疗巾于患者颌下	·呼吸无力者，将床头抬高30°取卧位，可使膈肌下降，增大气体交换量
4. 雾化吸入 接通电源，打开压缩机，指导患者手持喷雾器，双唇裹住口含嘴缓慢地深呼吸，吸气末屏气片刻再缓慢呼气	·缓慢深呼吸、屏气有利于雾滴在终末支气管沉降
5. 雾化结束 取下口含嘴或面罩，关闭电源开关，用纱布擦干患者面部	
6. 整理床单位，清理用物 协助患者漱口，取舒适卧位，整理床单位，清理用物，将压缩雾化器的配件进行拆洗、浸泡消毒	·减少口咽部雾滴的刺激 ·防止交叉感染
7. 洗手，记录 记录雾化开始及结束时间、患者的反应及效果	·利于评价

【评价】同超声雾化吸入法。

【注意事项】

1. 使用前检查电源电压是否与压缩机吻合。

2. 压缩机放置在平整稳定的物体上，切勿放置在地毯或毛织物等软物上。

3. 用药过程中应随时观察患者有无心动过速、刺激性咳嗽、憋气、面色发绀等不良反应。一旦患者出现上述症状，应立即停止吸入，可待其休息 10 分钟后再次吸入，直至药液吸完。

第五节 药物过敏试验法

药物过敏反应是一种异常的免疫反应。其基本原因在于抗原、抗体的相互作用。药物作为一种抗原，进入机体后，有些个体体内会产生特异性抗体（IgE、IgG 及 IgM），使 T 淋巴细胞致敏，当再次应用同类药物时，抗原、抗体在致敏淋巴细胞上相互作用，引起过敏反应。

为防止过敏反应的发生，在使用致敏性高的药物前，应详细询问患者的用药史、过敏史、家族史，并做药物过敏试验（anaphylactic test）。护理人员应掌握特殊药物过敏试验液的配制方法和试验方法，正确判断试验结果，同时掌握过敏反应的急救处理方法。

一、青霉素过敏试验法

青霉素（penicillin）主要用于敏感的革兰阳性球菌、阴性球菌和螺旋体感染，具有杀菌力强、毒性低的特点。但青霉素易导致过敏反应，其发生率在各种抗生素中最高，为 3% ～ 6%，常发生于多次接受青霉素治疗者，偶见初次用药的患者。各种类型的变态反应（Ⅰ、Ⅱ、Ⅲ、Ⅳ型）都可以出现，但以皮肤过敏反应和血清病型反应较为多见。

思政课堂

青霉素的发现

20 世纪 40 年代以前，人类一直未能掌握一种能高效治疗细菌性感染且副作用小的药物。青霉素的发现被认为是 20 世纪医学领域中最伟大最突出的成就之一。然而它的发现却充满了偶然性。

1928 年，英国细菌学家弗莱明在伦敦圣玛丽亚医学院的微生物实验室任细菌学讲师。一天，一种霉菌通过开着的窗户污染了弗莱明实验室的一个葡萄球菌琼脂培养皿，而该霉菌正是一种罕见的可产生大量青霉素的菌种。他发现被污染的培养皿里，霉菌菌落周围的一些葡萄球菌被溶解掉了。弗莱明意识到这一现象的重要意义：青霉菌的某种分泌物能抑制葡萄球菌，弗莱明将其称为青霉素，并进一步做了深入研究，发表了他的研究成果。1945 年，弗莱明与另外两名科学家因“发现青霉素及其临床效用”而共同荣获了诺贝尔生理学或医学奖。

弗莱明对青霉素的发现表面看来是由一系列偶然事件导致的。然而，在发现青霉素之前，弗莱明有着多年细菌、免疫学研究经验，他对溶菌酶的研究和成就更是他发现青霉素不可或缺的宝贵经历。弗莱明与青霉素的故事告诉我们：任何神奇或者幸运的发现背后都离不开多年辛勤地努力。创新没有什么偶然，创新需要持续不断的耕耘！

（一）青霉素过敏反应的机理

青霉素本身不具有免疫原性，其制剂中所含的高分子聚合物及其降解产物（如青霉烯酸、青霉噻唑酸等）作为半抗原进入机体后，与蛋白质或多肽分子结合而成为全抗原，刺激机体产生特异性的抗体 IgE，IgE 黏附在某些组织的肥大细胞上和血液中的嗜碱性粒细胞表面，使机体呈致敏状态。当患者再次接触相同抗原时，抗原与特异性 IgE 相结合，发生抗原抗体反应，导致细胞脱颗粒，释放组胺、缓激肽、5- 羟色胺等血管活性物质，这些物质作用于效应器官，使平滑肌痉挛、毛细血管扩张和通透性增高、腺体分泌增多。临床上可表现为荨麻疹、哮喘、喉头水肿，严重时可引起窒息、血压下降或过敏性休克（图 13-24）。

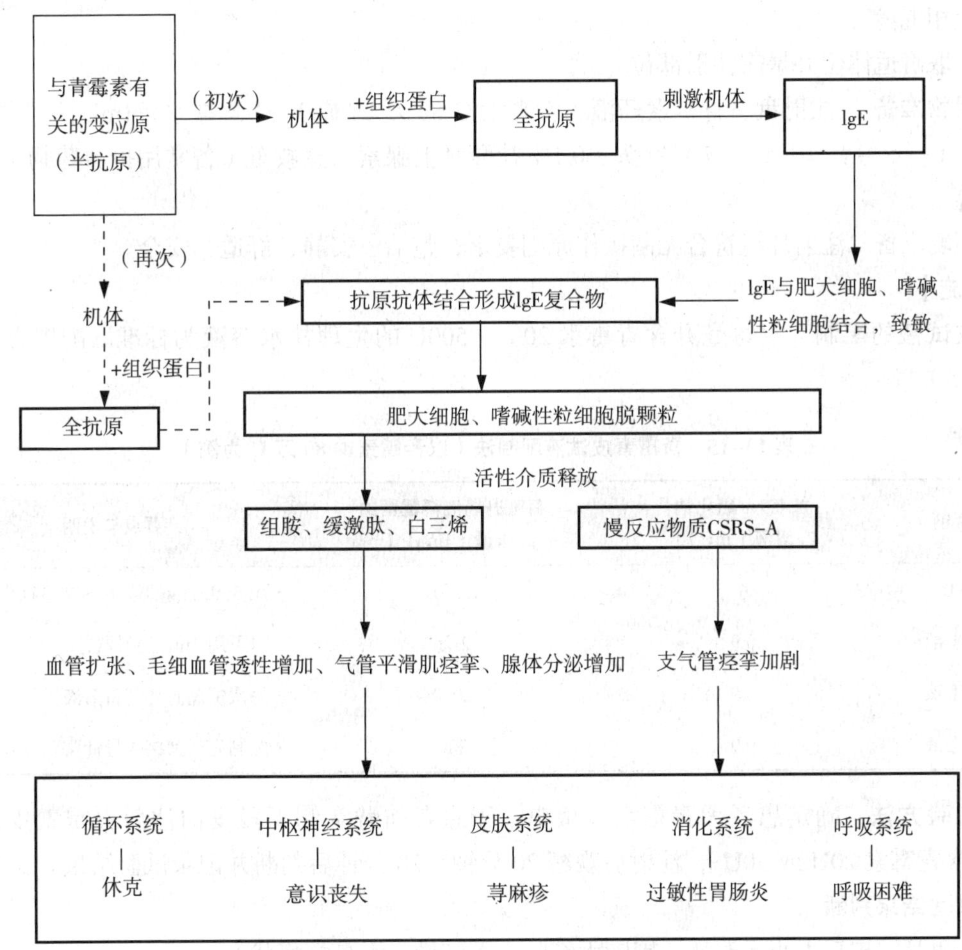

图 13-24 青霉素过敏反应（Ⅰ型）的原理及表现

（二）青霉素过敏试验的方法

青霉素过敏试验通常以 0.1 mL（含青霉素 20 ～ 50U）的试验液皮内注射，根据皮丘变化及患者全身情况来判断试验结果，过敏试验结果阴性方可使用青霉素治疗。

【目的】通过青霉素过敏试验，确定患者对青霉素是否过敏，以作为临床应用青霉素治疗的依据。

【评估】

1. 患者的年龄、病情、生命体征、意识状态等。

2. 患者的心理状况、合作程度、自理能力等。

3. 患者注射部位的皮肤状况。

4. 患者的用药史、过敏史、家族史和目前用药情况。如有青霉素过敏史者应停止该项试验，有其他药物过敏史或变态反应疾病史者应慎用。

【计划】

1. 护士准备 衣帽整洁，修剪指甲，洗手，戴口罩。

2. 患者准备

（1）了解过敏试验的目的、方法、注意事项及配合要点。

（2）空腹时不宜进行皮试，因个别患者于空腹时注射用药，会发生眩晕、恶心等反应，易与过敏反应相混淆。

（3）取舒适体位并暴露注射部位。

3. 用物准备 注射盘、青霉素药液（青霉素 G 80 万 U/ 瓶）、生理盐水、1mL 注射器、5mL 注射器、4 ～ 5 号针头、6 ～ 7 号针头、0.1% 盐酸肾上腺素、急救车（备常用抢救药物）、氧气、吸痰器等。

4. 环境准备 注射环境符合无菌操作原则要求，整洁、安静、舒适、安全。

【实施】

1. 皮试液的配制 以每毫升含青霉素 200 ～ 500U 的生理盐水溶液为标准。配置方法如下（表 13–15）。

表 13–15 青霉素皮试液配制法（以青霉素钠 80 万 U 为例）

青霉素钠	加 0.9% 氯化钠溶液（mL）	每毫升药液青霉素钠含量（U/mL）	要点与说明
80 万 U	4	20 万	· 用 5mL 注射器，6 ～ 7 号针头
0.1mL 上液	0.9	2 万	· 以下用 1mL 注射器，6 ～ 7 号针头
0.1mL 上液	0.9	2000	· 每次配制时均需将溶液摇匀
0.1mL 上液	0.9	200	· 配制完毕换接 4 号针头

2. 试验方法 确定患者无青霉素过敏史，于患者前臂掌侧下段皮内注射青霉素皮试溶液 0.1mL（含青霉素 20U 或 50U），注射后观察 20 分钟，20 分钟后判断并记录试验结果。

3. 试验结果判断

（1）阴性 皮丘大小无改变，周围无红肿，无红晕，无自觉症状。

（2）阳性 皮丘隆起增大，出现红晕、硬块，直径大于 1cm，周围出现伪足伴痒感。严重时，可有头晕、心慌、恶心，甚至发生过敏性休克。

【评价】

1. 患者能叙述青霉素过敏试验的目的及注意事项并正确配合。

2. 皮试液剂量准确，皮丘大小、深度符合要求，结果判断正确。

3. 操作过程严格遵守无菌注射原则，未发生意外情况。

【注意事项】

1. 青霉素过敏试验前详细询问患者的用药史、药物过敏史及家族过敏史。

2. 凡初次用药、停药 3 天后再用，以及在应用中更换青霉素批号时，均须按常规做过敏试验。

3. 皮肤过敏试验液必须现配现用，因青霉素水溶液性质极不稳定，放置时间过长，易产生过敏物质引起引敏反应。浓度与剂量必须准确。

4. 配制青霉素试验液的注射器和生理盐水应专用，以防“隐性接触”而致其他患者过敏反应的发生。

5. 首次注射后须严密观察患者 30 分钟，注意局部和全身反应，倾听患者主诉，并做好急救准备工作。

6. 皮试结果阳性者不可使用青霉素，并在体温单、病历、医嘱单、床头卡醒目注明，并将结果告知患者及家属。

7. 如对皮试结果有怀疑，应在对侧前臂皮内注射生理盐水 0.1mL，以做对照，确认青霉素皮试结果为阴性方可用药。使用青霉素治疗过程中要继续严密观察反应。

（三）青霉素过敏反应的临床表现

1. 过敏性休克　青霉素过敏性休克（anaphylactic shock）属Ⅰ型变态反应，多发生在注射后 5 ～ 20 分钟内，甚至可在数秒内发生，也可发生于皮内试验过程中或初次肌内注射或静脉注射时（皮内试验结果阴性）；还有极少数患者发生于连续用药过程中。青霉素过敏性休克发生率为（5 ～ 10）/ 万，特点是反应迅速、强烈，消退亦快。其临床表现主要包括如下几个方面：

（1）*呼吸道阻塞症状*　由于喉头水肿、支气管痉挛、肺水肿引起，可表现为胸闷、气促、哮喘与呼吸困难，伴濒死感。

（2）*循环衰竭症状*　由于周围血管扩张导致有效循环量不足，可表现为面色苍白，出冷汗，发绀，脉搏细弱，血压下降。

（3）*中枢神经系统症状*　因脑组织缺氧，可表现为面部及四肢麻木、意识丧失、抽搐或大小便失禁等。

（4）*其他过敏反应表现*　可有荨麻疹、恶心、呕吐、腹痛与腹泻等。

2. 血清病型反应　一般用药后 7 ～ 12 天出现，临床表现和血清病相似，有发热、关节肿痛、皮肤发痒、荨麻疹、全身淋巴结肿大、腹痛等。

3. 各器官或组织的过敏反应

（1）*皮肤过敏反应*　主要表现为荨麻疹、皮肤瘙痒，严重者可发生剥脱性皮炎。

（2）*呼吸道过敏反应*　可引起哮喘或促使原有的哮喘发作。

（3）*消化系统过敏反应*　以腹痛和便血为主要症状。

上述症状可单独出现，也可同时存在，常以呼吸道症状和皮肤瘙痒最早出现，护理人员在临床护理工作中应注意倾听患者的主诉。

（四）青霉素过敏性休克的急救措施

青霉素过敏性休克反应发生迅猛，后果严重，护理人员务必做好预防及急救的准备并在使用过程中密切观察患者的反应，一旦出现过敏性休克应立即采取以下急救措施。

1. 立即停药，协助患者平卧，报告医师，就地抢救。

2. 立即应用肾上腺素。皮下注射 0.1% 盐酸肾上腺素 1mL，小儿剂量酌减。症状如不缓解，可每隔半小时皮下或静脉注射该药 0.5mL，直至患者脱离危险期。盐酸肾上腺素是抢救过敏性休克的首选药物，具有收缩血管、增加外周阻力、提升血压、兴奋心肌、增加心输出量及松弛支气

管平滑肌等作用。

3. 纠正缺氧，改善呼吸。给予氧气吸入，改善缺氧症状。呼吸受抑制时，应立即进行口对口人工呼吸，并肌内注射尼可刹米、洛贝林等呼吸兴奋剂。有条件者可插入气管导管，借助人工呼吸机辅助或控制呼吸。喉头水肿导致窒息时，应尽快施行气管切开。

4. 抗过敏。根据医嘱静脉注射地塞米松 5 ～ 10mg 或将琥珀酸钠氢化可的松 200 ～ 400mg 加入 5% ～ 10% 葡萄糖溶液 500mL 内静脉滴注；应用抗组胺类药物，如肌内注射盐酸异丙嗪 25 ～ 50mg 或苯海拉明 40mg。

5. 补充血容量，改善微循环。静脉滴注 10% 葡萄糖溶液或平衡溶液扩充血容量。如血压仍不回升，可按医嘱加入多巴胺或去甲肾上腺素静脉滴注。

6. 针刺人中、十宣、内关穴，行强刺激。

7. 若患者发生呼吸心搏骤停，立即进行复苏抢救。如施行体外心脏按压，气管内插管或人工呼吸等急救措施。

8. 密切观察病情，记录患者生命体征、神智和尿量等病情变化；不断评价治疗与护理的效果，为进一步处置提供依据。

二、破伤风抗毒素过敏试验法

破伤风抗毒素（tetanus antitoxin TAT）是用破伤风类毒素免疫马血浆经物理、化学方法精制而成，能中和患者体液中一些破伤风毒素，控制破伤风病情的发展，也可作为被动免疫预防注射，用于有潜在破伤风危险的外伤患者。

TAT 对人体而言是一种异种蛋白，具有抗原性，注射后可引起过敏反应。主要表现为发热、速发型或迟发型血清病，偶可发生过敏性休克。因此使用 TAT 前，必须做过敏试验。试验结果阴性者，才可将所需剂量一次注入体内。若试验结果阳性，可采用脱敏注射法或注射人破伤风免疫球蛋白（HTIG）。注射过程需严密观察，发现异常，立即采用有效处理措施。

（一）TAT 过敏试验的方法

1. 皮试液配制 用 1mL 注射器吸取 TAT 药液（1500U/mL）0.1mL，加生理盐水稀释至 1mL（1mL 内含 TAT 150U），即可供皮试使用。

2. 试验方法 取上述皮试液 0.1mL（内含 TAT 15U）于患者前臂掌侧下段做皮内注射，20 分钟后判断皮试结果。

3. 试验结果判断

（1）阴性 局部无红肿、全身无异常反应。

（2）阳性 皮丘红肿，硬结直径大于 1.5cm，红晕范围直径超过 4cm，有时出现伪足或有痒感，全身过敏性反应表现与青霉素过敏反应相类似，以血清病型反应多见。

（二）TAT 脱敏注射法

1. 脱敏注射法的机理 当患者 TAT 过敏试验结果为阳性时，需采用脱敏注射法，即将所需要的 TAT 剂量分次、少量注入体内。脱敏注射的基本原理：①小剂量注射时变应原所致生物活性介质的释放量少，不至于引起临床症状；②短时间内连续多次药物注射可以逐渐消耗体内已经产生的 IgE，最终可以全部注入所需药量而不致发病。但这种脱敏只是暂时的，经过一定时间后，IgE 会再次产生而重建致敏状态。故日后如再用 TAT，还需重做过敏试验。

2. 脱敏注射的方法　脱敏注射法是将所需的 TAT 剂量分次、少量注入体内（表 13–16）。采用 TAT 脱敏注射时，预先应按抢救过敏性休克的要求准备好急救物品。

表 13–16　破伤风抗毒素脱敏注射法

次数	TAT（mL）	加 0.9% 氯化钠溶液（mL）	注射途径
1	0.1	0.9	肌内注射
2	0.2	0.8	肌内注射
3	0.3	0.7	肌内注射
4	余量	稀释至 1mL	肌内注射

按上表安排，每隔 20 分钟肌内注射 TAT 1 次，直至完成总剂量注射（TAT 1500U）。在脱敏注射过程中，应密切观察患者的反应。如发现患者有面色苍白、发绀、荨麻疹及头晕、心慌等不适或过敏性休克时，应立即停止注射并配合医生进行抢救。如过敏反应轻微，可待症状消退后，酌情将剂量减少、注射次数增加，在密切观察患者情况下，使脱敏注射顺利完成。

三、头孢菌素类药物过敏试验法

头孢菌素类药物是一类高效、低毒、广谱的抗生素，目前在临床应用广泛，因其可致过敏反应，用药前需做药物过敏试验。

（一）过敏反应的机理

头孢菌素过敏反应的机理与青霉素相似，主要由于抗原、抗体的相互作用引起。头孢菌素类和青霉素之间可呈现不完全的交叉过敏反应，对青霉素过敏者有 10% ～ 30% 对头孢菌素过敏，而对头孢菌素过敏者绝大多数对青霉素过敏。

（二）头孢菌素过敏试验的方法

1. 皮试液配制　以先锋霉素Ⅵ为例，皮试液以每毫升含先锋霉素Ⅵ 500μg 的生理盐水溶液为标准。配制方法如下（表 13–17）。

表 13–17　先锋霉素Ⅵ皮试液配制法

先锋霉素Ⅵ	加 0.9% 氯化钠溶液（mL）	每毫升药液先锋霉素Ⅵ含量	要点与说明
0.5g	2	250mg	·用 2 ～ 5mL 注射器，6 ～ 7 号针头
取上液 0.2mL	0.8	50mg	·换用 1mL 注射器
取上液 0.1mL	0.9	5mg	·每次配制时均需将溶液摇匀
取上液 0.1mL	0.9	500μg	·配制完毕换接 4 号针头，妥善放置

2. 试验方法　取上述皮试液 0.1mL（含先锋霉素 50μg），于患者前臂掌侧下段皮内注射，20 分钟后观察结果。

有关头孢菌素类药物皮试的评估、准备、结果的判断、评价、注意事项及过敏反应的处理，参见青霉素皮内试验有关内容。

四、链霉素过敏试验法

链霉素（streptomycin）是一种氨基糖苷类抗生素，主要对革兰阴性细菌及结核杆菌有较强的抗菌作用。因链霉素本身具有毒性作用，主要损害第八对脑神经和肾功能，还可导致皮疹、发热、荨麻疹、血管性水肿等过敏反应。过敏性休克发生率虽较青霉素低，但死亡率很高，故使用链霉素之前，应做药物过敏试验。

（一）链霉素过敏试验方法

试验用物准备除链霉素制剂、10% 葡萄糖酸钙或 5% 氯化钙外，其他用物同青霉素过敏试验法。

1. 皮试液的配制　以每毫升含链霉素 2500U 生理盐水溶液为标准，配制方法如下（表 13-18）。

表 13–18　链霉素皮试液配制法

链霉素	加 0.9% 氯化钠溶液（mL）	每毫升药液链霉素含量（U/mL）	要点与说明
100 万 U	3.5	25 万	· 用 5mL 注射器，6 ～ 7 号针头
0.1mL 上液	0.9	2.5 万	· 换用 1mL 注射器
0.1mL 上液	0.9	2500	· 每次配制时均需将溶液摇匀，配制完毕换接 4 号针头妥善放置

2. 试验方法　取上述皮试药液 0.1mL（含链霉素 250U）做皮内注射，注射后观察 20 分钟，20 分钟后判断皮试结果。

有关链霉素皮试的评估、准备、结果的判断、评价、注意事项，参见青霉素皮内试验有关内容。

（二）链霉素过敏反应的临床表现及处理

链霉素过敏反应的临床表现与青霉素过敏反应大致相同。轻者表现为发热、皮疹、荨麻疹，重者可致过敏性休克。一旦发生过敏性休克，其救治措施与青霉素过敏性休克基本相同。

链霉素的毒性反应比过敏反应更常见、更严重，可出现全身麻木、抽搐、肌肉无力、眩晕、耳鸣、耳聋等症状。患者如有抽搐等中毒反应，可用 10% 葡萄糖酸钙或 5% 氯化钙，静脉缓慢推注，小儿酌情减量。链霉素可与钙离子络合，从而减轻毒性反应；患者若有肌肉无力、呼吸困难，宜用新斯的明皮下注射或静脉注射。

五、碘过敏试验法

临床上常用碘化物造影剂做肾脏、胆囊、膀胱、支气管、脑血管等造影检查，此类药物也可发生过敏反应。凡首次用药者应在碘造影前 1 ～ 2 天做过敏试验，结果为阴性时方可做碘造影检查。

（一）试验方法

1. 口服法　口服 5% ～ 10% 碘化钾 5mL，每日 3 次，连服 3 天，观察结果。

2. 皮内注射法　皮内注射碘造影剂 0.1mL，20 分钟后观察结果。

3. 静脉注射法　静脉注射碘造影剂（30% 泛影葡胺）1mL，5 ～ 10 分钟后观察结果。在静脉注射造影剂前，必须先做皮内注射，然后再静脉注射，结果阴性时方可进行碘剂造影。

（二）试验结果判断

1. 口服法　有口麻、头晕、心慌、恶心呕吐、流泪、流涕、荨麻疹等症状为阳性。

2. 皮内注射法　局部有红肿、硬块，直径超过 1cm 为阳性。

3. 静脉注射法　有血压、脉搏、呼吸及面色等改变，或有心慌、黏膜水肿、恶心呕吐、荨麻疹等其他不适，即为阳性。

有少数过敏试验阴性者，在注射造影剂过程中也会发生过敏反应，因此在静脉注射造影剂前，必须备好急救药品。碘剂过敏反应的处理同青霉素过敏反应的处理。

六、普鲁卡因过敏试验法

普鲁卡因为一种局部麻醉药，可做浸润麻醉、传导麻醉、腰椎麻醉及硬膜外麻醉，偶可引起轻重不同的过敏反应。凡首次应用普鲁卡因前，须先做过敏试验，结果阴性者方可使用。

1. 试验方法　皮内注射 0.25% 普鲁卡因溶液 0.1mL，20 分钟后观察试验结果并记录。

2. 试验结果判断和过敏反应处理　同青霉素过敏试验及过敏反应的处理。

七、细胞色素 C 过敏试验法

细胞色素 C 是一种细胞呼吸激活剂，常作为组织缺氧治疗的辅助用药。偶见过敏反应发生，用药前须做过敏试验。过敏试验常用方法有两种：

1. 皮内试验　取细胞色素 C 溶液（每支 2mL，内含 15mg）0.1mL 加生理盐水至 1mL（1mL 内含细胞色素 C 0.75mg），皮内注射 0.1mL（含细胞色素 C 0.075mg）。20 分钟后观察结果。局部发红，直径大于 1cm，出现丘疹者为阳性。

2. 划痕试验　在前臂下段内侧，用 75% 乙醇常规消毒皮肤。取细胞色素 C 原液（每 1mL 含细胞色素 C 7.5mg）1 滴，滴于皮肤上，用无菌针头在表皮上划痕两道，长度约 0.5cm，深度以有微量渗血为度。20 分钟后观察结果。结果判断同上述皮内试验法。

第六节　局部给药

在临床治疗与护理中，根据各科特殊治疗的需要，还可采用一些局部用药的方法。

一、滴药法

滴药法是指将药液滴入机体的某些部位，达到局部或全身治疗作用，或协助某些诊断性检查的方法。包括滴眼药法、滴耳药法和滴鼻药法 3 种局部用药法。

（一）滴眼药法

【目的】

1. 将药液滴入结膜囊，以达到控制感染、麻醉、散瞳、缩瞳等治疗或诊断作用。
2. 冲洗眼部的异物或分泌物。

【评估】

1. 患者的年龄、病情、生命体征、意识状态等。
2. 患者的心理状况、合作程度、自理能力等。
3. 患者的眼部情况及患者对眼部用药相关知识的了解程度。
4. 患者的用药史、过敏史、目前用药情况等。

【计划】

1. 护士准备 衣帽整洁，修剪指甲，洗手，戴口罩。

2. 患者准备

（1）了解滴眼药的目的、方法、注意事项及配合要点。

（2）取合适体位。

3. 用物准备 治疗盘内置眼药滴瓶或滴管、消毒棉签或棉球、弯盘。

4. 环境准备 环境整洁、安静、舒适、安全。

【实施】操作步骤见表 13–19。

表 13–19 滴眼药法操作步骤

操作步骤	要点与说明
1. 核对、解释 携用物至患者床旁，核对患者床号、姓名，向患者解释操作目的、过程及配合要点	·确认患者，并取得患者的理解和配合
2. 体位 协助患者取合适卧位	·取坐位或仰卧位
3. 清洁眼部 用棉签或棉球拭净眼部分泌物或眼泪，使患者头稍后仰，眼向上看	·便于滴药
4. 滴药 一手将患者下眼睑向下方牵拉，另一手持滴瓶或滴管，手掌根部轻放于患者前额上，滴管口距眼睑 1 ～ 2cm，滴药液于眼下部结膜囊内 1 ～ 2 滴（图 13–25）	·动作轻柔、滴入药量准确 ·勿将药液滴在角膜上，避免引起不适 ·滴管或滴瓶末端勿触及睫毛或眼睑缘，以防污染
5. 压紧泪囊 松开下眼睑，轻轻提起上眼睑，使药液均匀地扩散于眼球表面，如药液流出，以干棉球擦拭，并紧压泪囊部 1 ～ 2 分钟，嘱患者闭眼 2 分钟	·以利于药物充分吸收 ·防止药液流入鼻腔引起全身不良反应
6. 整理床单位，清理用物 协助患者取舒适体位，整理床单位，清理用物	
7. 洗手，记录 记录药物的名称、剂量、滴药时间及患者的反应	·利于评价

【评价】

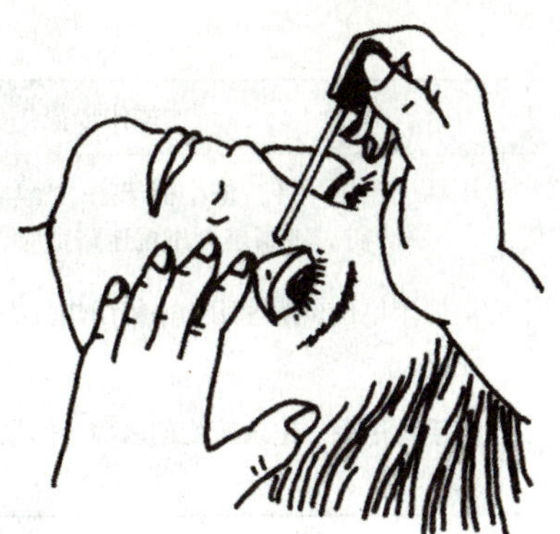

图 13-25　滴眼药法

1. 护患沟通有效，患者情绪稳定，愿意接受滴眼药治疗并积极配合。

2. 患者及家属能理解滴眼药的目的，了解药物的相关知识、滴眼药过程中的注意事项。

3. 能严格执行操作规程，无差错事故发生，操作程序清晰、规范。

【注意事项】

1. 用药前认真检查眼药水的质量，悬浮液剂使用前应摇匀。

2. 勿将药物直接滴于角膜，因角膜分布有丰富的痛觉纤维，对任何刺激都极其敏感。

3. 溃疡、眼球术后、外伤等患者不宜压迫及拉高上眼睑。

4. 若同时用两种或两种以上药物，之间须间隔 5 分钟，应先滴刺激性弱的药，后滴刺激性强的药。

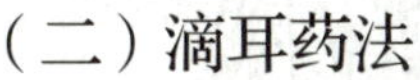

（二）滴耳药法

【目的】将药液滴入耳道内，达到软化耵聍、清洁耳道、消炎、止痛的目的。

【评估】

1. 患者的年龄、病情、生命体征、意识状态等。

2. 患者的心理状况、合作程度、自理能力等。

3. 患者的耳部情况及患者对耳部用药相关知识的了解程度。

4. 患者的用药史、过敏史、目前用药情况等。

【计划】

1. 护士准备　衣帽整洁，修剪指甲，洗手，戴口罩。

2. 患者准备

（1）了解滴耳药的目的、方法、注意事项及配合要点。

（2）取合适体位。

3. 用物准备　滴耳药瓶或滴管、消毒棉签、棉球。必要时备 3% 过氧化氢溶液、弯盘。

4. 环境准备　环境整洁、安静、舒适、安全。

【实施】操作步骤见表 13-20。

表 13-20　滴耳药法

操作步骤	要点与说明
1. 核对、解释　携用物至患者床旁，核对患者床号、姓名，向患者解释操作目的、过程及配合要点	· 确认患者，并取得患者的理解和配合
2. 体位　协助患者取合适卧位	· 坐位或仰卧位，头偏向健侧
3. 清洁耳道　将外耳道分泌物清理干净，必要时用 3% 过氧化氢溶液清洁，棉签拭干	· 便于药液流入耳内以发挥药效
4. 滴药　一手将耳郭向后上方轻轻牵拉（婴幼儿需将耳郭拉向后下方），使耳道变直，另一手持滴瓶或滴管，掌根轻放于耳郭旁，将药液滴入外耳道 2 ～ 3 滴（图 13-26）	· 滴管或滴瓶末端勿触及外耳道，避免污染

续表

操作步骤	要点与说明
5. 压耳　轻压耳屏，将小棉球塞入外耳道口嘱患者维持原卧位 1～2 分钟，观察是否出现迷路反应	· 使药液充分进入中耳，以免流出，以充分发挥药效
6. 整理床单位，清理用物　将用物分类处理，协助患者取舒适体位	
7. 洗手，记录　记录药物的名称、剂量、滴药时间及患者的反应	· 利于评价

【评价】

1. 护患沟通有效，患者情绪稳定，愿意接受滴耳药治疗并积极配合。

2. 患者及家属能理解滴耳药的目的，了解药物的相关知识、滴耳药过程中的注意事项。

3. 护理人员能严格执行操作规程，无差错事故发生，操作程序清晰、规范。

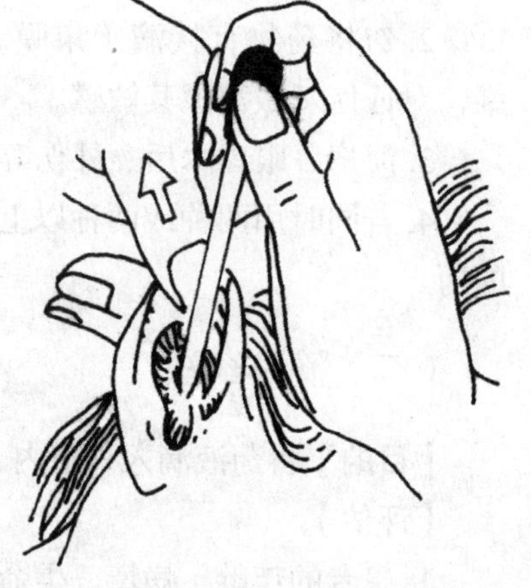

图 13-26　滴耳药法

【注意事项】

1. 有鼓膜穿孔的患者禁忌耳内给药。

2. 应避免药液过凉以引起迷路反应（如眩晕、眼球震颤等）。

3. 软化耵聍者滴入药量以不溢出耳道为度，向患者解释滴药后耳部可出现胀感，耵聍取出后症状即消失。两侧均有耵聍者，不宜同时进行。

4. 昆虫类异物进入耳道可选用油剂药物，滴药 2～3 分钟后便可取出。

（三）滴鼻药法

【目的】

1. 治疗鼻窦炎及严重的鼻出血。

2. 缓解鼻窦充血及上呼吸道感染引起的鼻塞症状。

【评估】

1. 患者的年龄、病情、生命体征、意识状态等。

2. 患者的心理状况、合作程度、自理能力等。

3. 患者的鼻腔情况及患者对鼻部用药相关知识的了解程度。

4. 患者的用药史、过敏史、目前用药情况等。

【计划】

1. 护士准备　衣帽整洁，修剪指甲，洗手，戴口罩。

2. 患者准备

（1）患者了解滴鼻药的目的、方法、注意事项及配合要点。

（2）取合适体位，擤鼻后用纸巾擦净，解开衣领。

3. 用物准备　滴鼻药瓶或滴管、纸巾。

4. 环境准备　病室环境整洁、安静、舒适、安全。

【**实施**】操作步骤见表 13-21。

表 13-21　滴鼻药法操作步骤

操作步骤	要点与说明
1. 核对、解释　携用物至患者床旁，核对患者床号、姓名，向患者解释操作目的、过程及配合要点	·确认患者，并取得患者的理解和配合
2. 体位　协助患者取合适卧位	
（1）仰头位　患者取坐位或仰卧位，头后仰（图 13-27A）	·治疗上颌窦炎、额窦炎时，头后仰且向患侧倾斜
（2）侧头位　患者取患侧卧位，肩下垫枕，头偏向患侧且下垂	·用于单侧鼻窦炎或伴高血压患者
3. 滴药　一手轻推鼻尖使鼻腔充分显露，另一手持滴管或滴瓶距鼻孔 2 ～ 3cm 处滴入 3 ～ 5 滴药液（图 13-27B）	·动作轻柔、确保滴药准确
4. 压鼻翼　轻捏鼻翼，使药液均匀分布于鼻腔黏膜，嘱患者维持原卧位 3 ～ 5 分钟后恢复正常体位，用纸巾揩去外流的药液	·利于药液充分发挥疗效
5. 整理床单位，清理用物　将用物分类处理，协助患者取舒适体位	
6. 洗手、记录　记录药物的名称、剂量、滴药时间及患者的反应	·利于评价

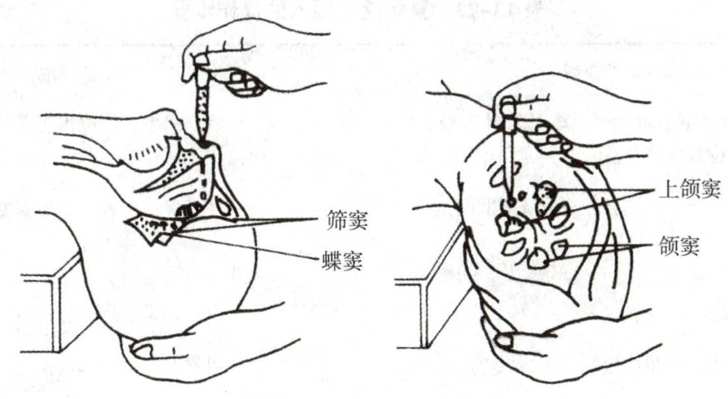

图 13-27　滴鼻药法

【**评价**】

1. 护患沟通有效，患者情绪稳定，愿意接受滴鼻药治疗并积极配合。
2. 患者及家属能理解滴鼻药的目的，了解药物的相关知识、滴鼻药过程中的注意事项。
3. 护理人员能严格执行操作规程，无差错事故发生，操作程序清晰、规范。

【**注意事项**】

1. 指导患者不要过量使用滴鼻药，否则会引起反弹效应，即加重鼻黏膜的充血。
2. 有高血压和其他心血管疾病的患者禁忌使用含有血管收缩的药物，以免产生意外。

二、栓剂给药法

栓剂是药物与适宜基质制成的供腔道给药的固体制剂，其熔点为 37℃左右，插入体腔后缓慢融化而产生药效，包括直肠栓剂和阴道栓剂。

（一）直肠栓剂插入法

【**目的**】

1. 发挥局部效应，如直肠插入甘油栓剂，软化粪便，缓解便秘。

2. 发挥全身效应，如应用解热镇痛栓剂退热。

【评估】

1. 患者的年龄、病情、生命体征、意识状态等。

2. 患者的心理状况、合作程度、自理能力等。

3. 患者的肛门周围皮肤及黏膜状况。

4. 患者的用药史、过敏史、目前用药情况等。

【计划】

1. 护士准备 着装整洁，修剪指甲，洗手，戴口罩。

2. 患者准备

（1）了解给药的目的、方法、注意事项及配合要点。

（2）取合适体位。

3. 用物准备 直肠栓剂、指套或手套、卫生纸、屏风（必要时）。

4. 环境准备 病室环境整洁、安静、舒适、安全。

【实施】操作步骤见表 13–22。

表 13–22 直肠栓剂插入的操作步骤

操作步骤	要点与说明
1. 核对、解释 携用物至患者床旁，核对患者床号、姓名，向患者解释操作目的、过程及配合要点	· 确认患者，并取得患者的理解和配合
2. 体位 协助患者取侧卧位，屈膝，充分暴露肛门	· 注意保护患者，避免着凉
3. 置入栓剂	
（1）戴指套或手套	· 以免污染手指
（2）嘱患者张口深呼吸，尽量放松	· 可使肛门括约肌放松
（3）将栓剂插入肛门，以食指将栓剂沿直肠壁送入直肠深处（图 13–28）	· 栓剂插入深度 6 ～ 7cm 为宜
（4）置入栓剂后，嘱患者保持侧卧位 15 分钟，防止栓剂脱出或融化后渗出肛门外	· 若药栓滑脱出肛门外，应重新置入，观察药物疗效
4. 整理床单位，清理用物 将用物分类处理，协助患者取舒适体位	
5. 洗手、记录 记录药物的名称、剂量、给药时间及患者的反应	· 利于评价

【评价】

1. 护患沟通有效，患者情绪稳定，愿意接受直肠栓剂插入治疗并积极配合。

2. 患者及家属能理解直肠栓剂插入的目的，了解药物的相关知识、用药过程中的注意事项。

3. 护理人员能严格执行操作规程，无差错事故发生，操作程序清晰、规范。

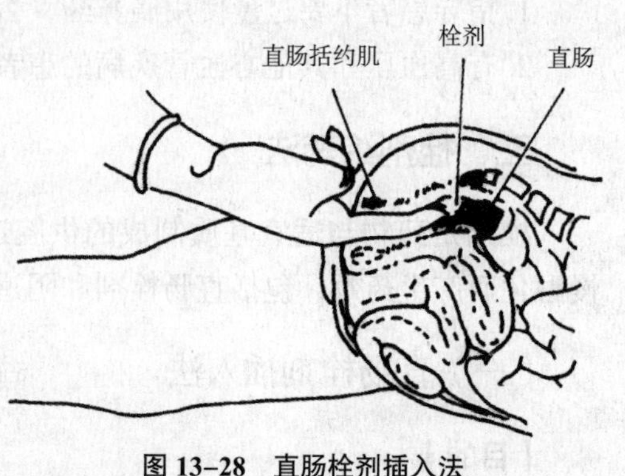

图 13–28 直肠栓剂插入法

【注意事项】

1. 确保栓剂贴于直肠黏膜，否则影响吸收而达不到治疗效果。

2. 操作时要动作轻柔，避免引起患者不适。

3. 指导患者放松及配合的方法。

（二）阴道栓剂插入法

【目的】自阴道插入栓剂，达到消炎、缓解阴道不适等局部治疗作用。

【评估】

1. 患者的年龄、病情、生命体征、意识状态等。

2. 患者的心理状况、合作程度、自理能力等。

3. 患者的用药史、过敏史、目前用药情况等。

【计划】

1. 护士准备　衣帽整洁，修剪指甲，洗手，戴口罩。

2. 患者准备

（1）患者了解阴道栓剂插入的目的、方法、注意事项及配合要点。

（2）取合适体位。

3. 用物准备　阴道栓剂、栓剂置入器或手套、卫生棉垫、屏风（必要时）。

4. 环境准备　病室环境整洁、安静、舒适、安全。注意保护患者隐私，必要时屏风遮挡。

【实施】操作步骤见表 13–23。

表 13–23　阴道栓剂插入的操作步骤

操作步骤	要点与说明
1. 核对、解释　携用物至患者床旁，核对患者床号、姓名，向患者解释操作目的、过程及配合要点	· 确认患者，并取得患者的理解和配合
2. 体位　协助患者取仰卧位，屈膝，两腿外展	· 注意保暖，避免患者着凉
3. 置入栓剂　戴手套后，一手分开阴唇，另一手（或用栓剂置入器）将阴道栓剂沿阴道下后方轻轻送入 5cm，达到阴道穹隆（图 13–29）；嘱患者保持仰卧位 15 分钟，外阴部垫卫生棉垫	· 动作轻柔，以免引起患者不适 · 以利于药物扩散及吸收 · 避免药物或阴道渗出物弄污衣裤
4. 整理床单位，清理用物　协助患者取舒适体位，整理床单位，清理用物	
5. 洗手、记录　记录药物的名称、剂量、给药时间及患者的反应	· 利于评价

【评价】

1. 护患沟通有效，患者情绪稳定，愿意接受阴道栓剂插入治疗并积极配合。

2. 患者及家属能理解阴道栓剂插入的目的，了解药物的相关知识、用药过程中的注意事项。

3. 护理人员能严格执行操作规程，无差错事故发生，操作程序清晰、规范。

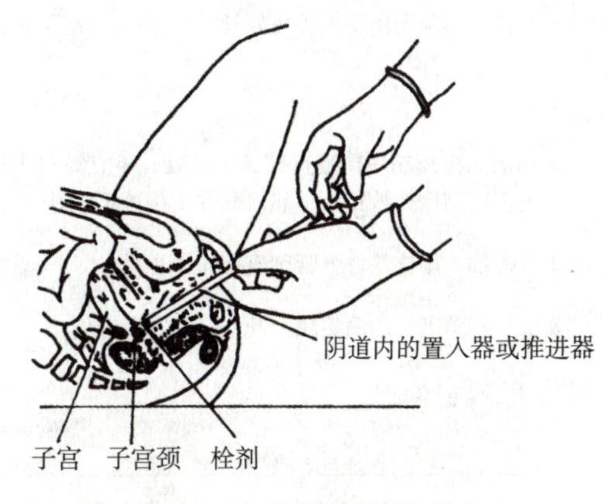

图 13–29　阴道栓剂插入法

【注意事项】

1. 月经期及阴道出血患者禁用。

2. 指导患者治疗期间避免盆浴及性生活。

三、皮肤给药法

【目的】将药物直接涂于皮肤，达到局部治疗的目的。

【评估】

1. 患者的年龄、病情、生命体征、意识状态等。
2. 患者的心理状况、合作程度、自理能力等。
3. 患者的局部皮肤状况。
4. 患者的用药史、过敏史、目前用药情况等。

【计划】

1. 护士准备 衣帽整洁，修剪指甲，洗手，戴口罩。

2. 患者准备

（1）了解皮肤用药的目的、方法、注意事项及配合要点。

（2）取合适体位。

（3）用药前用温水或中性肥皂清洁局部皮肤，患皮炎者只可用清水清洁，在涂药前应清除硬痂、坏死组织。

3. 用物准备 皮肤用药（遵医嘱准备）、棉签、弯盘等。必要时备皮肤清洁用物。

4. 环境准备 病室环境整洁、安静、舒适、安全。注意保护患者隐私，必要时屏风遮挡。

【实施】操作步骤见表 13–24

表 13–24 皮肤用药的操作步骤

操作步骤	要点与说明
1. 核对、解释 携用物至患者床旁，核对患者床号、姓名，向患者解释操作目的、过程及配合要点	·确认患者，并取得患者的理解和配合
2. 体位 根据皮肤用药的部位，协助患者取舒适卧位	·避免患者着凉
3. 皮肤用药	
（1）护士戴手套或使用专门的涂药器	·动作轻柔，以免引起患者不适
（2）根据药物剂型的特点，应用特定的方法保证药物渗透皮肤和吸收	·以利于药物扩散及吸收
▲溶液 用药液将棉球浸湿，再用无菌镊子夹持棉球洗抹患部，清洁后用干棉球擦干。用湿敷法给药亦可	·适用于急性皮炎伴有大量渗液或脓液者 ·用一次性治疗巾垫于患部下面
▲软膏 用搽药棒或棉签将软膏涂于患处，薄薄一层即可	·适用于慢性增厚性皮损 ·若皮损角化过度，应略加摩擦，一般无须包扎（大片糜烂皮损或溃疡除外）
▲糊剂 将药糊用棉签直接涂于患处，不宜涂得太厚，也可先将糊剂涂在纱布上，然后贴在皮损处再包扎	·适用于亚急性皮炎，有少量渗液或轻度糜烂者
▲乳膏剂 用棉签将乳膏剂直接涂于患处	·一般多用于皮炎，但禁用于渗出较多的急性皮炎
▲酊剂和醑剂 用棉签蘸取药液直接涂于患处	·适用于慢性皮炎患者的苔藓样变 ·因药液有刺激性，有糜烂面的急性皮炎者，黏膜及眼、口的周围不宜用药

续表

操作步骤	要点与说明
▲粉剂　将药粉均匀地扑撒在皮损处	·适用于急性或亚急性皮炎而无糜烂渗液的皮损 ·多次粉剂应用后常有粉块形成，可以用温生理盐水湿润后除去
4. 整理床单位，清理用物　协助患者取舒适体位，整理床单位，清理用物	
5. 洗手、记录　记录药物的名称、剂量、给药时间及患者的反应	·利于评价

【评价】

1. 护患沟通有效，患者情绪稳定，愿意接受皮肤用药治疗并积极配合。
2. 患者及家属能理解皮肤用药的目的，了解药物的相关知识、用药过程中的注意事项。
3. 护理人员能严格执行操作规程，无差错事故发生，操作程序清晰、规范。

【注意事项】

1. 观察用药后局部皮肤的反应。
2. 了解患者局部用药后的主观感觉。

四、舌下给药法

舌下给药法是将药物置于舌下，通过舌下口腔黏膜丰富的毛细血管吸收从而达到治疗目的的一种给药方法。口腔的黏膜薄、面积大，其黏膜下有丰富的毛细血管，药物经毛细血管吸收后经颈内静脉到达心脏或其他器官，避免了胃肠刺激、吸收不全和首过消除作用，具有药物吸收迅速、起效快、生物利用度高的特点。如目前常用的硝酸甘油制剂，舌下含服 2 ～ 5 分钟即可发挥作用，用药后患者心前区疼痛症状可减轻或消除。

指导患者将此类药物放置于舌下，让其自然溶解吸收，不可饮水，也不要嚼碎吞下，以免影响药效。

思考题

1. 张某，女，35 岁。阑尾炎术后第 5 天，受凉后出现上呼吸道感染。T 39℃，咳嗽、咳痰。医嘱：口服磺胺甲基异噁唑、复方阿司匹林和止咳糖浆。

请问：

（1）护理人员发药时应如何指导患者服药？

（2）指导患者服药的依据是什么？

2. 刘某，女，19 岁。因“大叶性肺炎”入院治疗。医嘱：青霉素皮试。皮试后 5 分钟，患者出现胸闷、气急伴濒危感，皮肤瘙痒，面色苍白，出冷汗，脉细速，血压下降，烦躁不安。

请问：

（1）考虑患者出现了何种情况？

（2）应采取哪些紧急措施？

3. 张某，男，71 岁。慢性阻塞性肺气肿 10 年，肺心病 3 年，近日因急性上呼吸道感染而

出现大量脓痰不易咳出，护士遵医嘱给予超声波雾化吸入，每日两次。

请问：

（1）雾化吸入的目的是什么？

（2）雾化吸入的注意事项有哪些？

4. 李某，男，28岁。右脚被钉子刺破，医嘱予以肌内注射破伤风抗毒素，皮试结果阳性，请问应该如何处理？

第十四章
静脉输液与输血

扫一扫，查阅本章数字资源，含PPT、音视频、图片等

静脉输液和输血是临床治疗和抢救患者的重要措施之一。正常情况下，人体内水、电解质、酸碱度均保持在一定数值范围内，以维持机体内环境相对稳定，保持其正常的生理功能。但某些疾病和创伤等原因会造成机体体液平衡紊乱。通过静脉输液和输血可及时、有效地补充丧失的体液和电解质，纠正水、电解质、酸碱平衡失调，恢复内环境稳定。通过静脉输注药物，可以达到治疗疾病的目的。因此，护理人员必须熟练掌握静脉输液、输血的有关知识和技能，以便在治疗疾病和挽救患者生命过程中发挥重要作用，保证患者的治疗安全有效。

第一节　静脉输液

静脉输液（intravenous infusion）是利用大气压和液体静压形成的输液系统内压高于人体静脉压的原理，将一定量的无菌溶液或药物直接输入静脉的治疗方法。

一、静脉输液的目的

1. 补充水分和电解质，预防和纠正机体水、电解质和酸碱平衡失调　常用于因剧烈腹泻、呕吐、大手术后等引起的脱水或酸碱平衡失调患者。

2. 输入药物，治疗疾病　用于各种需要经静脉输入药物的治疗，如输入抗生素控制感染；输入解毒药物达到解毒作用；输入脱水剂降低颅内压等。

3. 增加血容量，改善微循环，维持血压及微循环灌注量　常用于严重烧伤、大出血、休克等患者。

4. 补充营养，供给热量，保持正氮平衡，增加体重　常用于慢性消耗性疾病、胃肠道吸收障碍及不能经口进食者，如恶性肿瘤、吸收不良综合征、昏迷及口腔疾病等患者。

二、常用溶液的种类和作用

（一）晶体溶液

晶体溶液（crystalloid solution）分子量小，在血管内存留时间短，对维持细胞内外水分相对平衡，纠正体内水、电解质平衡失调效果显著。常用的晶体溶液包括：

1. 葡萄糖溶液　用于补充水分和热量，减少蛋白质消耗，防止酮体产生，促进钠（钾）离子进入细胞内。葡萄糖进入人体后迅速分解，一般不产生高渗和利尿作用，常作为静脉给药的载体和稀释剂。临床常用的葡萄糖溶液有 5% 葡萄糖溶液和 10% 葡萄糖溶液。

2. 等渗电解质溶液 用于补充水分和电解质，维持体液和渗透压平衡。常用的等渗电解质溶液有 0.9% 氯化钠溶液、复方氯化钠溶液（林格氏等渗溶液）、5% 葡萄糖氯化钠溶液。

3. 高渗溶液 用于利尿脱水，可在短时间内提高血浆渗透压，回收组织水分进入血管内，消除水肿；也可降低颅内压，改善中枢神经系统功能。常用的溶液有 20% 甘露醇、25% 山梨醇、25% ～ 50% 葡萄糖溶液等。

4. 碱性溶液 用于纠正酸中毒，调节酸碱失衡。常用的碱性溶液有 5% 碳酸氢钠溶液、1.4% 碳酸氢钠溶液、11.2% 乳酸钠溶液和 1.84% 乳酸钠溶液等。

碳酸氢钠溶液补碱迅速，不易加重乳酸血症，但中和酸后生成的碳酸（H_2CO_3）必须以二氧化碳（CO_2）形式经肺呼出，因此，对呼吸功能不全患者使用受限；休克、肝功能不全、缺氧、右心衰竭患者或新生儿，对乳酸钠代谢产生的乳酸利用能力差，会加重乳酸血症，故不宜使用。

（二）胶体溶液

胶体溶液（colloidal solution）由于分子量大，在血管内存留时间长，能有效维持血浆胶体渗透压，增加血容量，改善微循环，提高血压。常用的胶体溶液包括：

1. 右旋糖酐溶液 为水溶性多糖类高分子聚合物，常用溶液有两种。

（1）*低分子右旋糖酐（平均相对分子质量 4 万左右）* 可降低血液黏稠度，减少红细胞聚集，改善血液循环和组织灌注量，防止血栓形成。

（2）*中分子右旋糖酐（平均相对分子质量 7.5 万左右）* 可提高血浆胶体渗透压，扩充血容量。

2. 代血浆 作用与低分子右旋糖酐相似，其在体内存留时间较右旋糖酐长，扩容效果良好，输入后可使循环血量和心输出量显著增加，急性大出血时可与全血共用。常用的代血浆有羟乙基淀粉（706 代血浆）、氧化聚明胶、聚乙烯吡咯酮等。

3. 血液制品 输入后能提高血浆胶体渗透压，增加循环血容量，补充蛋白质和抗体，有助于组织修复和增强机体免疫力。常用的血液制品有 5% 白蛋白和血浆蛋白等。

（三）静脉高营养液

高营养液能提供热量，补充蛋白质，维持机体正氮平衡，补充多种维生素和矿物质，主要由氨基酸、脂肪酸、矿物质、维生素、高浓度葡萄糖或右旋糖酐、水等成分组成。静脉高营养液可适用于营养摄入不足或不能经消化道供给营养的患者，通过静脉置管输注高营养液维持机体营养的供给。常用的高营养液有复方氨基酸、脂肪乳剂等。

三、常用静脉输液部位

静脉输液时，应根据患者的年龄、病情、病程、意识状态、体位、药物的性质和量、输液时间、静脉情况等来选择穿刺的部位。常用的输液部位有：

（一）周围浅静脉

周围浅静脉是指分布于皮下的肢体末端的静脉。上肢常用浅静脉有肘正中静脉、头静脉、贵要静脉、手背静脉网。手背静脉网是成人患者静脉输液时的首选部位；肘正中静脉、头静脉、贵要静脉可以用来采集静脉血标本、静脉推注药液及作为经外周中心静脉置管（PICC）的穿刺部位。下肢常用浅静脉有大隐静脉、小隐静脉、足背静脉网，但因下肢静脉有静脉瓣，容易形成血栓，不作为静脉输液的首选部位。

（二）头皮静脉

头皮静脉常用于小儿的静脉输液。小儿头皮静脉分支多，交错成网，表浅易见，不易滑动，便于固定。较大的头皮静脉有颞浅静脉、额静脉、枕静脉和耳后静脉。

（三）锁骨下静脉和颈外静脉

此部位静脉管径粗大、不易塌陷，需要长期持续输液或需要静脉高营养的患者常选此部位，常用于进行中心静脉置管。

四、常用静脉输液法

（一）周围静脉输液法

【目的】同静脉输液目的。

【评估】

1. 患者年龄、病情、生命体征、血液循环状况、意识状态等。
2. 患者的心理状况、合作程度、自理能力等。
3. 患者穿刺部位皮肤、血管状况及肢体活动度。
4. 患者的用药史、过敏史和目前用药情况。

【计划】

1. 护士准备　衣帽整洁，修剪指甲，洗手，戴口罩。

2. 患者准备

（1）了解静脉输液的目的、方法、注意事项及配合要点。

（2）输液前排尿或排便，卧位舒适。

3. 用物准备　注射盘 1 套、弯盘、输液液体及药物（按医嘱准备）；加药用无菌注射器及针头；止血带、无菌输液贴、无菌输液器、瓶套、瓶签、开瓶器、砂轮、小垫枕、治疗巾、输液卡；输液架、污物桶、锐器盒；必要时备输液泵、小夹板及绷带。需静脉留置输液另备静脉留置针一套（图 14–1）、无菌生理盐水或稀释肝素溶液（封管液）、无菌透明敷贴。

4. 环境准备　环境符合无菌操作原则要求，整洁、安静、舒适、安全。

【实施】操作步骤见表 14–1。

表 14–1　周围静脉输液法操作步骤

操作步骤	要点与说明
▲头皮针静脉输液法	
1. 核对、检查药物　备齐用物，按医嘱备药，核对药液瓶签（药名、浓度、剂量和时间），检查药液质量	· 严格执行查对制度，避免出现差错 · 检查瓶盖有无松动，瓶身有无裂痕，药液是否在有效期，上下摇动瓶身，对光检查药液有无浑浊、沉淀、絮状物等

续表

操作步骤	要点与说明
2. 贴输液瓶签、加药　根据医嘱填写输液卡并倒贴于输液瓶上；套上瓶套，启开液体瓶盖中心部分，常规消毒瓶塞后，按医嘱加入药物	· 粘贴输液瓶签，勿将输液瓶原有标签覆盖 · 消毒范围至瓶塞下端瓶颈处 · 根据病情安排输液顺序，并根据治疗原则，按急、缓及药物半衰期等情况，合理分配用药，注意药物之间的配伍禁忌
3. 插输液器　检查并打开输液器，将输液器针头垂直插入瓶塞达到针头根部，关闭调节器	· 检查输液器型号、包装是否完好、是否在有效期内 · 插入输液器时防止污染
4. 核对、解释　携用物至患者床旁，核对患者床号、姓名、药物等；向患者解释操作目的、过程及配合要点，询问是否有其他需要（如厕等），协助取舒适体位。再次洗手	· 操作前执行三查七对制度
5. 排气　将输液瓶倒挂于输液架上，倒置、上举茂菲滴管，轻轻挤压滴管，当液体平面达茂菲滴管 1/2 ～ 2/3 时，迅速放正滴管，使液平面缓缓下降，直至排尽导管和针头内的空气（图 14–2）。关闭调节器待用	· 注意排液于弯盘中 · 排除输液管和针头内空气，防止发生空气栓塞
6. 选择静脉、消毒　将治疗巾、小垫枕置穿刺肢体下，在穿刺点上方约 6cm 处扎止血带，常规消毒穿刺部位，消毒范围直径≥ 5cm，备胶布	· 穿刺应避开皮肤有感染、渗液部位。长期输液者，注意保护和合理使用静脉，从远心端静脉开始，逐渐向近心端使用 · 止血带尾端向上，松紧度以阻断静脉而不阻断动脉血流为宜 · 使用按摩、握拳等方法使静脉充盈
7. 二次核对　再次核对患者床号、姓名及药物名称、浓度、剂量、给药时间和方法	· 操作中执行三查七对制度
8. 再次排气、穿刺　再次排气后，取下护针帽，嘱患者握拳，按静脉注射法行静脉穿刺，见回血后，将针头再平行送入少许，固定针柄，松开止血带，嘱患者松拳，打开调节器	· 穿刺前确认输液管内无气泡 · 沿静脉走向进针，防止刺破血管
9. 固定　待液体滴入通畅，患者无不适后，用无菌输液贴先固定针柄，再固定进针部位，最后将针头附近输液管环绕后固定（图 14–3）。必要时用夹板固定关节，以防针头滑出	· 覆盖穿刺部位以防污染
10. 调节滴速　根据年龄、病情及药物性质调节输液速度	· 一般成人 40 ～ 60 滴 / 分；小儿 20 ～ 40 滴 / 分 · 对合并心、肺、肾脏疾病患者，老年人、婴幼儿及输注强刺激性药物、含钾或升压药液患者，滴速宜慢；对严重脱水、心肺功能良好者，速度可适当加快
11. 再次核对　再次核对患者床号、姓名及药物名称、浓度、剂量、给药时间和方法	· 操作后执行三查七对制度
12. 交代注意事项　告知家属及患者不可随意调节滴速，输液部位若有疼痛、肿胀或全身不适，及时告知医护人员，置呼叫器于患者易取处	
13. 整理床单位、清理用物　撤去治疗巾，取出止血带和小垫枕，整理床单位，清理用物	· 将用物分类处理
14. 洗手、记录　输液观察记录卡上记录药液种类、输入时间、滴速、患者反应等，签全名	· 利于评价

续表

操作步骤	要点与说明
15. 更换液体　如果需连续输入多瓶药液，在第一瓶药液输尽前，按准备第一瓶液体的方法备第二瓶液体；更换药液瓶时，拔出第一瓶内输液管尖端后，插入第二瓶内；检查滴管内液面高度是否合适，输液管中有无气泡，待输液通畅，调节适宜输液速度后方可离去	· 插入输液管时应注意无菌操作，防止污染
16. 拔针　输液完毕，除去输液贴，关闭调节器，将无菌干棉签置于穿刺点上方快速拔出针头，按压 1 ～ 2 分钟至无出血	· 应顺血管方向按压 · 按压用力勿过大，以免引起疼痛和损伤
17. 整理床单位、清理用物　协助患者适当活动穿刺肢体，取舒适卧位，整理床单位，清理用物	· 将用物分类处理
18. 洗手、记录　记录输液结束的时间及患者的反应	· 利于评价
▲静脉留置针输液法	· 宜用于短期静脉输液治疗，不宜用于腐蚀性药物等持续性静脉输注。可保护静脉，减少因反复穿刺造成的血管损伤和痛苦；保持静脉通道畅通，便于抢救和治疗
1. 同头皮针静脉输液法 1 ～ 5	· 检查外包装是否完好、型号、有效期
2. 连接输液器与留置针　打开静脉留置针外包装，取下头皮针护针帽，将头皮针完全插入留置针肝素帽内，排尽留置针内空气，关闭调节器，将留置针放回留置针盒内	· 头皮针应完全插入留置针肝素帽内
3. 取体位、选静脉　协助患者取舒适卧位，选择粗直、富有弹性、血流量丰富的血管。将小垫枕置于穿刺肢体下，铺治疗巾，在穿刺点上方 10cm 处扎止血带	· 宜选择上肢静脉作为穿刺部位
4. 消毒皮肤　常规消毒穿刺部位皮肤，消毒范围直径应 ≥ 8cm，备透明敷贴和胶布，并在敷贴上注明日期和时间	· 标记日期和时间，为更换套管针提供依据
5. 二次核对　再次核对患者床号、姓名及药物名称、浓度、剂量、给药时间和方法	· 操作中执行三查七对制度
6. 二次排气　手持留置针的针翼，去掉留置针护针帽，二次排气；旋转、松动针芯（图 14–4）	· 排液于弯盘内，穿刺前确认输液管内无气泡 · 避免套管与针芯的粘连
7. 穿刺、固定　嘱患者握拳，操作者左手绷紧皮肤，右手持留置针针翼，针尖斜面向上，与皮肤呈 15°～ 30°进针，见回血后，放平针翼再送入少许，左手持 Y 接口，右手持针翼将针芯撤出 0.5cm，再持针座将外套管与针芯一同送入静脉，左手固定 Y 接口，右手撤出针芯。松开止血带及调节器，嘱患者松拳，液体滴入通畅后，用无菌透明敷贴对留置针进行密闭式固定，再用胶布固定插入肝素帽的针头及输液管（图 14–5）	· 确保外套管在静脉内 · 抽出针芯放入锐器盒中 · 无菌透明敷贴可避免穿刺点及周围被污染，并且便于观察穿刺点情况
8. 同头皮针静脉输液法 10 ～ 14	

续表

操作步骤	要点与说明
9. 封管　输液将要完毕时，用注射器抽取封管液，输液完毕拔出输液器针头，常规消毒静脉帽上的胶塞，将注射器针头刺入该胶塞，用注射器向静脉帽内注入封管液	· 封管可以保证静脉输液通道畅通，并可将残留的刺激性药液冲入血流，避免刺激局部血管 · 常用封管液有：①无菌生理盐水，每次 5 ～ 10mL，每隔 6 ～ 8 小时重复冲管 1 次；②稀释肝素溶液，每毫升生理盐水含肝素 10 ～ 100U，每次用量 2 ～ 5mL · 注入封管液时，应边推注边退针，直至针头完全退出为止，确保正压封管。若使用可来福接头，则不需封管（因其能维持正压状态） · 注意执行查对制度和无菌操作，调节好滴数
10. 再次输液　常规消毒静脉帽胶塞，将静脉输液针头插入静脉帽内即可	
11. 停止输液　输液完毕需拔针，先轻轻撕下小胶布，再揭开无菌透明敷贴，将无菌棉签轻压穿刺点上方，快速拔出套管针，局部按压至无出血为止	· 避免穿刺点出血
12. 整理床单位、清理用物　协助患者适当活动穿刺肢体，取舒适卧位，整理床单位，清理用物	· 将用物分类处理
13. 洗手、记录　记录输液结束的时间及患者的反应	· 利于评价

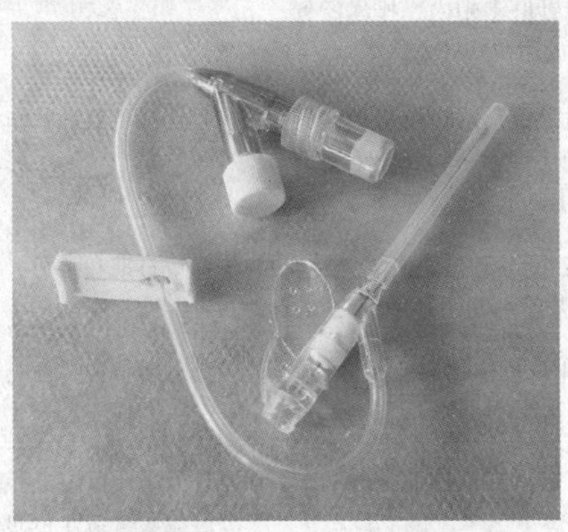

图 14–1　静脉留置针（Y 型）

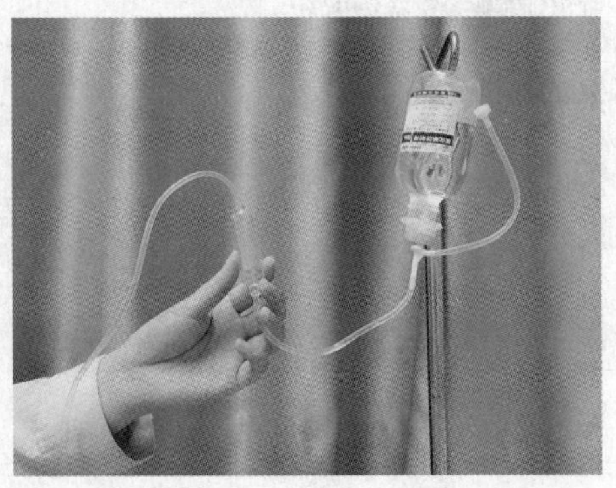

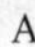

A

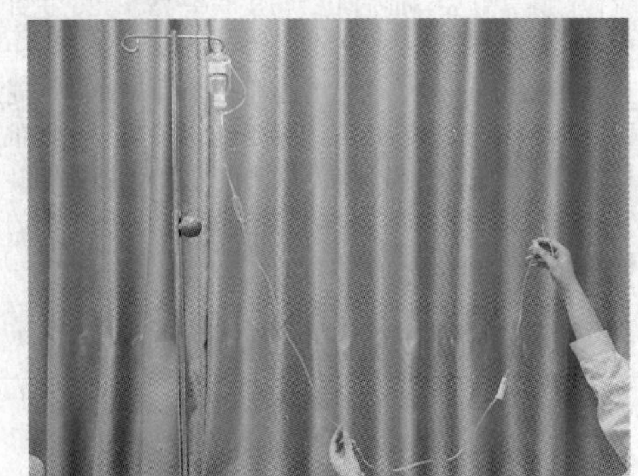

B

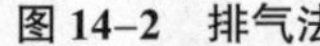

图 14–2　排气法

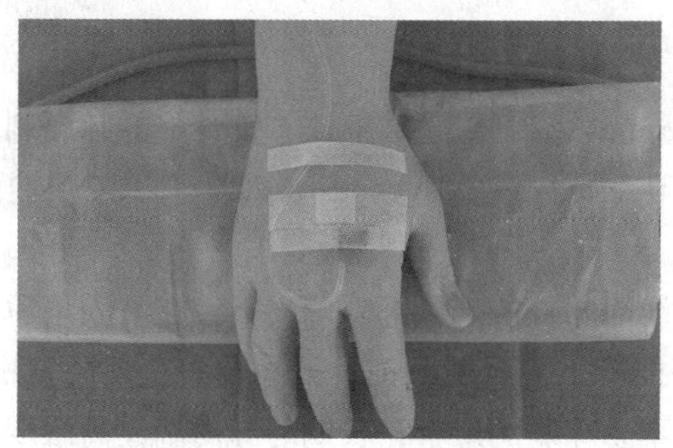

图 14-3　胶布固定法

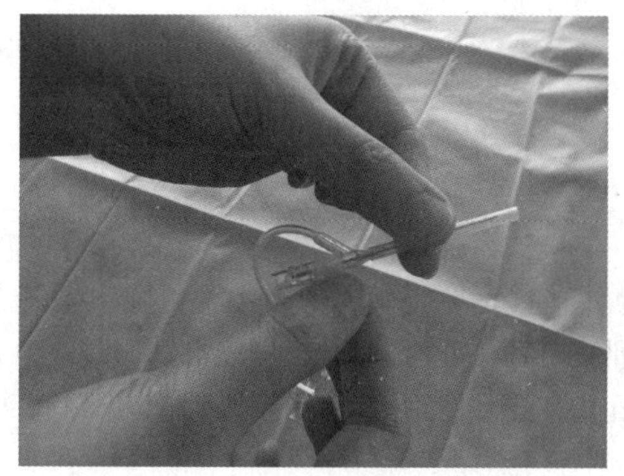

图 14-4　旋松静脉留置针外套管

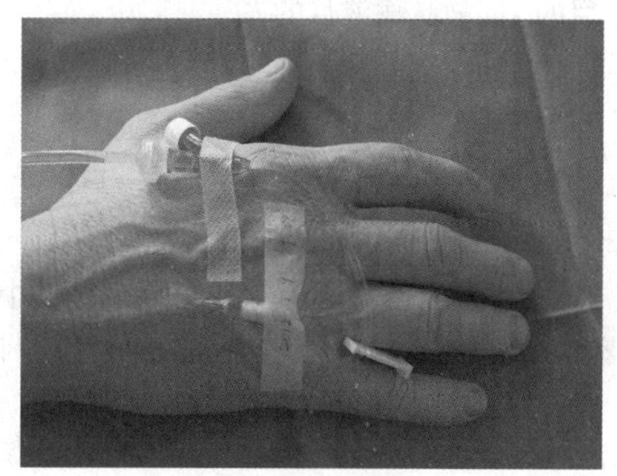

图 14-5　静脉留置针（Y 型）固定法

【评价】

1. 护患沟通有效，患者情绪稳定，愿意接受输液治疗并积极配合。

2. 患者及家属能理解输液的目的，了解药物的相关知识、输液过程中的注意事项。

3. 护理人员能严格执行操作规程，无差错事故发生，操作程序清晰、规范。

【注意事项】

1. 严格执行无菌操作原则及查对制度，预防感染及用药差错。

2. 穿刺静脉应选择粗直、弹性好及相对固定的血管，避开关节和静脉瓣。

3. 患者肢体移动、为患者更衣或执行其他护理活动时，要注意保护穿刺部位，防止因过分牵拉，导致针头脱出。

4. 不可在输液侧肢体抽取血液标本或测量血压。

5. 注意药物的配伍禁忌，刺激性强及特殊药物，应先用生理盐水进行静脉穿刺输液，确定针头在血管内再输入药物。

6. 需连续输液者，应 24 小时更换输液器。

7. 静脉留置针一般可保留 3 ～ 5 天，不超过 7 天，如疑有污染、出现并发症时，应立即拔除。

8. 输液过程中应加强巡视，注意倾听患者主诉，密切观察患者局部及全身反应，及时发现输液故障或输液反应，并给予及时处理。

9. 告知患者头皮针静脉输液过程中，输液部位不要随意活动，以防刺破静脉；留置针留针过程中，留针肢体不可用力过大；输液过程中勿随意调节滴速。

（二）中心静脉输液法

中心静脉输液法包括颈外静脉穿刺置管输液法、锁骨下静脉穿刺置管输液法及外周静脉置入中心静脉导管（peripherally inserted central venous catheters，ICC）输液法。以下以颈外静脉穿刺置管输液法为例。

颈外静脉是颈部最大的浅静脉，位于颈部外侧皮下，在下颌角后方垂直下降，越过胸锁乳突肌后缘，于锁骨上方穿过深筋膜，最后汇入锁骨下静脉。其行径表浅，位置较恒定，易于穿刺。适用于长期输液而周围静脉不易穿刺的患者；长期静脉内滴注高浓度或有刺激性的药物或行静脉内高营养疗法的患者；周围循环衰竭需要测量中心静脉压的危重患者。

【目的】同静脉输液目的。

【评估】同周围静脉输液法。

【计划】

1. 护士准备　衣帽整齐，洗手，戴口罩。

2. 用物准备　同密闭式输液法，另备：

（1）一次性无菌中心静脉导管穿刺包：中心静脉导管1个、输液接头1个、导引钢丝1个、扩张器1个、导引穿刺针1个、5mL注射器2个、细注射针（7号）1个、粗注射针（12号）1个、11号手术刀1个、带线缝合针2个、中单1个、孔巾1个、医用手套1副、纱布块4个、消毒刷3个。

（2）无菌生理盐水、利多卡因注射液、无菌透明敷贴、弯盘、肝素生理盐水溶液。

3. 患者准备　了解颈外静脉置管输液的目的、过程、注意事项及配合要点，静脉穿刺插管时所取卧位的目的。

4. 环境准备　环境整洁、安静，符合无菌原则要求。

【实施】操作步骤见表14-2。

表14-2　颈外静脉置管输液法操作步骤

操作步骤	要点与说明
1. 同头皮针静脉输液法1～5	
2. 取体位　协助患者去枕平卧，头偏向对侧后仰，必要时肩下垫一小枕	・使颈部平直，充分暴露穿刺部位
3. 确定穿刺点　操作者站于穿刺部位对侧或头侧，选择、确定穿刺点	・穿刺点位于下颌角和锁骨上缘中点连线之上1/3处，颈外静脉外缘（图14-6）
4. 消毒皮肤　常规消毒局部皮肤，打开穿刺包，戴无菌手套，铺孔巾	・形成一无菌区，预防感染，便于操作
5. 局部麻醉　助手协助，操作者用细针头连接5mL注射器抽吸利多卡因注射液，在皮肤穿刺点处做皮丘，并做皮下浸润麻醉	・减轻血管穿刺时引起的疼痛
6. 穿刺　操作者左手绷紧穿刺点上方皮肤，右手持粗注射针，针头与皮肤呈45°进针，入皮后呈25°沿静脉方向穿刺（图14-7）	・助手配合用手指按压颈静脉三角处，使血管充盈，便于穿刺
7. 放置导丝　穿刺成功后，左手固定穿刺针，右手将导丝自穿刺针孔插入，导丝插入长度约40cm时拔出穿刺针	・插入导丝时动作应轻柔，防止损伤血管

续表

操作步骤	要点与说明
8. 扩皮　沿导丝插入扩张器，接触皮肤后按同一方向旋转，随导丝进入血管后撤出扩张器，并以左手用无菌纱布压迫穿刺点，防止出血	· 插入扩张器时动作应轻柔
9. 置入中心静脉导管　右手将中心静脉导管沿导丝插入颈外静脉内，一边推进一边撤离导丝，当导管进入 14cm 时，即可完全抽出导丝	· 操作时应保持动作协调
10. 再次抽回血　用装有肝素生理盐水溶液的注射器与导管尾端相接，反复抽吸 2 ～ 3 次均可见顺利回血时，向导管内注入肝素生理盐水溶液 2 ～ 3mL，同时用导管固定夹锁定导管，撤下注射器，接好输液管接头	· 确认导管是否在血管内
11. 固定导管　用缝合针将导管固定夹在近穿刺点处缝合固定，用 75% 乙醇棉球擦除局部血迹，待干后用无菌透明敷贴覆盖穿刺点并固定硅胶管	· 防止导管脱出
12. 接输液器　撤去孔巾，将输液接头与输液器连接进行输液	· 观察液体滴入情况，如液体滴入不畅，应检查导管有无弯曲
13. 调节滴速　同周围静脉输液法	
14. 暂停输液　输液完毕，将输液器与输液接头分离，将肝素生理盐水溶液注入导管内进行封管	· 防止血液凝集在导管内
15. 再次输液　再次输液时，消毒输液接头，连接输液器，调节好滴速即可	· 每次输液前应检查导管是否在血管内
16. 停止置管　置管输液治疗结束进行拔管，拔管前局部常规消毒拆线后拔管，局部压迫 5 分钟，消毒穿刺处皮肤，覆盖无菌敷料	· 拔管动作应轻柔，避免用力过猛、速度过快，防止折断导管。注意观察局部有无渗液、渗血，拔管后第 2 天如果无渗液、渗血，可将纱布弃去

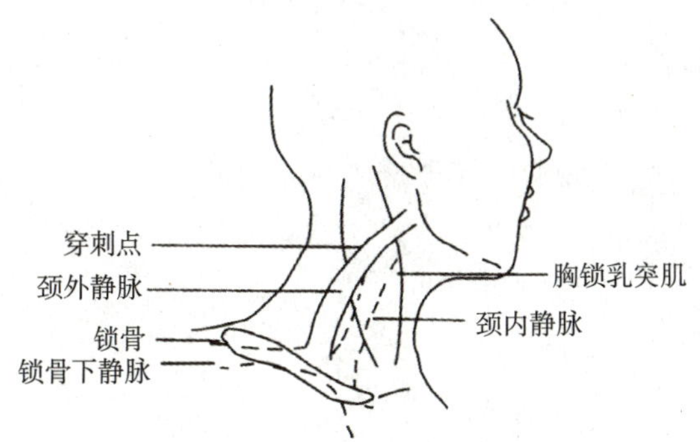

图 14-6　颈外静脉穿刺定位

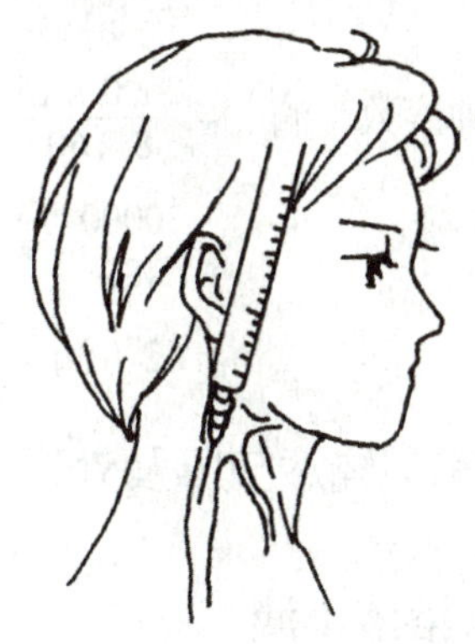

图 14-7　颈外静脉穿刺进针法

【评价】

1. 护患沟通有效，患者情绪稳定，患者及家属理解颈外静脉置管输液的目的，接受治疗并积极配合。

2. 护理人员能严格执行操作规程，插管顺利，无并发症发生，操作程序清晰、规范。

【注意事项】

1. 严格执行无菌操作原则及查对制度，预防感染及差错事故的发生。

2. 应每日观察穿刺点及周围皮肤的情况。无菌透明敷料应至少每 7 天更换 1 次，无菌纱布敷料应至少每 2 天更换 1 次；若穿刺部位发生渗液、渗血时应及时更换敷料；穿刺部位的敷料发生松动、污染等完整性受损时应立即更换。

3. 置管期间，每天早、晚用肝素生理盐水溶液进行冲管，冲管时应选用 20mL 注射器，以防止冲管时压力过大，导致导管破损折断。

4. 嘱患者避免剧烈的头颈部运动，防止挤压置管部位。

五、输液速度及时间的计算

在静脉输液过程中，每毫升溶液的滴数称为该输液器的点滴系数。目前常用的输液器的点滴系数有 10、15、20 三种。静脉点滴的速度和时间可按下列公式计算。

1. 已知每分钟滴数和输液总量，计算输完总液量所需的时间

$$输液时间（小时）=\frac{液体总量（mL）\times 点滴系数}{每分钟滴数\times 60（分钟）}$$

例如：某患者需输 1500mL 液体，所用输液器的点滴系数为 15，以每分钟 60 滴的速度需用多长时间输完？

$$输液时间（小时）=\frac{1500\times 15}{60\times 60}$$

$$=6 小时 15 分$$

2. 已知液体总量和计划需用的时间，计算每分钟的滴数

$$每分钟滴数=\frac{液体总量（mL）\times 点滴系数}{输液时间（分钟）}$$

例如：某患者输入液体 2000mL，计划 8 小时输完，所用输液器的点滴系数为 15，求每分钟滴数。

$$每分钟滴数（滴）=\frac{2000\times 15}{8\times 60}$$

$$=\frac{30000}{480}$$

$$\approx 62（滴）$$

六、常见输液故障及处理

（一）溶液不滴

1. 针头滑出血管外 液体注入皮下组织，局部可见肿胀并疼痛，挤压输液管无回血。处理方法：将针头拔出，另选血管重新穿刺。

2. 针尖斜面紧贴血管壁或输液管扭曲 妨碍液体滴入，局部无肿胀疼痛，挤压输液管可有回血。处理方法：调整针头位置或适当变换肢体位置，调整输液管位置，直到滴注通畅为止。

3. 针头堵塞 一手捏住滴管下端输液管，另一手轻轻挤压靠近针头的输液管，若感觉有阻力，松手后又无回血，则表示针头已阻塞。处理方法：更换针头另选静脉穿刺。

4. 压力过低 患者周围循环不良或输液瓶过低或患者肢体抬举过高所致。处理方法：抬高输液瓶或放低患者肢体位置。

5. 静脉痉挛　穿刺肢体暴露在冷的环境中时间过长或输入的液体温度过低所致。处理方法：用热水袋或热毛巾热敷注射部位上端血管，以解除静脉痉挛。

（二）滴管内液面过高

1. 滴管侧壁有调节孔　先夹紧滴管上端输液管，开放调节孔，待溶液流至低于滴管口时，再关闭调节孔，松开上端输液管。

2. 滴管无调节孔　将输液瓶取下，倾斜输液瓶，使输液管插入瓶内的针头露出液面（图 14–8），瓶内空气进入输液管内，液体缓缓流下，直到滴管露出液面，再挂输液瓶于架上。

图 14–8　液面过高调整方法

（三）滴管内液面过低

1. 滴管侧壁有调节孔　先夹住滴管下端的输液管，打开调节孔，当滴管内液面升高至 1/2 ～ 2/3 时，关闭调节孔，松开滴管下端输液管即可。

2. 滴管侧壁无调节孔　夹住滴管下端输液管，用手挤压滴管，迫使输液瓶内的液体流下至滴管内，当液面升至滴管的 1/2 ～ 2/3 时，停止挤压，松开滴管下端的输液管。

（四）滴管内液面自行下降

输液过程中，如果滴管内液面自行下降，应及时检查滴管上端输液管与滴管的衔接是否紧密，有无漏气或裂隙，必要时更换输液管。

七、常见输液反应及护理

（一）发热反应

1. 原因　因输入致热物质引起。多由于输液器具清洁灭菌不彻底，输入的溶液或药物制品不纯、灭菌保存不良，输液过程中未能严格执行无菌技术操作等因素所致。

2. 临床表现　多发生于输液后数分钟至 1 小时，患者表现为发冷、寒战和发热。轻者发热在 38℃左右，停止输液数小时内体温可恢复正常；重者初起寒战，继之体温可高达 40℃以上，伴有恶心、呕吐、头痛、脉速等症状。

3. 预防　输液前应严格检查药液质量及输液用具的包装和有效期；严格执行无菌操作原则。

4. 护理措施

（1）减慢输液滴速或停止输液，并及时通知医师。

（2）寒战时给予保暖，高热者给予物理降温，严密观察生命体征。必要时遵医嘱给予抗过敏药物或激素治疗。

（3）保留输液器和剩余药液进行检测，以查找发热反应的原因。

（二）循环负荷过重反应

循环负荷过重反应（circulatory overload reaction）也称为急性肺水肿（acute pulmonary edema）。

1. 原因

（1）由于输液速度过快或短时间内输入液体过多，使循环血容量急剧增加，心脏负荷过重引起。

（2）患者原有心肺功能不良。

2. 临床表现 患者突然出现胸闷、呼吸困难、咳嗽、咳粉红色泡沫样痰，严重时痰液可由口鼻腔涌出。听诊肺部布满湿啰音，心率快且节律不齐。

3. 预防 输液中滴注速度不宜过快，液量不可过多，对心肺功能不全者、老年人及儿童尤需注意。

4. 护理措施

（1）出现上述表现时，应立即停止输液并迅速通知医师。如患者病情允许，应协助患者端坐，双腿下垂，以减少下肢静脉回流，减轻心脏负荷。同时安慰患者，减轻其紧张心理。

（2）给予高流量氧气吸入，氧流量一般为 6 ～ 8L/min，可使肺泡内压力增加，减少肺泡内毛细血管渗出液的产生。同时，吸氧时使氧气经过 20% ～ 30% 乙醇湿化后吸入，因乙醇能减低肺泡内泡沫的表面张力，使泡沫破裂消散，改善肺部气体交换，减轻缺氧症状。

（3）遵医嘱给予镇静、平喘、扩血管、强心、利尿等药物治疗。

（4）必要时进行四肢轮扎。用止血带或血压计袖带适当加压四肢以阻断静脉血流，但需保持动脉血流通畅，每隔 5 ～ 10 分钟轮流放松一侧肢体上的止血带，可有效地减少静脉回心血量。症状缓解后，逐渐解除止血带。此外，对无贫血的患者可通过静脉放血 200 ～ 300mL 以减少回心血量，但应慎用。

（三）静脉炎

静脉炎（phlebitis）是由于物理、化学及感染等因素对血管内壁刺激而导致血管壁的炎症表现。

1. 原因

（1）药物因素 药物稀释不足，长期静脉输入浓度较高、刺激性较强的药液等。

（2）静脉内置管 选用导管不当，如导管管径太粗、导管材质偏硬、留置导管时间过长等。

（3）操作因素 静脉穿刺部位距关节处过近（关节活动造成置入导管与血管壁不断地摩擦引起炎症反应）；穿刺技术不良及输液时未严格执行无菌操作而引起局部静脉的感染。

2. 临床表现 沿静脉走向出现条索状红线，局部组织发生红、肿、热、痛，有时伴有畏寒、发热等全身症状。

3. 预防 认真检查药物，严格控制各种输液微粒进入静脉；严格执行无菌技术操作；选择适宜的静脉，最好选用上肢静脉，避免在瘫痪肢体做静脉穿刺输液；注意保护静脉，切忌在同一部位的一条血管上反复多次穿刺，应有计划地更换输液部位；选择适宜的置入导管，减轻对静脉的刺激。

4. 护理措施

（1）停止在发生静脉炎部位输液，抬高患肢并制动，局部用 95% 乙醇或 50% 硫酸镁行湿热敷，每日 2 次，每次 20 分钟。

（2）超短波理疗，每日 1 次，每次 15 ～ 20 分钟。

（3）合并感染者，遵医嘱给予抗生素治疗。

（4）中药治疗 如意金黄散外敷，用醋将如意金黄散调成糊状，局部外敷，每日 2 次，有清热、除湿、疏通气血及止痛消肿作用；云南白药外敷，用酒精或食醋调制，增加药物通透性，具有活血、消肿及止痛作用。

（四）空气栓塞

1. 原因

（1）输液时输液器连接不紧或管内空气未排尽。

（2）加压输液、输血时无人守护。

（3）输液完毕未及时更换药液或拔针。

（4）拔出较粗的、近胸腔的深静脉导管后，穿刺点封闭不严密，均有发生空气栓塞的危险。

空气进入静脉，随着血流首先被带入右心房，再进入右心室。如空气量少，则随血液被右心室压入肺动脉，再分散到肺小动脉内，最后经毛细血管吸收，损害较小；如空气量大，空气在右心室内阻塞肺动脉入口，使血液不能进入肺内，气体交换发生障碍，引起机体严重缺氧而导致患者死亡（图 14–9）。

2. 临床表现 患者突然感到胸部异常不适或胸骨后疼痛，随即出现呼吸困难和严重发绀，伴有濒死感。心前区听诊可闻及响亮、持续的“水泡声”，心电图呈现心肌缺血和急性肺心病改变。

3. 预防 输液前认真检查输液器质量，排尽输液管内空气；加压输液、输血时专人守护，严密观察；连续输液时及时更换药液；输液完毕及时拔针；拔出较粗的、近胸腔的深静脉导管后，穿刺点应严密封闭。

4. 护理措施

（1）患者出现上述表现，应立即置患者于左侧头低足高位，该体位可使肺动脉的位置处于右心室的下部，有利于气体向上漂浮至右心室，避免阻塞肺动脉入口（图 14–10）。随着心脏的舒缩，空气被血液打成泡沫，分次少量进入肺动脉内，最后被逐渐吸收。

（2）给予高流量氧气吸入以提高血氧浓度，纠正缺氧状态。

（3）有条件时，可通过中心静脉导管抽出空气。

（4）严密观察病情变化，及时给予对症处理。

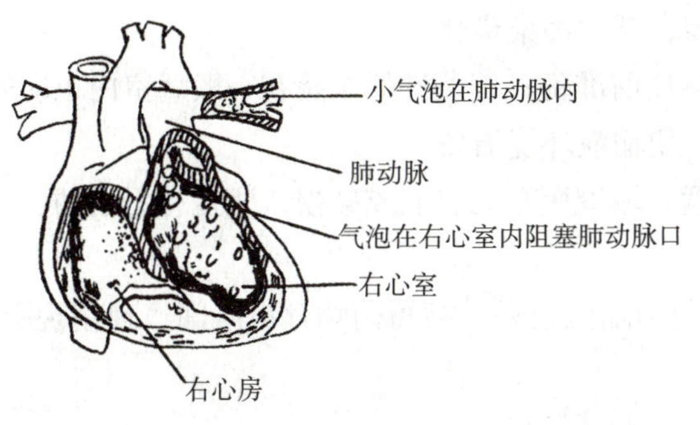

图 14–9 空气在右心室内阻塞肺动脉入口

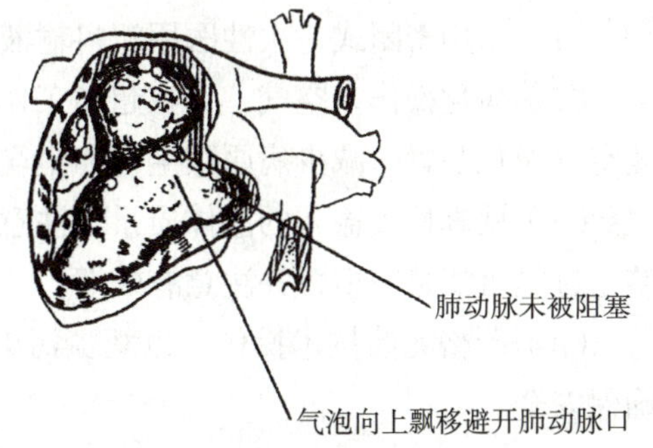

图 14–10 置患者于左侧卧位和头低足高位置，使气泡避开肺动脉入口

八、输液微粒污染

输液微粒（infusion particles）是指输入液体中含有的非代谢性颗粒杂质。其直径一般为

1～15μm，少数可达50～300μm。输入溶液中微粒的数量决定着液体的透明度，可以此判断液体的质量。输液微粒污染是指在输液过程中将输液微粒带入人体，对人体造成严重危害的过程。

（一）输液微粒的来源

1. 药物生产制作过程中混入杂质，使微粒进入药液。如水、空气、原材料的污染。

2. 盛装药液容器不洁净，液体存放时间过长，玻璃瓶内壁和橡胶塞被药液浸泡时间过久，腐蚀剥脱形成输液微粒。

3. 输液器与加药用的注射器不洁净。

4. 在输液操作中的污染。如输液环境不洁净、切割安瓿及反复穿刺橡胶塞加药等将微粒带入液体中输入人体内，导致输液微粒污染。

（二）输液微粒污染的危害

在静脉输液过程中，输液微粒随着液体进入静脉，对机体造成的危害主要取决于微粒的大小、形状、化学性质、堵塞血管的部位、对血流阻断的程度及人体对微粒的反应等。机体的重要器官如肺、大脑、肝及肾脏等是最容易被微粒损害的部位。输液微粒污染可对机体造成一定的损害。

1. 液体中微粒过多，造成局部血管阻塞和供血不足，组织缺血、缺氧，甚至坏死。

2. 红细胞聚集在微粒上形成血栓，引起血管栓塞和静脉炎。

3. 引起血小板减少症和过敏反应。

4. 微粒进入肺毛细血管，可引起巨噬细胞增殖，包围微粒形成肺内肉芽肿，影响肺功能。

5. 微粒刺激组织导致炎症或形成肿块。

（三）预防措施

1. 制剂生产方面 改善车间的环境卫生条件，安装空气净化装置，防止空气中悬浮尘粒及细菌污染；工作人员要穿工作服、工作鞋、戴口罩，必要时戴手套；选用优质溶剂与注射用水；采用先进工艺、先进技术，提高检验技术，确保药液质量。

2. 输液操作方面

（1）采用密闭式一次性医用塑料输液（血）器，减少污染机会。

（2）净化操作室空气，可在超净工作台进行输液前准备；有条件的医院在一般病室内也应安装空气净化装置，减少病原微生物和尘埃的数量，使输液环境洁净。

（3）认真检查输入的液体质量，注意其透明度，输液瓶有无裂痕或破损，瓶盖有无松动，瓶签字迹是否清楚完整，并注意有效期。

（4）严格无菌技术操作，以减少污染，注意药物配伍禁忌，缩短药物存放时间，现用现配，确保安全。

九、输液泵的应用

输液泵（infusion pump）是指机械或电子的输液控制装置，它通过作用于输液管而达到控制输液速度的目的。输液泵可保持稳定的输液滴数，常用于需要严格控制输入液量和药量的治疗，如应用升压药物、抗心律失常药物、婴幼儿输液和静脉麻醉等。

输液泵的种类很多，其主要组成与功能大体相同。现以JMS-OT-601型（图14-11）为例，

简单介绍输液泵的使用方法。

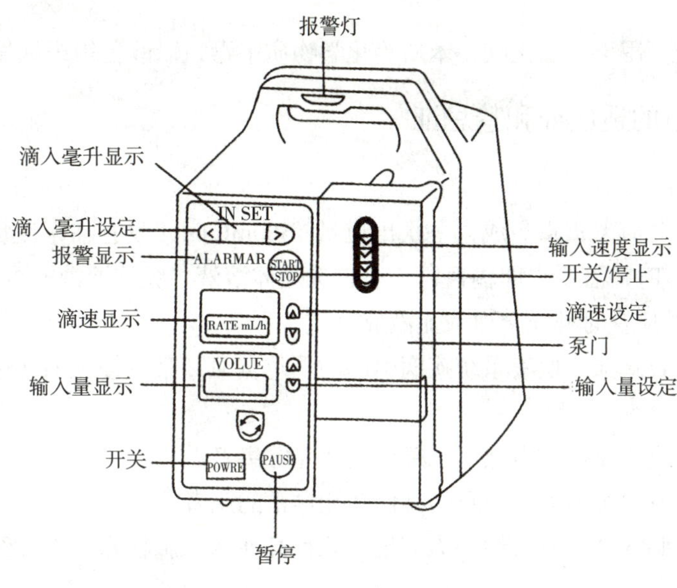

图 14–11　输液泵

1. 将输液泵固定稳妥。
2. 接通电源，打开电源开关。
3. 将输液瓶挂在输液架上排除输液管内的空气。
4. 打开泵门，将输液管放置于输液泵的管道槽内，关闭泵门。
5. 按需要设定每毫升滴数及输液量限制。
6. 按常规穿刺静脉，将输液针头与输液泵连接。
7. 确认输液泵设置无误后，按压“开始 / 停止”键，启动输液。
8. 当输液量接近预先设定的“输液量限制”时，“输液量显示”键闪烁，提示输液结束。
9. 终止输液时，再次按压“开始 / 停止”键，停止输液。
10. 按压“开关”键，关闭输液泵，打开泵门，取出输液管。

第二节　静脉输血

静脉输血（blood transfusion）是将全血或成分血通过静脉输入到体内的方法。

一、静脉输血的目的、适应证和禁忌证

（一）静脉输血的目的

1. 补充血容量　增加有效循环血量及心排出量，提升血压，用于失血、失液引起的血容量减少或休克患者。

2. 纠正贫血　增加血红蛋白，促进携氧功能，用于血液系统疾病引起的严重贫血和某些慢性消耗性疾病的患者。

3. 补充抗体和补体　增加机体免疫能力，用于严重感染的患者。

4. 补充各种凝血因子和血小板　改善凝血功能，有利于止血，用于凝血功能障碍的患者。

5. 补充血浆蛋白 增加蛋白质，纠正低蛋白血症，改善营养，维持胶体渗透压，减轻组织渗出和水肿。

6. 排除有害物质 用于一氧化碳、苯酚等化学物质中毒，以改善组织缺氧状况。

（二）静脉输血的适应证和禁忌证

1. 适应证

（1）各种原因引起的大出血 成人一次出血量 <500mL 时，没有临床症状，不需要输血。失血量在 500 ～ 800mL 时，需要立即输血，一般首选晶体溶液、胶体溶液或少量血浆增量剂输注。失血量 >1000mL 时，应及时补充全血或血液成分。

（2）贫血、低蛋白血症 血液系统疾病引起的严重贫血和某些慢性消耗性疾病引起的低蛋白血症的患者等。

（3）严重感染 机体免疫能力低下、感染性休克等患者。

（4）凝血功能障碍 各种疾病导致的凝血功能异常的患者。

2. 禁忌证 急性肺水肿、充血性心力衰竭、恶性高血压、肺栓塞、真性红细胞增多症、肾功能极度衰竭等患者。

二、血液制品的种类

（一）全血

全血指采集的血液未经任何加工而全部保存于保养液中备用的血液。全血可分为新鲜血和库存血两类。

1. 新鲜血 指在 4℃的常用抗凝保养液中保存 1 周的血液，其基本保留了血液中原有的成分，可补充各种血细胞、凝血因子及血小板，适用于血液病患者。

2. 库存血 指在 4℃环境下保存 2 ～ 3 周的血液，其虽含有血液的各种成分，但白细胞、血小板、凝血酶原等成分破坏较多，钾离子含量增多，酸性增高，大量输注时，可引起高钾血症和酸中毒，适用于各种原因引起的大出血。

（二）成分血

成分血是根据血液比重不同，将血液成分进行分离，加工成各种高浓度、高纯度的血液制品。成分血包括：

1. 红细胞 可增加血液的携氧能力，用于贫血、失血多的手术患者，也可用于心功能衰竭的患者补充红细胞，以避免心脏负荷过重。

（1）浓缩红细胞 是新鲜血经离心或沉淀去除血浆后的剩余部分，在 2 ～ 6℃环境下保存。适用于携氧功能缺陷和血容量正常的贫血患者。

（2）洗涤红细胞 红细胞经生理盐水洗涤数次后，再加适量生理盐水制成。去除了全血中 90% 以上的血浆、80% 以上的白细胞，可降低过敏、非溶血性发热反应等输血不良反应，2 ～ 6℃环境下保存时间不超过 24 小时。适用于器官移植术后及免疫性溶血性贫血患者。

（3）红细胞悬液 提取血浆后的红细胞加入等量红细胞保养液制成，适用于战地急救及中小手术者使用。

2. 白细胞浓缩悬液 新鲜全血离心后，取其白膜层的白细胞，（22±2）℃保存，24 小时内

有效，其作用是能提高机体抗感染能力，适用于粒细胞缺乏伴严重感染、抗生素治疗 48 小时无效的患者。

3. 血小板浓缩悬液　全血离心所得，（22±2）℃（轻振荡）环境下保存 24 小时（普通袋）或 5 天（专用袋制备）内有效，其作用是止血，适用于血小板减少或功能障碍性出血的患者。

4. 血浆　是全血分离后所得的液体部分。主要成分为血浆蛋白，不含血细胞，无凝集原，分为以下几种。

（1）新鲜血浆　含正常量的全部凝血因子，其作用是补充凝血因子和扩充血容量。适用于凝血因子缺乏及大面积烧伤、创伤的患者。

（2）保存血浆　适用于血容量及血浆蛋白低的患者。

（3）冰冻血浆　分为两种：新鲜冰冻血浆 -20℃以下保存，有效期 1 年；普通冰冻血浆 -20℃以下保存，有效期 4 年。应用时放在 37℃温水中融化，并于 6 小时内输入。

（4）干燥血浆　是将冰冻血浆放在真空装置下加以干燥而成，保存期为 5 年，用时可加适量等渗盐水或 0.1% 枸橼酸钠溶液溶解。

（三）其他血液制品

1. 白蛋白制剂　从血浆中提取，能提高机体血浆蛋白和胶体渗透压，适用于低蛋白血症的患者。

2. 纤维蛋白原　适用于纤维蛋白缺乏症、弥散性血管内凝血（DIC）患者。

3. 抗血友病球蛋白浓缩剂　适用于血友病患者。

三、血型和交叉配血试验

（一）血型

血型（blood group）通常是指红细胞膜上特异性抗原（亦称凝集原）的类型。根据红细胞所含的凝集原不同，把人类的血液区分为若干类型。其中与临床关系最密切的是 ABO 血型系统和 Rh 血型系统。

1. ABO 血型系统　ABO 血型是根据红细胞膜上是否存在凝集原 A 与凝集原 B，将血液分为 A、B、AB、O 四种血型。其中 O 型红细胞不含 A 和 B 凝集原，而血浆中则含抗 A 与抗 B 抗体（凝集素）；A 型红细胞膜上含有 A 凝集原，而血浆中含抗 B 抗体（凝集素）；B 型红细胞膜上含有 B 凝集原，而血浆中含抗 A 抗体（凝集素）；AB 型红细胞膜含 A、B 凝集原，而血浆中不含抗 A、抗 B 抗体（凝集素）。

2. Rh 血型系统　人类红细胞除含有 A、B 抗原外，还有 C、c、D、d、E、e 六种抗原，称为 Rh 抗原，亦称为 Rh 因子，其中 D 抗原的抗原性最强，临床意义也最为重要。因此，医学上通常将红细胞膜上是否含有 D 抗原来表示 Rh 阳性或阴性，含 D 抗原者称为 Rh 阳性，不含 D 抗原者称为 Rh 阴性。汉族中 99% 的人为 Rh 阳性，Rh 阴性者不足 1%。

（二）血型鉴定和交叉配血试验

为了避免输入不相容的红细胞，供血者与受血者之间必须进行血型鉴定和交叉配血试验。血型鉴定主要是鉴定 ABO 血型和 Rh 因子，交叉配血试验是检验其他次要的抗原与其相应抗体的反应情况。

1. 血型鉴定

（1）ABO血型鉴定　利用红细胞凝集试验，通过正（细胞试验）、反（血清试验）定型可以准确鉴定ABO血型。ABO血型系统正定型是指用定型试剂和被检红细胞反应所鉴定出的ABO血型。若被检红细胞在抗A血清中发生凝集，而在抗B血清中不发生凝集，说明被检血液为A型；若被检红细胞在抗B血清中发生凝集，而在抗A血清中不发生凝集，说明被检血液为B型；若被检红细胞在抗A血清和抗B血清中均凝集，说明被检血液为AB型；若被检红细胞在抗A血清和抗B血清中均不凝集，则被检血液为O型。反定型是指用被检者血清和已知ABO血型的试剂红细胞进行反应所鉴定出的ABO血型。正、反定型可以相互参照，发现ABO亚型的存在。

（2）Rh血型鉴定　Rh血型主要是用抗D血清来鉴定。若受检者的红细胞遇抗D血清后发生凝集，则受检者为Rh阳性；若受检者的红细胞遇抗D血清后不发生凝集，则受检者为Rh阴性。

2. 交叉配血试验　为了确保输血安全，输血前除做血型鉴定外，还必须做交叉配血试验。交叉配血试验包括直接交叉配血试验和间接交叉配血试验。

（1）直接交叉配血试验　用受血者血清和供血者红细胞进行配合试验，检查受血者血清中有无破坏供血者红细胞的抗体，其结果绝对不可有凝集或溶血现象。

（2）间接交叉配血试验　用供血者血清和受血者红细胞进行配合试验，检查供血者血清中有无破坏受血者红细胞的抗体。

如果直接与间接交叉配血试验结果都未发生红细胞凝集反应，即交叉配血试验阴性，为配血相合，方可进行输血。

四、输血的原则

1. 患者在输血前必须做血型鉴定及交叉配血试验。

2. 输全血及成分血均应选用同型血液输注，但在紧急情况下，如无同型血，可用O型血输给他人，AB型血液可接受其他血型血，但要求进行直接交叉配血试验时不发生凝集反应，间接交叉配血试验可有凝集。因为输入的血量少，输入的血清中的抗体可被受血者体内大量的血浆稀释，而不足以引起受血者红细胞发生凝集，故不出现反应。因此，在这种特殊情况下，必须1次少量输血，最多不超过400mL，还应减慢输入速度。

3. 患者需要再次输血，必须重新做交叉配血试验，以排除机体内已产生抗体的情况。

五、静脉输血的方法

【目的】同静脉输血的目的。

【评估】

1. 身体状况　全面收集患者的病史、症状、体征、心肺功能及实验室检查结果等资料，作为合理输血的依据。

2. 心理、社会状况　了解患者的心理状态、配合程度及对输血有关知识的知晓程度，为护理和健康教育提供依据。

3. 静脉穿刺部位的皮肤和血管状况　常用静脉输血部位应根据病情、输血量、患者年龄选择。一般采用四肢浅静脉，急需输血时多采用肘部静脉；周围循环衰竭时，可采用锁骨下静脉、颈外静脉。

4. 其他　患者的血型、输血史及过敏史，作为输血时查对及用药的参考。

【计划】

1. 血液准备

（1）备血　护理人员应持输血申请单和贴好标签的试管，根据医嘱抽取血标本，然后将输血申请单与血标本一起送往血库，做交叉配血试验。禁止同时采集两个患者的血标本，以免发生差错。

（2）取血　配血合格后，护理人员根据输血医嘱，凭取血单到血库取血，并和血库人员共同认真查对患者床号、姓名、性别、年龄、住院号、病室 / 门急诊、血型、血液有效期、配血试验结果及保存血的外观。查对准确无误时，双方共同签字后，血液方可取回。凡血袋有下列情形之一的，一律不可发出与取回：①标签破损、漏血。②血袋有破损。③血液中有明显的凝块。④血浆呈现乳糜状或暗灰色。⑤血浆中有明显气泡、絮状物或粗大颗粒。⑥未摇动时，血浆层与红细胞的界面不清或交界面上出现溶血。⑦红细胞层呈紫红色。⑧过期或其他须查证的情况。

（3）取血后　勿剧烈震荡血液，以免红细胞大量破坏而引起溶血；库存血不能加温，防止血浆蛋白凝固变性而引起反应，应在室温下放置 15 ～ 20 分钟后再输入。

2. 护士准备　衣帽整齐，洗手，戴口罩。

3. 用物准备

（1）间接输血法：用密闭式静脉输液，备输血器（符合标准），其滴管内有滤网，网孔直径为 170μm，可以去除大的细胞碎屑和纤维蛋白等微粒，而血细胞、血小板、血浆、凝血因子等均可通过滤网，输血器针头为 9 号静脉穿刺针头。

（2）直接输血法：同静脉注射，另备 50mL 无菌注射器数只（根据输血量多少而定）和 3.8% 枸橼酸钠溶液、血压计袖带。

（3）生理盐水、血液制品（根据医嘱）、一次性手套。

4. 患者准备　了解输血的目的、方法、注意事项和配合要点；签写知情同意书；排空大小便，取舒适卧位。

5. 环境准备　环境整洁、安静，符合无菌原则要求。

【实施】操作步骤见表 14–3。

表 14–3　静脉输血法操作步骤

操作步骤	要点与说明
▲间接输血法	· 将抽出的血液按静脉输液的方法输给患者
1. 建立静脉通道　按头皮针静脉输液法，选择适宜的静脉进行穿刺，建立静脉通道，先输入少量生理盐水	· 严格执行无菌操作；血液内不得随意加入其他药品，并避免和其他溶液相混，以防血液变质
2. 严格查对　由两名医护人员一起再次查对患者床号、姓名、腕带性别、年龄、住院号、病室 / 门急诊、血型、血液有效期、配血试验结果及保存血的外观	· 严格执行查对制度，确保准确无误
3. 摇匀血液　以手腕旋转动作轻轻将血袋内的血液摇匀	· 勿剧烈震荡，防止红细胞破坏
4. 连接血袋　确定无误后，操作者戴手套打开血袋封口，常规消毒开口处塑料管，从生理盐水瓶塞上拔出输血器针头，插入血袋的塑料管，将血袋倒挂于输液架上	· 严格执行无菌操作 · 戴手套是为了医护人员自身的防护
5. 再次查对　操作者再次查对患者床号、姓名、腕带性别、年龄、住院号、病室 / 门急诊、血型、血液有效期、配血试验结果及保存血的外观	

续表

操作步骤	要点与说明
6. 调节滴速　开始输血时输入速度宜慢，观察15分钟左右，如无不适，再根据病情、年龄及输注血液制品成分调节滴速	·开始滴速不超过20滴/分，成人一般40～60滴/分，儿童酌减
7. 整理床单位，清理用物　撤去治疗巾，取出止血带和小垫枕，整理床单位，协助患者取舒适卧位。向患者或家属交待有关注意事项，将呼叫器置于易取处	·将用物分类处理 ·嘱患者及家属勿随意调节滴数，如有不适及时呼叫
8. 输血完毕后的处理　输血完毕再继续滴入少量生理盐水，使输血器内的血液全部输入体内，然后拔出针头	·输入两袋以上血液时，两袋之间需输入少量生理盐水避免两袋血之间发生过敏反应；输血针头较粗，拔针后按压时间应长
9. 洗手，记录　洗手后做好输血记录	·记录输血时间、种类、量、血型、血袋号及有无输血反应
▲直接输血法	·将供血者的血液抽出后，立即输给患者的方法。适用于无库血而患者又急需输血时及对婴幼儿的少量输血
1. 解释　在输血前向供血者和患者做好解释	·解除顾虑，以取得合作
2. 取合适体位 指导、协助供血者和患者分别卧于相邻的两张床上，露出各自一侧肢体	
3. 核对　认真核对受血者和供血者姓名、血型及交叉配血结果	·严格查对，防止差错
4. 抽取抗凝剂　用准备好的无菌注射器抽取适量的抗凝剂	·每50mL血中加入3.8%枸橼酸钠溶液5mL，避免抽出的血液凝固
5. 选择静脉　将血压计袖带缠于供血者上臂并充气，选择适宜静脉，一般为肘正中静脉	·压力维持在13.3kPa（100mmHg）左右，使静脉充盈，易于操作 ·肘正中静脉较粗
6. 消毒、穿刺　戴手套，常规消毒皮肤，行静脉穿刺抽血，立即行静脉注射输给患者	·从供血者血管内抽血不可过急过快，并注意观察其面色、血压等变化，询问有无不适；静脉注射输血时速度不可过快，随时观察患者病情
7. 操作配合　此过程须由三位护士操作：一人抽血，一人传递，另一人将血输给患者，如此连续进行	·连续抽血时只需更换注射器，不必拔出针头，在抽血间期放松袖带，用手指压迫穿刺部位前端静脉，以减少出血
8. 输血完毕后的处理　输血结束，拔出针头，用无菌小纱布按压穿刺点至无出血	
9. 整理床单位，清理用物　整理床单位，协助患者取舒适卧位。将呼叫器置于易取处	·用物分类处理
10. 洗手，记录　洗手，记录输血时间、输血量、有无输血反应等	·利于评价

【评价】

1. 护患沟通有效，患者及家属理解输血的目的，获得输血的相关知识，愿意接受治疗并积极配合。

2. 护理人员能严格执行操作规程，在备血、取血、输血中严格查对，准确无误，操作程序清晰、规范。

【注意事项】

1. 取血、输血过程中，严格执行查对制度，输血时须两人核对无误方可输入，输血时严格执行无菌操作。

2. 如取用库血，须认真检查血液的质量。正常血液分为两层，上层血浆呈黄色，下层血细胞呈暗红色，两者之间界线清楚，无凝块。如血浆变红，血细胞呈暗紫色，界限不清，提示可能溶血，不能使用。

3. 输血前后应用无菌生理盐水冲洗输血管道，连续输入不同供血者的血液时，应在前一袋血输尽后，用无菌生理盐水冲洗输血器，再接下一袋血继续输注。

4. 多次输血或输入多个人的血液时，输血前按医嘱给予抗过敏药。

5. 输血过程中应密切观察患者局部是否有疼痛，有无输血反应，如出现输血反应应立即停止输血，按输血反应进行相应处理（见本节的常见输血反应及护理）。输血结束后空血袋需送回输血科低温保存 24 小时，以备患者发生输血反应时检查分析原因。

6. 全血、成分血和其他血液制品应从血库取出后 30 分钟内输注，1 个单位的全血或成分血应在 4 小时内输完。输血器宜 4 小时更换 1 次。

思政课堂

体温暖血

江西南昌手术室医护人员用身体暖血的照片走红。参与手术的熊医生介绍，一名 72 岁的老太太突发脑动脉瘤破裂，脑部大量出血，进行紧急手术，当医生一打开颅骨，大量鲜血喷涌而出，患者的血压骤降为零，急需输入大量血液维持生命。从血库调配的 2500mL 血液送到手术室时只有 4℃左右，等待自然回温至少需要半个小时以上。时间不等人，当时在岗的麻醉医生、护士齐刷刷冲进手术间，将冰冷的血袋夹在双侧腋下，怀里也抱着血袋，9 个人拿起了 24 袋血液，用体温将冰冷的血液捂暖。十几分钟后，带着医护人员体温的血液输入了患者的体内，手术非常成功。

这个画面，深深触动了许多网友，纷纷在评论中留言“你们辛苦了”，也有网友叮嘱“快用热水暖暖自己吧”。其中，“最暖的温度”的评论引得网友纷纷点赞。人们纷纷向白衣天使们致敬，他们用崇高的职业精神又一次点亮了生命的灯塔。

六、自体输血和成分输血

（一）自体输血

自体输血（autotransfusion）即回输自体血，是指采集患者体内血液或术中收集自体失血再回输给患者本人的方法。此法不需做血型鉴定和交叉配血试验，是最安全的输血方法。

1. 优点

（1）无须做血型鉴定和交叉配血试验，不会产生免疫反应，避免了抗原抗体反应所致的溶血、发热和过敏反应。

（2）扩大血液来源，解决稀有血型患者的输血困难。

（3）避免了因输血而引起的艾滋病、肝炎及其他血源性疾病的传播。

（4）术前实施的多次采血，能刺激骨髓造血干细胞分化，增加红细胞生成，促进患者术后

造血。

2. 适应证与禁忌证

（1）适应证　①胸腔或腹腔内出血，如脾破裂、异位妊娠破裂出血者；②估计出血量在1000mL以上的大手术，如肝叶切除术；③手术后引流血液回输，一般仅能回输术后6小时内的引流血液；④体外循环或深低温下进行心内直视手术；⑤患者血型特殊，难以找到供血者时。

（2）禁忌证　①胸腹腔开放性损伤达4小时以上者；②凝血因子缺乏者；③合并心脏病、阻塞性肺部疾患或原有贫血的患者；④血液在术中受胃肠道内容物污染；⑤血液可能受癌细胞污染者；⑥有脓毒血症和菌血症者。

3. 形式　自体输血有贮存式自体输血、稀释式自体输血、回收式自体输血三种形式。

（1）贮存式自体输血　是指术前采集患者全血或血液成分并加以贮存，需要时再回输给患者的输血方法。一般于手术前3～5周开始，每周或隔周采血一次，直至手术前3天为止，以利机体应对因采血引起的失血，使血浆蛋白恢复正常水平。

（2）稀释式自体输血　于手术日手术开始前采集患者血液，并同时自静脉输入等量的晶体或胶体溶液，使患者的血容量保持不变，并降低了血中的红细胞比容，使血液处于稀释状态，减少了术中红细胞的损失。所采集的血液在术中或术后输给患者。

（3）回收式自体输血　是指用血液回收装置，将患者体腔积血、手术失血及术后引流血液进行回收、抗凝、洗涤等处理，再回输给患者。多用于脾破裂、输卵管破裂，血液流入腹腔6小时内无污染或无凝血者。自体失血回输的总量应限制在3500mL以内，大量回输自体血时，应适当补充新鲜血浆和血小板。

（二）成分输血

1. 成分输血的概念　成分输血（component transfusion）是根据血液成分比重不同，应用血液分离技术，将新鲜血液快速分离成各种成分，然后根据患者需要，输入某种或多种成分。在实际输血治疗中，患者很少需要输入血液的所有成分，因此，根据患者身体状况输入其需要的血液成分具有十分重要的临床意义。这种治疗方法又称为“血液成分疗法”，可达到一血多用、减少输血反应、提高疗效的目的，成分输血在临床已广泛应用。

2. 成分输血的特点

（1）成分血中单一成分量少、浓度高，如红细胞制品以每袋100mL为一单位，白细胞、血小板、凝血因子等每袋均以25mL为一单位。

（2）成分输血每次输入量为200～300mL，即需要8～12单位（袋）的成分血。

3. 成分输血的护理

（1）红细胞输注的护理　①选择比较粗大的静脉血管；②选用170μm的滤网输血器进行过滤，过滤面积大于30cm^2；③输注时间一般不超过4小时，洗涤红细胞必须在24小时内输用；④红细胞悬液在使用前必须充分摇匀；⑤红细胞悬液内不要加任何药物，尤其是乳酸林格液、5%葡萄糖或5%葡萄糖生理盐水，否则容易发生凝集或溶血。

（2）浓缩血小板输注的护理　①宜选用特殊的血小板标准输血器以去除白细胞；②输注速度要快，80～100滴/分；③运输、传递及输注过程中应注意保暖，不要剧烈震荡，以免引起不可逆聚集。

（3）血浆输注的护理　①冰冻血浆在35～37℃水浴中快速融化，尽快输用，新鲜冰冻血浆不能保存于4℃环境中；②选用带滤网的输血器，以免絮状沉淀物阻塞管道，输注速度

5～10mL/min；③同型输注。

（4）*血浆蛋白输注的护理*　①白蛋白不能与氨基酸、红细胞混合使用。5% 白蛋白输注速度为 2～4mL/min，25% 白蛋白输注速度为 5mL/min，儿童输注速度为成人的 1/4～1/2；②免疫球蛋白应单独输注，速度宜慢，前 30 分钟的输注速度为 0.01～0.02mL/（kg·min），如无不良反应，将速度增至 0.02～0.04mL/（kg·min）。

4. 成分输血的注意事项

（1）成分输血治疗需严格按照成分血保存及输入时间要求。某些成分血如白细胞、血小板等，存活时间短，为确保成分输血效果，以输新鲜血为宜，且必须在 24 小时内输入体内（从采血开始计时）。

（2）成分输血时除输入血浆及白蛋白制剂外，其他各种成分血在输入之前均需进行交叉配血试验。

（3）成分输血时，因治疗需要，1 次可能输入多个供血者的成分血，在输血前应根据医嘱给予患者抗过敏药物，以减少过敏反应的发生。

（4）成分血每袋量少，输入需要时间短，在输血过程中，护理人员应对患者进行严密监护，不能离开患者，以免发生危险。

（5）如果患者既需要输入成分血又需要输入全血时，则先输入成分血，后输全血，以保证成分血发挥最好的治疗效果。

七、常见输血反应及护理

输血过程中由于受到各种因素的影响可能出现各种反应，严重者可危及患者生命，因此，为了使患者得到安全有效的输血治疗，护理人员应对临床上常见的输血反应及防治措施有比较全面的了解，在输血过程中进行严密观察，及时发现输血反应的征象，积极采取有效的救治措施。

（一）发热反应

发热反应是输血中最常见的反应，发生率为 2%～10%，多见于输血开始后 15 分钟至 2 小时内。

1. 原因

（1）*致热原引起*　血液、保养液、血袋或输血器被致热原污染，或输血时无菌操作不严造成污染。

（2）*免疫反应引起*　多次输血后，受血者血液中产生白细胞抗体和血小板抗体，当再次输血时，受血者体内产生的抗体与输入血中的白细胞和血小板发生免疫反应，引起发热。

2. 临床表现　初起畏寒、寒战，继之体温可升至 39℃以上，伴有皮肤潮红、头痛、恶心、呕吐等。轻者持续 1～2 小时即可缓解，体温逐渐降至正常。

3. 预防　严格管理血库保养液和输血用具，有效预防致热原，严格执行无菌操作。

4. 护理措施　反应轻者减慢输血速度，症状可自行缓解；严重者应立即停止输血，给予生理盐水静脉滴注，保留静脉通路，密切观察生命体征，及时通知医师，给予对症处理。如患者畏寒、寒战时，应注意保暖；高热时，给予物理降温；必要时按医嘱给予抗过敏药、解热镇痛药或肾上腺皮质激素；将剩余血连同血袋及输血器送检。

（二）过敏反应

1. 原因

（1）患者为过敏体质，对某些物质易发生过敏反应，输入血中的异体蛋白质与患者机体的蛋白质结合，形成全抗原而致敏。

（2）供血者在献血前用过可致敏的药物或食物，使输入血中含有致敏物质。

（3）多次输血者，体内可产生过敏性抗体，当再次输血时，抗原抗体相互作用而发生过敏反应。

（4）供血者血液中的变态反应性抗体随血液进入受血者体内，一旦与相应的抗原接触，即可发生过敏反应。

2. 临床表现 过敏反应大多发生在输血后期或即将结束输血时，程度轻重不一，通常与症状出现的早晚有关。症状出现越早，反应越严重。轻者出现皮肤瘙痒、荨麻疹、轻度血管神经性水肿（表现为眼睑、口唇水肿）；重者因喉头水肿出现呼吸困难，两肺闻及哮鸣音，甚至发生过敏性休克。

3. 预防

（1）勿选用有过敏史的供血者。

（2）供血者在采血前4小时内不宜进食高蛋白和高脂肪食物，宜用少量清淡饮食或糖水。

（3）有过敏史的患者，输血前根据医嘱给予抗过敏药物。

4. 护理措施 发生过敏反应时按反应轻重给予处理。轻者减慢输血速度，密切观察，遵医嘱给予抗过敏药物；重者立即停止输血，保持静脉通路，通知医师，根据医嘱皮下注射0.1%肾上腺素0.5～1mL，给予抗过敏药物，如异丙嗪、氢化可的松或地塞米松等。严密观察病情变化，出现呼吸困难时给予吸氧，严重喉头水肿者协助医师气管插管或气管切开，如发生过敏性休克给予抗休克治疗。

（三）溶血反应

溶血反应是指供血者的红细胞或受血者的红细胞发生异常破坏或溶解而引起的一系列临床表现，为输血中最严重的反应，分为急性溶血反应和迟发性溶血反应。

1. 急性溶血反应

（1）原因

1）输入异型血：多由于ABO血型不相容引起，供血者和受血者血型不符而造成血管内溶血。反应发生迅速，一般输入10～15mL血液即可产生症状，后果严重。

2）输血前红细胞已被破坏溶解：如血液储存过久，保存温度不当、血液震荡过剧、血液受细菌污染、血液内加入高渗或低渗溶液或影响血液pH的药物等，均可导致红细胞大量破坏溶解。

（2）临床表现 反应轻重不一，轻者与发热反应相似，重者在输入10～15mL血液时即可出现症状，死亡率高。临床表现分为以下三个阶段：

1）第一阶段（开始阶段）：由于红细胞凝集成团，阻塞部分小血管，可引起患者头部胀痛、面部潮红、胸闷、四肢麻木、腰背部剧烈疼痛等症状。

2）第二阶段（中间阶段）：由于凝集的红细胞发生溶解，大量血红蛋白释放于血浆中，患者可出现黄疸和血红蛋白尿（尿呈酱油色）。同时伴有寒战、高热、呼吸急促和血压下降等症状。

3）第三阶段（最后阶段）：由于大量血红蛋白从血浆中进入肾小管，遇酸性物质后形成结晶体，致使肾小管阻塞；又因为抗原、抗体的相互作用，使肾小管内皮细胞缺血、缺氧而坏死脱落，进一步加重了肾小管阻塞，患者出现少尿、无尿等急性肾功能衰竭症状，严重者可导致患者迅速死亡。

（3）预防

1）认真做好血型鉴定和交叉配血试验，输血前仔细查对，杜绝差错。

2）严格执行血液保管原则，不可使用变质血液。

（4）护理措施　一旦发生溶血反应，应进行以下处理：

1）立即停止输血，并通知医师。

2）给予氧气吸入，建立静脉输液通道，遵医嘱给予升压药或其他药物治疗。

3）将剩余血、患者的血标本和尿标本送化验室进行检验。

4）静脉注射碳酸氢钠以碱化尿液，增加血红蛋白在尿液中的溶解度，减少沉淀，避免阻塞肾小管。

5）双侧腰部封闭，并用热水袋热敷双侧肾区，解除肾血管痉挛，保护肾脏。

6）严密观察生命体征和尿量，并做好记录，对少尿、尿闭者按急性肾功能衰竭处理。

7）若出现休克症状，立即配合医师进行抗休克治疗。

8）安慰患者，以缓解焦虑与恐惧。

2. 迟发性溶血反应　一般为血管外溶血，多由 Rh 系统内的抗体如抗 C、抗 D 和抗 E 所造成。临床上常见于 Rh 系统血型反应中，绝大多数是由 D 抗原与其相应的抗体相互作用产生抗原抗体免疫反应所致，反应的结果使红细胞破坏溶解，释放出的游离血红蛋白转化为胆红素，经血液循环至肝脏后迅速分解，然后通过消化道排出体外。Rh 阴性患者首次输入 Rh 阳性血液时不发生溶血反应，但输血后 2 ～ 3 周后体内即产生抗 Rh 因子的抗体。如再次接受 Rh 阳性的血液，即可发生溶血反应。Rh 因子不合引起的溶血反应较少见，且发生缓慢，常发生在输血后 24 小时至 28 天，症状较轻，可有乏力、轻度发热、血胆红素升高等。对此类患者应查明原因，尽量避免再次输血。

（四）与大量输血有关的反应

大量输血一般指在 24 小时内紧急输血量大于或相当于患者总血容量。常见的与大量输血有关的反应有循环负荷过重反应（急性肺水肿）、出血倾向、枸橼酸钠中毒等。

1. 循环负荷过重反应（急性肺水肿）　其原因、临床表现及护理同静脉输液反应。

2. 出血倾向

（1）原因　长期反复输血或超过患者原血液总量的输血，由于库存血中血小板破坏较多，使凝血因子减少而引起出血。

（2）临床表现　表现为皮肤、黏膜瘀斑，穿刺部位可见大块瘀血或手术后伤口渗血。

（3）护理措施　①短时间输入大量库存血时，应密切观察患者意识、血压、脉搏等变化，注意皮肤、黏膜或手术伤口有无出血；②严格掌握输血量，每输库存血 3 ～ 5 个单位，应补充 1 个单位的新鲜血；③根据凝血因子缺乏情况补充有关成分。

3. 枸橼酸钠中毒反应

（1）原因　大量输血随之输入大量枸橼酸钠，如患者肝功能不全，枸橼酸钠不能完全氧化、排出，与血中游离钙结合而使血钙下降。

（2）临床表现　表现为手足抽搐、血压下降、心率缓慢，甚至心搏骤停。

（3）护理措施　严密观察患者的反应，每输入库存血 1000mL，需按医嘱静脉注射 10% 葡萄糖酸钙 10mL，以补充钙离子，防止发生低血钙。

（五）输血相关传染病

通过输血传播的疾病与感染已知有 10 余种，其中最严重的是艾滋病、乙型肝炎和丙型肝炎。在输血相关传染病的预防和控制中，采供血机构和医疗机构的标准化工作和规范化管理起着至关重要的作用。综合预防对策有：提倡无偿献血，严格血液筛查；规范采供血和血液制品制备的操作规程；对血液制品/成分血进行病毒灭活；严格掌握输血适应证，提倡自体输血和成分输血；加强消毒隔离，做好职业防护。

（六）其他反应

其他如空气栓塞、细菌污染反应、体温过低及输血传染的疾病（病毒性肝炎、疟疾、艾滋病及梅毒）等。预防上述输血反应的关键是严格把握采血、贮血和输血操作的各个环节，确保患者输血安全。

思考题

1. 李某，28 岁。突起畏寒、高热，伴咳嗽、胸痛 2 天，咳嗽时胸痛加重，痰少无血，入院诊治。体格检查：体温 39.9℃，脉搏 128 次/分，呼吸 24 次/分，血压 60/40mmHg，轻度发绀，四肢微凉，右肩胛下叩诊音稍浊，呼吸音减弱且闻及少量细小湿啰音。心率 128 次/分，律齐，心尖部 2 级柔和的吹风样收缩期杂音，其他无异常。血白细胞 $14×10^9$/L，中性粒细胞 90%，X 线胸片示右下肺内有片状均匀模糊阴影。诊断为肺炎球菌肺炎、感染性休克。

请问：

（1）肺炎链球菌肺炎患者应首选青霉素 G 治疗，该患者病情较重，遵医嘱需静脉输入青霉素 G 进行抗感染治疗，应如何进行静脉输液治疗？

（2）为该患者进行静脉输液治疗有哪些注意事项？

（3）在静脉输液治疗过程中可能出现哪些输液故障，应如何排除？

2. 于某，女，59 岁。患有慢性阻塞性肺疾病（COPD），因着凉发生呼吸道感染，在静脉输液过程中突然出现呼吸困难、气促、咳嗽、咳粉红色泡沫样痰。体格检查：体温 37.8℃，脉搏 120 次/分，血压 130/90mmHg。肺部听诊可闻及湿啰音。

请问：

（1）该患者出现了什么情况？

（2）原因可能是什么？

（3）如何处理？

3. 宋某，男，40 岁。车祸外伤急诊入院。体格检查：体温 37.2℃，脉搏 130 次/分，呼吸 24 次/分，血压 70/50mmHg，脉搏细弱，面色苍白，出冷汗，表情淡漠。初步诊断为外伤，失血性休克。医嘱立即输血 400mL。

请问：

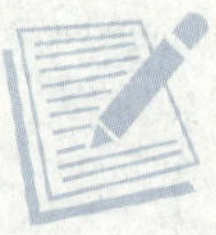

（1）输血前需要做哪些准备工作？

（2）如何给患者输血？

（3）输血过程中要注意哪些问题？

第十五章
标本采集

21 世纪以来，医学发展突飞猛进，临床检验技术也日臻完善，随着医疗检测仪器的自动化及信息化，临床诊断水平也不断提高。临床医务人员在对患者进行临床诊断和治疗的过程中，绝大部分的疾病需要对患者的血液、体液、分泌物、排泄物及组织细胞等标本进行检验，在获得科学的实验室数据和相关信息后，再结合患者的临床表现等其他资料对疾病做出诊断。因此，标本的采集及检验在疾病的诊断过程中起着至关重要的作用。标本的采集工作一般由护理人员完成，因此护理人员必须了解标本采集的意义及原则，牢固掌握各种标本采集的方法，才能确保标本的有效性及结果的准确性，从而协助医师进行疾病的诊断和治疗。

第一节 概 述

标本采集（specimens collection）是指采集患者少量的体液（脑脊液、胸水、腹水等）、血液、排泄物（尿、粪）、分泌物（痰、鼻咽部分泌物）、呕吐物及脱落细胞等样本，通过物理、化学或生物学的实验室技术和方法对其进行检验，作为判断患者有无异常存在的依据。标本检验可在一定程度上反映机体的功能状态或病理变化。

一、标本采集的意义

通过对标本的采集和检验，可以为疾病的诊断和治疗提供依据。标本采集具有以下几个方面的意义。

1. 协助明确疾病诊断 各种标本检验的结果，对临床诊断及鉴别诊断具有重要意义。例如在进行血常规检查时，通常感染性疾病会使白细胞的数值和分类发生变化，贫血时血红蛋白或红细胞的检验值会降低，血小板减少会导致容易出血或出血后不容易止血，而血小板增多会增加血栓发生的可能；进行血清心肌酶的监测对诊断心肌梗死具有一定的价值。

2. 推测病程进展 患者体内各项指标会随着病程的发展而发生改变。如急性感染的患者，常见白细胞增高，但在某些重度感染的情况下，白细胞不但不增高，反而降低。

3. 有利于病情观察 医护人员经常根据各项标本检验结果的变化来动态评估病情。如急性肾功能衰竭者，应动态监测尿量的变化及肾小球滤过功能等项目，作为观察病情严重程度的指标。

4. 协助制订治疗措施 医护人员在结合标本检验结果的基础上，可对患者采取更为有效的治疗措施并进行动态的调整。例如，对存在细菌感染的患者进行药敏试验可提高治疗效果，缩短疗程，避免抗生素的滥用；对于酸碱平衡失调或缺氧的患者，通过动脉血气分析的监测可判断其严重程度，及时采取相应的治疗措施。

5. 为医学研究提供依据　随着临床检验技术及循证医学的发展，标本检验结果可在一定程度上反映出疾病的变化过程，从而为临床研究提供依据，有利于医疗技术的不断发展。

二、标本采集的原则

为保证标本的质量，在采集过程中应遵循以下原则：

（一）严格遵照医嘱

由医生根据患者疾病情况填写检验申请单，并签全名。护理人员在认真核对之后，遵照医嘱进行标本的采集。

（二）标本采集前做好充分准备

采集标本前，护理人员应明确检验项目、检验目的、采集标本量、采集的方法及注意事项；向患者耐心解释留取标本的目的和要求，消除其思想顾虑，取得患者的信任与合作；根据检验项目选择适当的标本容器并粘贴标签，标签上标明患者科别、姓名、性别、床号、住院号、检验项目、日期等相关信息。

（三）严格执行查对制度

查对是保证标本采集无误的重要环节。采集标本前应认真执行查对制度，确认无误后方可执行。

（四）采集方法正确

标本的质量会受到标本容器、采集方法、采集过程、患者的生理状况等因素的影响，因此护理人员在采集过程中应严格按照要求执行，取得患者的理解和合作，尽可能排除各种干扰因素，以确保标本的高质量。

（五）及时送检

各种标本都有其时效性，因此，在采集过程中要严格按照要求及时送检，避免因存放时间过长而发生变质，影响检验结果。标本在运送过程中要妥善放置，避免震荡、容器破损、丢失、污染等，接收人员要及时查对、验收。

第二节　常用标本的采集方法

不同标本的采集要求不尽相同，护理人员应根据检验目的采用不同的采集方法，严格遵照医嘱，认真核对后在充分准备的前提下对标本进行正确的采集，保证标本的质量，以获取准确的检验数据。

一、血液标本采集

血液或其成分的变化能客观反映出机体各种功能及异常变化，因此血液检查是目前临床最常用的检验项目之一。血液标本的采集主要分为毛细血管采血、静脉采血和动脉采血。

（一）毛细血管采血法

毛细血管采血法（capillary blood sampling）是经毛细血管进行采血的方法，所需血液量较少，主要用于微量血液检查和婴幼儿血常规检验。常用的采血部位为手指或耳垂。成人多以左手无名指指尖采血；婴幼儿多以拇指或足跟部采血；严重烧伤患者，可选择皮肤完整处采血。因手指血与静脉血有差异，若条件允许尽可能静脉采血。

（二）静脉血标本采集法

静脉血标本采集法（intravenous blood sampling）是自静脉抽取静脉血标本的方法，分为真空采血法和普通采血法。真空采血法又称为负压采血法，是将穿刺成功后的静脉血直接注入无菌真空采血试管的过程。因其具有刻度清晰、计量准确、标识醒目、封闭无菌、容易保存等优点，目前在临床上被广泛使用。普通采血法是用一次性无菌注射器抽取静脉血的方法。因其采血量易受到人为因素的干扰，标本也易受到污染或发生变质，所以目前临床上较少使用。

【目的】

1. 全血标本　测定血常规（血细胞成分）、血沉及血液中某些物质的含量，如血糖、肌酐、尿酸、尿素氮、肌酸、血氨等。

2. 血清标本　用于大部分临床生化检查和免疫学检查，如测定血清酶、酯类、电解质、肝功能等。

3. 血培养标本　培养、测定血液中病原菌的种类和数量等。

【评估】

1. 患者年龄、病情、生命体征等基本情况。

2. 患者意识状态、合作程度、自理能力、心理状况、饮食和休息情况。

3. 患者治疗情况、穿刺部位皮肤和血管情况。

【计划】

1. 护士准备　衣帽整洁，修剪指甲，洗手，戴口罩。必要时戴无菌手套，穿隔离衣。

2. 患者准备

（1）了解静脉血标本采集的目的、意义、方法及注意事项，并积极配合。

（2）取舒适卧位，充分暴露穿刺部位。

3. 用物准备

（1）*治疗车上层*　治疗盘内备：一次性无菌注射器、标本容器、针头或头皮针（普通采血法）或双向采血针（图 15–1）、真空试管（图 15–2）（真空采血法）、0.5% 碘伏或安尔碘、棉签、

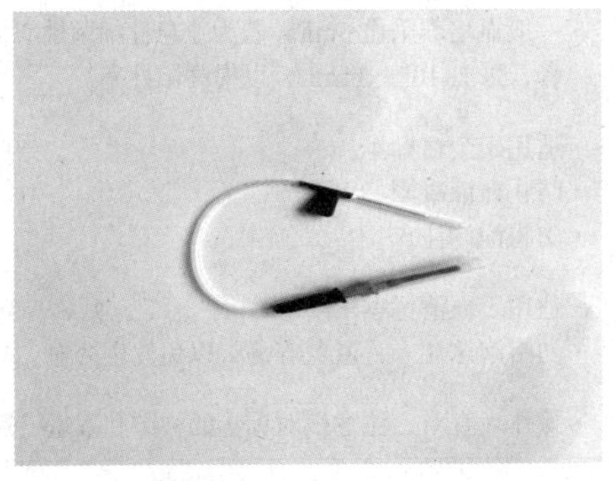

图 15–1　软接式（头皮针式）双向采血针

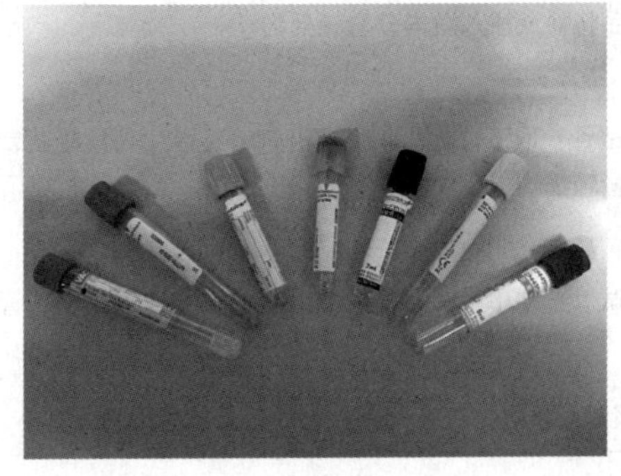

图 15–2　不同类型的真空试管

止血带、一次性垫巾或消毒垫巾、胶布；治疗盘外备检验单、标签或条形码、手消毒液。必要时备无菌手套。

（2）治疗车下层　锐器盒（盛放用过的注射器、针头等锐器）、医用垃圾筒、生活垃圾桶。

4. 环境准备　整洁、安全、舒适、安静，符合无菌技术操作原则。

【**实施**】操作步骤见表 15–1。

表 15–1　静脉血标本采集操作步骤

操作步骤	要点与说明
1. 检查用物　备齐用物，核对医嘱、检验单、标签（或条形码），无误后贴标签（或条形码）于标本容器外壁上	· 检查用物是否齐全且均在有效期内 · 根据检验项目选择注射器或采血装置 · 严格执行查对制度
2. 核对、解释　携用物至患者床旁，核对患者床号、姓名，向患者解释操作目的、过程及配合要点	· 确认患者，并取得患者的理解和配合
3. 选择静脉　铺垫巾于穿刺部位下，扎止血带，嘱患者握拳，选择合适静脉	· 常选用肘部静脉 · 扎止血带的时间不宜过长，一般以 1 分钟为宜
4. 消毒皮肤　常规消毒皮肤，待干	
5. 二次核对　再次核对患者相关信息及检验项目	· 操作中查对
▲真空采血器采血法	
（1）穿刺、固定　持一次性真空采血针进行穿刺，见回血后固定针头	· 按静脉注射法行静脉穿刺 · 妥善固定穿刺针头，避免针头脱落
（2）真空采血　将采血针另一端插入真空试管，松止血带，抽取血液至所需量	· 如需多管采血，则按顺序刺入所需试管，直至完成所有采血项目 · 将含抗凝剂或促凝剂的试管立即轻轻摇动 8 ～ 10 次
（3）拔针、按压　采血完毕，迅速拔出针头，并以棉签按压局部	· 一般按压时间为 5 分钟，如凝血功能障碍，按压时间延长至 10 分钟
▲注射器采血法	
（1）穿刺、抽血　持一次性注射器或连接头皮针穿刺，见回血后抽取血液至所需血量	· 按静脉注射法行静脉穿刺 · 根据检验项目决定抽取的血液量
（2）两松一压　松止血带、嘱患者松拳，迅速拔出针头，并以棉签按压局部	· 一般按压时间为 5 分钟，如凝血功能障碍，按压时间延长至 10 分钟
（3）将血液注入标本容器　根据不同血液检验目的，分别注入以下不同容器	· 如同时抽取不同种类血标本时，血液注入的顺序依次是血培养瓶→抗凝试管→干燥试管
1）血培养瓶：先除去密封瓶铝盖中心部分，常规消毒，更换针头后将血液注入瓶内，轻轻摇匀	· 严格无菌技术，避免污染标本 · 一般血培养采血 5mL，若为亚急性细菌性心内膜炎患者，采血 10 ～ 15mL，以提高阳性率
2）抗凝试管：取下针头，将血液沿管壁缓慢注入抗凝试管内，轻轻摇匀	· 适用于全血标本 · 防止血液凝固 · 勿将泡沫注入
3）干燥试管：取下针头，将血液沿管壁缓慢注入干燥试管内	· 适用于血清标本 · 勿将泡沫注入，避免震荡，以免发生溶血
6. 再次核对　再次核对患者床号、姓名及检验项目、标本	· 操作后查对，注意核对标本的种类和数量，避免遗漏

续表

操作步骤	要点与说明
7. 整理床单位，清理用物　撤去垫巾和止血带，协助患者取舒适卧位，整理床单位，清理用物	· 用物按消毒隔离原则分类处置
8. 洗手，记录	· 利于评价
9. 及时送检	· 送检过程中注意标本的安全 · 将标本连同化验单一起送检

【评价】

1. 护患沟通有效，患者及家属能了解血液标本采集的目的、临床意义及注意事项并积极配合，情绪稳定。

2. 护理人员在采血过程中能严格执行无菌技术操作规程，穿刺部位无出血、血肿等异常。

3. 标本足量，无污染，无发生凝血、溶血等异常情况。

【注意事项】

1. 采血过程中严格执行查对制度，遵守无菌技术操作规范。

2. 尽量避免生理性因素对检验结果的影响。采血时间宜安排在上午 7 ～ 9 时。空腹要求至少禁食 8 小时，以 12 ～ 14 小时为宜，但不宜超过 16 小时。

3. 根据检验项目的种类和要求进行采血。如血液生化检验需在晨起空腹时采血；细菌培养标本需在寒战或发热初起时，抗生素应用之前进行采集；急诊采血可不受时间限制，但应在检验单上注明急诊字样及采血时间。

4. 采血时止血带绑扎在采血部位上方 5cm ～ 7.5cm 的位置，宜在开始采集第一管血时松开止血带，使用时间不宜超过 1 分钟。如某些情况止血带需要在一个部位使用超过 1 分钟，宜松开止血带，等待 2 分钟后再重新绑扎。

5. 严禁在输液、输血的穿刺处抽取血标本。

6. 采集血培养标本时应先注射厌氧瓶，尽量减少接触空气时间。真空采血器采血时，多个组合检测项目同时采血时应按下列顺序采血：血培养→无添加剂管→凝血管→枸橼酸钠管→肝素管→ EDTA 管→草酸盐→氟化钠管。凡全血标本或需抗凝血的标本，采血后立即轻柔颠倒混匀，不可用力震荡。做血培养时，血培养瓶如有多种，如同时加做霉菌血液培养时，血液注入顺序：厌氧血液培养瓶→需氧血液培养瓶→霉菌血液培养瓶。

7. 血液标本采集后要及时送检，以免标本变质或影响检验结果。

（三）动脉血标本采集

动脉血标本采集（arterial blood sampling）是指经动脉抽取血标本的方法。常用的动脉有桡动脉和股动脉。

【目的】临床上常用于血液气体分析，判断机体是否存在酸碱平衡失调、缺氧及缺氧的程度等。

【评估】

1. 患者年龄、病情、生命体征等基本情况。

2. 患者意识状态、合作程度、自理能力、心理状况。

3. 患者穿刺部位皮肤和血管状况。

4. 用氧或呼吸机使用情况。

【计划】

1. 护士准备 衣帽整洁，修剪指甲，洗手，戴口罩。必要时戴无菌手套，穿隔离衣，戴护目镜。

2. 患者准备

（1）了解动脉血标本采集的目的、意义、方法及注意事项。

（2）取舒适卧位，充分暴露穿刺部位。

（3）积极配合，心情放松。

3. 用物准备

（1）*治疗车上层* 治疗盘内备：一次性动脉血气针（图 15–3）、2mL 或 5mL 一次性无菌注射器、肝素适量、无菌软木塞或橡胶塞、无菌手套、无菌纱布、治疗巾、0.5% 碘伏或安尔碘、棉签、小垫枕；治疗盘外备检验单、标签（或条形码）、小沙袋、手消毒液。

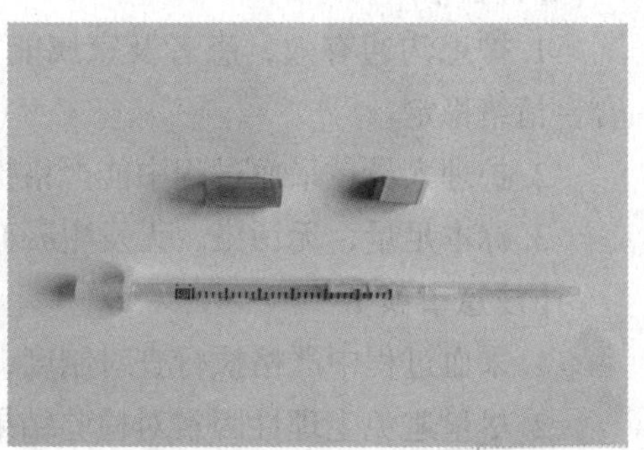

图 15–3 一次性动脉血气针

（2）*治疗车下层* 锐器盒、医用垃圾筒、生活垃圾桶。

4. 环境准备 整洁、安全、舒适、安静，符合无菌技术操作原则。

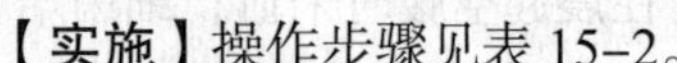

【实施】操作步骤见表 15–2。

表 15–2 动脉血标本采集操作步骤

操作步骤	要点与说明
1. 检查用物 备齐用物，核对检验单类型、项目；检查注射器或一次性动脉采血针；无误后贴标签（或条形码）于标本容器外壁上	· 检查用物是否齐全且均在有效期内 · 操作前严格执行查对制度，避免出现差错
2. 核对、解释 携用物至患者床旁，核对患者床号、姓名，向患者解释操作目的、过程及配合要点	· 确认患者，并取得患者的理解和配合
3. 选择动脉 铺治疗巾于小垫枕上，置于穿刺部位下，暴露穿刺部位	· 一般选用桡动脉或股动脉搏动最明显处
4. 消毒皮肤 常规消毒穿刺部位皮肤，范围大于 5cm，操作者戴无菌手套或常规消毒左手食指和中指	· 严格执行无菌技术操作原则
5. 二次核对 再次核对患者床号、姓名、住院号及检验项目	· 操作中执行三查七对制度
6. 注射器准备 取出一次性动脉采血针并检查，将活塞拉出至所需血量刻度，若为一次性注射器则抽取适量肝素备用。	· 穿刺前抽取肝素 0.5mL，湿润注射器管腔后弃去余液，防止血液凝固
7. 固定动脉 以消毒的食指、中指在穿刺动脉最明显处固定动脉	
8. 穿刺、采血	
▲普通注射器采血	
自两指间垂直或沿动脉走向呈 40°刺入动脉，见有鲜红色血液自主涌入注射器，固定穿刺针	· 若为股动脉穿刺，进针角度为 90° · 血气分析一般采血量为 0.1 ～ 1mL
▲动脉血气针采血	
穿刺方法同上，见有鲜红色回血，固定血气针，血液自动流至所需量	· 血气针筒自动形成负压

续表

操作步骤	要点与说明
9. 拔针、按压　迅速拔出针头，同时用无菌纱布或无菌棉签加压止血 5～10 分钟	·必要时用小沙袋压迫止血 ·凝血功能障碍者按压时间需延长
10. 隔绝空气　针头拔出后立即插入橡胶塞或软木塞以隔绝空气，同时轻轻搓动注射器，使血液与肝素混匀	·及时隔绝空气，避免影响检验结果 ·防止血液凝固
11. 再次核对　再次核对患者相关信息及检验项目、标本	·操作后执行三查七对制度
12. 整理床单位，清理用物　撤去治疗巾、小垫枕，协助患者取舒适卧位，整理床单位，清理用物	·用物按消毒隔离原则分类处置
13. 洗手，记录	·利于评价
14. 及时送检	·送检过程中注意标本的安全 ·将标本连同化验单一起送检

【评价】

1. 护患沟通有效，患者及家属能了解血液标本采集的目的、临床意义及注意事项并积极配合，情绪稳定。

2. 护理人员在采血过程中能严格执行无菌技术操作规程。

3. 穿刺部位无出血、血肿等异常，标本足量，无污染，无外界空气混入，无发生凝血等其他异常。

【注意事项】

1. 采血过程中严格执行查对制度，遵守无菌技术操作规范。

2. 用于血气分析时必须与空气隔绝，采血前严格检查注射器是否漏气，连接是否严密，否则影响检验结果。

3. 桡动脉穿刺点为前臂掌侧腕关节上动脉搏动最明显处；股动脉穿刺点为腹股沟股动脉搏动最明显处。

4. 有出血倾向者慎用动脉穿刺法。

二、尿液标本采集

尿液是由血液经肾小球滤过，肾小管和集合管的重吸收及排泌产生的最终产物。尿液是具有重要意义的排泄物，尿液成分的变化可以反映泌尿系统及其他组织器官的病变，因此尿液标本的检验对疾病的诊断、治疗和预后均有重要意义。尿标本分为 3 种：常规标本、培养标本及 12 小时或 24 小时标本。

【目的】

1. 尿常规标本　常用于检查尿液的颜色、比重、透明度、尿蛋白和尿糖定性、有无细胞和管型等。

2. 尿培养标本　常用于尿液细菌培养或细菌敏感试验，以了解病情，协助临床诊断和治疗。

3. 12 小时或 24 小时尿标本　常用于各种尿生化检查（如钠、钾、氯、肌酐、肌酸、尿糖和尿蛋白定量、17- 羟类固醇等）或尿浓缩查结核杆菌等检查。

【评估】

1. 患者年龄、性别、病情、生命体征等基本情况。

2. 患者意识状态、合作程度、自理能力、心理状况。

【计划】

1. 护士准备 衣帽整洁，修剪指甲，洗手，戴口罩。

2. 患者准备

（1）了解尿标本采集的目的、方法、注意事项及配合要点。

（2）清洁外阴，必要时护理人员协助。

（3）积极配合，心情放松。

3. 用物准备

（1）尿常规标本 一次性尿杯（图 15–4），必要时备便器或尿壶、检验单、标签（或条形码）。

（2）尿培养标本 一次性尿培养瓶、无菌手套、无菌棉签、消毒液、便器、屏风、检验单，必要时备导尿包。

（3）12 小时或 24 小时尿标本 清洁干燥的集尿器（容量 3000 ～ 5000mL）、防腐剂、检验单。

4. 环境准备 整洁、安静、舒适、安全，必要时用屏风或隔帘遮挡。

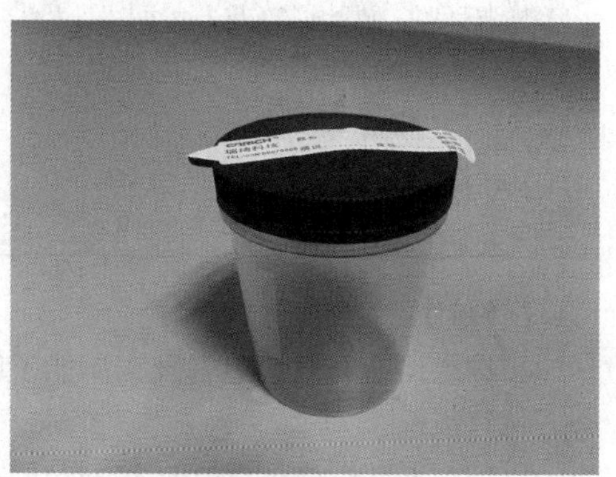

图 15–4 一次性尿杯

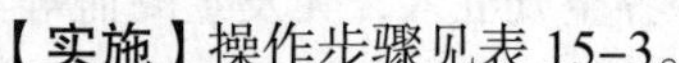

【实施】操作步骤见表 15–3。

表 15–3 尿液标本采集操作步骤

操作步骤	要点与说明
1. 检查用物 备齐用物，核对医嘱、检验单、标签（或条形码），无误后贴标签（或条形码）于标本容器外壁上	·用物均在有效期内 ·严格执行查对制度，避免出现差错
2. 核对、解释 携用物至患者床旁，核对患者床号、姓名，向患者解释操作目的、过程及配合要点	·确认患者，并取得患者的理解与配合
3. 收集尿标本	
▲尿常规标本	
（1）可自理的患者，给予标本容器，嘱其将晨起第一次尿留于容器内 （2）行动不便的患者，协助患者床上排尿，收集尿液于标本容器中 （3）留置导尿的患者，打开集尿袋下方引流孔，收集尿液	·晨尿成分浓缩，可达到检测浓度 ·除测定尿比重需留取 100mL 外，其他检验留取 30 ～ 50mL ·注意用屏风遮挡和保暖 ·婴幼儿或尿失禁患者可用尿套或尿袋协助收集
▲尿培养标本	
（1）中段尿留取法 舒适体位，放置便器，按导尿术清洁、消毒外阴，嘱患者自行排尿，弃去前段尿，将中段尿收集于一次性尿培养瓶中，盖紧盖子，清洁外阴，协助穿好裤子	·注意屏风遮挡，保护患者隐私 ·防止外阴部细菌污染标本，消毒自上至下，1 次 1 个棉球 ·前段尿起到冲洗尿道作用
（2）导尿术留取法 详见第十二章排泄第一节排尿护理	·留取标本时勿触及容器口
▲ 12 小时或 24 小时尿标本	
（1）12 小时尿标本：于晚上 7 时排空膀胱后，开始留取尿液至次日晨 7 时排出最后一次尿液；若为 24 小时尿标本，则于晨 7 时排空膀胱后，开始留取尿液至次日晨 7 时排出最后一次尿液	·必须在规定的时间内留取

续表

操作步骤	要点与说明
（2）将全部尿液留于集尿瓶内，并根据检验要求在尿中加入防腐剂（表 15–4） （3）对尿液总量进行测量并记录于检验单上 （4）留取适量送检	· 充分混匀 · 从中取适量（一般为 40mL）用于检验，余尿弃去
4. 整理床单位，清理用物	· 用物按消毒隔离原则分类处置
5. 洗手，记录　记录尿液总量、颜色、气味等	· 利于评价
6. 及时送检	· 将标本连同检验单一起送检

【评价】

1. 护患沟通有效，保护患者隐私，注意保暖，患者积极配合。

2. 患者及家属能了解留取尿标本的目的及注意事项，掌握留取尿标本的方法。

3. 护理人员严格遵守操作规程，尿标本符合要求，尿培养标本未混入外源性物质。

【注意事项】

1. 尿液标本要足量，尽量留取晨尿。

2. 会阴部分泌物过多时，应先清洁或冲洗后再收集。

3. 女患者月经期不宜留取尿标本。

4. 留取尿培养标本时，应留取中段尿，注意执行无菌操作，防止标本污染而影响检测结果。

5. 留取 12 小时或 24 小时尿标本时，应告知患者检验的重要性，将规定时间内的尿液全部留于集尿器内，并加入相应防腐剂。防腐剂应在患者留尿液后加入。

6. 尿标本应及时送检，以防尿液变质影响检验结果。

表 15–4　常用防腐剂

名称	作用	用法	应用
甲苯	在尿液表面形成甲苯薄膜，阻止尿液与空气的接触，防止细菌污染，保持尿中化学成分不变	第 1 次尿液倒入后，每 100mL 尿液加 0.5% ～ 1% 甲苯 2mL。如测定尿中钠、钾、氯、肌酐、肌酸等则需加 10mL	尿糖、尿蛋白的定量分析等
甲醛（福尔马林）	固定尿中细胞、管型等有形成分，抑制细菌生长	每 30mL 尿液加 1 滴 40% 甲醛	艾迪计数
浓盐酸	保持尿液酸性环境，防止尿中激素被氧化	24 小时尿中加 5 ～ 10mL	内分泌系统的检查，如 17– 羟类固醇、17– 酮类固醇、儿茶酚胺等

三、粪便标本采集

粪便是食物在体内被消化吸收营养成分后剩余的产物。粪便标本的检验，有助于评估患者的消化系统功能，协助诊断、治疗疾病。根据检验目的不同，粪便标本分为四种：常规标本、隐血标本、细菌培养标本及寄生虫或虫卵标本。

【目的】

1. 常规标本　用于检查粪便的性状、颜色、细胞等。

2. 隐血标本　用于检查粪便内肉眼不能察见的微量血液。

3. 培养标本　常用于检查粪便中的致病菌。

4. 寄生虫或虫卵标本　常用于检查粪便中的寄生虫、幼虫及虫卵的种类及计数。

【评估】

1. 患者年龄、性别、病情、生命体征等基本情况。

2. 患者意识状态、合作程度、自理能力、心理状况、饮食情况。

【计划】

1. 护士准备　衣帽整洁，修剪指甲，洗手，戴口罩。

2. 患者准备

（1）了解粪便标本采集的目的、方法、注意事项及配合要点。

（2）积极配合，心情放松。

3. 用物准备

（1）常规标本　粪便采集瓶内附检便匙（图 15–5），清洁便器，检验单、标签（或条形码）。

（2）隐血标本　粪便采集瓶内附检便匙，清洁便器，检验单、标签（或条形码）。

（3）培养标本　无菌培养瓶，无菌棉签，消毒便器，检验单、标签（或条形码）。

（4）寄生虫或虫卵标本　粪便采集瓶内附检便匙，透明胶带和载玻片（检测蛲虫），清洁便器，检验单、标签（或条形码）。

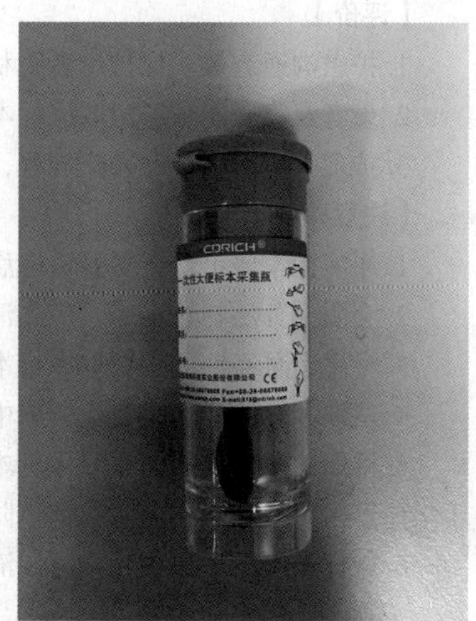

图 15–5　粪便采集瓶（附检便匙）

4. 环境准备　整洁、安静、舒适、安全。必要时屏风或隔帘遮挡。

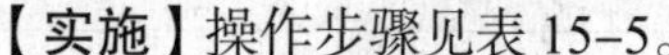

【实施】操作步骤见表 15–5。

表 15–5　粪便标本采集操作步骤

操作步骤	要点与说明
1. 检查用物　备齐用物，核对医嘱、检验单、标签（或条形码），无误后贴标签（或条形码）于标本容器外壁上	· 用物均在有效期内 · 严格执行查对制度，避免出现差错
2. 核对、解释　携用物至患者床旁，核对患者床号、姓名，向患者解释操作目的、过程及配合要点	· 确认患者，并取得患者的理解和配合
3. 收集粪便标本	
▲常规标本	
（1）嘱患者排空膀胱，再排便于清洁便器内 （2）用检便匙取中央部分或异常部分约 5g （3）置于检便瓶内	· 避免尿液混入
▲隐血标本 同常规标本操作	· 嘱患者于检查前 3 天禁食肉类，动物肝，血及含铁丰富的药物、食物、绿色蔬菜，以免造成假阳性
▲培养标本	

续表

操作步骤	要点与说明
（1）嘱患者排便于消毒便器内 （2）用无菌棉签取中央部分粪便或黏液脓血部分 2 ～ 5g （3）置于培养瓶内塞紧	·勿混入粪便以外的物质
▲寄生虫及虫卵标本	
（1）寄生虫标本　取不同部位带血或黏液部分粪便 5 ～ 10g	·某些寄生虫及虫卵有周期性排出的现象，需多次监测
（2）蛲虫标本　睡觉前或清晨未起床前将透明胶带贴于肛门周围，取下已粘有虫卵的透明胶带，粘贴在载玻片上	·蛲虫常于午夜或清晨在肛门处产卵
（3）阿米巴原虫标本　加热便器至接近人体温度，排便后，标本连同便器一同送检	·低温下阿米巴原虫易失去活力而难以查到 ·及时送检，防止阿米巴原虫死亡
4. 整理床单位，清理用物	·用物按消毒隔离原则分类处置
5. 洗手，记录　记录粪便形状、颜色、气味等	·利于评价
6. 及时送检	·标本连同检验单送检

【评价】

1. 护患沟通有效，保护患者隐私，注意保暖，患者积极配合。

2. 患者及家属能了解留取粪便标本的目的及注意事项，掌握留取粪便标本的方法。

3. 护理人员严格遵守操作规程，粪便标本符合要求。

【注意事项】

1. 应根据检验项目选择最有价值的标本，尽可能留取新鲜标本，不得混有尿液或其他物质。

2. 采集培养标本时，如患者无便意，可用长无菌棉签蘸取 0.9% 氯化钠溶液，由肛门插入 6 ～ 7cm，沿一个方向轻轻旋转后退出，将棉签置于培养瓶内。

3. 留取寄生虫标本时，若患者服用过驱虫药或做血吸虫孵化检查，应留取全部粪便。

4. 采集阿米巴原虫标本前几天，不应给患者服用钡剂、油质或含金属的泻剂，以免影响其虫卵或胞囊的显露。

5. 患者腹泻时的水样便应盛于容器中送检。

四、痰标本采集

痰液（sputum）是气管、支气管和肺泡所产生的分泌物。正常情况下痰液量较少，呈白色或灰白色，当呼吸道黏膜受到刺激时，痰液分泌增多，有时还伴有颜色和性状改变。痰液检验可有助于诊断呼吸系统疾病，辅助治疗。

痰液标本分为 3 种：常规痰标本、痰培养标本及 24 小时痰标本。

【目的】

1. 常规痰标本　检测痰液中的细菌、癌细胞或寄生虫卵等。

2. 痰培养标本　检测痰液中的致病菌。

3. 24 小时痰标本　检查 24 小时痰液的量及性状，或做浓集结核杆菌检查，协助诊断。

【评估】

1. 患者年龄、病情、生命体征、咳痰的能力等。

2. 患者意识状态、合作程度、自理能力、心理状况。

【计划】

1. 护士准备 衣帽整洁，修剪指甲，洗手，戴口罩。

2. 患者准备

（1）了解痰标本采集的目的、方法、注意事项及配合要点。

（2）患者配合，心情放松。

3. 用物准备

（1）常规痰标本 一次性痰杯（图 15–6）、检验单、标签（或条形码）。

（2）痰培养标本 一次性无菌痰杯、漱口溶液、检验单、标签（或条形码）。

（3）24 小时痰标本 广口大容量无色痰瓶、检验单、标签（或条形码）。

（4）无力咳痰或不能合作者 一次性痰杯、吸痰用物、手套、检验单、标签（或条形码）。

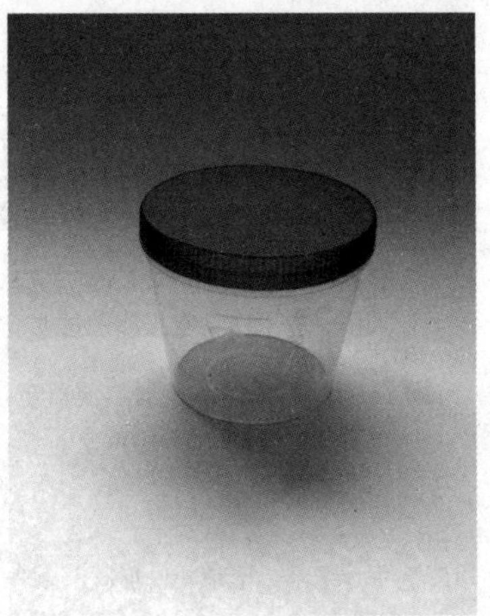

图 15–6 一次性痰杯

4. 环境准备 整洁、安全、舒适、安静。

【实施】操作步骤见表 15–6。

表 15–6 痰标本采集操作步骤

操作步骤	要点与说明
1. 检查用物 备齐用物，核对医嘱、检验单、标签（或条形码），无误后贴标签（或条形码）于标本容器外壁上	· 用物均在有效期内 · 严格执行查对制度，避免出现差错
2. 核对、解释 携用物至患者床旁，核对患者床号、姓名，向患者解释操作目的、过程及配合要点	· 确认患者，并取得患者的理解和配合
3. 收集痰标本	
▲痰常规标本	
（1）能自行留痰者 晨起后，清水漱口，深呼吸数次后用力咳出气管深部痰液，置于一次性痰杯内	· 去除口腔杂质 · 如痰液不易咳出者，可配合雾化吸入，使痰液稀释
（2）无力咳痰或不合作者 取坐位或侧卧位，胸背部叩击，按吸痰法吸出痰液，集于一次性痰杯内	· 按吸痰法要求采集，防止交叉感染
▲痰培养标本	
（1）能自行留痰者 晨起后，先用漱口溶液漱口，再用清水漱口，深呼吸数次后用力咳出气管深处的痰液，置于无菌痰瓶内	· 无菌操作，避免污染 · 一般在应用抗生素之前留取培养标本 · 减少口腔细菌的干扰
（2）无力咳痰或不合作者 同痰常规标本采集法	
▲ 24 小时痰标本 （1）于晨 7 时清水漱口后第 1 口痰起，至次晨 7 时漱口后第 1 口痰止 （2）将 24 小时痰液全部收集在大容量痰瓶内	
4. 整理床单位，清理用物	· 用物按消毒隔离原则分类处置
5. 洗手，记录 记录痰液的外观、性状及 24 小时痰标本总量	· 利于评价
6. 及时送检	· 标本连同检验单送检

【评价】

1. 护患沟通有效，患者积极配合。

2. 患者及家属能了解留取痰液标本的目的及注意事项，掌握留取痰液标本的方法。

3. 护理人员严格遵守操作规程，痰液标本符合要求。

【注意事项】

1. 注意标本留取时间，通常以清晨第一口痰为宜，以提高阳性率。

2. 痰液中不可混入唾液、漱口液、鼻咽分泌物等其他物质。

3. 如查癌细胞，应用10%甲醛溶液或95%乙醇溶液固定痰标本后送检；如做24小时痰量和分层检查时，应将痰液收集于无色广口痰瓶内，必要时加入少许防腐剂（如石炭酸）防腐。

4. 标本应尽快送检。

五、咽拭子标本采集

正常人咽喉部有来自于口腔的正常菌群，一般情况下不致病。但在机体抵抗力下降和其他外部因素作用下，可出现感染而导致疾病的发生。咽拭子标本采集能检测出致病菌，有助于急性咽喉炎、化脓性扁桃体炎等疾病的诊断。

【目的】取咽部及扁桃体分泌物做细菌培养或病毒分离，以协助诊断。

【评估】

1. 患者年龄、病情、生命体征等基本情况。

2. 患者意识状态、合作程度、自理能力、心理状况、饮食情况。

【计划】

1. 护士准备　衣帽整洁，修剪指甲，洗手，戴口罩。

2. 患者准备

（1）了解咽拭子标本采集的目的、方法、注意事项及配合要点。

（2）理解并愿意配合。

3. 用物准备

（1）治疗车上层　无菌咽拭子培养管（图15–7）、压舌板、检验单、标签（或条形码）、手消毒液。

（2）治疗车下层　医用垃圾桶、生活垃圾桶。

4. 环境准备　整洁、安全、舒适、安静。

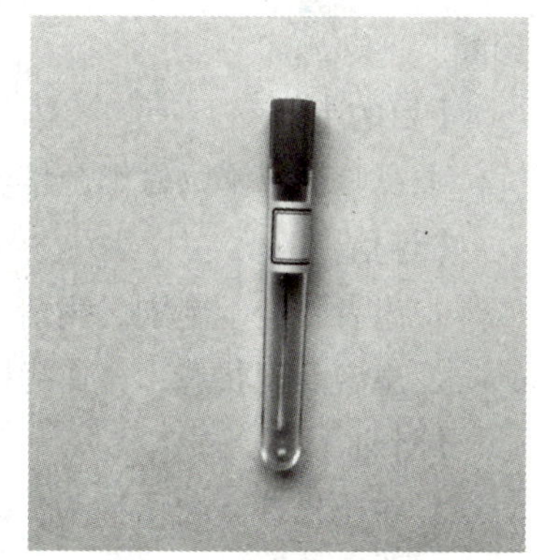

图15–7　无菌咽拭子培养管

【实施】操作步骤见表15–7。

表15–7　咽拭子标本采集操作步骤

操作步骤	要点与说明
1. 检查用物　备齐用物，核对医嘱、检验单、标签（或条形码），无误后贴标签（或条形码）于无菌咽拭子培养试管外壁上	·严格执行查对制度，避免出现差错
2. 核对、解释　携用物至患者床旁，核对患者床号、姓名，向患者解释操作目的、过程及配合要点	·确认患者，并取得患者的理解和配合
3. 暴露咽喉　嘱患者张口，发“啊”音	·必要时用压舌板轻压舌部

续表

操作步骤	要点与说明
4. 方法　取出培养管内长棉签擦拭两侧腭弓、咽及扁桃体上分泌物	· 动作敏捷，棉签勿触及其他部位，以免影响检查结果
5. 保存标本　折断棉签尾部，再将棉签插入采样管，塞紧管盖	· 防止标本污染
6. 整理床单位，清理用物	· 用物分类放置，消毒处理
7. 洗手，记录	· 利于评价
8. 及时送检	· 标本连同检验单送检

【评价】

1. 护患沟通有效，保持患者情绪稳定，积极配合。
2. 患者及家属能了解留取咽拭子标本的目的、方法及注意事项。
3. 护理人员能严格执行操作规程，留取咽拭子标本符合要求。

【注意事项】

1. 操作过程中避免交叉感染。
2. 做真菌培养时，须在口腔溃疡面采集分泌物。
3. 避免在进食后 2 小时内留取标本，以防呕吐。

六、鼻拭子标本采集

鼻拭子标本采集能检测出鼻咽部致病菌，有助于急性咽喉炎、化脓性扁桃体炎等疾病的诊断。

【目的】

取鼻咽部分泌物做细菌培养或病毒分离，以协助诊断。

【评估】

1. 患者年龄、性别、病情、生命体征等基本情况。
2. 患者意识状态、合作程度、咳痰的能力、自理能力、心理状况、饮食和休息情况。

【计划】

1. 护士准备　衣帽整洁，修剪指甲，洗手，戴口罩。

2. 患者准备

（1）了解鼻拭子标本采集的目的、方法、注意事项及配合要点。

（2）理解并愿意配合。

3. 用物准备

（1）治疗车上层　无菌鼻拭子采样管、检验单、标签（或条形码）、手消毒液。

（2）治疗车下层　医用垃圾桶、生活垃圾桶。

4. 环境准备　整洁、安全、舒适、安静。

【实施】

操作步骤见表 15-8。

表 15-8 鼻拭子标本采集操作步骤

操作步骤	要点与说明
1. 检查用物 备齐用物，核对医嘱、化验单、标签（或条形码），无误后贴标签（或条形码）于无菌鼻拭子培养试管外壁上。	· 严格执行查对制度，避免出现差错
2. 核对、解释 携用物至患者床旁，核对患者床号、姓名，向患者解释操作目的、过程及配合要点	· 确认患者，并取得患者理解和配合
3. 暴露鼻腔	
4. 方法 取出培养管内长棉签，测量伸入距离，以 15°～ 20°进入鼻腔，抵达鼻咽后壁后停留 10 ～ 15 秒，轻轻旋转 3 圈，缓慢转动后退出	· 动作敏捷，棉签勿触及其他部位，以免影响检查结果。
5. 保存标本 折断棉签尾部，再将棉签插入采样管，塞紧管盖	· 防止标本污染
6. 整理床单位，清理用物	
7. 洗手，记录	· 用物分类放置，消毒处理
8. 及时送检	· 利于评价

思政课堂

防控疫情，捍卫生命

2020 年，新型冠状病毒肺炎（COVID-19）袭来，来势汹汹，广大的医护人员们穿上防护服，勇敢走上战场，用生命书写着忠诚与责任！在这场“战役”中，我们取得了伟大的胜利，疫情在我国得到了有效的控制，这与我们采取积极有效的检测和防控措施是分不开的。目前，对于新冠病毒的检测方法，最有效的是采用鼻拭子和咽拭子的标本采集检测方法。从患者口中采集咽拭子这一环节风险极大，属于三级防护，是危险级别极高的一项操作。患者口中会产生大量可能携带病毒的气溶胶，采样过程中还可能因咽部不适出现打喷嚏、咳嗽等动作，这些对于采样护士来说，都具有极大的危险性，每采集一份标本，就要承担一次被感染的风险。护士在人民最需要的时候，又一次挺身而出，无所畏惧，体现了白衣天使们救死扶伤、甘于奉献、大爱无疆的职业精神和责任担当！

思考题

1. 张某，男，53 岁。以“肺脓肿”为诊断收住入院。当日护理人员执行临时医嘱如下：血、尿、便常规，血培养。

请问：

（1）如何为该患者留取标本？

（2）为什么留取血培养标本？

（3）留取以上标本时有哪些注意事项？

2. 李某，女，45 岁。因发热，反复尿频，尿急，尿痛半年伴腰痛入院。入院后，医嘱：尿培养。

请问：

（1）怎样指导患者留取尿培养标本？

（2）留取尿培养标本时有哪些注意事项？

3. 王某，男，70岁。护理人员遵医嘱为患者采动脉血进行血气分析。然而，化验结果显示与病情出入较大。为进一步明确病情，护理人员再次为患者采血，造成患者不满。

请问：

哪些因素可能影响动脉血液标本的检验结果？

第十六章

病情观察及危重症患者的抢救和护理

扫一扫，查阅本章数字资源，含PPT、音视频、图片等

病情观察是医护人员对患者的病史和现状进行全面系统评估，对病情做出综合性判断的过程，是临床护理工作的重要内容之一。及时、准确、全面的病情观察可以为疾病的诊断、治疗、护理及并发症的预防和控制提供科学的临床依据。

危重患者的特点是病情严重、复杂、变化快，且随时可能出现危及生命的征象。因此，在危重患者的护理和抢救过程中，护理人员必须及时、准确地观察、评估患者的病情变化，熟练掌握抢救技术；熟悉抢救室工作的组织管理和抢救流程，与医生密切配合，保证抢救工作的顺利进行，争分夺秒挽救患者的生命。

第一节　病情观察

观察是对事物的现象、动向进行仔细查看的过程，是一项连续的、动态的系统工程。在临床护理工作中，对患者的观察应从症状到体征，从生理到心理、精神全面细致地进行，并且贯穿于患者疾病过程的始终。

一、病情观察的意义

病情观察（observation of disease），即医护人员在工作中运用视觉、听觉、嗅觉、触觉等感觉器官及辅助工具来获得患者信息的过程，是一种有意识的、审慎的、连续的、动态的、有针对性地对患者的病情做出综合性判断的过程。及时、准确、全面的病情观察，可以为患者的疾病诊断、治疗及护理提供科学依据，是患者早日康复的重要保障。病情观察在临床工作中有着重要的意义：

1. 为疾病的诊断、治疗和护理提供可靠的科学依据。

2. 有助于分析和判断疾病的发展趋势和转归。

3. 有助于及时了解治疗效果和用药反应。

4. 有助于及时发现危重症患者的病情变化，以便及时采取有效措施，防止病情恶化，挽救患者生命。

二、病情观察的要求

及时观察、准确判断危重患者的病情变化，是抢救危重患者的重要环节，医护人员要能利用一切机会主动观察患者的病情及生命体征的动态变化。在对患者的病情观察中，要求医护人员既要有重点，又要全面；既要细致，又要准确；具有去伪存真、详细分析、反复验证的能力，以便

排除干扰，获取正确结果；同时，在观察病情的过程中及时、准确、完整、简要、清晰地记录观察内容。护理人员必须具备一定的医学知识、严谨的工作作风、高度负责的责任心及敏锐的观察力，在此基础上，护士还应做到"五勤"，即勤巡视、勤观察、勤询问、勤思考、勤记录。通过有目的、有计划、认真细致的观察，及时、准确地掌握和预见病情变化，为危重患者的抢救赢得时间。

三、病情观察的方法

在对患者进行病情观察的过程中，护理人员需要运用各种感觉器官，以达到全面、准确收集患者资料的目的。此外，护理人员还可以借助其他相应的辅助手段或仪器，监测和掌握患者病情变化的各项指标。

1. 视诊（inspection） 是利用视觉来观察患者全身或局部状态的检查方法，是最基本的检查方法之一。从患者入院直至出院，通过视诊连续或间断的观察可以了解患者整体的状态，如年龄、性别、营养发育状况、面容表情、意识状态、姿势体位、步态等；也可以观察了解局部特征，如皮肤黏膜颜色、胸廓、腹部、骨骼及关节外形等；以及观察分泌物、排泄物的性状、量及其他与疾病相关的症状、体征等一系列情况。通过随时观察患者的反应及病情变化，及时调整观察重点。

2. 听诊（auscultation） 是利用耳直接或借助听诊器或其他仪器听取患者身体不同部位发出的声音，并分析、判断声音有无异常的检查方法。通过耳可以直接听到患者发出的声音，如听到咳嗽，通过对咳嗽的音调、持续时间、剧烈程度及声音的改变来分析患者疾病的状态；借助听诊器可以听到患者的心音、心率、心律、呼吸音、肠鸣音等。

3. 触诊（palpation） 是通过手的感觉来感知患者身体某部位有无异常的检查方法。如了解所触及机体部位的温度、湿度、弹性、光滑度、柔软度及脏器的外形、大小、软硬度、移动度、波动感及有无疼痛等。

4. 叩诊（percussion） 是通过手指叩击或手掌拍击被检查部位体表，使之震动而产生音响，并根据感受到的震动和听到的音响特点来了解被检查部位器官或组织状态有无异常的检查方法。可用于分辨器官或组织的大小、形状、位置及密度，如确定肺下界、心界大小及形状、肝脾边界、有无腹水及腹水量、膀胱充盈与否等。

5. 嗅诊（smelling） 是利用嗅觉来辨别患者的各种气味，以判断与其健康状况关系的一种检查方法。气味可以来自皮肤、黏膜、呼吸道、胃肠道及分泌物、呕吐物、排泄物等。

对患者病情的观察除了以上 5 种常用的方法外，还可以应用监测仪器、通过与患者、医生、家属、亲友和其他医务人员交流、查阅病历及相关资料，获取有关病情的信息，达到对患者全面、细致观察的目的。

四、病情观察的内容

（一）一般情况的观察

1. 发育与体型 发育（development）状态通常以年龄、智力、体格成长状态（如身高、体重及第二性征）之间的关系进行综合判断。成人发育正常的判断指标包括头部的长度为身高的 1/8 ～ 1/7，胸围约为身高的 1/2，双上肢展开的长度约等于身高，坐高约等于下肢的长度。体型（habitus）是身体各部位发育情况的外观表现，包括骨骼、肌肉的成长与脂肪分布的状态等。临床上把成人的体型分为：①均称型（正力型）：即身体各部分匀称适中，腹上角90°左右，见于多数正常成人。②瘦长型（无力型）：身体瘦长，颈长肩窄，胸廓扁平，腹上角＜90°。③矮胖型（超力型）：身短粗壮，颈粗肩宽，胸廓宽厚，腹上角＞90°。

2. 饮食与营养状态　饮食在疾病治疗中占重要地位，并在对疾病的诊断、治疗中发挥着一定的作用。因此，病情观察中应注意观察患者的食欲、食量、进食后反应、饮食习惯及有无特殊嗜好或偏食等情况。营养状态与食物的摄入、消化、吸收和代谢等因素有关，是判断机体健康状况、疾病程度及转归的重要指标。营养状态通常可根据皮肤的光泽度、弹性，毛发、指甲的润泽程度，皮下脂肪的丰满程度，肌肉的发育状况等综合判断。临床上一般分为良好、中等和不良三个等级。

3. 面容与表情　一般情况下，健康人的面容与表情自然、大方，神态安逸。患病后通常可表现为痛苦、忧虑、疲惫或烦躁不安等面容与表情。某些疾病发展到一定程度时，会出现特征性的面容与表情。

临床上常见的典型面容包括：①急性病容：表现为表情痛苦、面颊潮红、呼吸急促、鼻翼扇动、躁动不安等。一般见于急性感染性疾病，如肺炎球菌性肺炎、疟疾、流行性脑脊髓膜炎的患者。②慢性病容：表现为面色苍白或灰暗，面容憔悴，目光暗淡，消瘦无力等。常见于慢性消耗性疾病，如恶性肿瘤、肝硬化、严重结核病等患者。③病危面容：表现为面容憔悴，面色苍白或发绀，表情淡漠，眼窝下陷，目光无神，皮肤湿冷等。见于大出血、严重脱水、休克等患者。④贫血面容：表现为面色苍白，唇舌及结膜色淡，表情疲惫乏力。见于各种类型的贫血患者。⑤二尖瓣面容：表现为双颊紫红，口唇发绀。一般见于风湿性心脏病二尖瓣狭窄、肺心病或某些先天性心脏病患者。⑥肝病面容：表现为面色晦暗，双颊有褐色色素沉着。见于慢性肝病患者。⑦甲状腺功能亢进面容：表现为面容惊愕，眼裂增宽，眼球凸出，目光炯炯，表情兴奋，激动易怒。除此之外，临床上还有满月面容、脱水面容及面具面容等。

4. 姿势与步态　姿势（posture）是指一个人的举止状态，依靠骨骼、肌肉的紧张度来保持，并受健康状态及精神状态的影响。健康成人躯干端正，肢体动作灵活自如。患病时可出现特殊的姿势，如腹痛时，患者常捧腹而行；腰部扭伤时，身体的活动度受限，患者保持特定的姿势。步态（gait）是指一个人走动时所表现的姿态。年龄、是否受过训练等因素会影响一个人的步态。常见的异常步态有蹒跚步态（鸭步）、醉酒步态、共济失调步态、慌张步态、剪刀步态、间歇性跛行、保护性跛行等。

5. 体位　是指身体在休息时所处的状态。患者的体位与疾病有着密切的联系，不同的疾病可使患者采取不同的体位，有时对某些疾病的诊断具有一定意义。如昏迷或极度衰竭的患者，由于不能自行调整或变换肢体的位置，呈被动体位；胆石症、肠绞痛的患者，在腹痛发作时，常辗转反侧，坐卧不安，患者常常采用强迫体位。

6. 皮肤与黏膜　皮肤、黏膜常可反映某些疾病的情况。主要观察皮肤和黏膜的颜色、温度、湿度、弹性及有无出血、水肿、皮疹、皮下结节、囊肿等情况。如贫血患者，其口唇、结膜、指甲苍白；肺心病、心力衰竭等缺氧患者，其口唇、面颊、鼻尖等部位发绀；热性病患者皮肤发红；休克患者皮肤湿冷；严重脱水、甲状腺功能减退者，皮肤弹性差；心源性水肿患者可表现为下肢和全身水肿；肾源性水肿患者多于晨起眼睑、颜面水肿。

（二）生命体征的观察

生命体征的观察贯穿于对患者护理的全过程，在患者病情观察中占有重要地位。体温、脉

搏、呼吸、血压均受大脑皮层的控制和神经、体液的调节，并保持相对恒定。当机体患病时，生命体征变化最为敏感。如体温持续不升、持续高热均提示病情严重；脉搏应观察频率、节律、强弱的变化，如出现间歇脉、脉搏短绌均提示病情有变化；呼吸应观察呼吸的频率、节律、深浅度、呼吸音、呼吸困难和伴随气味，如呼吸频率＞40 次 / 分或＜8 次 / 分，都是病情危重的征象；血压的观察对危重患者的病情观察具有重要意义，如血压过高、过低或不稳定均为病情严重的表现。

（三）意识状态的观察

意识状态（consciousness）是对周围环境和自身状态的认知与觉察能力，是大脑高级神经中枢功能活动的综合表现。正常人应表现为意识清晰，反应敏捷，语言流畅、准确，思维合理，情感活动正常，对时间、地点、人物的判断力和定向力正常。意识障碍（disturbance of consciousness）是指个体对外界环境刺激缺乏正常反应的一种精神状态。任何原因引起大脑高级神经中枢功能损害时，都可出现意识障碍。表现为对自身及外界环境的认知、思维、情感、记忆和定向力等精神活动的不同程度的异常改变。意识障碍一般可分为（表 16–1）：

表 16–1　意识障碍的程度

意识障碍的程度	临床表现
嗜睡 (somnolence)	是最轻度的意识障碍。患者处于持续睡眠状态，但能被言语或轻度刺激唤醒，醒后能正确、简单而缓慢地回答问题，但反应迟钝，刺激去除后又很快入睡。
意识模糊 (confusion)	其程度较嗜睡严重，表现为思维和语言不连贯，对时间、地点、人物的定向力完全或部分障碍，可有错觉、幻觉、躁动不安、谵语或精神错乱。
昏睡 (stupor)	患者处于熟睡状态，不易唤醒。压迫眶上神经、摇动身体等强刺激可被唤醒，醒后答话含糊或答非所问，停止刺激后即又进入熟睡状态。
昏迷 (coma)	是最严重的意识障碍，表现为意识持续的中断或完全丧失，按其程度可分为： ①轻度昏迷：意识大部分丧失，无自主运动，对声、光刺激无反应，对疼痛刺激（如压迫眶上缘）可有痛苦表情及躲避反应。瞳孔对光反射、角膜反射、眼球运动、吞咽反射、咳嗽反射等可存在 ②中度昏迷：对周围事物及各种刺激均无反应，对于剧烈刺激可出现防御反射。角膜反射减弱，瞳孔对光反射迟钝，眼球无转动 ③深度昏迷：全身肌肉松弛，对各种刺激均无反应。深、浅反射均消失

护理人员对意识状态的观察，可通过与患者进行语言交流，了解其思维、反应、情感活动、定向力等情况，必要时可通过一些神经反射，如观察瞳孔对光反应、角膜反射、对强刺激（如疼痛）的反应、肢体活动等来判断其有无意识障碍，以及意识障碍的程度。临床上常采用国际通用的格拉斯哥昏迷评分量表（Glasgow coma scale,GCS）对患者的意识障碍及其严重程度进行测评，从而观察治疗反应及判断预后。GCS 包括睁眼反应、语言反应、运动反应 3 个子项目，使用时分别测量 3 个子项目并计分，再将各个项目的分值相加求其总和，即可得到患者意识障碍程度的客观评分（表 16–2）。GCS 量表总分范围为 3 ～ 15 分，15 分表示意识清醒。按意识障碍的差异分为轻、中、重 3 度，轻度 13 ～ 14 分，中度 9 ～ 12 分，重度 3 ～ 8 分，低于 8 分为昏迷，低于 3 分者为深昏迷或脑死亡。分数越低，意识障碍程度越重，预后越差。对 3 岁以下儿童、老年人及言语功能障碍、精神病等因合作困难而影响量表使用者，评估时应注意运动反应的刺激部位以上肢为主，以患者的最佳反应为计。

此外，在对意识障碍患者进行观察时，还应对其伴随症状、生命体征、血气分析、水、电解质、营养、活动、大小便、睡眠的变化等进行观察。

表 16-2　Glasgow 昏迷量表

项　目	状　态	分数
睁眼反应（eyes open）	自发性睁眼反应	4
	声音刺激有睁眼反应	3
	疼痛刺激有睁眼反应	2
	任何刺激均无睁眼反应	1
语言反应（verbal response）	对人物、时间、地点等定向问题清楚	5
	对话混淆不清，不能准确回答有关人物、时间、地点等定向问题	4
	语言不流利，但字义可辨	3
	语言模糊不清，字义难辨	2
	任何刺激均无语言反应	1
运动反应（motor response）	可按指令动作	6
	能确定疼痛部位	5
	对疼痛刺激有肢体退缩反应	4
	疼痛刺激时肢体过屈（去皮质强直）	3
	疼痛刺激时肢体过伸（去大脑强直）	2
	疼痛刺激时无反应	1

（四）瞳孔的观察

瞳孔的大小、形态变化及对光反应是许多疾病病情变化的一个重要指标。

1. 瞳孔的形状、大小及对称性　正常情况下，瞳孔呈圆形，位置居中，边缘整齐，两侧等大等圆。自然光线下，瞳孔的直径一般为 2 ～ 5mm，调节反射两侧相等。瞳孔的形状改变常因眼部疾病引起，如瞳孔呈椭圆形并伴散大，常见于青光眼等；瞳孔呈不规则形，常见于虹膜粘连。病理情况下，瞳孔的大小可出现一些变化：①瞳孔缩小：瞳孔直径小于 2mm，如果瞳孔直径小于 1mm 称为针尖样瞳孔。单侧瞳孔缩小常提示同侧小脑幕裂孔疝早期；双侧瞳孔缩小，常见于有机磷、巴比妥类、吗啡类中毒。②瞳孔变大：瞳孔直径大于 5mm。一侧瞳孔扩大、固定，常提示同侧颅内病变（如颅内血肿、脑肿瘤等）所致的小脑幕裂孔疝、动眼神经麻痹等；双侧瞳孔散大，常见于颅内压增高、颅脑损伤、颠茄类药物中毒及濒死状态。若危重患者瞳孔突然散大，常提示病情恶化。

2. 对光反应　正常情况下，瞳孔对光反应灵敏，在光亮处瞳孔收缩，昏暗处瞳孔扩大。如果瞳孔大小不随光线刺激的变化而变化时，称瞳孔对光反应消失，一般见于危重或深昏迷的患者。昏迷患者因昏迷程度不同，其瞳孔对光反应可以表现为存在、迟钝或消失。

（五）心理状态的观察

患者的心理状态是一般心理状态和患病时特殊心理状态的整合，如一般心理状态中的认知、情绪、注意力、动机和意志状态，与患病时的积极主动、适应状态的统一。如气管切开患者，由于伴有语言沟通障碍，常会产生焦虑、恐惧等不良情绪而影响病情的痊愈。因此，患者的心理状态应从患者对健康的理解、对疾病的认识、对疾病和住院的反应、对治疗方案的了解、处理和解决问题的能力、价值观及信念等方面进行观察，观察其语言和非语言行为，思维、认知、感知能力及情绪是否处于正常状态，是否出现记忆力减退，思维混乱，反应迟钝，语言、行为异常等情况及有无焦虑、恐惧、绝望、忧郁等不良行为及情绪反应。

（六）特殊检查或药物治疗的观察

1. 特殊检查和治疗后的观察　临床工作中，对未明确诊断的患者会进行一些常规和特殊的专科检查，如冠状动脉造影、胆囊造影、胃镜及腹腔镜检查、腰穿、胸穿、腹穿和骨穿等。这些检查会对患者产生不同程度的创伤，护理人员应掌握各项检查前后的注意事项，密切观察生命体征，倾听患者的主诉，防止并发症的发生。如冠状动脉造影后应根据采用的方法对患者的局部进行观察，如有无出血、血肿，有无足背动脉搏动，有无与造影剂有关的不良反应等情况。引流期间应注意观察引流液的性质、颜色、量、气味，引流管是否通畅，有无扭曲、受压的现象，以及引流袋（瓶）的位置等；锁骨下静脉穿刺后的患者，应注意观察有无胸闷或呼吸困难；吸氧患者应观察缺氧症状有无改善，是否出现氧疗副作用等；气管切开术后的患者应注意观察创口周围皮肤有无感染或湿疹，是否发生皮下气肿，气管套管是否通畅，是否出现呼吸困难等。

2. 特殊药物治疗患者的观察　药物治疗是临床最常用的治疗方法。护理人员应注意观察药物的疗效、副作用及毒性反应，保证患者用药安全。如服用降压药的患者，应密切观察其血压变化；应用止痛药时，应注意观察患者疼痛的规律、性质、程度及用药后的效果；如药物具有成瘾性，还应注意使用的间隔；化疗药物使用时，既要注意观察患者全身的反应，又要观察局部的反应；氯丙嗪治疗躁狂症时，应注意观察患者的血压、皮疹、锥体外系反应，如震颤、运动障碍、流涎等。

（七）其他方面的观察

观察患者的睡眠及自理能力情况。了解患者的自理能力可以有助于护理人员对患者进行有针对性的护理，同时协助分析患者疾病的情况。患者的自理能力可以通过量表的测定来确定，如用日常生活活动（ADL）能力量表可评定患者生活自理能力，包括生活料理、生活工具的使用等。用总的生活能力状态（TLS）评定患者的病残程度。

第二节　危重症患者的管理

危重患者是指病情严重，随时可发生生命危险的患者。危重患者病情复杂、病情变化快，要求抢救工作必须争分夺秒，有条不紊。因此，护理人员应具备相应的组织管理能力，熟练掌握各项抢救技术以挽救患者的生命。

危重患者抢救的两个主要环节是急救和重症监护。急救的任务及工作重点在于现场抢救、运送患者及医院内急诊3个部分。重症监护主要以病区重症监护病房为工作场所，接受由急诊科和院内有关科室转来的危重患者。系统化、科学化的管理是保证成功抢救危重患者的必要条件之一。

一、抢救工作的组织管理

抢救工作的组织管理是抢救工作及时、准确、有效进行的基本保证。

1. 建立责任明确的组织体系　接到抢救任务，应立即指定抢救负责人，组成抢救小组，一般可分为全院性和科室（病区）性抢救两种。全院性抢救常用于大型灾难等突发情况，由院长（医疗院长）组织实施，各科室均参与抢救工作。科室内的抢救一般由科主任、护士长负责组织实施，各级医务人员必须听从指挥，在抢救过程中分工明确、密切配合、行动迅速准确、态度严肃认真。抢救时护理人员可根据病情需要，在医生未到之前，予以适当、及时的紧急处理，如止血、吸氧、吸痰、人工呼吸、胸外心脏按压、建立静脉通道等。

2. 制订抢救方案　根据患者情况，医护人员共同参与抢救方案的制订，使危重患者能及时、有效得到救治。护理人员要根据患者的情况和抢救方案明确护理诊断，制订护理计划，确定护理措施，解决患者现存的和潜在的健康问题。

3. 做好核对工作　各种急救药物须经两人核对，核对正确方可使用。执行口头医嘱时，须向医生复述一遍，双方确认无误后方可执行；抢救完毕需及时由医生补写医嘱和处方。抢救中各种药物的空安瓿、输液空瓶、输血空瓶（袋）等应集中放置，经统计和核对后方可弃去。

4. 及时、准确做好各项记录　做好各项抢救记录，要求及时准确、字迹清晰、详细全面，且注明执行时间及执行者。若因抢救危重患者不能及时记录时，相关医护人员应在抢救结束后6小时内据实补记，并注明抢救完成时间及补记时间。做好交接班工作，保证抢救和护理措施的落实。

5. 医护密切配合　安排护理人员参加医生组织的查房、会诊、病例讨论，使其熟悉危重患者的病情、重点监测项目及抢救过程，做到心中有数、配合恰当。

6. 抢救室内抢救器械和药品管理　一切抢救物品严格执行“五定”制度，即定数量品种、定点安置、定专人管理、定期消毒灭菌、定期检查维修，保证抢救时有效使用；抢救室内物品一律不得外借。护理人员要熟悉抢救器械的性能和使用方法，并能排除一般故障，保证急救物品完好率，做好交接班，并做记录。

7. 抢救用物的日常维护　抢救用物使用后及时清理、归还原处和补充，并保持清洁、整齐。如为传染病患者，应按传染病要求进行消毒、处理，严格控制交叉感染。

二、抢救设备的管理

1. 抢救室　急诊室和病区均应设单独抢救室。病区抢救室宜设在靠近护士办公室的房间。要求宽敞、整洁、安静、光线充足。室内应备有“五机”（心电图机、洗胃机、呼吸机、除颤仪、吸引器）、“八包”（腰穿包、心穿包、胸穿包、腹穿包、静脉切开包、气管切开包、缝合包、导尿包）及各种急救药品、抢救床。在抢救室内应设计环形输液轨道及各种急救设备。

2. 抢救床　以多功能床为宜，必要时另备木板一块，以备胸外心脏按压时使用。

3. 抢救车　抢救车内按照要求配制各种常用急救药品（表16-3）、急救用无菌物品及其他急救用物。如各种无菌急救包、各种规格注射器及针头、输液器及输液针头、输血器及输血针头、开口器、压舌板、舌钳、牙垫、各种型号的医用橡胶手套。各种型号及用途的橡胶或硅胶导管、无菌治疗巾、无菌敷料、皮肤消毒用物等。其他非无菌用物，如治疗盘、血压计、听诊器、手电

筒、止血带、玻璃接头、夹板、宽胶布、火柴、酒精灯、多头电源插座等。

表 16-3 常用急救药品

类别	常用药物
心三联	盐酸利多卡因、盐酸阿托品、盐酸肾上腺素
呼三联	尼可刹米、洛贝林、回苏灵
升压药	多巴胺
强心药	西地兰（毛花苷丙）
抗心绞痛药	硝酸甘油
平喘药	氨茶碱
促凝血药	垂体后叶素、维生素 K_1
镇痛、镇静、抗惊厥药	哌替啶、地西泮、异戊巴比妥钠、苯巴比妥钠、氯丙嗪、硫酸镁
抗过敏药	异丙嗪、苯海拉明
激素类药	氢化可的松、地塞米松、可的松
脱水利尿药	20% 甘露醇、25% 山梨醇、呋塞米、利尿酸钠等
解毒药	阿托品、碘解磷定、氯解磷定、硫代硫酸钠、乙酰胺

4. 急救器械 保证各种急救器械的完好，包括给氧系统（氧气筒和 / 或给氧装置或中心供氧系统、加压给氧设备）、电动吸引器或中心负压吸引装置、电除颤仪、心脏起搏器、心电监护仪、简易呼吸器、呼吸机、电动洗胃机等。

三、危重患者的护理

危重患者的护理不仅需要高技术性，还要维持其基本生理功能，满足基本生活需要和安全舒适的需要。同时，还要预防压力性损伤，坠积性肺炎，失用性萎缩、退化及静脉血栓形成等并发症的发生。护理人员应全面、仔细、缜密地观察病情，详细记录观察结果、治疗过程及护理措施，为进一步诊疗、护理提供参考。

（一）危重患者的病情监测

危重患者由于病情严重、复杂且变化快，因此对其各系统功能需要进行持续监测。通过持续监测，可以动态了解患者整体状态、疾病危险程度及各系统脏器的损害程度，为及时发现病情变化、及时诊断和抢救处理提供依据。危重患者病情监测的内容较多，最基本的是中枢神经系统、循环系统、呼吸系统和肾功能的监测等。

1. 中枢神经系统监测 包括意识状态监测、电生理监测如脑电图、影像学监测如 CT 与 MRI、颅内压测定和脑死亡的判定等。其中最重要的是意识状态监测，可采用 GCS 计分。颅内压的测定可了解脑积液压力的动态变化，从而了解其对脑功能的影响。

2. 循环系统监测 包括心率、心律、无创或有创动脉血压、心电功能和血流动力监测。如中心静脉压、肺动脉压、肺动脉楔压、心排量及心脏指数等。

3. 呼吸系统监测 呼吸运动、频率、节律、呼吸音、潮气量、呼气压力测定、肺胸顺应性监测等；痰液的性质、量及痰培养的结果；血气分析和胸片等。其中血气分析是较重要的监测手段

之一，护理人员应了解其各项指标的正常值及其意义。

4. 肾功能监测　肾脏对维持机体内环境的稳定起着重要作用，同时它也是最易受损的器官之一，因而对其功能的监测有着重要意义。监测包括尿量、肌酐、尿素氮、尿酸、血肌酐清除率测定等。

5. 体温监测　体温是机体内在活动的客观反映，也是衡量机体状况正常与否的重要指标之一。正常情况下，体温在一定范围内相对稳定，而在病理情况下，其变化极为敏感。如感染、创伤、手术后，体温多有升高；危重或临终患者，体温下降。

（二）保持呼吸道通畅

清醒患者，应指导和鼓励其定时做深呼吸或轻拍背部，促进呼吸道分泌物咳出；昏迷患者应使其头偏向一侧，及时清理呼吸道分泌物，保持呼吸道通畅；舌后坠患者，用舌钳拉出，保持功能位；人工气道患者，应及时雾化，吸痰；长期卧床患者，应帮助其定时更换体位；如病情允许，及时为患者翻身、叩背，并通过呼吸咳嗽训练、肺部物理治疗、吸痰等，促进患者咳嗽、排痰，改善通气功能，预防继发感染。

（三）加强临床基础护理

1. 眼、口、鼻部护理　危重患者眼、口、鼻常有分泌物，应及时用湿棉球或纱布擦拭。眼睑不能自行闭合患者易发生角膜干燥，导致结膜炎或并发角膜溃疡，可涂眼膏或覆盖凡士林纱布保护。对不能经口进食者，做好口腔护理，每日 2 ～ 3 次，保持口腔卫生。

2. 皮肤护理　危重患者因长期卧床、大小便失禁、大量出汗、营养不良及应激等因素，有发生压疮的危险，因此应注意保持床褥、内衣整洁、舒适，加强皮肤护理，防止皮肤感染和压疮等并发症的发生，并做好交接班。

3. 维持肢体功能　保持关节功能位，对病情允许的患者，可及早协助其进行肢体被动活动，每日 2 ～ 3 次，同时进行按摩，以促进血液循环，增加肌肉张力，预防肌肉萎缩、关节僵直、静脉血栓或足下垂的发生。

4. 补充营养和水分　设法增进患者食欲，协助自理缺陷的患者进食，对不能进食者，可采用鼻饲或完全胃肠外营养。对水分丢失较多的患者，应补充足够的水分。

5. 维持排泄功能　保持大小便通畅。尿潴留或尿失禁患者，可采取相应措施，必要时实施留置导尿；便秘者可酌情给予缓泻药物或灌肠；大便失禁者要注意保持床褥整洁，做好皮肤护理。

6. 保持导管通畅　危重患者身上常安置多种导管，要妥善固定、安全放置，防止导管扭曲、受压、堵塞、脱落，确保通畅。严格执行无菌操作技术，防止逆行感染。

7. 确保患者安全　对意识丧失、谵妄、躁动或昏迷的患者，要保证其安全，必要时使用保护具，防止意外发生；牙关紧闭、抽搐的患者，可用牙垫放于上下臼齿之间，防止舌咬伤。室内光线宜柔和，工作人员动作要轻稳，避免因外界刺激而引起患者抽搐。及时、准确执行医嘱，确保医疗安全。

（四）做好心理护理

危重患者常有焦虑、恐惧、悲伤、绝望、多疑等不良心理反应，同时，患者家属也会因亲人的生命受到威胁而产生一系列心理应激反应。因此，在救治危重患者的过程中，针对病情不同的患者，护理人员应注意观察其心理变化，及时满足患者的需求，尊重患者的权利，保护患者的自

尊，及时鼓励、安慰、疏导患者。

1. 理解和关心患者 护理人员要善于观察危重患者的情绪及行为反应，了解产生不良心理反应的因素，予以安慰和开导，消除患者心理障碍。

2. 简单、清晰的解释 任何操作前，护理人员都应向患者及家属进行精练、贴切、易于理解的解释；举止沉着、稳重，操作娴熟认真、一丝不苟，给患者充分的信赖感和安全感。

3. 建立有效沟通 与患者建立有效的沟通方式，如气管切开或气管插管而不能发声的患者，护理人员可以提供纸、笔，以了解患者的心理需求；也可以引导其应用非语言交流技巧，鼓励患者表达内心感受，并让患者了解自己的病情和治疗情况，保证与患者的有效沟通。

4. 指导和鼓励患者参与自我护理活动和治疗方法的选择 尽可能多地采取“治疗性触摸”，不仅能将关心、支持或接收的信息传递给患者，还能帮助患者明确疼痛部位、体会身体的完整性和感觉的存在。

5. 构建社会支持系统 鼓励家属及亲友探视患者，与患者沟通，向患者传递爱、关心与支持，关心理解患者，缓解患者的心理压力。

第三节　常用抢救技术

抢救的最基本目的是挽救生命，护理人员必须掌握必要的抢救知识与技能，与医生密切配合，保证抢救工作有效进行，提高救治成功率。本节主要介绍心肺复苏基础生命支持技术、人工呼吸器的使用和洗胃法。氧气吸入法、吸痰法详见第九章。

一、基础生命支持技术

（一）概述

心肺复苏是对由于疾病、外伤、中毒、意外低温、淹溺和电击等各种原因导致的呼吸、心搏骤停的患者采取的抢救措施，即利用胸外按压形成暂时的人工循环，采用人工呼吸代替自主呼吸，来恢复患者的自主呼吸、循环功能的急救技术。心肺复苏是医护人员必须掌握的急救技术。

基础生命支持技术（basic life support，BLS）又称为现场急救，是心肺复苏术的初始急救技术，是指在事发的现场，由专业或非专业人员对患者实施及时、有效的现场徒手抢救。BLS主要包括突发心脏骤停的识别、急救医疗服务系统（emergency medical services，EMS）的启动、早期心肺复苏（cardio-pulmonary resuscitation，CPR）、迅速使用自动体外除颤仪（automatic external defibrillation，AED）除颤。

基础生命支持技术开始的时间越早，成活率越高。据统计，在心脏骤停4分钟内进行基本生命支持，在8分钟内进行进一步生命支持（advanced life support，ALS），患者的生存率可达43%，而超过10分钟得不到基础生命支持，存活率几乎为0。因此，对心跳、呼吸骤停患者的抢救应在黄金4分钟内进行。护理人员应熟练掌握这项技术，遇有紧急情况立即采取措施，为挽救患者生命赢得时机。此外，2020年AHA心肺复苏和心血管急救指南除继续强调尽早复苏及复苏后的高级支持治疗外，同时也对涉及成人、儿童、新生儿、复苏教育科学和救治系统等主题的指南进行了修订。

（二）呼吸、心搏骤停的原因及临床表现

1. 原因

（1）意外事件　如窒息、溺水、自缢或遭遇雷击、电击等。

（2）器质性心脏病　如急性广泛性心肌梗死、急性心肌炎等均可导致室速、室颤、Ⅲ度房室传导阻滞的形成而致心脏停搏。

（3）神经系统病变　如脑炎、脑血管意外、脑部外伤等疾病所导致的脑水肿、颅内压增高，严重时可因脑疝引起生命中枢受损而致心搏、呼吸停止。

（4）水、电解质及酸碱平衡紊乱　严重的高血钾和低血钾均可引起心搏骤停；严重的酸碱中毒可通过血钾的改变最终导致心搏停止。

（5）药物中毒或过敏　如洋地黄类药物中毒、安眠药中毒、化学农药中毒、青霉素过敏等。

（6）手术和麻醉意外　如麻醉药剂量过大、给药途径有误、术中气管插管不当、心脏手术或术中出血过多导致休克等。

2. 临床表现

（1）意识突然丧失伴面色死灰或发绀　轻摇或拍打患者肩部并大声呼叫，观察患者有无反应，如确无反应，说明患者意识丧失；皮肤苍白或发绀，一般以口唇和指甲等末梢处最明显。

（2）大动脉搏动消失　动脉无搏动或触摸不清者按动脉搏动消失处理，立即实施 BLS。因颈动脉位置表浅，且颈部易暴露，可作为诊脉的首选部位。颈动脉位于气管与胸锁乳突肌之间，可用食指、中指指端先触及气管正中（男性可先触及喉结），然后滑向颈外侧气管与肌群之间的沟内，触摸有无搏动。其次选股动脉。股动脉位于股三角区，可于腹股沟韧带稍下方触摸有无搏动。由于此时动脉搏动可能缓慢、不规律，或微弱不易触及，因此，触摸脉搏时间一般不少于 5～10 秒。应注意倘若对尚有心跳的患者进行胸外心脏按压，会导致严重的并发症。

（3）呼吸停止　在保持气道开放的情况下进行判断。通过听有无呼气声、用面颊部靠近患者的口鼻部感觉有无气体逸出或观察患者胸腹部有无起伏进行判断。

心脏骤停还可以出现瞳孔散大、心尖搏动及心音消失、伤口不出血等临床表现。当患者具备意识丧失和大动脉搏动消失两项指标，即可判断为心脏骤停，并立即实施 BLS 技术。

（三）基础生命支持技术

基础生命支持技术（BLS）是一系列的操作技术，包括判断技能和一系列的支持干预技术：判断患者情况、启动 EMS、实施心肺复苏中的“CAB”（circulation，循环支持；airway，开放气道；breath，人工呼吸）和“D”（defibrillation，除颤）步骤。BLS 的识别阶段极其关键，只有经过准确的识别后，才能开展更进一步的 CPR，且时间要求非常短暂、迅速。

【目的】

1. 通过实施基础生命支持技术，建立患者的循环、呼吸功能。

2. 用人工的方法保证重要脏器的血液供应，尽快促进心跳、呼吸功能的恢复。

【评估】

1. 患者年龄、病情、生命体征、意识状态等。

2. 患者有无活动义齿等情况。

【计划】

1. 护士准备　衣帽整洁，修剪指甲，洗手，戴口罩。

2. 患者准备 可能已昏迷，无须特殊准备，护理人员可以对患者的体位进行调整，以便于满足进行抢救的需要。

3. 用物准备 治疗盘内放置血压计、听诊器、手电筒、简易呼吸器、纱布数块。必要时准备胸外按压板、脚踏凳、屏风等。

4. 环境准备 就地抢救，不宜搬动。尽力创设安全宽敞、安静、光线适宜的环境条件。尊重患者，注意遮挡，避免影响其他患者。

【实施】操作步骤见表 16–4。

表 16–4 基础生命支持技术操作步骤

操作步骤	要点与说明
1. 评估环境安全	
2. 识别 双手轻拍患者面颊或肩部，并分别在患者两侧耳边大声呼唤	· 无反应，可判断其无意识 · 以防一侧听力障碍
3. 判断是否有颈动脉搏动	· 在 10 秒钟内未扪及颈脉搏（仅限医务人员），立即启动心肺复苏程序
4. 立即呼救 / 启动 EMS 系统	· 求助他人帮助拨打急救电话，或协助救护
5. 摆放体位 患者仰卧位于硬板床或地上，如是卧于软床上的患者，其肩背下需垫心脏按压板，去枕，头后仰；解开衣领口、领带、围巾及腰带	· 注意避免随意移动患者；该体位有助于胸外心脏按压的有效性；避免误吸，有助于呼吸
6. 胸外心脏按压	
（1）抢救者站在或跪于患者一侧	
（2）一手的掌根部放在按压部位，即胸骨中、下 1/3 交界处或胸骨中线与两乳头连线的相交处（图 16–1、图 16–2），手指翘起不接触胸壁；另一手掌根部置于此手的手背上，手指并拢或相互握持（图 16–3）	· 间接压迫左右心室，以替代心脏的自主收缩；部位应准确，避免偏离胸骨而引起肋骨骨折
（3）双肘关节伸直，利用操作者上身重量垂直施加压力，使胸骨（成人）下陷至少 5cm，儿童、婴儿至少下压胸部前后径的 1/3，婴儿 4cm，儿童至少 5cm，然后迅速放松，解除压力，使胸骨自然复位	· 按压力量适度，姿势正确，两肘关节固定不动，双肩位于双手臂的正上方 · 避免超过 6cm
（4）按压频率为 100 ～ 120 次 / 分，按压与放松时间之比为 1 ∶ 1，放松时手掌根不离开胸壁	· 如果按压频率（超过 140 次 / 分）过快，按压幅度则不足
7. 开放气道	
（1）清除口腔、气道内分泌物或异物，有义齿者取下	· 有利于呼吸道畅通，可在胸外心脏按压前快速进行
（2）开放气道方法	· 使舌根上提，解除舌后坠，保持呼吸道畅通
▲仰头提颏法：抢救者一手的小鱼际置于患者前额，用力向后压，使其头部后仰；另一手食指、中指置于患者的下颌骨下方，将颏部向前上提起（图 16–4）	· 注意手指不要压向颏下软组织深处，以免阻塞气道
▲仰头抬颈法：抢救者一手抬起患者颈部，另一手以小鱼际部位置于患者前额，使其头后仰，颈部上托（图 16–5）	· 头、颈部损伤患者禁用
▲托颌法：抢救者双肘置患者头部两侧，双手示、中、无名指放在患者下颌角后方，用力向上托起下颌（图 16–6）	· 患者头保持正中位，不能使头后仰，不可左右扭动；适用于怀疑有颈部损伤患者
8. 人工呼吸	· 提供维持患者生命所需要的氧气

续表

操作步骤	要点与说明
▲口对口人工呼吸法	· 首选方法
（1）在患者口鼻部盖一单层纱布 / 隔离膜	· 为防止交叉感染
（2）抢救者应保持患者头后仰，拇指和食指捏住患者鼻孔	· 可防止吹气时气体从口鼻逸出
（3）深吸一口气，屏气，双唇包住患者口部（不留空隙），用力吹气，使胸廓扩张（图 16-7A），每次吹气应至少持续 1 秒钟	· 首次吹气以连吹两口为宜，维持肺泡通气和氧合作用 · 通气量可达到 500 ～ 600mL
（4）吹气完毕，松开捏鼻孔的手，抢救者头稍抬起，侧转换气，同时注意观察胸部复原情况（图 16-7B）	· 患者借助肺和胸廓的自行回缩将气体排出，有效指标：患者胸部起伏，且呼气时听到或感到有气体逸出
（5）按以上步骤反复进行	· 如有面罩，可通过口对面罩吹气
▲口对鼻人工呼吸法	· 用于口腔严重损伤或牙关紧闭患者
（1）用仰头提颏法，同时抢救者用举颏的手将患者口唇闭紧	· 防止吹气时气体由口唇逸出
（2）深吸一口气，双唇包住患者鼻部吹气	· 吹气方法同口对口人工呼吸法
▲口对口鼻人工呼吸法	· 适用于婴幼儿
（1）保持气道开放并畅通	
（2）抢救者双唇包住患者口鼻部吹气，20 次 / 分	· 防止吹气时气体由口鼻逸出；吹气时间要短，均匀缓缓吹气，防止气体进入胃部，引起胃膨胀
9. 配合胸外心脏按压，反复循环	· 置入高级气道前，胸外心脏按压与人工呼吸比为 30 ∶ 2 · 连续操作 5 个循环为一个周期，迅速进行复苏效果评估，如未成功则继续进行 CPR，评估时间不超过 10 秒 · 复苏有效性判断：①扪及大动脉（股、颈动脉）搏动；②血压维持在 8kPa（60mmHg）以上；③口唇、面色、甲床等颜色由发绀转为红润；④室颤波由细小变为粗大，甚至恢复窦性心律；⑤瞳孔随之缩小，有时可有对光反应；⑥呼吸逐渐恢复；⑦昏迷变浅，出现反射或挣扎 · 如有 2 名抢救者，应每 2 分钟交换一次按压者，防止因劳累降低按压效果，每次交换尽量在 5 秒内完成

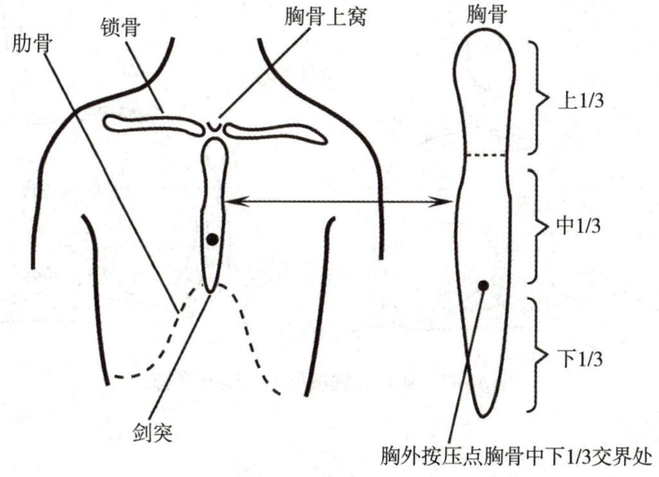

图 16-1　胸骨位置及按压部位

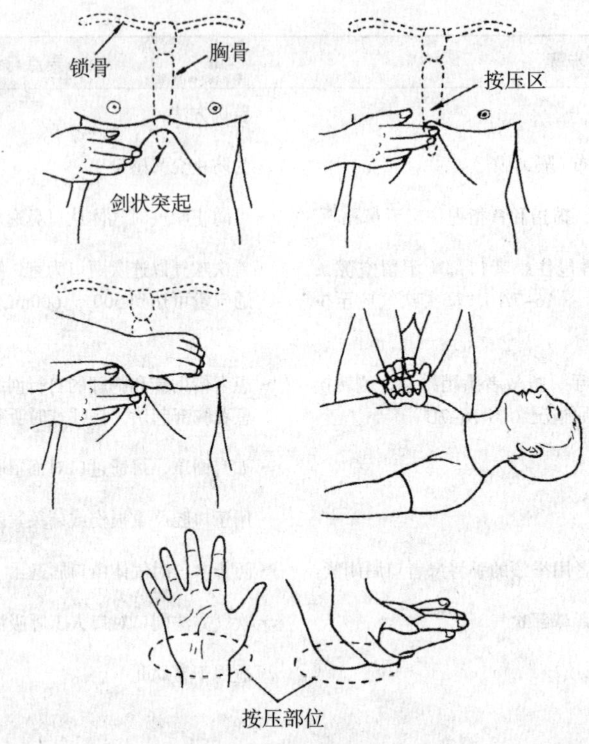

图 16-2 胸外心脏按压定位方法

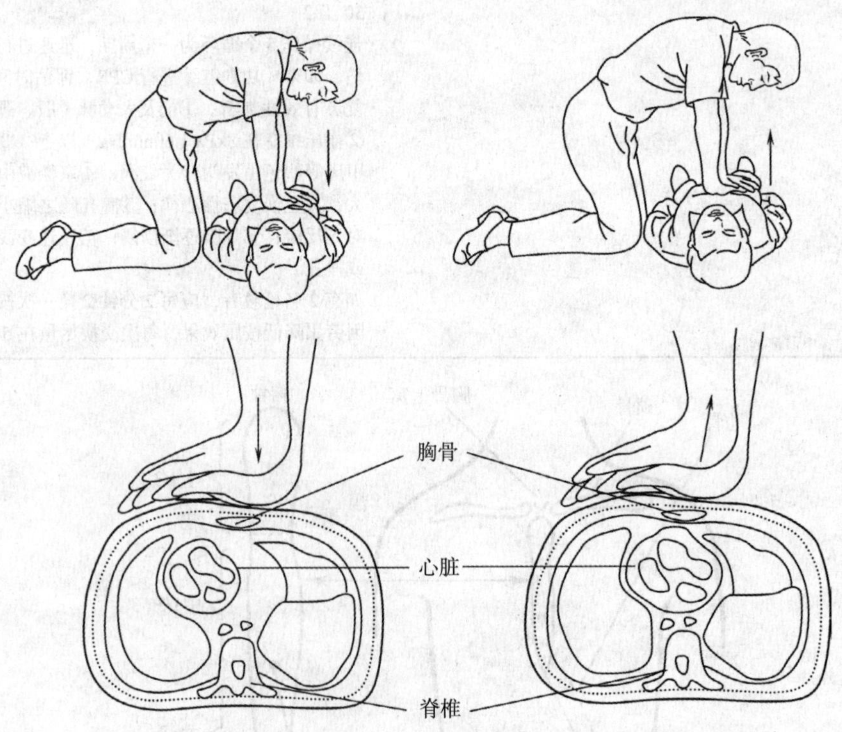

图 16-3 胸外心脏按压的手法及姿势

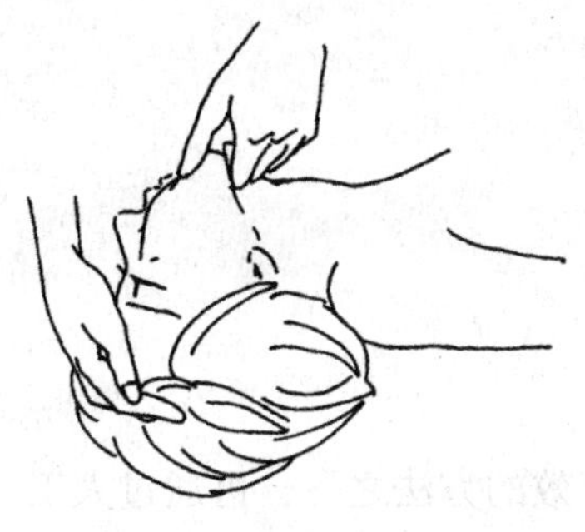

图 16-4 仰头提颏法

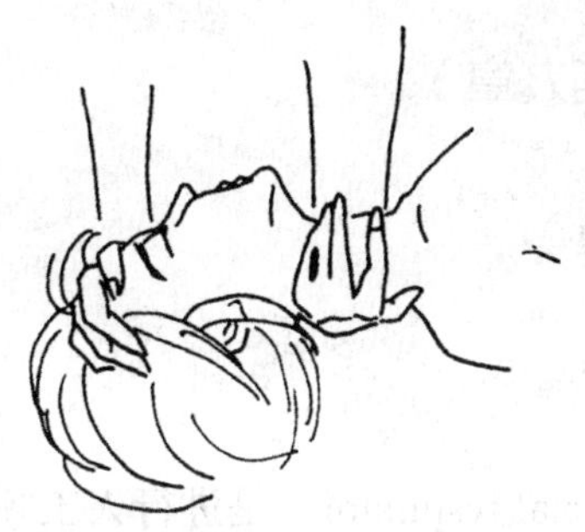

图 16-5 仰头抬颈法

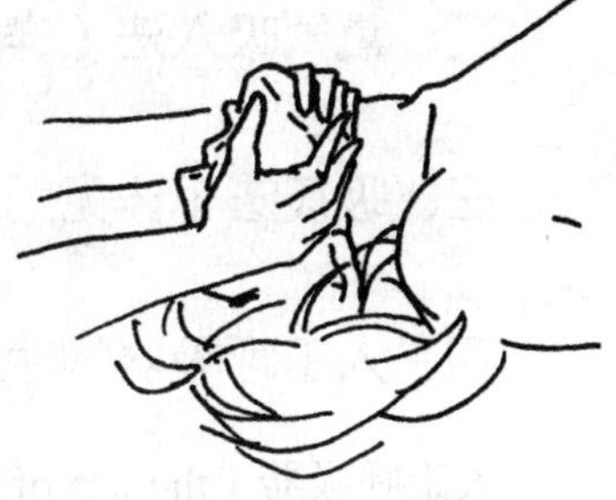

图 16-6 托颏法

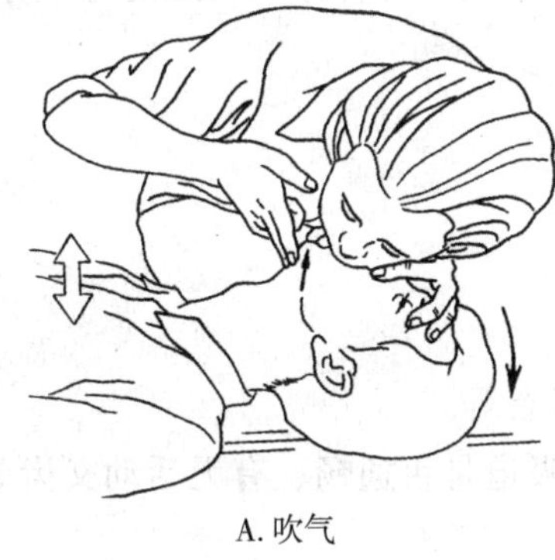

A. 吹气

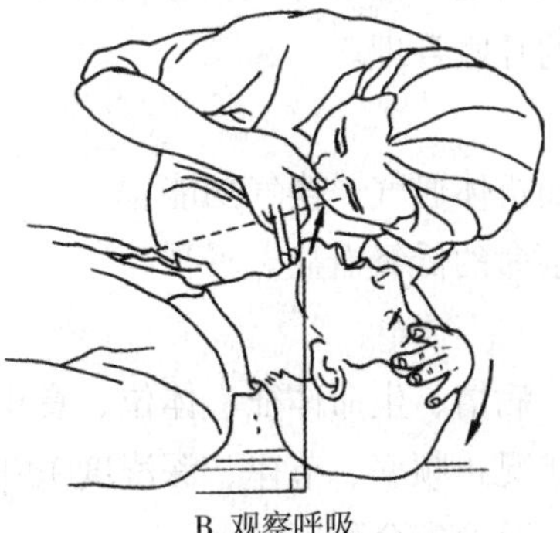

B. 观察呼吸

图 16-7 人工呼吸方法

【评价】

1. 评估患者病情准确，抢救迅速。

2. 护理人员操作熟练、规范，动作敏捷。

3. 护理人员抢救有效，患者无并发症发生。

【注意事项】

1. 现场抢救应争分夺秒并快速启动 EMS 系统。单人抢救时，发现患者对刺激无反应、无大动脉搏动，应先拨打急救电话启动 EMS 系统，嘱携带除颤仪，然后行 CPR；两人以上的抢救，一人立即开始胸外心脏按压，另一人启动 EMS 系统。

2. 遇有头颈、脊椎外伤者，不宜抬颈或搬动，以免脊髓损伤。

3. 及时清除口咽部分泌物和异物，并确保呼吸道通畅。人工呼吸时，吹气后，迅速将头转向患者胸部的方向，避免吸入患者呼出的高浓度二氧化碳并观察患者呼吸情况。

4. 操作中途换人时，抢救中断时间不得超过 5 秒，应在心脏按压、吹气间隙进行；人工呼吸与胸外心脏按压同时进行时，吹气应在放松按压的间歇进行，二人操作时要配合默契。在未恢复自主心律前不能中断胸外心脏按压。

5. 实施复苏术中要准确评估患者情况，如意识状态、自主呼吸、皮肤黏膜温度及颜色变化、大动脉搏动、瞳孔变化等。

6. 遇有肋骨骨折、血气胸、心包填塞、心脏外伤等，应立即配合医生进行胸内心脏按压术。

二、氧气吸入法（详见第九章）

三、吸痰法（详见第九章）

四、人工呼吸器的使用

人工呼吸器（the use of artificial respirator）是进行人工呼吸最有效的方法之一，可通过人工或机械装置产生通气，对无呼吸患者进行强迫通气，对通气障碍的患者进行辅助呼吸。达到增加通气量，改善换气功能，减轻呼吸肌做功的目的。常用于各种原因所致的呼吸停止或呼吸衰竭的抢救及麻醉期间的呼吸管理。

【目的】

1. 维持和增加机体通气、换气功能。
2. 纠正威胁生命的低氧血症。

【评估】

1. 患者年龄、病情、生命体征、体位、意识状态等。
2. 患者呼吸状况（频率、节律、深浅度）、呼吸道是否通畅、有无活动义齿等。
3. 患者心理状况及配合程度。

【计划】

1. 护士准备 衣帽整洁，修剪指甲，洗手，戴口罩。

2. 患者准备

（1）了解人工呼吸器使用的目的、方法、注意事项及配合要点。

（2）患者取仰卧位，去枕，头后仰，如有活动义齿应取下；解开领扣、领带及腰带；清除上呼吸道分泌物或呕吐物，保持呼吸道通畅。

3. 用物准备

（1）简易呼吸器 由呼吸囊、呼吸活瓣、面罩及衔接管组成（图 16–8）。

（2）其他 必要时准备氧气装置、加压面罩。

4. 环境准备 整洁、安静，空气流通，温湿度适宜。

【实施】操作步骤见表 16–5。

表 16–5 简易呼吸器使用操作步骤

操作步骤	要点与说明
1. 核对 携用物至患者床旁，核对患者床号、姓名	·确认患者 ·在未行气管插管建立紧急人工气道的情况下，及辅助呼吸机突然出现故障时使用
2. 安置体位 协助患者仰卧，去枕，头后仰	·保持呼吸道通畅
3. 开放气道 抢救者站于患者头顶处，托起患者下颌，将面罩紧扣口、鼻部；有节律地挤压呼吸囊，频率保持在 10 次 / 分，一次挤压可有 500mL 左右的空气进入肺内	·避免漏气 ·使空气或氧气通过吸气活瓣进入患者肺部，放松时，肺部气体随呼气活瓣排出 ·患者若有自主呼吸，应注意人工呼吸与之同步，即患者吸气初顺势挤压呼吸囊，达一定潮气量后完全松开气囊，让患者自行完成呼气动作

续表

操作步骤	要点与说明
4. 观察病情　观察患者胸廓起伏情况、皮肤颜色、氧饱和度读数、腹部有无膨隆及生命体征、听诊呼吸音等	
5. 整理床单位，清理用物　实施结束后协助患者取平卧位，整理床单位。清洁、消毒简易呼吸器、氧气装置等	
6. 洗手，记录　记录患者的反应、效果及特殊情况处理等	

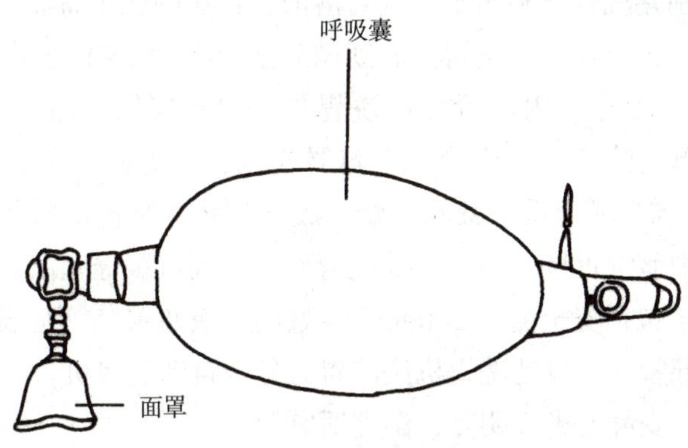

图 16-8　简易人工呼吸器

【评价】

1. 开放气道正确，面罩固定不漏气，挤压球囊频率、潮气量正确。

2. 患者能维持有效呼吸，低氧血症得到纠正，患者安全。

3. 护理人员操作熟练，操作程序清晰、规范。

【注意事项】

1. 向清醒患者和家属介绍简易呼吸器使用的目的、方法和必要性，解除恐惧、焦虑心理。

2. 简易呼吸器使用应注意呼吸活瓣有无漏气，患者出现自主呼吸应同步挤压呼吸囊。

3. 预防医源性感染，使用后的简易呼吸器应按要求清洗、消毒、维修和保养。

4. 加强患者卫生宣教工作，保持室内环境卫生。

五、洗胃法

洗胃（gastric lavage）是将胃管插入患者胃内，反复注入和吸出一定量的溶液，以冲洗并排出胃内容物，减轻或避免吸收毒物的胃灌洗方法。

【目的】

1. 解毒　清除胃内有毒物或刺激物，减少毒物吸收。

2. 减轻胃黏膜水肿　清除幽门梗阻患者胃内滞留食物，减轻胃黏膜充血水肿，从而减轻对胃黏膜的刺激，增加舒适感。

3. 为手术或某些检查做准备　如食管下段、胃部、十二指肠术前准备。

【评估】

1. 患者中毒情况，如摄入毒物的种类、剂量、中毒时间、中毒途径、毒物的性质，以及是否采取过其他处理措施等。

2. 患者年龄、意识状态、生命体征、口鼻黏膜有无损伤、有无活动义齿等。

3. 患者的心理状态、知识水平、合作程度及对洗胃的耐受能力等。

【计划】

1. 护士准备 衣帽整洁，修剪指甲，洗手，戴口罩。

2. 患者准备 了解洗胃目的、方法、注意事项及配合要点；根据病情取合适体位；如有义齿，协助取下且妥善放置；围好围裙。

3. 用物准备 根据不同的洗胃方法进行用物准备。

（1）口服催吐法 治疗盘内放置量杯、饮水杯、压舌板、毛巾、围裙、水温计、弯盘；治疗车下放置水桶2只，分别盛洗胃液和污水；洗胃溶液：按医嘱根据毒物性质准备洗胃液（表16-6），一般用量为10000～20000mL，洗胃液温度调节至25℃～38℃范围为宜。

（2）胃管洗胃法 ①治疗盘内放置无菌洗胃包（内有胃管、镊子、纱布或使用一次性胃管）、塑料围裙或橡胶单、治疗巾、检验标本容器或试管、量杯、水温计、压舌板、弯盘、棉签、50mL注射器、听诊器、手电筒、液状石蜡、胶布，必要时备张口器、牙垫、舌钳放于治疗碗内。②水桶2只：分别盛洗胃液、污水。③洗胃溶液：同口服催吐法。④洗胃设备：电动吸引器洗胃法备电动吸引器（包括安全瓶及5000mL容量的贮液瓶）、Y型三通管、调节夹或止血钳、输液架、输液器、输液导管。全自动洗胃机法洗胃另备全自动洗胃机。

4. 环境准备 整洁、安静，光线明亮，温度适宜。

表16-6 常用洗胃溶液

毒物种类	常用溶液	禁忌药物
酸性物	镁乳、蛋清水[①]、牛奶	
碱性物	5%醋酸、白醋、蛋清水、牛奶	
氰化物	3%过氧化氢溶液[②]引吐，1：15000～1：20000高锰酸钾洗胃、1%盐水	
敌敌畏	2%～4%碳酸氢钠溶液、1%盐水、1：15000～1：20000高锰酸钾溶液	
1605、1059、4049（乐果）	2%～4%碳酸氢钠溶液、温水	高锰酸钾[③]
敌百虫	1%盐水或清水、1：15000～1：20000高锰酸钾	碱性药物[④]
DDT（灭害灵）、666	温开水或生理盐水洗胃，50%硫酸镁导泻	油性药物
酚类	50%硫酸镁导泻，温开水或植物油洗胃至无酚味为止，洗胃后多次服用牛奶、蛋清保护胃黏膜	液状石蜡
河豚、生物碱、毒蕈	1%～3%鞣酸	
苯酚（石炭酸）	1：15000～1：20000高锰酸钾	
巴比妥类（安眠药）	1：15000～1：20000高锰酸钾，硫酸钠导泻[⑤]	硫酸镁
异烟肼（雷米封）	1：15000～1：20000高锰酸钾，硫酸钠导泻	
磷化锌（灭鼠药）	1：15000～1：20000高锰酸钾、0.5%硫酸铜洗胃，0.5%～1%硫酸铜[⑥]溶液每次10mL，每5～10分钟口服1次，配合用压舌板等刺激舌根引吐	鸡蛋、牛奶、脂肪及其他油类食物[⑦]
抗凝血类（敌鼠钠等）	催吐、温水洗胃、硫酸钠导泻	碳酸氢钠溶液

续表

毒物种类	常用溶液	禁忌药物
有机氟类（氟乙酰胺等）	0.2% ～ 0.5% 氯化钙或淡石灰水洗胃，硫酸钠导泻，饮用豆浆、蛋白水、牛奶等	
发芽马铃薯	1% 活性炭悬浮液	

注：①蛋清水可黏附于黏膜表面或创面上，从而起到保护作用，并可减轻患者疼痛。
②氧化剂可将化学性毒物氧化，改变其性能，从而减轻或去除其毒性。
③ 1605、1509、4049（乐果）等禁用高锰酸钾洗胃，否则可氧化成毒性更强的物质。
④敌百虫遇碱性药物即可分离出毒性更强的敌敌畏，其分解过程随碱性的增强和温度的升高而加强。
⑤巴比妥类药物采用硫酸钠导泻，是利用其在肠道内形成的高渗透压，而阻止肠道水分和残存的巴比妥类药物的吸收，促其尽早排出体外。硫酸钠对心血管和神经系统没有抑制作用，不会加重巴比妥类药物的中毒。
⑥磷化锌中毒时，口服硫酸铜可使其成为无毒的磷化铜沉淀，阻止吸收，并促使其排出体外。
⑦磷化锌易溶于油类物质，忌用脂肪性食物，以免促使磷的溶解吸收。

【实施】操作步骤见表 16-7。

表 16-7　洗胃法操作步骤

操作步骤	要点与说明
▲ 口服催吐法	·用于服毒量少的清醒合作者
1. 核对　携用物至患者床旁，核对患者床号、姓名	·确认患者
2. 安置体位　协助患者取坐位，围好围裙，取下义齿，置污物桶于患者坐位前或床旁	·防止污染衣物 ·以便盛放污物
3. 自饮灌洗液并催吐　指导患者自饮灌洗液后引吐，不易吐出时，可用压舌板刺激舌根催吐	·每次饮液量 300 ～ 500mL
4. 反复自饮→催吐　直至吐出的灌洗液澄清无味为止	·表示毒物已基本洗干净
▲胃管洗胃	
1. 核对　携用物至患者床旁，核对患者床号、姓名	·确认患者
2. 检查连接	
◆ 电动吸引器洗胃	·利用负压吸引作用，吸出胃内容物；能迅速有效地清除毒物，节省人力，并能准确计算洗胃的液体量
（1）接通电源，检查吸引器功能 （2）安装灌洗装置：输液管与 Y 形管主管相连，洗胃管末端及吸引器贮液瓶的引流管与 Y 形管两分支相连，夹紧输液管，检查各连接处有无漏气。将灌洗液倒入输液瓶内，挂于输液架上（图 16-9）	
◆全自动洗胃机洗胃	·通过自控电路的控制使电磁阀自动转换动作，分别完成向胃内冲洗药物和吸出胃内容物的灌注过程；能自动、迅速、彻底清除胃内毒物
（1）操作前检查：通电，检查仪器功能完好，连接各种管道。将三根橡胶管分别与机器的药管（进液管）、接胃管、排污管（出液管）连接（图 16-10）	

续表

操作步骤	要点与说明
（2）将已配好的洗胃液倒入水桶内，药管的另一端放入洗胃液桶内，污水管的另一端放入空水桶内，胃管的另一端与已插好的患者胃管相连，调节药量流速	
3. 安置体位　协助患者取合适卧位，铺塑料围裙，弯盘置于口角处，污水桶置于床头下方；有活动义齿者取下，妥善放置	· 中毒较轻者可取坐位或半坐卧位，头偏向一侧；中毒较重者取左侧卧位，因右侧卧位有利于胃排空，会加速毒物向十二指肠排进
4. 插管固定　用液状石蜡润滑胃管前端，润滑插入长度的 1/3；由口腔插入 55 ～ 60cm；检测胃管的位置确实在胃内，用胶布固定胃管	· 插管时动作宜轻、稳、柔，尽量减少对患者的刺激 · 插入长度为前额发际至剑突的距离 · 通过 3 种检测方法确定胃管在胃内
5. 洗胃方法	
◆ 电动吸引器洗胃	
（1）吸出胃内容物：开动吸引器，负压宜保持在 13.3kPa 左右	· 避免压力过高引起胃黏膜损伤
（2）灌注洗胃液：关闭吸引器，夹紧贮液瓶上的引流管，开放输液管，使溶液流入胃内 300 ～ 500mL	· 一次灌洗量不得超过 500mL
（3）吸出灌入的液体：夹紧输液管，开放贮液瓶上的引流管，开动吸引器	
（4）反复灌洗，直至洗出液澄清无味为止	
◆全自动洗胃机洗胃	
（1）按下工作开关，洗胃机开始自动洗胃 （2）直至洗出液澄清无味为止	· 药管管口必须始终浸没在洗胃液的液面下 · 冲洗时“冲”灯亮，吸引时“吸”灯亮
6. 观察　洗胃过程中，随时注意观察洗出液的性质、颜色、气味、量及患者面色、脉搏、呼吸和血压的变化	· 如患者有腹痛，休克、洗出液呈血性，应立即停止洗胃，采取相应急救措施
7. 拔管　洗毕，反折胃管，拔出	· 防止管内液体误入气管
8. 整理　协助患者漱口、洗脸，帮助患者取舒适卧位；整理床单位，清理用物	· 促进患者舒适
9. 清洁　自动洗胃机三管（药管、胃管、污水管）同时放入清水中，按“清洗”键，清洗各管腔后，将各管同时取出，待仪器内水完全排尽后，按“停机”键关机	· 以免各管道被污物堵塞或腐蚀
10. 记录　灌洗液名称、量，洗出液的颜色、气味、性质、量，患者的全身反应	· 胃内潴留量 = 洗出量 − 灌入量

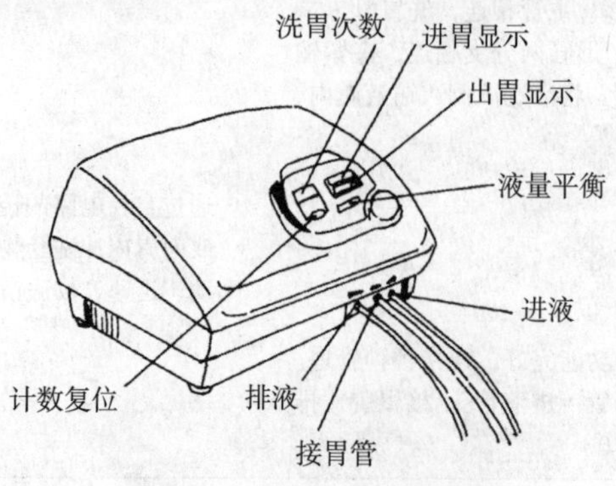

图 16–9　电动吸引器洗胃法

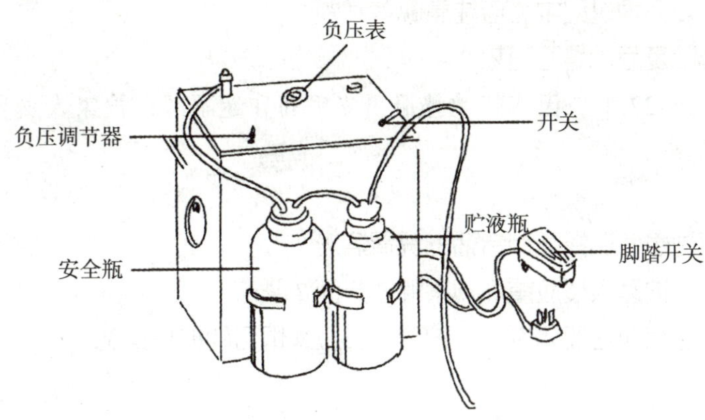

图 16-10　全自动洗胃机洗胃法

【评价】

1. 护患沟通有效，患者积极配合操作。

2. 操作过程规范、准确、安全，动作轻巧，达到洗胃目的。

3. 洗胃彻底有效，无并发症，衣被清洁无污染。

【注意事项】

1. 了解患者中毒情况，如患者中毒的时间、途径、毒物种类、性质、量等，以及来院前是否呕吐。中毒物质不明时应抽取少量胃内容物（洗胃前）送检，洗胃溶液可选用温开水或等渗盐水，待毒物性质明确后，再选用拮抗剂进行洗胃。

2. 急性中毒患者应紧急采取口服催吐法进行洗胃，如不合作或合作困难者，应迅速插管洗胃，以减少毒物的吸收。插管时动作要轻柔、迅速，切勿损伤食道黏膜或误入气管；拔管时应将胃管反折，到达咽喉部时，动作迅速，防止误吸。

3. 洗胃过程中注意观察患者的面色、生命体征、意识、瞳孔变化、口及鼻腔黏膜情况、口中气味等。每次灌入量以 300 ～ 500mL 为宜，灌入量与引出量需平衡。如患者感到腹痛，引出液体呈血性或出现休克，应立即停止洗胃。洗胃并发症包括急性胃扩张、胃穿孔、大量低渗性洗胃液致水中毒、水及电解质紊乱、酸碱平衡失调、昏迷患者误吸或过量胃内液体反流导致窒息、迷走神经兴奋导致反射性心搏骤停等，及时观察并做好相应的急救措施，做好记录。

4. 幽门梗阻患者洗胃宜在饭后 4 ～ 6 小时或空腹时进行。洗胃时，需记录胃内潴留量，以了解梗阻情况。

5. 准确掌握洗胃适应证和禁忌证。①适应证：非腐蚀性毒物中毒，如有机磷、安眠药、重金属类、生物碱及食物中毒等。②禁忌证：吞服强酸、强碱等腐蚀性物质，消化道溃疡，食管狭窄，食管静脉曲张，胃癌等患者禁忌洗胃。昏迷患者洗胃应谨慎。

6. 注意观察患者的心理状态及对康复的信心，给予针对性的心理护理。为患者保守秘密，操作中注意保护患者隐私。

思考题

1. 患者小强，男，8 岁。放学回家路上不慎落入河中，溺水，呼吸、心搏骤停。救生员立即对其实施心肺复苏术。

请问：

（1）如何正确实施心肺复苏术？

（2）在实施心肺复苏术过程中，应注意哪些问题？

（3）如何判断心肺复苏术是否有效？

2. 患者小丽，女，22 岁。因感情受挫服用安眠药昏迷不醒，被家人发现后立即送往医院，及时实施抢救。

请问：

（1）护理人员应为患者选择哪种合适的洗胃溶液？

（2）在洗胃过程中护理人员应重点观察哪些方面？

（3）洗胃过程中若有血性液体流出，护理人员应采取何种护理措施？

第十七章
临终护理

扫一扫，查阅本章数字资源，含PPT、音视频、图片等

生老病死是大自然的基本规律，死亡是生命过程的最后阶段。护理的对象是人，护理的范畴包括人从出生到死亡的全过程，临终是人生过程中必然经历的发展阶段，因此，临终护理是护理工作的重要内容。临终护理亦属于临终关怀的范畴，临终关怀是一项符合人类利益的崇高事业，对人类社会的进步具有重要意义。护理人员要做好临终护理，有必要了解临终关怀的相关知识，懂得临终患者的生理、心理反应，同时对临终患者家属及时给予安慰和指导，减轻他们的悲痛，帮助他们尽早走出悲伤，恢复正常生活。

第一节　临终关怀

随着社会的进步，人们生活水平不断提高和对卫生保健的需求日益增长，人们不仅关注优生，也开始关注死亡问题，重视生命的质量与价值并探究人如何能舒适、安宁、有尊严地度过临终阶段。

一、临终关怀的概念和意义

（一）临终关怀的概念

临终关怀（hospice care），不同地域又称善终服务、安宁照顾、临终照顾、舒缓疗护、安息护理、终末护理。这些概念并不完全等同。缓和医疗与姑息治疗对应 palliative care 一词，是一种通过早期识别、积极评估、控制疼痛和其他痛苦症状，包括身体的（physical）、心理的（mental）、社会（social）和灵性的（spiritual）困扰，来预防和缓解身心痛苦，从而改善面临威胁生命疾病的患者及其家属生活质量的一种方法。

1988 年天津医学院临终关怀研究中心成立后，Hospice 被翻译成“临终关怀”在我国正式使用。2017 年国家卫生和计划生育委员会确定用“安宁疗护”代替“临终关怀”。安宁疗护（hospice）是以终末期患者和家属为中心，以多学科协作模式进行实践，主要内容包括疼痛及其他症状控制、舒适照护、心理、精神及社会支持等。安宁疗护侧重于为预后不超过 6 个月的病人提供终末期照顾（end-of-life care）。不再继续原发病的治疗，以舒适照顾为主。而缓和医疗可在疾病的任何阶段介入，在支持性照顾的同时不放弃积极治疗原发病。两者的相同点是服务对象均包括患者和家属，照顾均延续至居丧期。

临终关怀不仅是一种服务，也是一门研究临终患者生理、心理特征和为临终患者及家属提供全面照料，减轻精神压力的一门新兴学科。根据研究范围和内容，可分为临终医学、临终护理

学、临终心理学、临终关怀伦理学、临终关怀社会学及临终关怀管理学等分支学科。

（二）临终关怀的意义

临终关怀是一项符合人类利益的崇高事业，对人类社会的进步具有重要的意义。

1. 有助于正确认识人的生命本质，提高临终患者的生活质量 随着人类社会文明的进步，人们开始思索和认识生命的本质，对生存质量和死亡质量提出了更高的要求。临终关怀内容并非单纯的医疗与护理服务，而是包括医疗、护理、心理咨询、死亡教育、社会支援和居丧照护等多学科、多方面的综合性支持与服务。尽可能帮助患者减少和解除身体上的痛苦，缓解心理的恐惧与哀伤，维护其生命的尊严，提高临终生命质量，使其能够平静、安宁、舒适和有尊严地抵达生命的终点。

2. 满足临终患者家属的照护需求，缓解临终患者家庭照护压力 临终患者从进入临终期至死亡后，家属身心同样承受着明显的心理压力，需要得到疏导和相应的照护与关怀。国内外许多学者的调查资料表明，家属的心理反应和对待死亡的态度直接影响临终关怀服务的正常实施。因此，做好临终患者家属的照护、慰藉及悲痛疏导工作，一直是临终关怀服务的重要组成部分。

3. 社会文明进步的标志 临终关怀中的价值观、信仰、伦理哲学等反映了人类文化的时代水平，由临终团队给予患者及家属全面的关怀，体现了生的意义、死的价值，是社会文明进步的标志。

4. 节省医疗卫生资源 临终关怀服务主要以照护为主，姑息性治疗为辅，对临终患者施行临终关怀服务而不是传统的医学治疗，以取代有限社会卫生资源的无谓消耗，可以节省有限医疗卫生资源。

5. 体现了医学人道主义精神 临终关怀改变了长期以来以治愈为本的医学服务局面，尊重患者的生命价值，最大限度地帮助患者减轻躯体和精神上的痛苦，提高生命质量。

二、临终关怀的起源与发展过程

（一）古代的临终关怀

古代的临终关怀，在西方可以追溯到中世纪西欧的修道院和济贫院，当时这是为危重患者、濒死朝圣者、旅游者提供休息和获得照料的场所，使其得到最后的安宁。在中国可以追溯到两千多年前的春秋战国时期，人们对年老者、濒死者的关怀和照顾。

（二）现代的临终关怀

现代临终关怀运动始于英国，其标志是 1967 年 7 月英国女医生西斯莉·桑德斯博士在伦敦郊区创建的世界上第一家现代临终关怀院——圣克里斯多弗临终关怀院（St.Christopher' s Hospice）。她倡导让临终者在生命的每一时刻都能感受到人类的爱与关怀，成为当代世界临终关怀运动发展所遵循的基本原则。由于她对促进全世界临终关怀运动的发展做出了积极的贡献，被国际学术界誉为“点燃了世界临终关怀运动灯塔”。临终关怀服务也因此首先在英国得到了快速发展。此后，美国、法国、日本、加拿大、荷兰、瑞典、挪威、以色列等 60 多个国家相继出现临终关怀服务。

我国的临终关怀事业起步相对较晚，1988 年 7 月，我国天津医学院的崔以泰教授在美籍华人黄天中博士的资助下，成立了中国第一个临终关怀研究中心，开启了中国的临终关怀之路。同

年10月，上海诞生了中国第一家临终关怀医院——南汇护理院，标志着我国已跻身于世界临终关怀研究与实践的行列。1993年，在山东烟台成立了“中国心理卫生协会临终关怀专业委员会”，并于1996年正式创办《临终关怀杂志》。2006年4月16日，中国生命关怀协会正式成立。

2017年国家卫生计生委颁布《安宁疗护中心基本标准（试行）》《安宁疗护中心管理规范（试行）》《安宁疗护实践指南（试行）》，为我国安宁疗护的发展提供了政策性依据，是我国安宁疗护发展史的里程碑事件。同年9月，北京市海淀区、上海市普陀区、吉林省长春市、河南省洛阳市、四川省德阳市被列为第一批国家级安宁疗护试点城市。2019年6月，又在全国71个市（区）启动第二批试点工作。2020年6月1日实施的《中华人民共和国基本医疗卫生与健康促进法》规定“各级各类医疗卫生机构应当分工合作，为公民提供预防、保健、治疗、护理、康复、安宁疗护等全方位、全周期的医疗卫生服务”，从立法层面，把安宁疗护列入国家健康体系。除国家级安宁疗护试点外，各省市也积极建立省市级安宁疗护试点医院、试点社区、试点病房和养老机构试点，探讨不同情境下开展安宁疗护的路径。

人才培养是安宁疗护的重要环节。北京、湖南、天津、河南、上海等地高校已在本科生和研究生课程中开设临终护理和安宁疗护相关课程。2019年10月，中华护理学会完成第一批安宁疗护专科护士培训班学员培训。

三、临终关怀的理念和组织形式

（一）临终关怀的理念

1. 以治愈（cure）为主的治疗转变为以对症为主的照护（care） 临终关怀是针对临终患者，患者的各项生命体征都预示着生命不可逆的进行性衰竭，治愈已经不可能，治疗不再生效，生命即将结束，只能采取姑息性治疗，控制症状，减轻痛苦，做好患者的生活护理，增加患者的生理、心理舒适。

2. 以延长患者生存时间（time）转变为提高生命质量（quanlity） 目前有关临终期的界定，世界尚未统一标准，一般医学认为是6个月，而我国北京松堂医院经过10年的统计研究认为，临终期是10个月。研究表明，传统的一味强调延长临终患者有限生存时间的治疗方法，其结果一方面加重了患者的痛苦，另一方面治疗带来的副反应极有可能加速患者的死亡。所以临终关怀以提高其临终阶段生命质量为宗旨，让患者在有限的时间里，能在清醒的意识和可控的病痛中，接受关怀，享受人生的余晖。

3. 尊重临终患者的尊严（dignity）和权利（rights） 临终关怀认为，只要患者意识清醒，仍有个人的尊严和权利。医护人员应注意维护和保持人的价值和尊严，在临终关怀服务中对患者充满爱心、耐心、细心、关心和同情心，应允许患者保留原有的生活方式，尽量满足其合理要求，保留其个人隐私权利，参与医护方案的制订，力求使其在最少痛苦的情况下，舒适、平静、有尊严地告别人生。

4. 注重临终患者家属的心理支持（mental support） 在对临终患者护理的过程中，临终患者家属也承担着巨大的压力，伴随着亲人逝去，会带来不同角色关系的失落，丧亲者可出现震惊、怀疑、怀念、不满、苦闷、绝望等不同反应，医护人员适时指导，给予家属心理、社会支持，以及妥善的尸体护理，可以减轻他们的悲痛，从而接受现实，尽早重返社会。

5. 提倡“五全照顾” 即全人、全家、全程、全队、全社区照顾。全人是具有身体、心理、社会灵性各层面的需要及反应的“全人”，在疾病无法治愈、死亡无法避免的情况下，给予患者

“全人照顾”，以满足其各层面需要，最后协助他平静死亡。病患的家庭同样面临诸多考验，需要他人的关心和支持，因此临终关怀强调“全家照顾”，包括针对家属的咨询与协助、哀恸照顾，以及患者去世后的哀伤辅导、延续辅导等。“全队照顾”是指临终关怀是由一组受过良好训练的专业人员来提供服务，通常由医生、社会工作者、心理治疗师、护士、宗教人士等组成多学科治疗团队（Multidisciplinary Team，MDT），同时训练志愿人员加入团队。而“全程照顾”是指从患者死前到死后的整个过程都给予照顾，尤其值得关注的是患者死后各项事务的处理。“全社区照顾”是指结合社区资源，为病人和家庭提供服务。积极宣传“优逝”理念，让大众建立对安宁疗护的正确认识，培育正确的生死观。

（二）临终关怀的组织形式

1. 临终关怀专门机构（free- standing hospice） 具有医疗、护理设备，家庭化的病房设置，一定的娱乐设施，提供适合临终关怀的陪护制度，并配备一定数量和质量的专业人员，为临终患者及家属提供临终服务，如英国的圣克里斯多福临终关怀院、香港的白普里宁养中心、上海南汇护理院等。

2. 医院内的临终关怀病房（hospital based hospice） 指在有条件的综合性医院、肿瘤医院或老年病院（或称老年护理院）内建立的临终关怀病区或专科病房，配备必要的设施和固定的专业工作人员，专为癌症晚期、疾病末期及衰老病危的老年人提供临终关怀服务。

3. 居家式临终关怀（hospice home care） 这类机构通常以社区为基础，以家庭为单位开展服务工作。美国主要以此形式为主，提供 24 小时的全天候服务，医护人员根据临终患者的病情，每日或每周数次探视，提供临终照料。

四、临终关怀机构的基本服务项目

（一）缓解性医疗服务

临终关怀虽然以关怀和照护为主，但临终患者大多都会出现不同程度的疼痛、纳差、恶心呕吐、呼吸困难、便秘或腹泻、褥疮和身体异味等生理症状，仍需要常规地为临终患者提供缓解性医疗照护，有效控制和缓解疼痛等不适症状。但这种治疗措施和一般的治疗措施意义不同，传统的一般治疗措施目的是使疾病好转或痊愈。在临终关怀范畴内，“治疗”的目的只是为了暂时地缓和一下患者的症状，让患者最大化的感到舒适，能够安宁、舒适地度过临终阶段，并不求得好转或痊愈。WHO 调查结果显示，在接受治疗的病症患者中，70% 以疼痛为主要症状，因此，控制或缓解疼痛，帮助患者从疼痛中解脱出来，比较舒适地度过有限的时间是临终关怀服务的重要内容。

（二）临终护理

临终护理是对那些已不能治愈的患者在生命即将结束时所实施的一种积极的身心整体护理。其护理目的是以整个人为对象，提供精心照料，解除躯体痛苦，缓解对死亡的恐惧，维护患者的尊严，提高其尚存生命质量，并给予家属心理关怀，最终使临终者无痛苦、舒适地走完人生的最后旅途，并使家属的身心健康得到维护和增强。护士是临终护理团队中和患者接触最多的群体，临终护理需要护士有高尚的职业道德和良好的护士素质，和团队其他成员一起做好患者的心理护理、基础生理护理、疼痛护理及家属的心理护理和善后服务。

（三）临终心理咨询

临终患者在生命最后旅程中的心理感受是相当复杂、多变的。因此，了解患者的心理变化，对促使患者正确地对待死亡，提高生活质量，从而安宁、祥和地走完人生之旅具有重要的意义。为临终患者的家属提供临终心理咨询，有针对性地解除他们的心理负担，使他们有良好的身心状态和充足的精力照顾临终亲人。因此，临终关怀机构必须能够常规地向临终患者及其家属提供临终心理咨询服务。

（四）社会支援

临终关怀中的社会支援，又称“临终关怀社会服务”，是临终关怀机构的基本职能之一。它既包括对临终患者的社会支持，又包括对临终患者家属的社会支持；既包括在临终患者接受照护过程中所提供的各种社会照护，也包括患者去世后对家属的居丧照护。临终关怀是需要全民参与的一项社会工程。除了需要专业的医护人员外，还需要有数量庞大的、经过专业培训的义工等志愿者组织，直接或间接地向接受服务的临终患者及其家属提供各种社会支援。现在我国许多城镇开展社区临终关怀服务，是社会支援的形式之一。

五、临终关怀的研究内容

临终关怀是一门新兴交叉学科。主要研究内容包括以下方面：

（一）临终患者及家属的需求

临终患者及家属的需求包括临终患者生理、心理、社会的需求；临终患者家属的需求包括对临终患者的治疗和护理需求、心理需求及为其提供殡丧服务等。

（二）临终患者的全面照护

临终患者的全面照护包括提供医疗护理、生活护理、心理护理及控制疼痛和不适。

（三）临终患者家属的照护

为临终患者家属提供情感支持和心理疏导。

（四）死亡教育

帮助患者树立正确的死亡观，认识死亡，正视死亡。

（五）探讨临终关怀模式

由于东西方文化差异，结合我国具体国情及社会文化背景，开展何种临终关怀模式，可以更好地对我国临终患者施行关怀，提高患者的生存质量，体现生命价值，也是临终关怀研究的内容。

（六）其他

包括临终关怀机构采用的医疗体系，临终关怀的医疗护理原则，临终关怀人员的构成与培训，临终关怀与社会发展的关系等。

第二节　濒死与死亡

死亡是人生的最终归宿，护理人员只有科学地认识死亡，树立正确的死亡观，熟悉和掌握死亡的概念、死亡过程分期等相关知识，才能更好地对临终患者和家属提供情感和行为上的支持，为其提供更优质的护理服务。

一、濒死与死亡的定义

（一）濒死（dying）

濒死即指临终状态，患者已接受各种治疗后，病情加速恶化，各种迹象显示生命即将结束，是生命活动的最后阶段。

（二）死亡（death）

死亡是指个体的生命活动的永久终止。个体的死亡是一个过程，传统中，通常以心跳和呼吸永久性停止作为个体生命不可逆地走向死亡的标志。但是，此时身体其余的器官、组织还可以在相当长的时间内继续存活。如心搏停止后，呼吸道上皮细胞还能继续其纤毛运动；有些细胞可以继续存活达 120 小时之久。因此向医学和法律提出了一个如何判断人的死亡的问题。现代死亡的标准是脑死亡。

（三）脑死亡（brain death）

脑死亡即全脑死亡，包括大脑、中脑、小脑和脑干的不可逆死亡，是生命活动结束的象征。按 1968 年美国哈佛大学提出的脑死亡标准为：

1. 无感受性及反应性（unreceptivity and unreactivity）。
2. 无运动、无呼吸（no movements or breathing）。
3. 无反射（no reflexes）。
4. 电波平坦（flat E.E.G）。

上述标准 24 小时内反复复查无改变，并排除体温过低（低于 32℃）及中枢神经抑制剂的影响，即可做出脑死亡的诊断。

把脑死亡作为判定死亡的标准要比传统的心肺死亡标准更科学，其原因：①给脑死亡者提供人工器械维持生命，从能源利用角度说，是浪费资源。②器官移植的发展，使得许多危重患者有望获救，但可供移植的器官供体来源匮乏，致使其中大多数人坐以待毙，如果脑死亡的标准能够以法律的形式固定下来，就为合法取用脑死者的器官用于人体器官移植提供了前提条件。

二、死亡过程的分期

死亡不是骤然发生的，而是一个逐渐进展的过程，一般可分为 3 期。

（一）濒死期

濒死期（agonal stage）又称临终状态，是死亡过程的开始阶段。此期机体各系统的功能发生严重障碍，中枢神经系统脑干以上部位的功能处于深度抑制状态，表现为意识模糊或丧失，各种

反射减弱或迟钝，肌张力减退或消失，心跳减弱，血压下降，呼吸微弱或出现潮式呼吸及间断呼吸。濒死期的持续时间可随患者机体状况及死亡原因而异，年轻强壮者、慢性病患者较年老体弱者及急性病患者濒死期长；猝死、严重的颅脑损伤等患者可直接进入临床死亡期。此期生命处于可逆阶段，若得到及时有效的抢救治疗，生命可复苏；反之，则进入临床死亡期。

（二）临床死亡期

临床死亡期（clinical death stage），中枢神经系统的抑制过程已由大脑皮层扩散到皮层下部位，延髓处于极度抑制状态。表现为心跳、呼吸完全停止，瞳孔散大，各种反射消失，但各种组织细胞仍有微弱而短暂的代谢活动。此期一般持续 5 ～ 6 分钟，超过这个时间，大脑将发生不可逆的变化。但在低温条件下，尤其是头部降温、脑耗氧降低时，临床死亡期可延长达 1 小时或更久。临床上对触电、溺水、大出血等致死患者，因此期重要器官的代谢活动尚未停止，及时采取积极有效的急救措施仍有复苏的可能。

（三）生物学死亡期

生物学死亡期（biological death stage）是死亡过程的最后阶段。此期整个中枢神经系统及各器官的新陈代谢相继停止，并出现不可逆的变化，整个机体已无复苏的可能。随着此期的进展，相继出现早期尸体现象（尸冷、尸斑、尸僵等）及晚期尸体现象（尸体腐败等）。

1. 尸冷（algor mortis） 是最先发生的尸体现象，死亡后因体内产热停止，散热继续，尸体温度逐渐降低，称尸冷。死亡后尸体温度的下降有一定的规律，一般死后 10 小时内尸温下降速度约为每小时 1℃，10 小时后为 0.5℃，大约 24 小时，尸温与环境温度相同。测量尸温常以直肠温度为标准。

2. 尸斑（livor mortis） 死亡后血液循环停止，由于地心引力的缘故，血液向身体的最低部位坠积，该处皮肤呈现暗红色斑块或条纹，称尸斑。尸斑的出现时间是死亡后 2 ～ 4 小时。若患者死亡时为侧卧，则应将其转为仰卧，以防脸部颜色改变。

3. 尸僵（rigor mortis） 尸体肌肉僵硬，并使关节固定，称为尸僵。形成机制主要是三磷酸腺苷（ATP）学说，即死后肌肉中 ATP 不断分解而不能再合成，致使肌肉收缩，尸体变硬。尸僵多从小块肌肉开始，大多表现为先由咬肌、颈肌开始，向下至躯干、上肢和下肢。尸僵一般在死后 1 ～ 3 小时开始出现，4 ～ 6 小时扩展到全身，12 ～ 16 小时发展至高峰，24 小时后尸僵开始减弱，肌肉逐渐变软，称为尸僵缓解。

4. 尸体腐败（postmortem decomposition） 死亡后机体组织的蛋白质、脂肪和碳水化合物因腐败细菌的作用而分解的过程，称为尸体腐败。一般在死亡 24 小时后出现。患者生前存在于口腔、呼吸道、消化道的各种细菌，可在死亡后侵入血管和淋巴管，并在尸体内大量生长繁殖，体外细菌也可侵入人体繁殖，尸体成为腐败细菌生长繁殖的场所。尸体腐败常见的表现有尸臭、尸绿等。尸臭是肠道内有机物分解，从口、鼻、肛门逸出的腐败气体。尸绿是尸体腐败时出现的色斑，一般在死后 24 小时先在右下腹出现，逐渐扩展至全腹，最后波及全身。

三、死亡教育

（一）死亡教育的定义

死亡教育（或称死亡学教育）是指旨在引导人们科学地、艺术地认识死亡、对待死亡，以

及利用死亡学知识服务于医疗实践和社会的教育。死亡是每个人都要经历的时刻，在人的一生中，每个人也都会充当死者和濒死者亲友的角色。如何对待死亡，这是每个人必须面对、必须回答、必须实践的问题。因此，实质上，死亡教育像其他基本教育一样，是人人都应当获得的基本教育。

死亡教育与临终关怀不可相提并论，死亡教育面对的是整个社会和全人类，是每个人从小就应接受的基本教育，也是人一生中任何时期都可以接受的教育。对于临终关怀来说，死亡教育是实施临终关怀的首要条件，是贯穿临终关怀全过程的重要工作内容之一。临终关怀工作者、临终者及其亲属是直接面对死亡的人，因此，也是最迫切需要死亡知识指导、帮助的人。

（二）死亡教育的目的

死亡教育的目的就是帮助人们认识、把握有关死亡与濒死的客观规律，通过教育，学习并获得这方面的知识、信息、技能；进而审视、认识死亡的非科学的唯心观念，达到按照客观规律认识死亡的脱俗的觉醒境界，从而树立起科学的死亡观；并掌握处理、调适死亡与濒死事件的知识、方法、技能，助人助己，做到认识客观规律，按照客观规律办事，利用客观规律为人类造福。

（三）死亡教育的内容

死亡教育是多学科互相整合的领域，涉及内容广泛，包括哲学、伦理学、心理学、社会学、教育学、人类医学、护理学、生物学、经济学、法律、文学艺术等，死亡相关的问题，都是死亡教育应探讨、研究的内容。

死亡教育的基本内容包括对死亡本质的认识，不同年龄、文化、社会背景的人对死亡及濒死的态度，对死亡和濒死的调适处理（如死亡的准备、不同濒死者的辅导技巧、殡葬选择、居丧期调适等）及其他有关死亡的知识（如安乐死，与死亡相关的法律、宗教、器官移植及捐赠等）。

在西方国家，死亡教育是一门独立的学科，有系统的课程体系。在我国，死亡教育尚处于起步阶段，学校教育是开展死亡教育最好，也是最主要的形式，2008 年，广东药科大学将“死亡教育”纳入选修课程。死亡教育应结合我国的具体情况，在实施中，应运用多种形式，根据受教育对象的不同年龄、需求、文化差异，选取不同内容，有针对性地讲授。

思政课堂

中国优死文化

道家认为生死是“天道”，所以既不要悦生，也不要恶死，要“生死齐一”。这反映了道家尊重规律，泰然生死的人生态度。

儒家孔子的“未知生，焉知死”体现出他对生命的深切感悟。鼓励人们反思生命的意义，杀身成仁，舍生取义，向死而生。

从陶渊明“朝与仁义生，夕死复何求”，到当代无数先烈舍生忘死，为大众幸福抛头颅，洒热血的重于泰山之死，既是中华生死文化的一脉相承，又是马克思主义科学生死观的践行。

《尚书》上所记载着中华文化美好愿景的五福：长寿、富贵、康宁、好德、善终。长寿是命不夭折；康宁指身体健康且心灵安宁；善终是能无疾而终，预知天命死期，

安然等待。可见人们认为把未遭横祸，身体没有病痛，心里没有挂碍和烦恼，安详而且自在地离开人间当作最大的福气。是中国讳死文化下，对生命长度和死亡质量的追求。

第三节 临终患者和家属的护理

随着临终关怀事业的发展，临终关怀护理的工作内容越来越丰富，它必将成为临床护理学的一个新的分支。有关临终护理的临床实践与管理、教育与研究也必将是全世界护理工作者对生命科学的又一大贡献。

一、临终护理的基本原则

（一）减少痛苦原则

对于临终患者，延长生命希望渺茫，同时又要经受肉体及精神上的各种痛苦，所以提高临终患者的生命质量，最大限度地减少患者的痛苦应是最重要的原则。

（二）善始善终原则

临终患者濒死期的时间长短不同，短则发病几小时，长则数月，因此，护理人员就要承担起护理重任，不因患者临终期的长短而改变态度，认真做好从患者到家属的临终护理工作，包括死亡后的居丧服务。

（三）心理关护原则

心理护理始终是临终关怀护理的重要内容。护理人员与临终患者接触最多，因此护理人员所参与的心理护理对临终患者尤为重要。护理人员应通过言语、行为、态度、表情、姿势等改变患者心理状态与行为，利用科学的方法对患者进行心理护理。

（四）人道主义原则

临终患者饱受痛苦的煎熬，护理人员应遵循人道主义原则，尽可能满足其要求，在护理过程中以患者的需求为中心，不因个人利益得失而对患者的态度有所改变，应一视同仁，同时尊重患者和家属的权利。

二、临终患者的生理反应和护理

临终期患者的各项生命体征都处于进行性的衰减阶段，各大生理系统功能也在进行性地减弱和丧失，作为临终关怀的工作人员，只有了解临终期患者的生理反应和变化特点，按照护理程序，搜集、整理、分析患者的生理变化资料，提出问题，制订相应的护理计划，才能为临终患者提供更有效的护理措施。

（一）临终患者的生理反应

1. 肌肉张力丧失 患者表现为大小便失禁、吞咽困难；无法维持良好、舒适的功能体位，肢体软弱、无力；脸部外观改变（嘴唇、面颊松弛）；不能进行自主的身体活动。

2. 胃肠道蠕动逐渐减弱 患者表现为恶心、呕吐、食欲不振、腹胀、脱水、口干。

3. 循环功能减退 患者表现为皮肤苍白、湿冷、大量出汗；体表发凉；四肢发绀并出现斑点；脉搏快而弱，不规则，甚至测不出，心律失常；血压逐渐降低甚至测不到。

4. 呼吸功能减退 患者表现为呼吸频率不规则、深度变浅，出现张口呼吸、潮式呼吸等，伴有鼻翼扇动。

5. 感觉、知觉改变 患者表现为视觉逐渐减退，从视觉模糊只能看近物，发展到只有光感，最后视力消失，分泌物增多。疼痛是临终患者常见的症状，也是最严重的不适。患者表现为烦躁不安、血压及心率改变、呼吸变快或减慢、瞳孔放大、疼痛面容等。听觉是临终患者最后消失的感觉。

6. 意识改变 出现意识模糊、昏睡、昏迷等。

（二）临终患者的生理护理

1. 减轻或控制疼痛 疼痛是癌症晚期患者最常见的症状之一，护理人员应正确地评估疼痛发作部位、时间、程度、性质；药物止痛采用“三阶梯”止痛疗法，按照半衰期按时给药，而不是传统的按需给药；通过有效的语言和非语言沟通，用同情、安慰、鼓励和分散、转移注意力的方法消除患者对疼痛的恐惧与紧张，提高疼痛的阈值；也可以通过听轻音乐等方式使其情绪放松，转移注意力，达到减轻疼痛的目的。

2. 提供舒适的居住环境 临终患者的住室应该温暖、舒适、安静、整洁。增加绿色植物，使患者对生命、对生活充满自信与希望。卧室内物品摆设应利于患者活动和各种治疗、护理操作的有效实施。

3. 饮食护理 患者无论在心理上还是生理上均会出现拒食、厌食或消化功能障碍。应给予高蛋白、高热量、丰富维生素及矿物质和微量元素、易于消化吸收的食物，还应该注重科学合理的膳食调配，注重烹调方法。对于不同的患者，可采用普通饮食、软质饮食、半流质饮食、流质饮食等。护理人员可指导家属营养配餐，也可以和临终患者及家属共同制订食谱。饮食护理过程中应耐心做好患者的思想工作，鼓励患者饮食，对于进食过程中患者出现呕吐现象，应耐心安慰，严重呕吐或吞咽困难者，不强行喂食。

4. 口腔和皮肤护理 由于临终患者免疫力较低，患者容易出现口腔黏膜炎症、溃疡、出血、疼痛及味觉功能减退或改变，甚至引起咽喉部或呼吸道感染等。因此，做好口腔护理对临终患者保持口腔清洁卫生、去除异味、减少感染发生非常重要；口腔干燥者，可以用小喷壶将绿茶喷于口腔内，或使用人工唾液、口腔凝胶。口腔溃疡者，开水冲泡薄荷叶，放凉后漱口，有镇痛作用。临终患者长期卧床，为避免压疮的发生，护理人员应协助患者维持良好、舒适的体位，定期翻身和改变体位，勤换衣裤，保持床单位清洁、干燥、平整、无碎屑，并注意保持患者会阴部皮肤清洁、干燥，增进患者的舒适及预防皮肤感染。

5. 呼吸护理 保持室内空气新鲜和患者的舒适与安宁，房间应及时通风换气；如患者神志清醒，应采取半卧位，以扩大胸腔容量，减少回心血量，改善呼吸困难症状；如患者神志不清或昏迷，则应采取仰卧位头偏向一侧或侧卧位；必要时给予患者吸痰，以保证其呼吸道通畅；护理人员还应根据患者缺氧程度给予氧气吸入，纠正缺氧状态，改善其呼吸功能。

6. 排泄护理 对大小便失禁者，应及时擦净会阴部和肛周皮肤，保持干燥，必要时涂抹氧化锌、凡士林等软膏以保护皮肤；便后及时通风换气，保持床单位清洁、干燥。

7. 睡眠护理 评估引起睡眠障碍的原因，指导家属耐心做好临终患者睡眠障碍的分析与解释工作，保证睡眠环境安静、空气清新、温湿度适宜、光线适中；尽量减少睡眠期间护理操作，但对恐惧、孤独感严重者，护理人员应勤巡视；指导患者睡前采取正确卧位、做些松弛活动（如散步、按摩穴位、听轻音乐等）、喝热牛奶、用热水擦身等以促进入睡；必要时，可给予患者适量的镇静剂或安眠药，但应注意避免使用巴比妥类药物。

三、临终患者的心理变化和护理

临终患者自己面对死亡时心理活动非常复杂，所以首先应该对临终患者的心理活动变化过程有所了解，以便更好地、有的放矢地对他们进行精神安慰和心理关怀。20世纪60年代以来，不少学者对临终患者的心理活动情况进行了研究，并取得一定的成果。其中以美国心理学家库布勒·罗斯博士（Dr.Elisabeth Kubler–Ross）对临终心理活动研究最为著名。

（一）临终患者的心理变化

美国心理学家库布勒·罗斯博士提出临终患者通常经历五个心理反应阶段：

1. 否认期 当患者得知自己得了绝症，其心理反应是“不，这一定不是我，那不是真的”。他们会极力否认并拒绝接受事实。这是一种本能的心理防卫机制，它可减少不良信息对患者的强烈刺激，以使其能够暂时躲开现实的高度压迫感，以获得较多的时间来调整自我和适应现实，面对即将死亡的事实。否认阶段的时间持续长短因人而异，大部分患者很快停止否认，而有些甚至会持续至死亡。

2. 愤怒期 当心理否认阶段无法再持续下去时，患者常表现极为生气与愤怒，产生“为什么是我，这不公平”的心理状态，往往会将愤怒的情绪向提供照护的护理人员、朋友、家属等发泄，以弥补内心的不平与恐惧感。

3. 协议期 此期愤怒心理开始渐渐消失，转向接受临终的事实。患者为了尽量延长生命和进行自我调适，做出许多承诺作为交换条件，出现“请让我好起来，我一定……”的妥协心理。此期患者变得和善，对自己的病情抱有一些希望，能较好地配合治疗与护理。

4. 忧郁期 当患者发现自己的身体状况日渐恶化，机体功能日趋衰退，自我协商无法阻止其死亡的来临，会产生很强的心理失落感，如“好吧，那就是我……”会出现悲伤、退缩、情绪低落、沉默、哭泣等消极情绪，要求与亲朋好友等见面，希望喜爱的人陪伴，照顾其心理需要。

5. 接受期 此期是临终的最后阶段。在经过自我心理的努力、挣扎之后，患者变得趋向于心理平静，产生“好吧，既然是我，那就去面对吧”的心理状态，能够开始接受即将面临死亡的事实。该阶段患者喜欢独处，睡眠时间增加，情感减退，安静等待不可避免的死亡来临。

（二）临终患者的心理护理

库布勒·罗斯认为临终患者心理发展过程的五个阶段并非完全按顺序发生和发展，有的可以提前，有的可以推后，甚至有的可以重合，各阶段持续时间长短也不同，甚至有的晚期患者的心理发展可能会停留在其中某一阶段直到生命的终点。因此，在临床工作中，护理人员应根据个体的实际情况进行评估与护理。

1. 否认期 护理人员应具有真诚、友好、诚实的态度，避免故意揭穿患者的心理防卫机制，但也不要欺骗患者。护理人员应与家属协作，使临终患者能够保持对生命的希望，逐步适应临终的现实。对于病情的告知应与其他医护人员保持一致，尽量避免其怀疑与猜测。护理人员需要更多关注患者的心理状况，提供机会让其叙述自己真实的感受。在沟通交流过程中应保持坦诚、关

心的态度，并加以适当引导的技能，选择最佳的方式，告知患者病情。

2. 愤怒期 是一种保护心理的正常行为。护理人员应认真倾听患者诉说心理感受，允许其以发怒、抱怨、不合作的行为来宣泄内心的焦虑与恐惧等负面情绪，并预防患者发生意外事件，配合做好家属的解释工作，使家属给予更多的宽容、关爱和理解。

3. 协议期 这一期是患者配合治疗和护理的最佳时期，在使其更好地配合治疗与护理，达到减轻痛苦、控制疾病症状的同时，护理人员应当适当地对患者和家属进行死亡教育，帮助他们面对现实，鼓励患者说出内心感受，以减轻心理与精神压力。

4. 忧郁期 照护人员应给予更多的同情和照护。护理人员与家属应经常陪伴临终患者，允许其用不同的方式宣泄消极情绪。为患者提供心理与精神支持，尽量满足其合理要求，安排与亲朋好友见面、相聚，并尽量让家属陪伴身边。照护人员应重视临终患者的生命与安全，预防自杀倾向。

5. 接受期 提供安静、明亮、单独的环境，继续保持生活照护，做好心理与精神支持，加强基础生活护理，使其安详、平静地离开人世。

心理护理之外，灵性照顾同样重要。鼓励患者说出自己的心愿并尽量帮助达成；尊重患者的权利和信仰；通过制作“人生回顾相册”帮助患者对人生意义形成正向归结，人都是需要被理解、支持和帮助的，因此，作为护理人员，要做的就是无条件积极关怀，针对临终患者的心理特征，予以安慰、劝导，使其摆脱临终前的恐惧与焦虑，舒适安宁地辞别人世。

四、临终患者家属的照护

临终患者的家属，也会经历否认期、愤怒期、协议期、忧郁期、接受期的心理反应阶段。临终患者常给家庭带来生理、心理和社会压力。家属在感情上难以接受即将失去亲人的现实，在行动上四处求医，以求得奇迹出现，延长亲人的生命。当看到亲人死亡不可避免时，他们的心情十分沉重、苦恼、烦躁不安，有时会影响身心健康。因此，医护人员应对临终患者家属同情理解，给予心理支持。引导家属与患者“四道”人生，即：道爱、道谢、道歉、道别。使患者与家属间的牵挂能够落实，怨气能够放下，隔阂能够化解，价值能够体现，患者的心愿能够被承接，从而使患者能够平静安详地走完人生最后的旅程且家属不留遗憾。

（一）满足需要

一人生病，牵动全家，医护人员应关心体贴他们，了解他们的需要，如帮助家属了解患者病情、医疗人员组成、后事处理事宜、有关经济补助等情况，支持与关怀他们。

（二）理解沟通

学习和掌握有关悲痛过程和失落心理反应的知识，正确理解、同情家属并与之建立情感联系。临终关怀工作人员通过有效的交流方式（如认真倾听、交谈、必要适宜的抚摸等）鼓励家属将其内心病苦和真实想法诉说出来，并告之“这是正常的心理反应”，必要时可提供适当的场所机会让家属适时宣泄心里的悲伤并在其后给予安抚。国外有学者称，家属在患者尚未死亡前就逐渐表达出他们的哀痛，即为“前发性悲伤”。而这种悲痛却是其家属在面对至亲者真正死亡时最好的心理防卫。

（三）参与照顾

向家属解释临终患者生理、心理特点和原因，消除疑虑，使其理解患者，给予患者最大程度的支持，配合可行的治疗和护理措施。鼓励家属参与照护活动，如擦浴、喂饭、洗漱等，协助医院环境中的日常家庭活动，如共进餐、看电视等，使其在此过程中获得心理慰藉，减轻丧亲后的悲伤反应。

第四节　死亡后护理

死亡后护理包括死者的尸体护理和死者家属的护理。患者死亡并不意味着护理工作的结束，对死者尸体的护理及对家属的护理也是临终关怀的重要内容。做好尸体护理不仅是对死者人格的尊重，也是对死者家属心灵上的安慰，体现人道主义精神。辩证死亡观是人坦然、直面生命终结的死亡观，科学地指出了死亡对于人的不可避免性。医务人员只有树立辩证死亡观，才能客观而坦然地看待尸体护理，并对丧亲者实施居丧期护理。

一、尸体护理

尸体护理（postmortem care）是对临终患者实施整体护理的最后步骤，也是临终关怀的重要内容之一。确认临床死亡后，一方面通知死者家属探视遗体；另一方面，及时准备尸体护理的用物。

【目的】

1. 维持良好的尸体外观，易于辨认。
2. 安慰家属，减轻哀痛。

【评估】

1. 死者的病情、诊断、治疗、抢救过程、死亡原因及时间。
2. 死者身体清洁程度及有无伤口、引流管等。
3. 死者亲属对死亡的态度，死者本人有无特殊的宗教信仰等。

【计划】

1. 用物准备

（1）治疗盘内备衣裤、一次性尸单、血管钳、不脱脂棉球、剪刀、尸体识别卡 3 张（表 17–1）、梳子、松节油。

表 17–1　尸体识别卡

姓名________　住院号________　年龄________　性别________

病室________　床号________　籍贯________　诊断________

住址____________________________________

死亡时间______年______月______日______时______分______

护士签名________

________医院

（2）擦洗用具、屏风。

（3）有伤口者备换药敷料。

2. 护士准备 态度肃穆；洗手，戴口罩，必要时穿隔离衣，戴手套。

3. 环境准备 安静、肃穆，屏风遮挡，劝慰家属，请死者家属暂离病房或把死者家属安置在休息区。

【实施】操作步骤见表 17–2。

表 17–2 尸体护理操作步骤

操作步骤	要点与说明
1. 核对，解释 携用物至死者床旁，核对床号、姓名，向家属解释并劝慰家属离开，撤走病床所有的医疗器械和辅助设施，将尸体移至单间或用屏风遮挡	·确认患者，并取得家属的理解和配合 ·维护患者遗体的隐私；避免影响其他患者的情绪
2. 选择体位 尸体仰卧，垫枕，撤去被芯，用被套遮盖尸体	·防止其面部瘀血变色
3. 撤管 拔除静脉输液、鼻饲、输氧、导尿和引流等各种管道。如有植入体内的管线，可于距皮肤 1 ～ 2cm 处剪断。必要时先用线系住，再将残端用胶布固定在皮肤上	·便于尸体护理，防止损伤皮肤
4. 清洁面部，整理遗容 眼睑未闭合者，用手轻轻合上死者的眼睑，不易合拢时可用温水毛巾湿敷、按摩，并停留几秒钟使其眼睑保持闭合。合拢嘴巴，必要时用绷带托起下颌。如有假牙应为其安装	·使死者保持良好、自然面容
5. 填塞孔道 用弯止血钳夹取不脱脂棉球填塞口腔、鼻腔、外耳道、肛门，女性填塞阴道	·防止体液外溢 ·注意棉花不可外露
6. 清洁全身 除去死者身上的胶布及药物痕迹。擦净全身，尤其是污物部位。有伤口者更换敷料	·使死者清洁，维持良好的遗体外观
7. 尸单包裹 为死者穿上衣服，将一张尸体识别卡系在死者右手腕部，尸单包裹尸体（头、足、身体），在胸、腰、踝部用绷带固定，在腰部系第二张尸体识别卡	·便于尸体运送和识别
8. 通知太平间工作人员 必要时，协助其移送太平间，将第三张尸体识别卡放于尸屉外	
9. 整理用物 患者遗物交给家属，整理房间，处理床单位	·若家属不在场，患者遗物由两名护士清点后签名交护士长保管；非传染性疾病死者的床单位按一般出院患者处理；死于传染性疾病的患者按传染病患者终末消毒方法处理
10. 记录 按出院手续办理结账手续	·体温单上记录死亡时间，注销各种执行单

【注意事项】

1. 尸体护理应及时进行，防止尸体僵硬。

2. 操作中态度严肃，尊重死者，注意维护死者的隐私权。

3. 传染病患者的尸体应用消毒液擦洗，并用消毒液浸泡的棉花填塞各孔道。尸体用一次性裹尸单包裹，装入不透水的袋中，并做传染标志。

二、死者家属的护理

死者家属，主要指失去父母、配偶、子女者（直系亲属）。患者逝世对亲者是悲痛极点，是

重大生活事件，是最强的应激事件。悲哀是此时的一种正常心理反应，可暂时降低个人功能，并需要时间恢复。给予死者家属情绪上的支持和心理疏导，也是临终护理的工作内容。

（一）死者家属的心理反应

根据安格乐（Engel）理论，死者家属的心理反应可以分为六个阶段：

1. 冲击与怀疑期　此期的特点是感觉麻木，否认，拒绝接受丧失。这是一种防卫机制，将死亡事件暂时拒之门外，让自己有充分的时间进行调整，此期在意外死亡事件中表现最明显。

2. 逐渐承认期　意识到亲人确实死亡，痛苦、空虚、气愤、自责情绪伴随而来，哭泣常是此期的特征。

3. 恢复常态期　家属带着悲痛的情绪着手处理死者后事，准备丧礼。

4. 克服失落感期　随着时间流逝，悲哀的感受和症状逐渐消退，但常常回忆过去的事情，不能以新人代替逝去的人。一般在死亡后六个月至几年内，时间可长可短。

5. 理想化期　家属产生想象，认为失去的人是完美的，为过去对已故者不好的行为而自责。

6. 恢复期　家属机体大部分功能恢复，但悲哀的感觉不会简单消失，常忆起逝者，并永远怀念逝者。

（二）影响死者家属心理调适的因素

1. 对死者的依赖程度　家人对死者经济上、生活上、情感上依赖性越强，面对患者死亡后的调适越困难。常见于配偶关系。

2. 病程的长短　急性死亡较慢性病死亡病例的家属，更难接受事实。

3. 死者的年龄与家人的年龄　死者的年龄越轻，家人越易产生惋惜和不舍，增加内疚和罪恶感。

4. 其他支持系统　亲朋好友、各种社会活动、宗教信仰、宠物等，能提供支持并满足其需要，则较易调整哀伤期。

5. 家属的文化水平和性格　文化水平较高的家属，能正确理解死亡，相对能更好面对死亡现象。性格外向的家属，能通过各种方式及时宣泄心中悲伤，居丧期相对较短；性格内向者的家属悲伤时间持续较长。

6. 失去亲人后的生活改变　失去亲人后生活改变越大，越难调适。

（三）对死者家属的护理

1. 做好尸体护理　体现对死者的尊重，对生者的抚慰。

2. 鼓励家属宣泄感情　痛哭往往是这一期主要的表现。荷兰 Utrecht 大学的心理学家 Margaret Stroebe 等人整合了以往的大量研究，提出应根据不同的依恋类型给予不同的悲伤辅导：

（1）安全依恋型　他们在一段时间后一般能够“自愈”，逐步地回归到正常的生活中。因此不需要过多地进行干预，而只需给予充分的理解和情感支持。

（2）不安全－逃避型　往往逃避、压抑，甚至否认与逝去者之间的内在情感，因而可能在将来影响他们的健康。心理咨询师在辅导时应当采用适当的方式解除其看似“刀枪不入”的“盔甲”，促其直面内心的情感，从而适当地宣泄其内在的积郁或悲伤。

（3）不安全－矛盾型　丧亲者常常会沉入“无尽”的悲伤中，生活似乎在亲人去世之时就结束了。心理咨询师在辅导中应当促使他们尽量离开与丧亡者相关的事物，更多地参与一些新的

社会活动，如鼓励他们参加集体运动或参与一些社区团体和公益活动，重新找回生命的“重心”，回归到生活的正常轨道来。

（4）不安全－不一致型　他们表现出自我描述的不一致，心理咨询师在悲伤辅导中应让他们有更多的倾诉机会，以帮助他们发展出关于逝去者的一致性陈述。

3. 尽量满足丧亲者的需要　丧亲是人生中最痛苦的经历，应尽量满足丧亲者的需求，无法做到的需善言相劝，耐心解释，以取得谅解和合作。

4. 鼓励丧亲者之间互相安慰　通过观察发现死者家属中的重要人物和“坚强者”，鼓励他们相互安慰，互相给予支持和帮助。

5. 尽力提供生活指导、建议　协助丧亲者重新建立新的生活方式，培养新的兴趣爱好。鼓励其参加各种社会活动，因为活动本身就是复原，也是一种治疗。通过活动，抒发郁闷，获得心理安慰。对有经济困难的，帮助其联系社会相关部门，进行就业指导。协助丧亲者重新建立家庭，增强社会支持系统，寻求新的经历和感受。

6. 必要时丧亲者随访　对难以释怀的家属，定期做心理疏导，并进行追踪服务和照护。通过电话、邮件、上门等方式随访。

思考题

1. 杨某，男，42 岁。因咳嗽、咯血性痰、胸痛、体重下降 1 个月，入院治疗，诊断为晚期支气管肺癌。患者住院后情绪低落，反复对医务人员说：“我不可能是癌症，怎么会是我。”

请问：

（1）根据患者目前状况，分析他处于临终患者心理反应的哪一期？

（2）作为责任护士，你应做哪些护理工作？

2. 刘某，男，35 岁。车祸，现昏迷，反应迟钝，肌张力消失，心跳减弱，血压降低，呼吸微弱。

请问：

（1）此患者属于死亡过程的哪一期？

（2）患者经抢救无效，死亡，家属不能接受事实，拒绝护士做尸体料理，应如何有效劝慰家属节哀？

第十八章
医疗与护理文件

扫一扫，查阅本章数字资源，含PPT、音视频、图片等

医疗与护理文件包括医疗文件和护理文件。医疗文件记录了患者疾病的发生、发展、转归情况，以及对疾病的诊断、检查、治疗的全过程；护理文件是护士对患者实施护理措施及病情观察的原始文字记录。医疗与护理文件是医院和患者的重要档案资料，也是教学、科研、管理及法律上的重要资料。2002年国务院颁布的《医疗事故处理条例》及2010年国家卫生和计划生育委员会颁布的《病历书写基本规范》中，明确地指出了医疗与护理文件的法律作用。因此，为了保证医疗与护理文件的正确性、完整性和原始性，必须规范书写，并且妥善保管。

第一节　医疗与护理文件记录的原则和管理要求

由于医疗与护理文件是医护人员临床实践的原始文件记录，在医疗、护理、教学、法律、科研等方面都起着至关重要的作用。因此，护理人员必须明确医疗与护理文件记录的意义、原则和文件管理的要求，对于保证临床护理质量、维护护患双方的合法权益具有重要的意义。

一、医疗与护理文件记录的意义

（一）提供患者的信息资料

医疗与护理文件客观地记录了患者疾病发生、发展、康复或死亡的全过程，是最原始的文件记录。医疗与护理文件便于医护人员全面、及时、动态地了解患者的情况，保证诊断、治疗和护理工作的连续性和完整性，同时也是医护人员在临床工作中相互沟通、交流、了解患者情况的重要途径。

（二）提供教学与科研资料

完整的医疗与护理文件是医疗、护理教学、科研工作的重要资料，可为护理教学提供病例讨论、个案分析的素材，为疾病的调查、传染病的管理、流行病的研究等提供统计学的原始材料，是医疗卫生管理机构制定和实施政策的重要依据。

（三）提供法律依据

医疗与护理文件属于具有法律效力的文件，是法律认可的证据。其内容反映了患者接受治疗、检查、护理的具体情形，在法律上可作为医疗纠纷、人身伤害、保险索赔、犯罪刑事案件的证明。在涉及医疗纠纷时，医疗与护理文件是维护医患双方各自合法权益不可缺少的重要法律凭证。

（四）提供评价依据

医疗与护理文件在一定程度上反映了医院的医疗护理质量、学术和技术水平，它既是衡量医院医疗护理管理水平的重要标志之一，又是医院等级评定、医护人员考核的参考资料。

二、医疗与护理文件记录的原则

病历书写是指医务人员通过问诊、查体、辅助检查、诊断、治疗、护理等医疗活动获得有关资料，并进行归纳、分析、整理形成医疗活动记录的行为。根据《医疗事故处理条例》第三章第二十八条规定，体温单、医嘱单、护理记录等病历资料的原件是医疗机构作为法律举证的重要依据，因此，记录医疗与护理文件时，必须遵循及时、准确、完整、简要、规范的基本原则。

（一）及时

医疗与护理文件的记录必须及时，不得提早或延迟，更不能错记、漏记，以保证记录的时效性，维持最新资料。如因抢救急危患者未能及时记录抢救过程，有关医务人员应在抢救结束后 6 小时内据实补记，并注明抢救完成时间和补记时间。

（二）准确

医疗与护理文件记录的内容必须在时间、内容及可靠程度上保证客观、真实、无误。应是对患者病情进展的科学记录，尤其对患者的主诉和行为应进行客观、真实、详细的描述，必要时可成为重要的法律依据。记录者必须是执行者，记录的时间，应为实际给药、治疗、护理的时间，而不是事先计划的时间。

（三）完整

各项记录的眉栏、页码应首先填写。尤其是护理表格应按要求逐项填写，避免遗漏。记录应保持连续，不留空白。每项记录必须有完整的日期、时间及记录者签全名，以明确责任。如为电子记录，应按要求打印后由相关医务人员手写签名。实习生记录的内容，应当经过本医疗机构注册的医务人员审阅、修改，以注册护士 / 实习生的格式签名。如果患者病情恶化、拒绝接受治疗护理或出现自杀倾向、意外、请假外出等特殊情况，应详细记录并准确注明时间，及时汇报，做好交接班等。

（四）简要

记录内容应尽量简洁、流畅、重点突出，避免笼统、含糊不清或过多修辞，以方便医护人员快速获取所需信息。2010 年国家卫生和计划生育委员会已向各医疗机构推行使用表格式护理文书，以规范护理文书书写行为，切实减轻临床护士的书写负担，不断提高工作效率，为患者提供全面、高效、优质的护理服务。

（五）规范

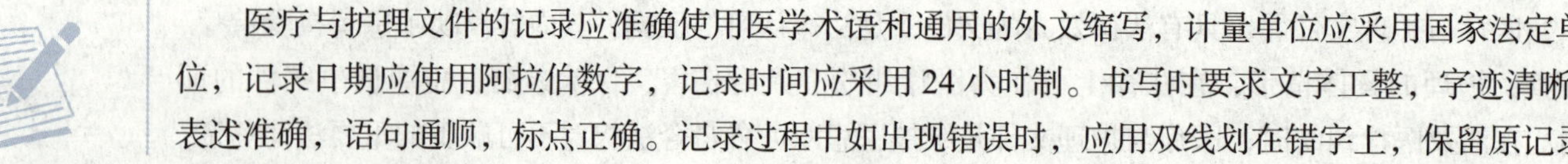

医疗与护理文件的记录应准确使用医学术语和通用的外文缩写，计量单位应采用国家法定单位，记录日期应使用阿拉伯数字，记录时间应采用 24 小时制。书写时要求文字工整，字迹清晰，表述准确，语句通顺，标点正确。记录过程中如出现错误时，应用双线划在错字上，保留原记录清楚、可辨，并注明修改时间，修改人签名。不得采用刮、粘、涂等方式掩盖或去除原来的字迹。计算机打印的病历应清楚易认，符合病历保存期限和复印的要求。

三、医疗与护理文件的管理

病历（case file）是医疗与护理文件主要的组成部分，是指医务人员在医疗活动过程中形成的文字、符号、图表、影像、切片等资料的总和，包括门（急）诊病历和住院病历。病历归档以后形成病案。按照病历记录形式的不同，可分为纸质病历和电子病历，电子病历与纸质病历具有同等效力。为加强医疗机构病历管理，保障医疗质量与安全，维护医患双方的合法权益，2013年国家卫生和计划生育委员会颁布的《医疗机构病历管理规定（2013年版）》中，明确地指出医疗机构应当建立、健全病历管理制度，设置病案管理部门或者配备专（兼）职人员，负责病历和病案管理工作。医疗机构及其医务人员应当严格保护患者隐私，禁止以非医疗、教学、研究目的泄露患者的病历资料。

（一）病历的建立

1. 医疗机构应当建立门（急）诊病历和住院病历编号制度，为同一患者建立唯一的标识号码。已建立电子病历的医疗机构，应当将病历标识号码与患者身份证明编号相关联，使用标识号码和身份证明编号均能对病历进行检索。

2. 医务人员应当按照《病历书写基本规范》《中医病历书写基本规范》《电子病历基本规范（试行）》和《中医电子病历基本规范（试行）》要求书写病历。

3. 住院期间病历排列顺序为体温单、医嘱单、入院记录、病程记录、术前讨论记录、手术同意书、麻醉同意书、麻醉术前访视记录、手术安全核查记录、手术清点记录、麻醉记录、手术记录、麻醉术后访视记录、术后病程记录、病重（病危）患者护理记录、出院记录、死亡记录、输血治疗知情同意书、特殊检查（特殊治疗）同意书、会诊记录、病危（重）通知书、病理资料、辅助检查报告单、医学影像检查资料。

4. 出院（转院、死亡）后病历排列顺序为住院病案首页、入院记录、病程记录、术前讨论记录、手术同意书、麻醉同意书、麻醉术前访视记录、手术安全核查记录、手术清点记录、麻醉记录、手术记录、麻醉术后访视记录、术后病程记录、出院记录、死亡记录、死亡病例讨论记录、输血治疗知情同意书、特殊检查（特殊治疗）同意书、会诊记录、病危（重）通知书、病理资料、辅助检查报告单、医学影像检查资料、体温单、医嘱单、病重（病危）患者护理记录。

（二）病历的保管

1. 门（急）诊病历原则上由患者负责保管，住院病历由医疗机构负责保管。

2. 患者住院期间，住院病历由所在病区统一保管。因医疗活动或者工作需要，将住院病历带离病区时，应当由病区指定的专门人员负责携带和保管。

3. 患者出院后，住院病历由病案管理部门或者专（兼）职人员统一保存、管理。

4. 医疗机构应当严格病历管理，任何人不得随意涂改病历，严禁伪造、隐匿、销毁、抢夺、窃取病历。

（三）病历的复制

1. 医疗机构应当指定部门或者专（兼）职人员负责受理复制病历资料的申请。受理申请时，

应当要求申请人提供有关证明材料，并对申请材料的形式进行审核。

2. 医疗机构可以为申请人复制门（急）诊病历和住院病历中的体温单、医嘱单、住院志（入院记录）、手术同意书、麻醉同意书、麻醉记录、手术记录、病重（病危）患者护理记录、出院记录、输血治疗知情同意书、特殊检查（特殊治疗）同意书、病理报告、检验报告等辅助检查报告单、医学影像检查资料等病历资料。

3. 公安、司法、人力资源社会保障、保险及负责医疗事故技术鉴定的部门，因办理案件、依法实施专业技术鉴定、医疗保险审核或仲裁、商业保险审核等需要，提出审核、查阅或者复制病历资料要求的，经办人员提供相关的证明材料后，医疗机构可以根据需要提供患者部分或全部病历。

4. 复制的病历资料经申请人和医疗机构双方确认无误后，加盖医疗机构证明印记。

（四）病历的封存与启封

1. 病历的封存 依法需要封存病历时，应当在医疗机构或者其委托代理人、患者或者其代理人在场的情况下，对病历共同进行确认，签封病历复制件。医疗机构负责封存病历复制件的保管，封存后病历的原件可以继续记录和使用。

2. 病历的启封 开启封存病历应当在签封各方在场的情况下实施。

（五）病历的保存

1. 医疗机构可以采用符合档案管理要求的缩微技术等对纸质病历进行处理后保存。

2. 住院病历保存时间自患者最后一次住院出院之日起不少于 30 年。

3. 医疗机构变更名称时，所保管的病历应当由变更后医疗机构继续保管。

第二节 医疗与护理文件的记录

医疗与护理文件的记录，包括绘制体温单、处理医嘱、书写护理记录、病区交班报告和护理病历等。随着责任制整体护理的开展，客观、真实、准确、及时、完整、规范地书写各类护理文件是护理人员应掌握的基本技能。

一、体温单

体温单（表 18–1）反映出患者在住院期间的重要信息，为了方便查阅，住院期间排在病历最前面。体温单主要用于记录患者的生命体征及其他情况，如入院、转科、手术、分娩、出院或死亡时间，体温、脉搏、呼吸、血压、出入量、大便次数、体重、身高等。

（一）眉栏

用蓝色、蓝黑色或黑色水笔填写患者姓名、性别、年龄、科别、床号、入院日期及住院病历号等项目。

（二）一般项目栏

1. 用蓝色、蓝黑色或黑色水笔填写日期、住院天数、手术后天数。

2. 填写“日期”栏时，每页第一日应填写年 – 月 – 日，其余六天只写日。如在六天中遇到新

表 18-1　体温单

姓名 韩松　性别 男　年龄 56　科别 内科　床号 2　入院日期 2015-11-27　住院病历号 2013078

日期	2015-11-27	28	29	30	12-01	2	3
住院天数	1	2	3	4	5	6	7
手术后天数						1	2
血压（mmHg）	120/84						
入量（ml）		3120	3010	3510	2860	2980	2990
尿量（ml）		2450	2400	2800	2600	3100	2900
大便（次/日）	0	1	1	1^1/E	0	1	1
体重（kg）	63						

时间	2	6	10	14	18	22	2	6	10	14	18	22	2	6	10	14	18	22	2	6	10	14	18	22	2	6	10	14	18	22	2	6	10	14	18	22	2	6	10	14	18	22
呼吸（次/分）			14	16	16			18	20	24	20			22	16	14	12			12	10	14	18			12	14	14	18			16	20	20	18			12	16	16	14	

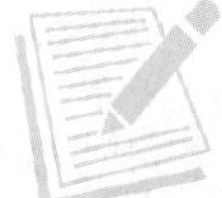

的月份或年度开始时，则应填写月 – 日或年 – 月 – 日。

3. 填写“住院天数”时，从入院后当日开始填写，直至出院。

4. 填写“手术（分娩）后天数”时，以手术（分娩）次日为第一天，依次填写至十四天为止。如果患者在十四天之内进行第二次手术，则将第一次手术天数作为分母，第二次手术天数作为分子进行填写。

（三）体温、脉搏描记栏

1. 40 ～ 42℃之间的记录

（1）用红笔在 40 ～ 42℃横线之间相应的时间栏内纵向填写患者入院、转入、手术、分娩、出院、死亡时间，除手术不写具体时间外，其余均按 24 小时制，精确到分钟，如“转入于十八时二十分”，转入时间由转入科室填写。

（2）患者因请假、外出进行诊疗活动或拒测等原因未测量时，护理人员应在护理记录单注明请假、外出或拒测的日期和时间，请假条按要求保存于病历中，在体温单 40 ～ 42℃横线之间相应时间栏内用红笔纵向填写“请假”“外出”或“拒测”等，且前后两次体温断开不相连。

2. 体温曲线的绘制

（1）体温符号　口温以蓝点“●”表示；腋温以蓝叉“×”表示；肛温以蓝圈“○”表示。

（2）每小格为 0.2℃，按照实际测量度数，用蓝笔绘制于体温单 35 ～ 42℃之间相应的时间栏内，相邻的温度用蓝线相连，若相邻的体温相同可不连线。

（3）体温低于 35℃时，为体温不升，应在 35℃线以下相应的时间纵格内用红笔填写“不升”，不再与相邻温度相连。

（4）物理降温 30 分钟后所测量的体温以红圈“○”表示，绘制在物理降温前体温的同一纵格内，并以红虚线与降温前体温相连，下次测得的体温用蓝线仍与降温前体温相连。

3. 脉搏、心率曲线的绘制

（1）脉搏符号　脉搏以红点“●”表示，心率以红圈“○”表示。

（2）每小格为 4 次 / 分，按照实际测量的脉率或心率，用红笔绘制在相应的时间栏内，相邻脉率或心率以红线相连，若相邻的脉率或心率相同可不连线。

（3）脉搏与体温重叠时，先划体温符号，在口温蓝点“●”或腋温黑叉“×”外以红圈“○”表示脉搏；在肛温蓝圈“○”内以红点“●”表示脉搏。

（4）脉搏短绌时，相邻心率或脉率用红线相连，在脉搏与心率之间用红笔画线填满。

4. 呼吸的记录　将每分钟呼吸次数用红笔以阿拉伯数字形式记录在体温单相应的呼吸栏内，相邻两次的呼吸上下交错记录，第一次呼吸记录在上方。使用呼吸机患者的呼吸以 ® 表示，在体温单相应时间纵列内上下错开用黑笔画 ®。

5. 疼痛评估的记录

（1）疼痛评估的符号：用“▲”表示。

（2）每小格疼痛强度为 2 分，按照实际评估所得的疼痛强度，用黑笔绘制在体温单疼痛强度“0 ～ 10”的相应时间栏内，相邻的疼痛强度用黑线相连，若相邻的疼痛强度相同可不连线。

（四）特殊项目栏

特殊项目栏的内容包括血压、出入液量、大便次数、体重、身高等需要观察和记录的内容。用蓝色、蓝黑色或黑色水笔填写，数据以阿拉伯数字记录，不书写计量单位。

1. 血压 以 mmHg 为单位记录，记录方式为收缩压 / 舒张压。新入院患者当日应测量并记录血压，根据患者病情和医嘱测量并记录，如为下肢血压应当标注。

2. 入液量 以 mL 为单位，将前一日 24 小时总入液量记录在相应的日期栏内，每隔 24 小时记录 1 次。若体温单、出入液量为同一栏，则以分数式记录，即分子为出液量、分母为入液量。

3. 出液量 以 mL 为单位，将前一日 24 小时总出液量记录在相应的日期栏内，每隔 24 小时记录 1 次。

4. 尿量 以 mL 为单位，将前一日 24 小时尿液总量记录在相应的日期栏内，每隔 24 小时记录 1 次。尿失禁以“※”表示，导尿以“C”表示。如导尿患者 24 小时尿量为 2000mL，则以 2000/C 表示。

5. 大便次数 以次 / 日为单位，将前一日 24 小时大便次数记录在相应的日期栏内，每隔 24 小时记录 1 次。如患者无大便以“0”表示；大便失禁以“※”表示；人工肛门以“☆”表示；灌肠后排便以“E”作为分母表示，分子记录大便次数，例如 2/E 表示灌肠后排便 2 次；11/E 表示自行排便 1 次，灌肠后又排便 1 次；3/2E 表示灌肠 2 次后排便 3 次。

6. 体重 以 kg 为单位记录。新入院患者当日应测量体重并记录，根据患者病情和医嘱测量并记录。若因卧床不能测量的患者，应在体重栏内注明“卧床”。

7. 身高 以 cm 为单位记录。新入院患者当日应测量身高并记录。

8. 空格栏 作为机动栏，根据病情需要填写，如特殊用药、药物过敏试验、腹围、记录管路情况等。

9. 页码 用蓝色、蓝黑色或黑色水笔逐页填写。

（五）电子体温单的生成

随着医疗水平和信息技术的快速发展，计算机管理系统普遍应用于医院。护士凭个人账号和密码登录医院信息系统（Hospital Information System，HIS），进入生命体征录入界面，将患者生命体征分项目录入后保存，则系统自动生成体温单。医生和护士可以分别从医生工作站系统和护士工作站系统查阅患者体温单，也可以根据需要打印体温单。符号标志同手工绘制法。

电子体温单相较于传统手绘体温单，具有录入准确率高、录入时间短、版面清晰完整、美观的优势，可避免手绘体温单出现的画图不准确、字迹潦草、涂改、错填、漏填、信息不符、续页时间错误等问题；而且还具有预警系统，能最大限度地帮助护理人员及时采取护理措施并认真记录，在一定程度上提高了护理工作的效率。但电子体温单也面临着数据安全性和保密性、程序设计缺陷等方面的问题，还需不断改进和完善，使临床护理工作更加及时、准确、有效，以便更能满足现代医疗护理发展的需求。

二、医嘱单

医嘱（physician order）是医师在医疗活动中下达的医学指令，由医护人员共同执行。医嘱单是医生直接开写医嘱所用，也是护理人员执行医嘱的依据。

（一）医嘱的内容及相关表格

1. 医嘱的内容 包括日期、时间、床号、姓名、护理常规、护理级别、饮食、体位、药物治疗（注明浓度、剂量、用法、时间等）、手术治疗（注明手术名称、时间、麻醉方式、术前准备等）、各种检查、治疗，以及医师、护理人员的签名。

2. 与医嘱相关的表格

（1）医嘱单 为医师开写医嘱所用，包括长期医嘱单（表 18–2）和临时医嘱单（表 18–3），是护理人员执行医嘱前后核查的依据。

表 18–2 长期医嘱单

姓名 刘芳 科别 内科 床号 2 住院病历号 235678

起始		长期医嘱	医师签名	护士签名	停止		医师签名	护士签名
日期	时间				日期	时间		
2015–12–06	08：00	冠心病护理常规	李飞	张霞				
2015–12–06	08：00	二级护理	李飞	张霞				
2015–12–06	08：00	低盐流质饮食	李飞	张霞	12–10	09：00	李飞	刘岩
2015–12–06	08：00	地高锌 0.25mg qd	李飞	张霞				
2015–12–06	08：00	棕色合剂 10mL tid	李飞	张霞	12–10	09：00	李飞	刘岩
2015–12–10	09：00	低盐半流质饮食	李飞	刘岩				
2015–12–10	09：00	测血压 bid	李飞	刘岩				
2015–12–11	09：00	重整医嘱	李飞	刘岩				
2015–12–06	08：00	冠心病护理常规	李飞	张霞				
2015–12–06	08：00	二级护理	李飞	张霞				
2015–12–06	08：00	地高锌 0.25mg qd	李飞	张霞				
2015–12–10	09：00	低盐半流质饮食	李飞	刘岩				
2015–12–10	09：00	测血压 bid	李飞	刘岩				

第 1 页

表 18–3 临时医嘱单

姓名 张楠 科别 内科 床号 7 住院病历号 573691

开医嘱时间		临时医嘱	医师签名	执行时间		护士签名
日期	时间			日期	时间	
2015–12–02	08：00	心电图	张力	2015–12–02	08：05	林娜
2015–12–02	08：00	X 线胸片	张力	2015–12–02	08：05	林娜
2015–12–02	21：00	硝酸甘油 0.5mg（舌下含服）st	王军	2015–12–02	21：05	李红
2015–12–12	08：00	0.9% 氯化钠 500mL	张力	2015–12–12	08：05	林娜
2015–12–12	08：00	复方丹参 10mL ivgtt	张力	2015–12–12	08：05	林娜
2015–12–12	08：00	查血糖	张力	2015–12–12	08：05	林娜

第 1 页

（2）医嘱执行单　护理人员将医嘱转抄或打印到各种执行单上，方便对患者实施治疗和护理，主要包括服药单、注射单、静脉输液单、治疗单、饮食单等。

随着电子病历的推进，电子病历系统可根据医嘱自动生成医嘱执行单，临床护士可按需要选择打印单个或多个患者的医嘱执行单，护理人员执行后签字，极大地提高了临床护理工作的效率，保证了护理质量，满足了现代医疗护理发展的需要。

（二）医嘱的种类

1. 长期医嘱　是指自医师开写医嘱起，执行至医嘱停止，有效时间在24小时以上的医嘱。当医师注明停止时间后医嘱才失效。如术后护理常规、一级护理、流质饮食、维生素C 0.1g tid。

2. 临时医嘱　是指有效时间在24小时以内，应在短时间内执行，有的需立即执行（st），一般只执行1次。如阿托品0.5mg H st；有的需在限定时间内执行，如会诊、检查、X线摄片、手术及各项特殊检查等。另外，出院、转科、死亡等也属于临时医嘱。

3. 备用医嘱　根据病情需要分为长期备用医嘱和临时备用医嘱。

（1）长期备用医嘱　是指有效时间在24小时以上，必要时使用，并注明两次执行之间最短间隔时间，由医师注明停止时间后方可失效。如哌替啶50mg im q6h prn。

（2）临时备用医嘱　是指仅在医师开写医嘱时起12小时内有效，必要时使用，只执行1次，过期未执行则失效。如地西泮5mg sos。

（三）医嘱的处理

1. 长期医嘱处理　医师写在长期医嘱单上，注明起始日期和时间，并签名。护理人员将长期医嘱分别转抄至各种执行单上（如服药单、注射单、治疗单、饮食单等）并签名。护理人员执行长期医嘱后，应在相应的医嘱执行单上注明执行时间并签名。

2. 临时医嘱处理　医师写在临时医嘱单上，注明日期和时间，并签名。需立即执行的临时医嘱，护理人员在执行后，必须注明执行时间并签名；有限定执行时间的临时医嘱，护理人员应转抄至临时执行单上或交班记录上，做好交班。

3. 备用医嘱处理

（1）长期备用医嘱　医师写在长期医嘱单上，但必须注明执行时间，如哌替啶50mg im q6h prn。护理人员在每次执行后，需在临时医嘱单上记录，注明执行时间并签名，供下次用药参考。

（2）临时备用医嘱　医师写在临时医嘱单上，12小时内有效。执行后注明执行时间并签名。如地西泮5mg sos，过时未执行，则由护理人员在该项医嘱栏内用红笔注明“未用”二字，并在执行护士栏内签名，注明时间。

4. 停止医嘱处理　停止医嘱时，医师在长期医嘱单注明停止日期和时间，并签名。护理人员应把相应的执行单上的有关项目注销，在长期医嘱单上签名。

5. 重整医嘱处理　当长期医嘱单调整项目较多或长期医嘱单超3张时，需要重整医嘱。重整医嘱时，在原医嘱最后一项下面划一红横线，在红线下用红笔写“重整医嘱”，再将红线以上有效的长期医嘱，按原日期、时间的排列顺序重抄于红线下相应的项目栏内。抄录完毕，须两人核对无误后签名。当患者手术、分娩或转科后，也需重整医嘱。即在原医嘱最后一项下面划一红横线，并在其下用红笔写“术后医嘱”“分娩医嘱”或“转入医嘱”等，然后再开写新医嘱，红线以上的医嘱自行停止。

（四）医嘱的计算机处理

1. 医嘱录入 医师凭个人账号和密码登录医师工作站系统，直接录入医嘱且确认完成后，系统自动将医嘱发送到护士工作站执行相应的操作。

2. 医嘱处理

（1）提取医嘱 护理人员凭个人账号和密码，登录护士工作站系统后提取待处理的医嘱。

（2）审核医嘱 医嘱应双人核对，重点核对医嘱录入的正确性和规范性，内容包括医嘱类别、内容、执行时间等，对有疑问的医嘱，应及时与医师沟通，保证医嘱的准确性。

（3）执行医嘱 医嘱经核对后，点击“医嘱执行”，医嘱生成并发送到相应科室，如中心药房、医技科室等。医嘱执行后，在系统中会产生相应的医嘱执行单数据。

（4）打印医嘱执行单 病区护理人员可根据需要通过计算机终端直接打印当日的医嘱执行单，如服药单、静脉输液单、输血卡、治疗护理单等，并根据医嘱执行单的内容执行医嘱。

3. 医嘱核对 医嘱核对应遵循“每班查对、内容核对、每周总查对”的原则；核对内容包括医嘱单、执行单、护理级别、饮食类别等；医嘱核对者应在医嘱执行单上签名确认；医嘱执行单应在各病区保存1周。

4. 医嘱处理的监控

（1）通过规范化的录入界面、格式化的数据形式及系统内部的质量控制、设置错误提示警告，保证了医嘱在录入、核对、汇总、生成、执行等每一个处理环节的正确性、完整性、及时性。

（2）职能部门可通过实时监控系统浏览、查对住院患者或出院患者的全部医嘱，浏览、查阅全院患者的某一项医嘱等，从而监控各科室医嘱处理环节质量和终末质量。

（五）注意事项

1. 医嘱必须经医师签名后方为有效。对有疑问的医嘱，必须核对清楚后方能执行。一般情况下不执行口头医嘱，在抢救或手术过程中医师下达口头医嘱时，执行护士应先复诵一遍，双方确认无误后方可执行，抢救或手术结束后应由医师及时据实补记医嘱。

2. 处理多项医嘱时，一般应遵循先急后缓；先临时后长期的原则。即先处理即刻执行的临时医嘱，再执行长期医嘱，合理、及时地安排执行顺序。

3. 医嘱需每班、每日核对，每周总查对，查对后注明查对时间并签名。

4. 凡需下一班执行的临时医嘱要交班，并在交班记录上注明。

三、出入液量记录单

正常人每天的液体摄入量和排出量保持着动态平衡。休克、大面积烧伤、大手术后或心脏病、肾脏疾病、肝硬化腹水等患者常会发生液体调节失衡的情况。因此，护理人员必须准确地将患者每日液体的摄入量和排出量记录于出入液量记录单（表18-4）上，为协助诊断和治疗提供客观依据。

表 18–4　出入液量记录单

姓名＿＿＿＿＿＿　科别＿＿＿＿＿＿　床号＿＿＿＿＿　住院病历号＿＿＿＿＿＿

日期	时间	入量（mL）			出量（mL）		签名
		项目	备用量	实用量	尿量		

第　　页

（一）记录内容

1. 每日摄入量　包括患者每日的饮水量、食物中的含水量、输液量、输血量等。记录要准确，患者饮水或进食时，应使用已测量过容量的容器。固体食物应记录单位数量或重量，再根据常用食物含水量核算其含水量。

2. 每日排出量　主要是尿量，其次包括粪便量、呕吐量、咳出物量、出血量、引流量、伤口渗出液量等。为准确记录尿量，对于昏迷患者、尿失禁患者或需密切观察尿量的患者，最好给予留置导尿。对于难以收集的排出量，可根据定量液体浸润棉织物的情况进行估算。

（二）记录方法

1. 眉栏各项及页码用蓝色、蓝黑色或黑色水笔填写，包括患者姓名、科别、床号、住院病历号。

2. 日间出入液量用蓝色、蓝黑色或黑色水笔记录，夜间用红笔记录。

3. 每 12 小时和 24 小时分别做出入液量小结和总结，并将 24 小时的液体出入量记录在体温单相应的栏内。

四、特别护理记录单

护理记录是护理人员对患者实施护理过程的原始记录。凡危重、抢救、大手术后、特殊治疗及需密切观察病情的患者，应做好特别护理记录，以便及时了解和全面掌握患者病情变化，观察治疗或抢救后的效果。护理记录以特别护理记录单（表 18–5）的形式记录。当患者出院或死亡后，护理记录随病历留档保存，电子护理记录单通常在患者出院时一并打印。

（一）记录内容

记录内容包括患者的意识、生命体征、血氧饱和度、吸氧方式和氧流量、出入液量、皮肤情况、管路护理、病情观察及措施等。

（二）记录方法

1. 眉栏各项及页码用蓝色、蓝黑色或黑色水笔填写，包括姓名、性别、年龄、科别、床号、入院日期、诊断及住院病历号等。

2. 各项记录栏日间用蓝色、蓝黑色或黑色水笔记录，夜间用红笔记录。将患者的生命体征、出入液量等及时、准确地记录于标题所对应的项目栏内，病情观察及措施栏内应简要记录护理人员观察患者病情的情况，以及根据医嘱或患者病情变化所采取的措施等。

3. 所有项目的填写都应有相应的时间和记录者签名。

4. 各班交班前应将患者的病情动态、治疗情况、护理措施和效果做一个简明扼要的小结并签名，24 小时出入液量应于次日清晨总结，并记录在体温单相应的栏内。

五、病区交班报告

病区交班报告（表 18–6）是由值班护士将值班期间病区内患者的动态变化书写成书面交班报告。通过阅读病区交班报告，接班护士可全面掌握整个病区的患者情况，明确需继续观察的问题和实施的护理措施。

（一）交班报告的内容

1. 出院、转出、死亡患者 出院者需写明离开时间；转出者需注明转往的医院、科别和转出时间；死亡患者需简明扼要记录抢救过程及死亡时间。

2. 新入院和转入患者 应写明入院（转入）的原因、时间、方式（步行、平车、轮椅）、主要症状及体征，既往重要病史，尤其是过敏史，存在的护理问题，给予的治疗和护理措施及效果，下一班需要观察和注意的事项等。

3. 危重患者 应写明主诉、生命体征、神志、病情动态、特殊抢救及治疗、护理措施及效果等，下一班需重点观察的内容和注意的事项。

4. 手术患者 当天手术患者需写明麻醉种类，手术名称及过程，麻醉清醒时间，回病室后的生命体征、伤口、引流、排尿、输液、输血及镇痛药使用情况等。

5. 拟手术、拟行特殊检查或治疗的患者 应写明即将进行的手术、检查项目和治疗，术前准备和术前用药情况及下一班需注意的事项。

6. 产妇 应报告胎次、产程、分娩时间、分娩方式、会阴切口或腹部切口及恶露情况、自行排尿时间、新生儿性别及评分等。

表 18-5　特别护理记录单

姓名　　　　性别　　　　年龄　　　　科别　　　　床号　　　　入院日期　　　　诊断　　　　住院病历号

日期	时间	意识	体温	脉搏	呼吸	血压	血氧饱和度	吸氧	入量		出量			皮肤情况	管路护理		病情观察及措施	护士签名
			℃	次/分	次/分	mmHg	%	L/min	名称	mL	名称	mL	颜色性状					

第　　页

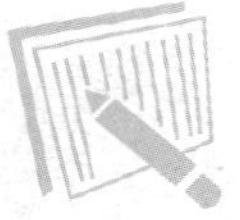

表 18-6 病区交班报告

病区 心内科　　　　2015 年 12 月 2 日

类别 床号 姓名 诊断 \ 患者总报告				日班 患者人数 32 人 入院 1 出院 1 转出 0 转入 0 手术 0 分娩 0 出生 0 病危 0 死亡 0	晚班 患者总数 32 人 入院 0 出院 0 转出 0 转入 0 手术 0 分娩 0 出生 0 病危 0 死亡 0	夜班 患者人数 32 人 入院 0 出院 0 转出 0 转入 0 手术 0 分娩 0 出生 0 病危 0 死亡 0
类别	床号	姓名	诊断	日间交班	晚间交班	夜间交班
出院	16	张明	肺源性心脏病	今日 10am 出院		
入院	12	李杰	风湿性心脏病	患者，女性，50 岁，“因反复咳喘伴胸闷 3 年，加重 3 天”于 9:00 急诊入院，入院时精神萎靡，口唇发绀，不能平卧，测 T 37.5℃，P 100 次/分，R 28 次/分，BP 110/80mmHg，遵医嘱给予强心、利尿及抗感染治疗，现患者半坐卧位，喘憋症状稍有好转，持续吸氧 2L/min，输液进行中	T 37.5℃，P 92 次/分，R 20 次/分，BP 110/80mmHg 18:00 患者晚间病情平稳，持续吸氧，呼吸平稳，无特殊不适，仍取半坐卧位休息，入睡较好	T 37℃，P 90 次/分，R 20 次/分，BP 110/74mmHg 6:00 患者晚间病情平稳，仍取半坐卧位休息，给予持续低流量吸氧，呼吸平稳，睡眠好，晨起无不适

签名 高朋　　　签名 李青　　　签名 刘小利

第 1 页

7. 老年、小儿和生活不能自理的患者　应报告生活护理情况，如压力性损伤护理、口腔护理及饮食护理等。

8. 其他　需要接班者重点观察及完成的事项。夜间记录应注明患者睡眠情况。

（二）书写要求

1. 交班报告应在经常巡视和了解患者病情的基础上于各班交班前书写完成。

2. 书写内容应全面、真实、简洁、重点突出。

3. 字迹清楚，不得随意涂改，眉栏及各班交班均用蓝色、蓝黑色或黑色水笔书写并签名。

4. 填写时，先写床号、姓名、诊断，后写生命体征，并注明测量时间，再简要记录病情、治疗和护理等情况。

5. 对新入院、转入、手术、分娩患者，在诊断的下方分别用红笔注明“新”“转入”“手术”“分娩”，危重患者做红色标记“※”或用红笔注明“危”。

6. 书写完毕，注明页数并签全名。

（三）书写顺序

1. 填写眉栏各项，如病区、日期、时间、患者总数、出院、转出、死亡、入院、转入、手术、分娩、病危患者数等。

2. 按顺序依次书写病区交班报告，先写离开病区的患者（出院、转出、死亡）；再写进入病区的患者（入院、转入）；最后书写本班需重点观察和护理的患者（手术、分娩、危重及有异常情况的患者）。每项按床号先后顺序书写交班报告。

六、护理病历

护理病历（nursing record）是护士在临床护理工作中形成的文字、符号、图表等资料的总称。护理病历的格式和内容是根据护理程序的需要设计的，各医院护理病历的组成和设计不尽相同。完整的护理病历反映了护士运用护理程序为患者解决健康问题，实施整体护理的全过程，体现出临床护理的质量和水平，为总结护理经验，充实教学内容，进行护理研究提供重要资料。

（一）入院护理评估单

入院护理评估单（表 18–7）用于对新入院患者进行初步的护理评估，目的是了解患者的身心状态，找出患者存在的健康问题，确立护理诊断。主要内容包括患者的一般情况、简要病史、护理体检、生活状况及自理程度等，不同专科地评估内容有所差异。患者入院护理评估单要在全面收集资料的前提下填写完成，通过了解患者的身体状况和健康问题，为制订护理计划提供依据。护理人员应在患者入院 24 小时内完成评估，并签名确认。

表 18-7　入院护理评估单

<table>
<tr><td colspan="2">姓名______　年龄______　性别______　民族______　床号______　住院病历号______</td></tr>
<tr><td colspan="2">入院日期：______年______月______日______时　　入院诊断：______</td></tr>
<tr><td colspan="2">入院方式：□门诊 □急诊 □步行 □轮椅 □平车　　护理级别：□特级护理 □一级护理 □二级护理 □三级护理</td></tr>
<tr><td colspan="2">教育：□文盲 □小学 □中学 □高中 □大专以上　　宗教：□无 □有______教　　职业：______</td></tr>
<tr><td colspan="2">费用支付：□公费医疗 □医疗保险 □自费　　婚姻：□未婚 □已婚 □离婚 □丧偶</td></tr>
<tr><td>既往史</td><td>□无 □有______
住院经历：□无 □有　诊断______　地点______
手术经历：□无 □有　手术名称______　地点______
长期用药：□无 □有　主要用药______</td></tr>
<tr><td>家族史</td><td>□无 □心脏病 □高血压 □糖尿病 □肿瘤 □精神病 □其他______</td></tr>
<tr><td>过敏史</td><td>药物：□无 □有______　□其他______</td></tr>
<tr><td>生命体征</td><td>体温：______℃　脉搏：______次 / 分　呼吸：______次 / 分　血压：______mmHg</td></tr>
<tr><td>语言表达</td><td>□清晰 □含糊 □失语 □方言 □其他</td></tr>
<tr><td>意识精神</td><td>□清醒 □嗜睡 □朦胧 □躁动 □昏迷 □平静 □烦躁 □焦虑 □恐惧 □其他</td></tr>
<tr><td>循环</td><td>□脉搏齐 □脉不齐 □脉过速 □脉过缓 □心脏起搏器 □其他</td></tr>
<tr><td>呼吸</td><td>□正常 □呼吸困难 □端坐呼吸 □气管插管 □气管切开 □吸氧 □呼吸机辅助 □其他______</td></tr>
<tr><td>皮肤完整性</td><td>□正常 □苍白 □潮红 □紫绀 □黄疸 □皮疹 □其他
□完整 □压伤 部位：______　面积：______　□破损 / 外伤 部位：______　面积：______</td></tr>
<tr><td>视力情况</td><td>左眼：□清晰 □近视 □老花 □失明 □其他
右眼：□清晰 □近视 □老花 □失明 □其他</td></tr>
<tr><td>听力情况</td><td>左耳：□清晰 □听力下降 □失聪 □其他
右耳：□清晰 □听力下降 □失聪 □其他</td></tr>
<tr><td>饮食</td><td>食欲：□正常 □减低 □增加 □其他
饮食种类：□普食 □软食 □半流饮食 □流质饮食 □清真 □糖尿病饮食 □低盐低脂饮食 □无盐饮食 □高蛋白饮食 □低蛋白饮食 □少渣饮食 □其他______</td></tr>
<tr><td>过敏史</td><td>□食物______　□药物______</td></tr>
<tr><td>吸烟
饮酒</td><td>□不吸 □吸 每日______包；已吸______年 □已戒烟
□不饮 □偶饮 □大量 每日______mL；已饮______年 □已戒酒</td></tr>
<tr><td>休息</td><td>睡眠习惯：______小时 / 日 □正常 □间断入睡 □失眠 □服用镇静剂</td></tr>
<tr><td>活动</td><td>活动能力：□行动正常 □使用助行器 □残肢 □无法行动 □其他
自我照顾能力：□自理 □部分依赖 □完全依赖</td></tr>
<tr><td>排泄</td><td>小便：□正常 □失禁 □尿频 □尿潴留 □尿少 □留置导尿管 □其他
大便：□正常 □失禁 □腹泻 □便秘 □肠造口
其他：□呕吐 □引流 □其他______</td></tr>
<tr><td colspan="2">入院护理指导：□自我介绍 □环境介绍 □住院须知 / 病室规定介绍 □呼叫器使用 □床单位使用 □跌倒宣教 □作息制度 □订餐制度 □贵重物品保管 □探视陪伴制度 □医生查房时间 □消防安全
此次入院原因：______</td></tr>
<tr><td colspan="2">资料来源：□患者 □亲属 □朋友 □其他______</td></tr>
<tr><td colspan="2">执行护士：______　日期 / 时间______</td></tr>
</table>

（二）护理计划单

护理计划单是护理人员在对患者进行入院评估的基础上，针对护理诊断（或护理问题）制订的实施整体护理的具体方案。主要内容为护理诊断、护理目标、护理措施及护理评价等。记录时将护理诊断按轻、重、缓、急顺序排列；所列出的护理目标应有明确针对性，必须具体、可测量；护理措施应明确、具体、切实可行。护理计划不仅应体现患者的个体差异性，而且应具有动态发展性，应随着患者病情的变化、护理效果随时进行补充和调整。

（三）护理记录单

护理记录单是护理人员运用护理程序的方法为患者解决问题的记录，是患者从入院到出院全过程的护理记录。主要内容包括患者的健康问题及护理人员所采取的护理措施；实施护理措施后患者和家属的反应及效果；患者出现新的健康问题与病情变化时，所采取的临时性治疗、护理措施，患者身心需要及其满足情况。记录内容要具体、准确、完整。

（四）健康教育指导

健康教育指导是为了恢复和促进患者健康并保证患者出院后能获得有效的自我护理能力而制订和实施的帮助患者掌握健康知识的学习计划和技能训练计划。住院期间的健康教育指导主要包括疾病相关知识；采取的治疗护理措施；所用药物的作用和副作用；各种检查的目的、注意事项；饮食与活动的注意事项；疾病的预防与康复措施等。进行健康教育指导应结合患者自身的疾病特点，提出有针对性的健康指导，满足不同患者的健康需求。

（五）出院护理指导

患者出院护理指导（表 18–8）是对准备出院的患者进行出院指导，以保证患者护理的连续性和完整性，帮助患者出院后能继续维护健康。主要内容为患者出院后在饮食、服药、休息、功能锻炼和定期复诊等方面的注意事项。必要时可为患者或家属提供有关出院指导的书面资料。

表 18–8 出院护理指导

出院护理指导
姓名________ 年龄________ 性别________ 民族________ 床号________ 住院病历号________
出院日期：__________年__________月__________日 出院诊断：______________________
手术名称：____
出院方式：□步行 □轮椅 □平车
饮食：□饮食注意事项____
活动与休息：□活动与休息方式及注意事项______________________________
出院用药：□无 □有 出院用药指导：□药名 □作用 □剂量 □时间 □用法 □副作用 □特殊用药注意事项
复诊：□不需要 □按医师要求复诊 □不适随诊 复诊地点：______________________
执行护士：____________ 日期____________ 时间____________

思考题

1. 何某，男，18 岁。因右膝前十字韧带断裂入院手术治疗。入院后完善各项术前检查和术前准备，入院第 2 天 9:00 在腰麻下行右膝关节镜探查，前交叉韧带重建术，术中顺利，于 11:00 安返病房。患者一般情况好，生命体征平稳，伤口无渗血，18:00 患者主诉伤口疼痛，值班医师开具医嘱：哌替啶 50mg im q6h prn。

请问：

（1）上述医嘱属于哪种医嘱类别？

（2）患者术后返回病房后，护理人员应如何处理术后医嘱？

2. 刘某，男，71 岁。因心力衰竭入院治疗。入院后医师开具医嘱，要求记录患者 24 小时出入液量。

请问：

（1）记录出入液量的内容包括哪些？

（2）如何正确记录？

3. 韩某，女，61 岁。因发热、咳嗽、咳痰，咳时伴有胸痛 2 天来医院就诊，门诊拟以“左下叶肺炎”收入院。医嘱：急查血常规，胸部 X 线片，心电图，青霉素皮试，青霉素 80 万单位肌内注射 bid。

请问：

（1）入院后的医嘱各属于哪种医嘱类别？

（2）如何处理各类医嘱？

附　录

中英文名词对照

B

半流质饮食	semi-liquid diet
半坐卧位	fowler position
保护具	protective device
保留灌肠	retention enema
备用床	closed bed
被动卧位	passive lying position
被迫卧位	compelled lying position
鼻饲法	nasogastric gavage
毕奥呼吸	Biot’s respiration
便秘	constipation
标本采集	specimens collection
标准预防	standard precaution
濒死	dying
濒死期	agonal stage
冰袋	ice bag
冰帽	ice cap
冰毯机	ice blanket machine
病历	case file
病情观察	observation of disease
玻璃体温计	glass thermometer
不规则热	irregular fever
不舒适	discomfort
步态	gait
部分胃肠外营养	partial parenteral nutrition，PPN

C

擦拭法	rubbing
侧卧位	side-lying position
蝉鸣样呼吸	strident respiration
肠胀气	flatulence
陈 - 施呼吸	Cheyne-Stokes respiration
晨间护理	morning care
成分输血	component transfusion
成人高级心血管生命支持	advanced cardio vascular life support
弛张热	remittent fever
臭氧消毒法	ozone disinfection
出院护理	discharge nursing
触诊	palpation
传导散热	thermal conduction
床档	bedside rail restraint
床上擦浴	bath in bed
床上梳头	combing hair in bed
床上洗头	shampooing hair in bed
垂直压力	pressure
促进健康	health promotion

D

大量不保留灌肠	large volume non-retention enema
胆囊 B 超检查饮食	gallbladder B ultrasonic examination diet
导尿术	catheterization
等张运动	isotonic exercises
等长运动	isometric exercises
低胆固醇饮食	low cholesterol diet
低蛋白饮食	low protein diet
低温蒸汽消毒法	low temperature steam disinfection
低效消毒剂	low-efficacy disinfectant
低盐饮食	low salt diet
低脂肪饮食	low fat diet
电离辐射灭菌法	ionizing radiation sterilization
电子体温计	electronic thermometer
动脉脉搏	arterial pulse
动脉血标本采集	arterial blood sampling

动脉注射法	arterial injection
端坐位	sitting position
对流散热	thermal convection
多次小睡潜伏期试验	multiple sleep latency test
多尿	polyuria
多学科治疗团队	Multidisciplinary Team，MDT

E

Epworth 嗜睡量表	Epworth sleepiness scale
二级护理	level 2 nursing
二联律	bigeminy

F

发热	fever
发育	development
发作性睡病	narcolepsy
非快速眼球运动睡眠	non rapid eye movement sleep
非无菌区	non–aseptic area
非无菌物品	non–aseptic supplies
肺牵张反射	pulmonary stretch reflex
粪便嵌塞	fecal impaction
辐射散热	thermal radiation
俯卧位	prone position
负压病区	negative pressure ward
腹泻	diarrhea

G

感温胶片	temperature sensitive tape
干烤灭菌法	dry–heat sterilization
肛表	rectal thermometer
肛管	anal canal
肛管排气法	flatulence decreasing through the rectal tube
高蛋白饮食	high protein diet
高热量饮食	high energy diet
高纤维素饮食	high cellulose diet
高效消毒剂	high–efficacy disinfectant
高血压	hypertension

高压氧疗法	hyperbaric oxygenation therapy，HBOT
格拉斯哥昏迷平分量表	Glasgow Coma Scale，GCS
隔离	isolation
给药	administering medication
关节活动度练习	range of motion exercises
关节活动范围	range of motion
管饲饮食	tube feeding

H

鼾声呼吸	stertorous respiration
红外线灯	infrared lamp
洪脉	bounding pulse
呼吸	respiration
呼吸过缓	bradypnea
呼吸过速	tachypnea
呼吸困难	dyspnea
护理病历	nursing record
护理分级	nursing classification
护理学	nursing
护理职业暴露	nursing occupational exposure
护理职业防护	nursing occupational protection
护理职业风险	nursing occupational risk
华氏体温计	Fahrenheit thermometer
化学加热袋	chemo–warm–up bag
化学制冷袋	chemo–refrigeration bag
环境	environment
缓冲间	buffer room
患者自控镇痛	patient control analgesia
恢复健康	health restoration
会阴护理	perineal care
昏迷	coma
昏睡	stupor
活动受限	immobility

J

肌酐试验饮食	creatinine test diet
肌内注射法	intramuscular injection，IM
基本饮食	basic diet

基础生命支持技术	basic life support，BLS
稽留热	continuous fever
急救医疗服务系统	emergency medical services，EMS
急性肺水肿	acute pulmonary edema
继发效应	secondary effect
甲状腺 131I 试验饮食	131I thyroid test diet
间歇脉	intermittent pulse
间歇热	intermittent fever
减轻痛苦	relief suffering
剪切力	shearing force
交替脉	alternant pulse
胶体溶液	colloidal solution
结肠	colon
截石位	lithotomy position
进一步生命支持	advanced life support，ALS
浸泡法	immersion
经皮神经电刺激疗法	transcutaneous electrical nerve stimulation，TENS
经外周静脉置入中心静脉导管	peripherally inserted central catheter
晶体溶液	crystalloid solution
静脉输血	blood transfusion
静脉输液	intravenous infusion
静脉炎	phlebitis
静脉药物配置中心	Pharmacy Intravenous Admixture Service，PIVAS
静脉注射法	intravenous injection，IV

K

烤灯	hot lamp
咳嗽反射	cough reflex
可弃式体温计	disposable thermometer
口表	oral thermometer
口服给药	administering oral medications
叩击	percussion
叩诊	percussion
库斯莫呼吸	kussmaul’ s respiration
快波睡眠	fast wave sleep
快速眼球运动睡眠	rapid eye movement sleep

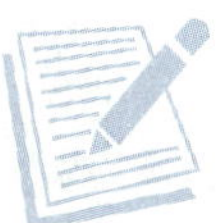

L

冷疗法	cold therapy
冷湿敷	cold moist compress
连续性肾脏替代治疗	Continuous Renal Replacement Therapy CRRT
链霉素	streptomycin
两通道	two passages
临床死亡期	clinical death stage
临终关怀	hospice care
临终关怀专门机构	free-standing hospice
淋浴和盆浴	shower and tub bath
留置导尿术	retention catheterization
流通蒸汽消毒法	flowing steam disinfection
流质饮食	liquid diet

M

麻醉床	anesthetic bed
脉搏	pulse
脉搏短绌	pulse deficit
脉律	pulse rhythm
脉率	pulse rate
脉压	pulse pressure
慢波睡眠	slow wave sleep
盲肠	cecum
毛细血管采血法	capillary blood sampling
梦魇	nightmares
面部表情疼痛评定法	face pain scale，FPS
灭菌	sterilization
灭菌剂	sterilant
摩擦力	friction

N

脑死亡	brain death
内源性感染	endogenous infections
黏膜压力性损伤	mucosal membrane pressure injury
尿闭	urodialysis
尿道	urethra

尿急	urgent micturition
尿浓缩功能试验饮食	urine concentration function test diet
尿频	frequent micturition
尿失禁	incontinence of urine
尿痛	dysuria
尿潴留	retention of urine

P

排便失禁	fecal incontinence
膀胱	bladder
膀胱冲洗	bladder irrigation
喷嚏反射	sneeze reflex
喷雾法	nebulization
皮内注射法	intradermic injection，ID
皮下注射法	hypodermic injection，H
匹兹堡睡眠质量指数	Pittsburgh sleep quality index
平均动脉压	mean arterial pressure
破伤风抗毒素	tetanus antitoxin，TAT
普通饮食	general diet

Q

奇脉	paradoxical pulse
潜在污染区	potentially contaminated area
青霉素	penicillin
清洁	cleaning
清洁区	cleaning area

R

燃烧灭菌法	burning sterilization
热力消毒灭菌法	heat disinfection sterilization
热疗法	heat therapy
热能	energy
热湿敷	hot moist compress
热水袋	hot water bag
热水坐浴	hot site bath
热型	fever type
人工呼吸器	the use of artificial respirator

人工取便术 digital removal of fecal impaction
人际关系 interpersonal
人体力学 body mechanics
日光曝晒法 sunshine disinfection
入院护理 admission nursing
软质饮食 soft diet

S

三级护理 level3 nursing
三阶梯镇痛疗法 three steps analgesic therapy
三联律 trigeminy
膳食纤维 dietary fiber
少尿 oliguria
少渣饮食 low residue diet
舌下热窝 heat pocket
摄氏体温计 centigrade thermometer
深静脉血栓 deep venous thrombosis
肾脏 kidney
生命体征 vital signs
生物学死亡期 biological death stage
尸斑 livor mortis
尸僵 rigor mortis
尸冷 algor mortis
尸体腐败 postmortem decomposition
尸体护理 postmortem care
失眠 insomnia
试验饮食 test diet
视觉模拟评分法 visual analogue scale，VAS
视诊 inspection
嗜睡 somnolence
收缩压 systolic pressure
手卫生 hand hygiene
手杖 cane
舒适 comfort
舒张压 diastolic pressure
输尿管 ureter
输液泵 infusion pump
输液微粒 infusion particle
数字评分法 numerical rating scale，NRS

水冲脉	water hammer pulse
水银体温计	mercury thermometer
睡行症	sleep-walking
睡惊症	sleep terrors
睡眠	sleep
睡眠过度	hypersomnia
睡眠呼吸暂停	sleep apnea
睡眠障碍	sleep disorder
睡眠状况自评量表	self-rating scale of sleep

T

痰液	sputum
特级护理	special nursing
特殊口腔护理	special oral care
疼痛	pain
疼痛耐受力	pain tolerance
疼痛阈	pain threshold
体表温度	shell temperature
体核温度	core temperature
体位性低血压	postural hypotension
体温	body temperature
体温过低	hypothermia
体温过高	hyperthermia
体型	habitus
听诊	auscultation
痛反应	pain reaction
痛觉	algesia
头低足高位	trendelenburg position
头高足低位	dorsal elevated position

W

外呼吸	external respiration
外源性感染	exogenous infections
完全胃肠外营养	total parenteral nutrition，TPN
晚间护理	night care
微波消毒法	microwave disinfection
卫生手消毒	antiseptic handrubbing
胃肠内营养	enteral nutrition，EN

胃肠外营养	parenteral nutrition，PN
温水擦浴	tepid water sponge bath
温水浸泡	warm soak
文字描述评定法	verbal descriptors scale，VDS
卧床患者更换床单法	change an occupied bed
卧位	lying position
污染区	contaminated area
无菌技术	aseptic technique
无菌区	aseptic area
无菌物品	aseptic supplies
无尿	anuria
无盐低钠饮食	non salt low sodium diet

X

吸入给药法	administering inhalation medication
吸痰法	aspiration of sputum
膝胸卧位	knee–chest position
洗手	hand–washing
洗胃	gastric lavage
细脉	small pulse
消毒	disinfection
消毒供应中心	central sterile supple department
小量不保留灌肠	small volume non–retention enema
心动过缓	bradycardia
心动过速	tachycardia
心肺复苏	cardio–pulmonary resuscitation，CPR
休息	rest
嗅诊	smelling
血型	blood group
血压	blood pressure，BP
熏蒸法	fumigation
循环负荷过重反应	circulatory overload reaction

Y

压疮	pressure sore
压力性溃疡	pressure ulcer
压力性损伤	pressure injury
压力蒸汽灭菌法	autoclave sterilization

仰卧位	supine position
氧气疗法	oxygenic therapy
药物过敏试验	anaphylactic test
要素饮食	elemental diet
夜间遗尿症	nocturnal enuresis
腋表	axillary thermometer
腋杖	crutch
一级护理	level 1 nursing
医疗器械相关压力性损伤	medical device related pressure injury
医院	hospital
医院感染	nosocomial infection
医院信息系统	Hospital Information System，HIS
医嘱	physician order
乙醇擦浴	alcohol sponge bath
异相睡眠	paradoxical sleep
意识模糊	confusion
意识障碍	disturbance of consciousness
意识状态	consciousness
隐血试验饮食	occult blood test diet
营养素	nutrient
语言反应	verbal response
预防疾病	prevent disease
约束带	restraint
运动反应	motor response

Z

暂空床	unoccupied bed
睁眼反应	eyes open
蒸发散热	thermal evaporation
整夜多导睡眠图	polysomnogram
正相睡眠	orthodox sleep
支被架	overbed cradle
直肠	rectum
职业暴露	occupational exposure
职业防护	occupational protection
治疗饮食	therapeutic diet
中枢性化学感受器	central chemoreceptor
中效消毒剂	intermediate efficacy
终末期照顾	end-of-life care

周围性化学感受器	peripheral chemoreceptor
昼夜性节律	circadian rhythm
主动卧位	active lying position
煮沸消毒法	boiling disinfection
助行架	walking frame
注射给药法	administering injection
注射原则	principles of injection
姿势	posture
紫外线消毒法	ultraviolet disinfection
自动体外除颤仪	automatic external defibrillation，AED
自体输血	autotransfusion

主要参考书目

1. 杨巧菊 . 基础护理学 . 第 2 版 . 北京：人民卫生出版社，2015.
2. 吕淑琴 . 护理学基础 . 第 2 版 . 北京：中国中医药出版社，2012.
3. 李小寒，尚少梅 . 基础护理学 . 第 5 版 . 北京：人民卫生出版社，2012.
4. 杨巧菊，熊振芳 . 护理学基础 . 长沙：湖南科学技术出版社，2013.
5. 姜安丽 . 新编护理学基础 . 第 2 版 . 北京：人民卫生出版社，2012.
6. 张彩屏 . 医院感染预防与控制 . 北京：军事医学科学出版社，2014.
7. 李武平 . 临床医院感染管理与控制 . 第 2 版 . 西安：第四军医大学出版社，2008.
8. 沈延橙 . 医院感染管理与技术规范 . 杭州：浙江大学出版社，2008.
9. 胡必杰，索瑶，陈文森 .SIFIC 医院感染防控用品使用指引 . 上海：上海科学技术出版社，2014.
10. 刘运喜，曹晋桂，邢玉斌 . 医院感染预防控制工作指南 . 北京：人民军医出版社，2013.
11. 陈安民，徐永健 . 医院感染预防与控制指南 . 北京：科学出版社，2013.
12. 徐筱萍 . 临床护士职业防护 . 上海：上海科学技术出版社，2010.
13. 马玉萍 . 基础护理学 . 北京：人民卫生出版社，2012.
14. 陈锦秀 . 康复护理学 . 北京：人民卫生出版社，2012.
15. 李秀芝 . 护理学基础 . 北京：中国医药科技出版社，2013.
16. 王诗忠，张泓 . 康复评定学 . 北京：人民卫生出版社，2012.
17. 马玉萍 . 基础护理学 . 北京：人民卫生出版社，2009.
18. 王强，刘垒 . 高压氧医学教程 . 北京：军事医学科学出版社，2006.
19. 张爱珍 . 临床营养学 . 第 3 版 . 北京：人民卫生出版社，2012.
20. 张少羽 . 基础护理技术 . 北京：人民卫生出版社，2010.
21. 柏树令 . 系统解剖学 . 第 7 版 . 北京：人民卫生出版社，2010.
22. 叶任高，钟南山 . 内科学 . 北京：人民卫生出版社，2002.
23. 李建民，邢凤梅 . 护理学基础技术操作常规 . 北京：人民卫生出版社，2009.
24. 周春美 . 护理学基础 . 上海：上海科学技术出版社，2010.
25. 李小平 . 基础护理学 . 北京：人民卫生出版社，2006.
26. 张景龙 . 护理学基础 . 北京：人民卫生出版社，2007.
27. 姜安丽 . 护理学基础（中英文版护理双语教材）. 北京：人民卫生出版社，2005.
28. 朱春梅，周庆华 . 常用护理技术 . 上海：第二军医大学出版社，2010.
29. 吴玉芬 . 静脉输液实用手册 . 北京：人民卫生出版社，2011.
30. 徐筱萍，赵慧华 . 基础护理 . 上海：复旦大学出版社，2015.

31. 沈绍武，董亮，张红 . 中医医院信息系统规划与设计 . 北京：中国中医药出版社，2013.

32. 李义庭，李伟 . 临终关怀学 . 北京：中国科学技术出版社，2015.

33. 施永兴 . 临终关怀学概论 . 上海：复旦大学出版社，2015.

34. 郑自娜，刘云风，于俊梅 . 低温等离子体灭菌的应用 [J]. 中华医院感染学杂志，2009，19（8）：945.

35. 梅开顺 . 浅话消毒发展史 . 江苏卫生保健，2003，7（5）：38.

36. 中华医学会神经病学分会，中华医学会神经病学分会睡眠障碍学组，等 . 中国发作性睡病诊断与治疗指南 . 中华神经科杂志，2015，48（6）：445.

37. 中华医学会神经病学分会睡眠障碍学组 . 中国成人失眠诊断与治疗指南 . 中华神经科杂志，2012，45（7）：534.

38. 张丹毓，高梅，陈尚志，等 .18 例 2 型糖尿病患者接受限食疗法的效果观察 . 中华护理杂志,2014,49(7)：804.

39. 张晓琳，朱方石，王小宁，等．“食饮有节”与现代膳食养生 . 中医杂志，2014，55（22）：1913.

40. 岳林，张雷 . 我国临终关怀的特点及其发展展望 . 护士进修杂志，2011，26（2）：117.

41. 严勤，施永兴 . 中国临终关怀服务现状与伦理探讨 . 生命学，2012（11）：1295.

42. 中国儿童遗尿疾病管理协作组 . 中国儿童单症状性夜遗尿疾病管理专家共识 . 临床儿科杂志，2014，32（10）：970–975.

43. 许传亮，宋奇翔，方祖军，等 . 儿童夜间遗尿症诊治指南 . 中华泌尿外科杂志，2015，36（11）：801.

44. 李少寒，尚少梅 . 基础护理学 . 第 6 版 . 北京：人民卫生出版社，2017.

45. 姜安丽、钱晓路 . 新编护理学基础 . 第 3 版 . 北京：人民卫生出版社，2018.

46. 美国睡眠医学会 . 睡眠障碍国际分类（第 3 版）. 高和等译 . 北京：人民卫生出版社，2017.

47. 李小寒，尚少梅 . 基础护理学 . 北京：人民卫生出版社，2019.

全国中医药行业高等教育“十四五”规划教材

全国高等中医药院校规划教材（第十一版）

教材目录（第一批）

注：凡标☆号者为“核心示范教材”。

（一）中医学类专业

序号	书　名	主　编		主编所在单位	
1	中国医学史	郭宏伟	徐江雁	黑龙江中医药大学	河南中医药大学
2	医古文	王育林	李亚军	北京中医药大学	陕西中医药大学
3	大学语文	黄作阵		北京中医药大学	
4	中医基础理论☆	郑洪新	杨　柱	辽宁中医药大学	贵州中医药大学
5	中医诊断学☆	李灿东	方朝义	福建中医药大学	河北中医学院
6	中药学☆	钟赣生	杨柏灿	北京中医药大学	上海中医药大学
7	方剂学☆	李　冀	左铮云	黑龙江中医药大学	江西中医药大学
8	内经选读☆	翟双庆	黎敬波	北京中医药大学	广州中医药大学
9	伤寒论选读☆	王庆国	周春祥	北京中医药大学	南京中医药大学
10	金匮要略☆	范永升	姜德友	浙江中医药大学	黑龙江中医药大学
11	温病学☆	谷晓红	马　健	北京中医药大学	南京中医药大学
12	中医内科学☆	吴勉华	石　岩	南京中医药大学	辽宁中医药大学
13	中医外科学☆	陈红风		上海中医药大学	
14	中医妇科学☆	冯晓玲	张婷婷	黑龙江中医药大学	上海中医药大学
15	中医儿科学☆	赵　霞	李新民	南京中医药大学	天津中医药大学
16	中医骨伤科学☆	黄桂成	王拥军	南京中医药大学	上海中医药大学
17	中医眼科学	彭清华		湖南中医药大学	
18	中医耳鼻咽喉科学	刘　蓬		广州中医药大学	
19	中医急诊学☆	刘清泉	方邦江	首都医科大学	上海中医药大学
20	中医各家学说☆	尚　力	戴　铭	上海中医药大学	广西中医药大学
21	针灸学☆	梁繁荣	王　华	成都中医药大学	湖北中医药大学
22	推拿学☆	房　敏	王金贵	上海中医药大学	天津中医药大学
23	中医养生学	马烈光	章德林	成都中医药大学	江西中医药大学
24	中医药膳学	谢梦洲	朱天民	湖南中医药大学	成都中医药大学
25	中医食疗学	施洪飞	方　泓	南京中医药大学	上海中医药大学
26	中医气功学	章文春	魏玉龙	江西中医药大学	北京中医药大学
27	细胞生物学	赵宗江	高碧珍	北京中医药大学	福建中医药大学

序号	书　名	主　编	主编所在单位	
28	人体解剖学	邵水金	上海中医药大学	
29	组织学与胚胎学	周忠光　汪　涛	黑龙江中医药大学	天津中医药大学
30	生物化学	唐炳华	北京中医药大学	
31	生理学	赵铁建　朱大诚	广西中医药大学	江西中医药大学
32	病理学	刘春英　高维娟	辽宁中医药大学	河北中医学院
33	免疫学基础与病原生物学	袁嘉丽　刘永琦	云南中医药大学	甘肃中医药大学
34	预防医学	史周华	山东中医药大学	
35	药理学	张硕峰　方晓艳	北京中医药大学	河南中医药大学
36	诊断学	詹华奎	成都中医药大学	
37	医学影像学	侯　键　许茂盛	成都中医药大学	浙江中医药大学
38	内科学	潘　涛　戴爱国	南京中医药大学	湖南中医药大学
39	外科学	谢建兴	广州中医药大学	
40	中西医文献检索	林丹红　孙　玲	福建中医药大学	湖北中医药大学
41	中医疫病学	张伯礼　吕文亮	天津中医药大学	湖北中医药大学
42	中医文化学	张其成　臧守虎	北京中医药大学	山东中医药大学

（二）针灸推拿学专业

序号	书　名	主　编	主编所在单位	
43	局部解剖学	姜国华　李义凯	黑龙江中医药大学	南方医科大学
44	经络腧穴学☆	沈雪勇　刘存志	上海中医药大学	北京中医药大学
45	刺法灸法学☆	王富春　岳增辉	长春中医药大学	湖南中医药大学
46	针灸治疗学☆	高树中　冀来喜	山东中医药大学	山西中医药大学
47	各家针灸学说	高希言　王　威	河南中医药大学	辽宁中医药大学
48	针灸医籍选读	常小荣　张建斌	湖南中医药大学	南京中医药大学
49	实验针灸学	郭　义	天津中医药大学	
50	推拿手法学☆	周运峰	河南中医药大学	
51	推拿功法学☆	吕立江	浙江中医药大学	
52	推拿治疗学☆	井夫杰　杨永刚	山东中医药大学	长春中医药大学
53	小儿推拿学	刘明军　邰先桃	长春中医药大学	云南中医药大学

（三）中西医临床医学专业

序号	书　名	主　编	主编所在单位	
54	中外医学史	王振国　徐建云	山东中医药大学	南京中医药大学
55	中西医结合内科学	陈志强　杨文明	河北中医学院	安徽中医药大学
56	中西医结合外科学	何清湖	湖南中医药大学	
57	中西医结合妇产科学	杜惠兰	河北中医学院	
58	中西医结合儿科学	王雪峰　郑　健	辽宁中医药大学	福建中医药大学
59	中西医结合骨伤科学	詹红生　刘　军	上海中医药大学	广州中医药大学
60	中西医结合眼科学	段俊国　毕宏生	成都中医药大学	山东中医药大学
61	中西医结合耳鼻咽喉科学	张勤修　陈文勇	成都中医药大学	广州中医药大学
62	中西医结合口腔科学	谭　劲	湖南中医药大学	

（四）中药学类专业

序号	书　名	主　编		主编所在单位	
63	中医学基础	陈　晶	程海波	黑龙江中医药大学	南京中医药大学
64	高等数学	李秀昌	邵建华	长春中医药大学	上海中医药大学
65	中医药统计学	何　雁		江西中医药大学	
66	物理学	章新友	侯俊玲	江西中医药大学	北京中医药大学
67	无机化学	杨怀霞	吴培云	河南中医药大学	安徽中医药大学
68	有机化学	林　辉		广州中医药大学	
69	分析化学（上）（化学分析）	张　凌		江西中医药大学	
70	分析化学（下）（仪器分析）	王淑美		广东药科大学	
71	物理化学	刘　雄	王颖莉	甘肃中医药大学	山西中医药大学
72	临床中药学☆	周祯祥	唐德才	湖北中医药大学	南京中医药大学
73	方剂学	贾　波	许二平	成都中医药大学	河南中医药大学
74	中药药剂学☆	杨　明		江西中医药大学	
75	中药鉴定学☆	康廷国	闫永红	辽宁中医药大学	北京中医药大学
76	中药药理学☆	彭　成		成都中医药大学	
77	中药拉丁语	李　峰	马　琳	山东中医药大学	天津中医药大学
78	药用植物学☆	刘春生	谷　巍	北京中医药大学	南京中医药大学
79	中药炮制学☆	钟凌云		江西中医药大学	
80	中药分析学☆	梁生旺	张　彤	广东药科大学	上海中医药大学
81	中药化学☆	匡海学	冯卫生	黑龙江中医药大学	河南中医药大学
82	中药制药工程原理与设备	周长征		山东中医药大学	
83	药事管理学☆	刘红宁		江西中医药大学	
84	本草典籍选读	彭代银	陈仁寿	安徽中医药大学	南京中医药大学
85	中药制药分离工程	朱卫丰		江西中医药大学	
86	中药制药设备与车间设计	李　正		天津中医药大学	
87	药用植物栽培学	张永清		山东中医药大学	
88	中药资源学	马云桐		成都中医药大学	
89	中药产品与开发	孟宪生		辽宁中医药大学	
90	中药材加工与炮制学	王秋红		广东药科大学	
91	人体形态学	武煜明	游言文	云南中医药大学	河南中医药大学
92	生理学基础	于远望		陕西中医药大学	
93	病理学基础	王　谦		北京中医药大学	

（五）护理学专业

序号	书　名	主　编		主编所在单位	
94	中医护理学基础	徐桂华	胡　慧	南京中医药大学	湖北中医药大学
95	护理学导论	穆　欣	马小琴	黑龙江中医药大学	浙江中医药大学
96	护理学基础	杨巧菊		河南中医药大学	
97	护理专业英语	刘红霞	刘　娅	北京中医药大学	湖北中医药大学
98	护理美学	余雨枫		成都中医药大学	
99	健康评估	阚丽君	张玉芳	黑龙江中医药大学	山东中医药大学

序号	书　名	主　编		主编所在单位	
100	护理心理学	郝玉芳		北京中医药大学	
101	护理伦理学	崔瑞兰		山东中医药大学	
102	内科护理学	陈　燕	孙志岭	湖南中医药大学	南京中医药大学
103	外科护理学	陆静波	蔡恩丽	上海中医药大学	云南中医药大学
104	妇产科护理学	冯　进	王丽芹	湖南中医药大学	黑龙江中医药大学
105	儿科护理学	肖洪玲	陈偶英	安徽中医药大学	湖南中医药大学
106	五官科护理学	喻京生		湖南中医药大学	
107	老年护理学	王　燕	高　静	天津中医药大学	成都中医药大学
108	急救护理学	吕　静	卢根娣	长春中医药大学	上海中医药大学
109	康复护理学	陈锦秀	汤继芹	福建中医药大学	山东中医药大学
110	社区护理学	沈翠珍	王诗源	浙江中医药大学	山东中医药大学
111	中医临床护理学	裘秀月	刘建军	浙江中医药大学	江西中医药大学
112	护理管理学	全小明	柏亚妹	广州中医药大学	南京中医药大学
113	医学营养学	聂　宏	李艳玲	黑龙江中医药大学	天津中医药大学

（六）公共课

序号	书　名	主　编		主编所在单位	
114	中医学概论	储全根	胡志希	安徽中医药大学	湖南中医药大学
115	传统体育	吴志坤	邵玉萍	上海中医药大学	湖北中医药大学
116	科研思路与方法	刘　涛	商洪才	南京中医药大学	北京中医药大学

（七）中医骨伤科学专业

序号	书　名	主　编		主编所在单位	
117	中医骨伤科学基础	李　楠	李　刚	福建中医药大学	山东中医药大学
118	骨伤解剖学	侯德才	姜国华	辽宁中医药大学	黑龙江中医药大学
119	骨伤影像学	栾金红	郭会利	黑龙江中医药大学	河南中医药大学洛阳平乐正骨学院
120	中医正骨学	冷向阳	马　勇	长春中医药大学	南京中医药大学
121	中医筋伤学	周红海	于　栋	广西中医药大学	北京中医药大学
122	中医骨病学	徐展望	郑福增	山东中医药大学	河南中医药大学
123	创伤急救学	毕荣修	李无阴	山东中医药大学	河南中医药大学洛阳平乐正骨学院
124	骨伤手术学	童培建	曾意荣	浙江中医药大学	广州中医药大学

（八）中医养生学专业

序号	书　名	主　编		主编所在单位	
125	中医养生文献学	蒋力生	王　平	江西中医药大学	湖北中医药大学
126	中医治未病学概论	陈涤平		南京中医药大学	